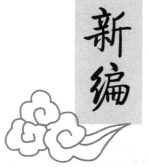

新编 实用 中医男科学

主　　编　李曰庆　李海松
副 主 编　王　彬　刘春英　张春和
主编助理　莫旭威

编　　委（按姓氏笔画排序）

马健雄	浙江省中西医结合医院	杨　杰	北京市丰台区妇幼保健院
马凰富	中日友好医院	杨阿民	首都医科大学附属北京世纪坛医院
王　彬	北京中医药大学东直门医院	张春和	云南中医学院第一附属医院
王本鹏	北京中医药大学第四附属医院	陈望强	浙江省中西医结合医院
王旭昀	首都医科大学附属北京潞河医院	周春宇	北京中医药大学
王继升	北京中医药大学东直门医院	赵　冰	北京中医药大学东直门医院
代恒恒	北京中医药大学东直门医院	宣志华	北京中医医院顺义医院
刘春英	石家庄市第二医院	宫僖浩	北京中医药大学东直门医院
闫永吉	北京中医药大学东直门医院	祝雨田	北京中医药大学东直门医院
孙　松	北京市昌平区中医医院	姚泽宇	北京中医药大学东直门医院
李　军	中国人民解放军火箭军总医院	莫旭威	北京中医药大学东直门医院
李　霄	北京中医药大学东直门医院	贾玉森	北京中医药大学东方医院
李曰庆	北京中医药大学东直门医院	党　进	北京中医药大学东直门医院
李相如	中石化胜利石油管理局胜利医院	商建伟	北京中医药大学东直门医院
李晓阳	西安市中医医院	董　雷	北京中医药大学东直门医院
李海松	北京中医药大学东直门医院	韩　亮	北京市房山区中医医院

人民卫生出版社

图书在版编目（CIP）数据

新编实用中医男科学 / 李曰庆，李海松主编. —北京：人民卫生出版社，2018

ISBN 978-7-117-25865-4

Ⅰ. ①新… Ⅱ. ①李…②李… Ⅲ. ①中医男科学 Ⅳ. ①R277.57

中国版本图书馆 CIP 数据核字（2018）第 098973 号

| 人卫智网 | www.ipmph.com | 医学教育、学术、考试、健康，购书智慧智能综合服务平台 |
| 人卫官网 | www.pmph.com | 人卫官方资讯发布平台 |

新编实用中医男科学

主　　编：李曰庆　李海松
出版发行：人民卫生出版社（中继线 010-59780011）
地　　址：北京市朝阳区潘家园南里 19 号
邮　　编：100021
E - mail：pmph @ pmph.com
购书热线：010-59787592　010-59787584　010-65264830
印　　刷：北京盛通商印快线网络科技有限公司
经　　销：新华书店
开　　本：787×1092　1/16　印张：27
字　　数：674 千字
版　　次：2018 年 6 月第 1 版　2020 年 8 月第 1 版第 2 次印刷
标准书号：ISBN 978-7-117-25865-4
定　　价：82.00 元

打击盗版举报电话：010-59787491　E-mail：WQ @ pmph.com
（凡属印装质量问题请与本社市场营销中心联系退换）

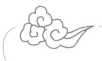

前言

　　男科学是一门新兴的学科,近年来发展迅猛,在临床医学中越来越受到重视。中医学较早就有男性疾病及男性生理病理特点的论述,但是发展成为专科亦较晚。从 20 世纪 80 年代初开始出现中医男科学发展热潮,继而逐步形成了中医男科学理论体系。2009 年国家中医药管理局在中医临床医学中增设了中医男科学作为二级学科。

　　中医男科学在前列腺炎、男性不育症等男科常见病中具有明确的特色与优势,笔者经过多年临床、科研、教学的实践,对中医男科学有了更深刻的认识。因此,有了编写此书的想法。

　　本书以中医男科学理论体系为框架,以临床实践为核心,重点突出临床实用性。该书以常见病、多发病为主,具有中医特色与优势的疾病详写,而中医优势不足,西医学有确切疗法、确切疗效的疾病则略写,以明确中医男科学在男科学中的地位与价值所在。为突出该书的临床实用性,在疾病的编写体例中增加了"辨治要点",旨在总结疾病的基本病机,展示临床辨证论治思路,梳理临床诊治原则,提炼临床实践经验,以便读者能够真正学会辨证论治以及实用的临证经验,这也是该书不同于同类书籍的一大特色。此外,为体现中医男科学的与时俱进,在每个疾病末增加"研究进展"一栏。将中医男科学具有专家共识的研究成果加入进去,同时也将笔者多年科研所得的一些成果展示出来,以期能够抛砖引玉,促进中医男科学的理论创新与发展。

　　本书可供中医男科学、中西医结合男科学的临床医生、进修生、研究生使用。由于编者水平有限,书中难免存在不妥之处,恳请广大读者和同道们批评指正,提出宝贵意见。

　　最后,在本书编写过程中,引用了很多相关专业书刊的资料,在此向有关作者表示感谢。

李曰庆　李海松

2018 年 3 月

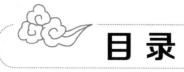

目 录

上 篇

下 篇

上　篇

第一章　男性生理功能与解剖

│第一节│男性生殖系统解剖与生理功能

男性生殖器官分内、外生殖器官两部分。内生殖器由生殖腺（睾丸）、输精管道（附睾、输精管、蛇精管、男性尿道）及附属性腺（精囊、前列腺、尿道球腺）组成。睾丸产生精子和分泌雄性激素；精子先贮存于附睾内，当射精时经输精管、射精管和尿道排出体外。精囊、前列腺和尿道球腺的分泌液参与精液的组成，供给精子营养和有利于精子的活动。男性外生殖器为阴茎和阴囊，前者是男性交媾器官，后者容纳睾丸和附睾。

中医将男性性器官统称为"阴"或"阴器"，后统称"外肾"，外肾包括阴茎、阴囊、睾丸、精室、子系等。

一、阴茎

阴茎是男性的交媾器官，阴茎未勃起时呈圆柱状，长 4~7cm，勃起时长度可增加 1 倍以上。阴茎由两个阴茎海绵体、一个尿道海绵体和尿道以及包绕它们的筋膜和皮肤构成。背部为两条阴茎海绵体，于会阴部向左右两侧分开，为阴茎脚，牢固附着于同侧的耻骨下及坐骨结节上。尿道海绵体位于两个阴茎海绵体在腹侧形成的沟内，末端膨大，形成阴茎头，又称龟头。尿道则在龟头尖端呈矢状开口，龟头与阴茎海绵体交接处为冠状沟。勃起组织是具有大量不规则血窦为特征的海绵状组织，血窦彼此通连，血窦之间是富含平滑肌纤维的结缔组织小梁。一般情况下，流入血窦的血液很少，血窦呈裂隙状，海绵体柔软。当大量血液流入血窦，血窦充血而膨大，白膜下的静脉受压，血液回流时受阻，海绵体变硬，阴茎勃起。每个海绵体之外有一层较为坚韧的纤维膜包围，为白膜。整个阴茎外面有薄而疏松且有伸缩性的皮肤包绕，在冠状沟处皮肤反折形成包皮，可将龟头裸露出来。包皮和龟头之间松软部分为包皮腔，阴茎头腹侧的包皮附着于尿道外口形成包皮系带。阴茎具有三大重要功能：男性性交的器官；排尿；在射精之前汇集精子和精液，并排出精液。

阴茎又名茎、玉茎、阳物、溺茎等。阴茎之名，首见于《医学入门·外集》："筋疝，阴茎肿胀"。《内经》称为"茎"，"足厥阴之别，名曰蠡沟。去内踝五寸，别走少阳；其别者，经胫上睾，结于茎。"《儒门事亲》称为"玉茎"。阴茎有时简称为"阳"，是相对于女性生殖器官而言；或简称为"阴"，言其生于身之阴秘处。《素问·厥论》："前阴者，宗筋之所聚，太阴阳明之所合也。"《灵枢·经筋》指出足阳明、足少阴、足太阴、足厥阴之筋，均结于或聚于阴器，溺孔在前阴与精窍相合，向上分为两途，一通于膀胱，一通于精室。故亦有"精道""溺道"之称，同时也说明了其功能。

《灵枢·刺节真邪》云："茎垂者，身中之机，阴精之候，津液之道也。"认识到阴茎是男性的性交器官,同时又具有排精、排尿的功能。《素问·金匮真言论》曰:"北方黑色,入通于肾,开窍于二阴。"《素问·热论》云:"厥阴脉循阴器而络于肝。"《灵枢·经脉》:"足厥阴之别……其别者,径胫上睾,结于茎。"《医林绳墨》:"阴茎之病,亦从乎肝治。"认识到阴茎的功能与肝肾相关。《沈氏尊生书》:"男女未交合之时,男有三至……三至者,谓阳道奋昂而振者,肝气至也;壮大而热者,心气至也;坚物而久者,肾气至也。"认识到男性阴茎勃起功能与肝、肾、心密切相关。故阴茎的功能主要与肾、肝、心等脏腑功能密切相关。

二、阴囊

阴囊是位于阴茎后下方的皮肤囊袋,由皮肤和肉膜组成,其内藏有睾丸、附睾、精索阴囊段及其被膜。阴囊上有很多皱褶,能收缩和扩张,可以保护睾丸、调节睾丸周围的温度(阴囊内温度比体温低 1.5~2℃),具有利于精子产生和储存的功能。

阴囊皮肤薄而柔软,局部色素较深,富有汗腺、皮脂腺及少量阴毛。阴囊皮肤有聚成小皱襞的能力,主要为皮下含有致密的结缔组织和弹性纤维,以维持阴囊的收缩功能。阴囊为多层组织构成,自外向内为皮肤、肉膜、精索外筋膜、提睾肌及筋膜、精索内筋膜、精索鞘膜、睾丸固有鞘膜和鞘膜腔。阴囊在中线上有一条纵行的中缝,称阴囊缝,其间由阴囊肉膜分出一片状隔,称阴囊中隔,并将阴囊分成两个袋,两个睾丸分居其中。

"阴囊"之名,首见于《肘后备急方》:"……阴囊下湿痒,皮剥。"《内经》中称为"囊",如《素问·热论》云"伤寒……六日厥阴受之,厥阴脉循阴器而络于肝,故烦满而囊缩",厥阴病衰则"囊纵";有时也将阴囊与阴茎、睾丸合而称之为"阴"。《寓意草》名之为"睾囊","少腹有疝……坠入睾囊甚易",言其为睾丸所在之处。中医对阴囊功能论述较少,《医林绳墨》:"阴囊之病,当从乎脾治。"认为阴囊之病与脾脏功能失调相关。

三、睾丸

睾丸为男性生殖腺,在睾丸引带引导下于胚胎发育末期降入阴囊,产生精子和雄激素。睾丸组织包有白膜,其外为鞘膜,睾丸上半部白膜增厚成睾丸系膜并向睾丸内延伸,形成放射状的睾丸纵隔,将睾丸分成 200~300 个睾丸小叶,每个睾丸小叶内有 3~4 根曲细精管蟠曲在一起。如果把整个睾丸的曲细精管连接起来,总长度约为 260m。每个睾丸小叶内的曲细精管相互汇集成一条直细精管,各睾丸小叶的直细精管交织构成睾丸网,由睾丸网发出10~15 条睾丸输出小管穿出睾丸,然后汇合成一根总的管道走向附睾和输精管。睾丸分为内外两侧面、前后两缘及上下两端。其中后缘较平直,与附睾和精索下部接触,血管、淋巴管及神经由此出入。上端后部被附睾头遮盖,下端游离。睾丸与附睾表面有睾丸固有鞘膜,分脏壁两层,两层之间形成鞘膜腔,腔内有少量浆液,适宜于睾丸在阴囊内活动。

精子的生成是在睾丸的曲细精管内完成的,曲细精管由生精细胞和支持细胞构成。生精细胞包括精原细胞、初级精母细胞、次级精母细胞、精子细胞和精子。青春期开始后,在睾丸分泌的雄激素和腺垂体分泌的促卵泡激素的作用下,精原细胞不断增殖,发育演变成精子。支持细胞对生精细胞起着支持和保护作用,并可为各级生精细胞提供营养;支持细胞还可分泌雄激素结合蛋白、抑制素等生物活性物质。

睾丸内生精小管间的间质细胞分泌雄性激素,主要包括睾酮、脱氢表雄酮、雄烯二酮等,其中睾酮的生物活性最强。睾酮在胚胎期,促使外生殖器原基向男性分化;在青春期,促使性器官发育成熟和第二性征出现;在成年期,维持生殖器官功能和性征的正常状态。睾酮还可直接进入曲细精管促进生精细胞的分化和精子的生成。

早在《五十二病方》就有睾丸的概念，称之为"卵"，《内经》既沿用"卵"的称谓，又创"睾""阴卵"等名。《灵枢·邪气藏腑病形》："小肠病者，小腹痛，腰脊控睾而痛"；《素问·骨空论》："腰痛不可以转摇，急引阴卵"。金代张从正首提"睾丸"之名，《儒门事亲》："睾者，囊中之丸，虽主外肾，非厥阴环而行之，与玉茎无由伸缩。"指出了睾丸的位置及与肝、肾的关系。而明代方隅《医林绳墨》言"肾有二子，名曰睾丸"，说明睾丸为肾所主。《疡医大全》亦称睾丸为"肾子"，"肾痈……须待其熟，以油头绳扎住肾子，以小刀开海底穴。"《医学真传》称之为"卵核"："阴囊、卵核乃厥阴肝经之所属"。《灵枢·五音五味》："宦者去其宗筋，伤其冲脉，血泻不复，皮肤内结，唇口不荣，故须不生。"丹波元简注云："宦者少时去其势，故须不生。势，阴丸也。"此言宗筋，亦指睾丸而言。故认识到睾丸的有无与男性胡须的生长密切相关。

四、附睾

附睾为新月形，附着于睾丸后缘，分头、体、尾三部分。上方膨大而圆钝为附睾头，呈帽状覆盖睾丸上端，中部为附睾体，下端为附睾尾。附睾尾向上弯曲移行为输精管。附睾头由睾丸网发出 10~15 条睾丸输出小管弯曲盘绕而成。输出小管内有纤毛向着附睾管方向摆动，有利于精子输出。睾丸输出小管逐步汇合成一条附睾管。附睾管呈卷曲状。全长达4~6m，构成附睾体与尾。附睾尾部血管丰富，有一层平滑肌，其收缩有利于精子排出。

附睾的特殊内环境具有重要的生理意义。精子进入附睾后受到附睾液的营养，使睾丸内产生的没有活力的精子在附睾中继续发育成熟。附睾液的特点是含高浓度钾与谷氨酸，渗透压高，二氧化碳多、氧少、pH 低，这样的内环境迫使精子处于一种静息状态，以贮积能量，可以生存几个月以等待射精。精子进入附睾后通常停留 10~25 天，并不断改变着外表形态、超微结构、膜通透力以及耐寒和抗热性。最为重要的是在附睾中获得了使卵子受精的能力。附睾尾是精子的贮藏所。排精时，由于附睾及输精管的收缩，精子便随同精液通过射精管和尿道射出体外。

五、输精管、射精管

输精管是附睾和射精管之间的管道，呈白色，管壁坚韧，长约 50cm，直径约 3mm，分为睾丸部、精索部、腹股沟管部和盆部四段。输精管续附睾尾而起，向上经阴囊根部、腹股沟管而进入盆腔，贴盆腔外侧壁在腹膜外转向下方，伸延到坐骨棘平面再折向内侧，跨过输尿管到达膀胱底，在膀胱底处略膨大形成输精管壶腹，其远端与精囊腺的排泄管结合通向射精管。输精管主要依靠腔内纤毛细胞和自身的蠕动来推动精子前进，将精液和来自睾丸中的精子输送到射精管。

射精管是输精管的远端与精囊腺的排泄管结合处，管壁较薄，管腔较细，末端直径约5mm，长度约 2cm。射精管由接近前列腺处开始向下进入前列腺的后面，再偏前穿过前列腺的实质，开口于尿道前列腺部后壁的精阜。射精管主要生理功能是射精，其管腔内衬的柱状上皮细胞具有较强的收缩功能，同时依赖精囊、输精管及前列腺和尿道海绵体的共同联合收缩，完成射精全过程，将精液从尿道排出体外。

精道首见于《证治准绳·杂病》："淋病在溺道……浊病在精道。"《临证指南医案·淋浊》亦云："淋有五淋之名，浊有精浊便浊之别。数者当察气分与血分，精道及水道，确从何来"。《医学衷中参西录·治淋浊方》："血淋之症，大抵出之精道也。"精窍，也称精关，指射精管口，始见于《医宗必读·遗精》:"有色欲过度,精窍虚滑"。《中西汇通医经精义》说:"前阴有精窍,与溺窍相附,而各不同。溺窍内通于膀胱,精窍则内通于胞室"。《神农本草经疏·车前子》:"男女阴中俱有二窍,一窍通精,一窍通水……二窍不并开。"上述论述亦指出精道及精窍为排精之道,具有排精的功能。

六、精囊

精囊为长椭圆形的囊状器官,左右各一,以倒八字形紧贴膀胱底、腹膜与输精管壶腹的外侧,长约 5cm,宽约 1.2cm。精囊实质为蟠曲的囊状管,管道一端为封闭状,另一端开放与输精管的壶腹联合构成射精管。精囊分泌一种淡黄色、黏稠的弱碱性液体,称为精囊液,是精浆的主要成分,约占精浆量的 60%。其成分为果糖、前列腺素、蛋白质、凝固酶、抗坏血酸、山梨醇、磷脂酰胆碱、尿酸等,其中果糖和前列腺素为主要成分。具有滋养精子的作用。

七、前列腺

前列腺为扁平栗子状,底朝上,尖朝下。其横径约 4cm,纵径约 3cm,前后径约 2cm,重 8~20g。其性质坚实,位于膀胱和尿生殖膈之间,距肛门缘 4~5cm。前列腺以其大部分从后方和两侧而以小部分从前方包围尿道的开始段,此段尿道称尿道前列腺部。前列腺尿道穿过前列腺各叶之间从上向下连接膀胱颈和尿道膜部。前列腺前面由耻骨前列腺韧带和耻骨相连接,后面紧贴直肠前壁之前方,前列腺两侧和肛提肌紧密相接,前列腺以结缔组织和邻近器官相隔,之间形成许多间隙。

前列腺分 5 叶,即前叶、中叶、后叶和 2 个侧叶,前叶位于尿道前两侧叶之间,前叶很小,临床意义不大。中叶恰在射精管进入尿道开口上面尿道后方与精囊之前;当中叶肥大向上发展时,使尿道内口后方膀胱黏膜隆起,易引起排尿困难。后叶位于射精管开口以下的尿道后壁上,很少肥大。前列腺两侧叶紧贴尿道侧壁与肛提肌前面内部相接。前列腺中叶及两侧叶肥大,都可压迫尿道造成尿潴留。

前列腺分泌物为无色乳状液,呈弱酸性,约占精浆量的 30%,成分有蛋白水解酶、纤维蛋白酶、酸性磷酸酶、麦芽糖酶、溶菌酶、氨基肽酶、纤维蛋白酶原激活物、柠檬酸盐、脂类、脂族多胺(精胺、亚精胺、腐胺等)、转移因子、锌离子等多种成分。精浆锌离子可与蛋白质结合,分布在精子表面,起到保护生物膜的作用,有利于延缓膜的脂质过氧化及保持精子活力,而且锌还是抗病菌因子及酶活性的辅助因子,所以精浆锌含量与精子活力及精子密度呈正相关关系。前列腺液内含有较高浓度的蛋白水解酶和纤维蛋白酶,均与精液的液化有关,若有精液黏度过高或有不液化的情况,均提示上述酶系统的分泌有缺陷。

八、尿道球腺

尿道球腺为一对豌豆大小的圆形小体,质地坚实,呈黄褐色。位于尿道球部后上方,包埋在尿生殖膈内尿道膜部括约肌肌束中。每个腺体有一根排泄管。开口于尿道海绵体部。尿道球腺可分泌一种清亮而黏稠的液体,其分泌物是精浆的组成部分,最初射出的精液主要是尿道球腺的分泌物,其功能具有润滑尿道的作用。

九、精室

精室又名精房、精宫、男子胞。"精室"最早可见于《黄庭内景经·常念章》:"急守精室勿妄泄,闭而宝之可长活。"中医对精室的解剖论述较多,但位置各有差异。《云笈七签·诸家气法部·胎息根旨要诀》:"所谓根本者,正对脐第十九椎,两脊相夹脊中空处,膀胱下近脊是也,名曰命蒂,亦曰命门,亦曰命根,亦曰精室"。《云笈七签·金丹部·王屋真人口授阴丹秘诀灵篇》:"下丹田,精室是也","命门,即精室之下是也"。《类经图翼·类经附翼》论精室"居直肠之前、膀胱之后,当关元、气海之间","于泄精之时,自有关阑知觉。《中西汇通医经精义》:"前阴有精窍,与溺窍相附,而各有不同。溺窍内通于膀胱,精窍则内通于胞室。"因此,精室的解剖可能与西医学解剖上的前列腺、精囊腺等生殖腺相对应,亦可概括为睾丸、附睾、输精管、射精管、前列腺及精囊腺等生殖器官功能的总称。

精室有生精、贮精、排精的功能。《黄帝内经》认为精藏于肾,《素问·六节藏象论》:"肾者,主蛰封藏之本,精之处也。"《素问·上古天真论》:"肾者主水,受五脏六腑之精而藏之,故五脏盛,乃能泻。"《难经》认为生殖之精并非藏于肾,而是藏于命门。《难经·三十九难》:"命门者,谓精神之所舍也。男子以藏精,女子以系胞。"到清代则认为精藏于精室,《中西汇通医经精义·男女天癸》:"男子之胞名丹田,名气海,名精室,以其为呼吸之根,藏精之所也。"自此,逐步达成共识:精室为生精、藏精之所。《中西汇通医经精义》云:"精室,乃血气交会化精成胎之所,最为紧要";"男子藏精之所,尤为肾之所司。"指出精室具有生精、藏精的功能。《医学衷中参西录》认为精室为"生精之处""化精之所",指出了精室的生精功能。

近年来,随着中医男科学的快速发展与理论创新,多数医家认为精室应归属于奇恒之腑。奇恒之腑具有"亦脏亦腑""非脏非腑""能藏能泻"的特殊生理功能。精室位于下焦,既有分泌储藏男子生殖之精的功能,也有应时排泄精液的功能。其特点亦为"能藏能泻",其藏精的功能似脏,而排精的功能又似腑,符合中医学有关奇恒之腑的理论。

十、子系

子系,顾名思义,指维系肾子即睾丸的组织,故又叫"睾系"或"阴筋"。从现代解剖学看,睾系相当于精索。精索是由睾丸动脉、睾丸静脉、睾丸淋巴管及包绕输精管的提睾肌及其筋膜共同形成的索状结构。子系之功能一是维系悬挂睾丸;二是肾等脏腑的气血精微物质以此为通道供给睾丸营养;三是生殖之精以此为通道排入女性体内而生育。

《灵枢·四时气》说:"小腹控睾,引腰背,上冲心,邪在小肠者,连睾系。"《证治准绳·杂病》说:"肾与膀胱,一脏一腑,其气通于外肾,小肠系于睾丸,系会故也。"《医门法律》则曰:"凡治水肿病,痛引阴筋,卒然无救。"古人认为睾丸系带是由"筋"组成的柔软的束状组织,故以"系"或"筋"为名。如子系有病,通道不畅,睾丸失去肾气等精微物质的温煦濡养或生殖之精排泄障碍,可以导致阳痿、不育等疾病。子系之病,主要从肝调治。

| 第二节 | 脏腑功能与男性生理

天地氤氲,万物化生,性是生物界生机勃勃的象征。由于自然的造化,动物发情,雌雄交合;植物的开花,雌雄蕊交授;人类的男女结合,怀孕生子,使生物界繁衍昌盛,千秋万载,生机益然。人乃万物之灵,性的天性虽与动物无本质差异,但人类的性行为绝不仅是这种本能的反映,而是生理因素,与包括思维、语言、情感、意识形态影响在内的社会心理因素的相互作用的结果,也就是中医学认识的精微物质,主持人体复杂的生命活动的作用。五脏各司其职,共同协作完成男性的生理活动,所以男性生理与五脏的功能密切相关。

一、肾与男性生理

肾位于下焦,主纳气、主水、藏精,五行属水,为阴中之阴,在体合骨,生髓,其华在发,肾在窍为耳及二阴,在志为恐,在液为唾,与冬气相通应。肾藏先天之精,主生殖,为生命之源,故称肾为"先天之本"。肾开窍于二阴,连接男性内生殖器与外阴。故肾在男性生理活动中起着必不可少的作用。

(一)肾藏精

《灵枢·经脉》云:"人始生,先成精,精成而脑髓生,骨为干,脉为营,筋为刚,肉为墙,皮肤坚而毛发长,谷入于胃,脉道以通,血气乃行。"故精,又称之为精气,是构成人体和维持人体生理活动必不可少的物质。狭义可指生殖之精,是繁衍后代的物质基础。肾所藏之精,有先天、后天之分。先天之精源于父母,与生俱来,藏于肾中,是生殖之精。后天之精源于脾胃化生,输送至肾,是水谷之精。先、后天之精互补互用,共同促进人体生长发育和生殖,维持人体生理的功能。所以临床上在补肾生精的同时应注意结合补益脾胃。

肾为"封藏之本",受五脏六腑之精而藏之。故以肾气的固摄的作用,能藏精而不妄泄。若肾气不固,则会出现遗精、早泄等,是为肾失封藏。肾气的盛衰决定着人体的生长壮老的生命过程,通过"肾气－天癸－肾中精气－生殖之精"的模式管控着生殖功能的成熟、衰退及丧失。正如《素问·上古天真论》:"丈夫八岁,肾气实,发长齿更。二八,肾气盛,天癸至,精气溢泻,阴阳和,故能有子。三八,肾气平均,筋骨劲强,故真牙生而长极。四八,筋骨隆盛,肌肉满壮。五八,肾气衰,发堕齿槁。六八,阳气衰竭于上,面焦,发鬓颁白。七八,肝气衰,筋不能动,天癸竭,精少,肾脏衰,形体皆极。八八,则齿发去。"所以从年龄规律考虑,男子三八到四八这一阶段,肾气最为充盛,天癸相应而足,故精子质量最好。五八以后,肾气渐衰,天癸水平下降,生殖之精亦发生退变。

生殖之精的数量和质量与肾气的盛衰乃至阴阳虚实有直接联系。一般而言,精子的数量与肾阴的关系相对较大;而精子的质量(形态、活动力、存活率)则与肾阳的关系较大。同时根据阴阳互根的理论,孤阴不生,独阳不长,精子的质量与数量也是紧密相关的,只有阴平阳秘,肾气充足才能生长发育旺盛,生殖功能正常。

(二)肾主水

《素问·逆调论》云:"肾者水脏,主津液",肾主水,就是指肾具有调节全身水液的运行、输布和排泄的功能。在体液的运行敷布过程中,肾脏的气化作用贯穿始终。具体表现在两个方面:

第一,三焦下行之液,有清亦有浊(此处清浊指营养与代谢废物而言),其浊者由膀胱排出体外;其清者仍须上达于脾肺,进而敷布周身。如此升清降浊,周流不已,从而进行体液的不断循环,体液的这种升清泌浊,主要靠肾中阳气完成。此如何梦瑶所说:"肾水为坎中之阳所蒸,则成气,上腾至肺,所谓精化为气,地气上为云也。气归于肺,复化为水,肺布水精,下输膀胱,五经并行,所谓水出高源,天气下为雨也。"

第二,肾气司膀胱开阖以排泄尿液。《素问·灵兰秘典论》说:"膀胱者,州都之官,津液藏焉,气化则能出矣",说明外排之机,主要在膀胱的启闭活动,然膀胱之启闭,又直接为肾所主,因肾与膀胱为表里,司膀胱之开阖。膀胱的气化功能,取决于肾气的盛衰。肾气充盛,固摄有权,则膀胱开阖有度。开,则水中之浊得以外排;阖,则正常体液得以存留。反之,如肾气虚损,气化不利,固摄无权,则膀胱开阖失常,就可以出现小便不利或失禁,进而导致水液代谢障碍。

二、肝与男性生理

肝性喜调达,恶抑郁,为藏血之脏,体阴而用阳,主疏泄、藏血,五行属木,为阴中之阳,在体合筋,其华在爪,在窍为目,在志为怒,在液为泪。

(一)肝主疏泄,调畅气机

肝主疏泄,调畅一身气机,使五脏六腑、经络气血运行正常。体液的循环输布十分依赖气机的顺畅。在正常情况下,肝脏疏泄有权,一身气机畅达,升降有序,体液得以内外布达,上下周流,以维持机体的需要及体液的平衡。如肝失疏泄,气机阻滞,必然影响体液的输布与循环,导致水液上下阻格,产生全身或局部的水肿、腹水等症。所谓气行则水行,气滞则水滞。

(二)肝藏血,主宗筋

肝脏具有贮藏血液和调节循环血量的作用。通过肝脏的藏血和调血的作用,可以适时的保障男子阴茎松弛和勃起状态的血量需求,同时濡养阴茎。

《素问·厥论》说:"前阴者,宗筋之所聚。"《素问·五脏生成篇》:"肝之合筋也",并且足厥阴肝经"过阴器,抵小腹",所以男子阴茎由肝所主,肝脏通过自身的经脉与经筋,将饮食精微及所藏之血源源不断地输送到全身的筋膜组织,以供其功能活动的需要。肝血的盛衰,肝脏的生理功能的正常与否关系着男子的交媾功能,如果肝血不足,或肝经受损,阴茎的勃起功能即会受到影响,出现一系列性事障碍疾病。正如《灵枢·经筋》说:"足厥阴之筋……其病……阴股痛转筋,阴器不用,伤于内则不起。"《素问·痿论》则直接指出:"筋痿者,生于肝使内也。"

三、脾与男性生理

脾位于中焦,主运化、统血、主升,是"气血生化之源","后天之本",人体的"仓廪之官",五行属土,为阴中之至阴。脾在体合肌肉,主四肢,在窍为口,其华在唇。

(一)脾主运化

脾主运化指脾具有把饮食水谷转化为精微和津液,并吸收输布于全身的功能,包括了运化谷食和水液两个方面。

1.脾将谷食消化,化生精微,上输心肺,化生气血,下达于肾,充养先天之精,保障生殖之精得以化生,男性生殖器官得以濡养,完成生理活动。

2.正如《素问·经脉别论》所说:"饮入于胃,游溢精气,上输于脾。脾气散精,上归于肺。"在水液的代谢过程中,脾胃的作用至为重要。脾居中焦,是输布津液的枢纽,既能将人体所需津液输送至周身,濡养五脏六腑,又可吸收多余的水液,输送至肺肾,化为汗、尿排出体外。如脾气不足,失其健运之职,则水液的输布即会产生障碍,可引起水湿潴留的各种病变,或凝聚而为痰饮,或溢于肌肤而为水肿,或流注肠道而为泄泻,故《素问·至真要大论》说:"诸湿肿满,皆属于脾。"

(二)脾主润宗筋

《素问·痿论》说:"阳明者,五脏六腑之海,主润宗筋"。这里的阳明,可以理解为整个脾胃系统;润者,乃滋润、营养之意。

阳明何以主润宗筋？《素问·厥论》指出："前阴者,宗筋之所聚,太阴阳明之所合也。"《素问·痿论》则说："冲脉者,经脉之海也,主渗灌溪谷,与阳明合于宗筋,阴阳揔宗筋之会,会于气街,而阳明为之长"。由此可以看出,所谓脾胃主润宗筋,主要有两层含义:一是脾胃经脉俱循经少腹及前阴,它们的经筋俱结于阴器,而脾胃为后天之本,气血生化之源。由脾胃运化而生的气血精微,可通过它们的经脉,输送到宗筋,以供其生长、发育及性事活动的需要。二是阳明经与冲脉在宗筋附近交会,而冲脉起于胞中,隶属于肾,是天癸通行的重要道路。天癸至,则太冲脉盛,复得阳明多气多血的充养,使天癸有后天水谷之助,方能后继有源,长盛而不衰,从而促进阴器的生长发育,并维持性功能。如阳明脉衰,或脾胃虚弱,后天气血乏源,则宗筋失养,天癸无继,不仅可引起宗筋的失用,导致阳痿等症,而且还可发生性欲低下,生殖器官发育不全,乃至精少、不育之症。

(三)脾主交通心肾

脾属土位,居于中央,交通上下,与心肾关系密切。《证治准绳·杂病》说"补肾不如补脾,以脾上交于心,下交于肾故也。道家交媾心肾,以脾为黄婆者,即此意。"清代医家李用粹《证治汇补·胸膈门·消渴》曰:"五脏之精华,悉运乎脾,脾旺则心肾相交。"故"欲交心肾,必媒脾土。"(《问斋医案》)脾为阴阳水火之枢纽,水火升降,坎离既济,心肾相交,全赖脾气为之运化。"脾阳苟不运,心肾必不交。"(《医宗金鉴》)从而导致心肾不交,就会出现诸如早泄、遗精等疾病。

四、肺与男性生理

肺为"华盖",在五脏六腑中位置最高,肺主气司呼吸,肺朝百脉,主行水,主治节。肺辅助调节全身气血水液运行,为人体"相傅之官",五行属金,为阳中之阴。

(一)肺主气

肺为金脏,司呼吸,主一身之气。《素问·阴阳应象大论》说:"天气通于肺。"是指人体通过肺,吸入自然界的清气,呼出体内的浊气,使体内外的气体不断得到交换。肺脏的这种吐故纳新作用,与其他脏腑的气化至关重要。其中肾脏对肺的依赖尤为重要。盖肾为水脏,深居下焦,与"天气"最远,而其气化活动则相对复杂旺盛,必须得肺金清肃之气所助,始能顺利进行。中医称此为"金水相生"。

肺肾的这种相生关系,体现在男科上,主要是对肾精及生殖之精的影响。如肺肾关系协调,肺气清肃下行,则肾的气化功能旺盛,肾精及生殖之精的化生也能正常进行;反之,如肺脏病变,清肃之气失常,则肾的气化活动可能受损,肾精化生不足,并往往导致生殖之精的异常。

(二)肺主行水

肺主行水,亦称之为通调水道。肺通过宣发肃降的双重功能,调节全身水液的代谢。宣发即布散的意思。肺通过自身的宣发作用,可使卫气和津液输布全身,以温润、滋养肌腠和皮肤,并使水液代谢废物通过发汗排出体外。另一方面,肺居胸中,以清肃下降为顺。肺的这种肃降功能,可以使上焦的水液不断下输于膀胱,从而保持着水道的通调和小便的通利。故有"肺为水上之源"之说。无论肺的宣发还是肃降功能受损,均可导致水液代谢障碍而出现水液潴留,男子癃闭便责之于此。

五、心与男性生理

心者,生之本,五脏六腑之大主,喜清静内守而恶热,心主血脉、藏神,为君主之官,五行属火,为阳中至阳。

(一)心主血脉

心气鼓舞心脏搏动,鼓舞血液在脉内运行,输送至各脏腑、形体、官窍,发挥濡养作用,维持人体正常的生理活动。所以,当血脉瘀阻,气血不畅或心气不足时,男子会出现勃起功能障碍。

(二)心主神明

《素问·灵兰秘典论》说:"心者,君主之官也,神明出焉。"《灵枢·邪客》说:"心者,五脏六腑之大主也,精神之所舍也"。所以,人的精神活动,五脏六腑的功能(包括男性的性功能),都由心神统帅。在生理条件下,心神的功能活动又称君火,肝肾所主持的功能活动(包括性活动)又称相火。《素问·天元纪大论》说:"君火以明,相火以位",是说只有心神的功能活动正常,则肝肾的功能活动才能在正常的范畴中进行。历代医家对君火、相火的生理、病理及其与性功能的关系多有阐述。沈金鳌在《杂病源流犀烛·遗泄源流》中总结道:"丹溪曰:主封藏者肾,主疏泄者肝,两脏皆有相火,而其系上属于心。心,君火也,为物感而动,心动则火亦动,动则精自走,虽不交会,亦暗流而疏泄矣。《直指》曰:精之主宰在心,精之藏制在肾。心肾气虚,不能管摄,因小便而出者曰尿精,因见闻而出者曰漏精。《入门》曰:初因君火不宁,久则相火擅权,精元一于走而不固,甚则夜失连连,日亦滑流不已,黄连清心饮主之。《千金》曰:邪客于心,神不守舍,故心有所感,梦而后泄也。"

第三节 经络气血与男性生理

经络是运行全身气血,联络脏腑形体官窍,沟通上下内外,感应传达信息的通路,与男性的生理密切相关。其中尤以奇经八脉中的冲、任、督关系最为密切。

一、循行路线

《素问·骨空论》说:"任脉者,起于中极之下,以上毛际,循腹里上关元,至咽喉,上颐循面入目。冲脉者,起于气街,并少阴之经,侠脐上行,至胸中而散……督脉者,起于少腹以下骨中央,女子入系廷孔,其孔,溺孔之端也,其络循阴器合篡间,绕篡后,别绕臀,至少阴与巨阳中络者,合少阴上股内后廉,贯脊属肾,与太阳起于目内眦,上额交巅上,入络脑,还出别下项,循肩髃内,侠脊抵腰中,入循膂络肾;其男子循茎下至篡,与女子等;其少腹直上者,贯脐中央,上贯心入喉,上颐环唇,上系两目之下中央。"

《灵枢·五音五味》则对冲、任两经脉的起源做了介绍:"冲脉、任脉皆起于胞中,上循背里,为经络之海。"后世医家根据《内经》所述,认为冲、任、督三脉,同起于胞中,一源而三歧。而胞中者,在女子为子宫,在男子为精室。

冲、任、督之外,与男性生理密切相关的经脉,当为足厥阴肝经,《灵枢·经脉》说:"肝足厥阴之脉……循股阴入毛中,过阴器,抵小腹……""厥阴脉循阴器而络于肝。"(《素问·热论》)"足厥阴之别……其别者,径胫上睾,结于茎。"(《灵枢·经脉》)"足厥阴之筋……结于阴器,络诸筋。"(《灵枢·经筋》)又关乎足少阴、足太阴、足阳明,《灵枢·经筋》曰:"足少阴之筋……并太阴之筋,而上行阴股,结于阴器。""足太阴之筋……结于髀,聚于阴器。""足阳明之筋……聚于阴器。"

二、冲、任、督脉与男科的关系

由于冲、任、督三脉均起于男子精室,并隶属肝肾,故肾气与天癸对它们均产生较大的影响,使冲、任、督脉在男科的生理、病理上起重要作用。

(一)对阴器及第二性征的作用

冲、任二脉下络阴器,上行于躯体之前,贯穿上下,旁通博达,在先天肾气及天癸的驱动下,不仅对阴器及宗筋的发育有重要影响,而且对后天第二性征的发育有重要作用。其中冲脉与胃经交会,共同制约宗筋的发育,并刺激乳房的发育。任脉则与肾经并行,居中而上,影响声音、喉结、胡须的两性分化,青春期后身体各部出现的某些性敏感区,也多是冲、任二脉经气较盛的部位。如冲任受损或先天发育不全,则阴器及第二性征的发育均会受到影响。《灵枢·五音五味》说:"宦者去其宗筋,伤其冲脉,血泻不复,皮肤内结,唇口不荣,故须不生","其有天宦者……其任冲不盛,宗筋不成,有气无血,唇口不荣,故须不生",即是从胡须、宗筋等说明冲任二脉的生理病理作用。

(二)与生精作用的关系

前已述及,生殖之精是在肾气与天癸的作用由肾中精气所化生,在这一过程中,冲任二脉起着重要作用。正如《素问·上古天真论》所说:女子"二七而天癸至,任脉通,太冲脉盛,月事以时下,故有子……七七,任脉虚,太冲脉衰少,天癸竭,地道不通,故形坏而无子也"。丈夫"二八,肾气盛,天癸至,精气溢泻,阴阳和,故能有子。"说明男女在青春期后,冲任二脉气血充盈,脉道畅道,一方面充养胞宫,滋养胎儿,另一方面对生殖之精的化生,提供足够的营养。

(三)对性事活动的影响

督脉与阴器的联系较为密切,且与心脑相通,主要是传递心神对宗筋的支配信息。故对男子阴茎的勃起,以及性交、射精等性事活动,有重要作用。同时在性事活动中,需要大量的气血供应,这与冲任二脉的传导作用是分不开的。如冲任督三脉受损或虚衰,均会导致性事活动发生障碍。

下焦肝肾为奇经集聚之所,故有"八脉隶乎肝肾"之说。肾为先天之本,主藏精。肝为藏血之脏,主疏泄。脾为后天之本,主统血。故冲、任、督脉的气血和精髓的补充与调节,离不开肝、脾、肾三脏及其经脉通道,因而共司性与生殖。

第四节 天癸、生殖之精与男性生理

天癸,男女皆有,是肾精肾气充盛到一定程度时体内出现的具有促进人体生长、发育和生殖功能的一种精微物质。天癸源于先天,藏之于肾,受后天水谷精微的滋养而逐渐充盛,并随肾气的生理消长而变化。肾气初盛,天癸亦微;肾气既盛,天癸蓄极而泌;肾气渐衰,天癸乃竭。如《素问·上古天真论》云:"丈夫八岁,肾气实,发长齿更。二八,肾气盛,天癸至,精气溢泻,阴阳和,故能有子……七八,肝气衰,筋不能动,天癸竭,精少,肾脏衰,形体皆极。八八,则齿发去。"

生殖之精,源于父母,藏于肾中,是生命发生的本原,是人体生长发育和生殖的物质基础,有繁衍后代的能力,并与生长、发育和衰老等密切相关。

人体通过"肾气－天癸－肾中精气－生殖之精"的模式管控着生殖功能的成熟、衰退及丧失,在正常生理情况下,随着年龄的增长,肾气由盛而衰,由衰而竭,天癸的水平亦相应在变。生殖之精的成熟是"天癸至"的标志,大约为男子二八之龄。《素问·上古天真论》提到男子"五八,肾气衰"这一年龄界限,而根据现代男性学统计,20~39 岁的男子,约 90% 的曲细精管含精子细胞;而 41~50 岁时则降到 50%。此统计结果与《内经》"五八"界限有惊人的一致性。不仅如此,现代研究还证实,40 岁以后,精子的质量也发生退变,如精液中果糖减少,异常精子增加,活动度减弱等。此外,男性生殖器官也随之发生一系列退行性变。

(闫永吉　王　彬)

参考文献

1. 柏树令,应大君.系统解剖学 [M].8 版.北京:人民卫生出版社,2013.

2. 朱大年,王庭槐.生理学 [M].8 版.北京:人民卫生出版社,2013.

3. 李曰庆.实用中西医结合泌尿男科学 [M].北京:人民卫生出版社,1995.

4. 秦国政.中医男科学 [M].北京:中国中医药出版社,2012.

5. 王劲松,王心恒,王晓虎.王劲松中医精室论 [M].南京:东南大学出版社,2016.

6. 王劲松,徐福松.再论"精室当为奇恒之腑" [J].中华男科学杂志,2002,8(6):465,468.

7. 王劲松,徐福松,曾庆琪.再论男子奇恒之腑精室 [J].辽宁中医杂志,2005,32(6):531-532.

8. 郑东利,廉印玲,赵卫.精室为奇恒之腑的临床意义 [J].中华男科学杂志,2006,12(7):660-661,665.

9. 王劲松,王晓虎,徐福松.试论精室与脏腑 [J].辽宁中医杂志,2006,(11):1411-1412.

10. 高兆旺,张丽,刘庆申.论精室的解剖与生理 [J].山东中医药大学学报,2002,26(5):330-332.

11. 徐福松.内肾外肾论 [J].南京中医药大学学报,2005,(6):7-11.

第二章 男科的中医病因病机

│第一节│中医对男科的病因认识

一、外感六淫

外邪即指风、寒、暑、湿、燥、火六淫及疫疠之气。在泌尿男科系统中，以风、寒、湿、火四种邪气最易致病。

风为百病之长，《素问·骨空论》载："风者百病之始也。"风是六淫中主要的致病因素。风为阳邪，其性开泄，侵袭人体，多首先客犯肺卫系统及太阳膀胱经脉，出现太阳中风或肺卫表证。如《素问·太阴阳明论》说："伤于风者，上先受之"。因为膀胱为州都之官司决渎，肺则主通调水道，两者均与水液代谢有关。如风邪郁遏，影响肺气的肃降和膀胱的气化，则可导致水液代谢失常，出现风水表证，临床可见发热、恶风、咳嗽、颜面及肢体浮肿以上半身为著，小便短少，脉浮等症。《临证指南医案·风》说："盖六气之中，惟风能全兼五气，如兼寒则风寒，兼暑则曰暑风，兼湿曰风湿，兼燥曰风燥，兼火曰风火。盖因风能鼓荡此五气而伤人，故曰百病之长也。"所以风邪致病，还易兼夹其他外邪，如风寒、风湿、风热等，构成复合外邪。

寒为阴邪，易伤阳气。寒邪除可依附风邪侵袭人体肌表外，还可直中体内脏腑经络，引起体内的寒性病变。其中肝脉络阴器，主宗筋，如寒邪入于肝经，则易导致一系列男科疾病的发生。《素问·举痛论》说："寒气客于厥阴之脉，厥阴之脉者，络阴器系于肝，寒气客于脉中，则血泣脉急，故胁肋与少腹相引痛矣。"《灵枢·经筋》则说："足厥阴之筋……伤于寒则阴缩入。"临床上可见形寒、阴冷、少腹拘急、阴痛、卵痛、阳缩等症，舌苔白，脉象多沉迟。

湿为阴邪，其性重着黏滞，又有趋下的特点，故其致病最易阻遏气机，耗伤阳气，且易侵犯下焦肝肾。湿邪致病，亦易兼夹他邪，在泌尿男科系统中以湿热为患最为多见，如湿热下注，蕴结膀胱，气化不行，可致淋证、癃闭等证；湿热阻滞肝脉，经络失畅，可致阳痿；湿热毒邪下注前阴，可发疳疮、肾囊风、玉茎结疽等病。

火为阳邪，其性燔烁，易伤津液。如火热深入血分，聚于局部，还可腐蚀血肉，发为痈肿疮疡。《素问·阴阳应象大论》说："热胜则肿。"《灵枢·痈疽》篇则说："大热不止，热胜则肉腐，肉腐则为脓……故命曰痈。"发于前阴部位及泌尿生殖系统的诸多感染性化脓性疾患，多属火毒为患。临床上常见局部红肿热痛，以及发热、心烦、口渴、舌质红、脉象数等症。

二、情志所伤

情志是人体对客观现象所表现出来的精神活动状态，有喜、怒、忧、思、悲、恐、惊的不同，故又称作七情。人的情志活动与内脏有着密切的关系。《素问·阴阳应象大论》说:"人有五脏,化五气,以生喜怒悲忧恐。"可见情志活动必须以五脏精气作为物质基础,而外在的各种刺激只有作用于有关的内脏,才能表现出情志变化。

七情能否致病,与人的禀赋体质及情志刺激的强度有关。一般情况下,七情作为正常的精神活动,并不致病;只有当机体虚亏,性格脆弱或突然、强烈、持久的情志刺激时,才会致病。七情致病,多首先影响脏腑的气机,使气机的升降失常、气血运行紊乱。如"怒则气上""喜则气缓""悲则气消""恐则气下""惊则气乱""思则气结"。气血运行紊乱如不能及时解除,进而可影响有关脏腑的气化功能,产生脏腑病变。如《素问·阴阳应象大论》所说:"怒伤肝","喜伤心","思伤脾","悲伤肺","恐伤肾"等。

前已述及,泌尿男科的生理病理与五脏之间存在着不同程度的内在联系,如果为情志所伤,脏腑功能失调,可导致一系列泌尿男科疾病的发生,如忧思伤脾,脾虚生湿,可引起水液代谢失常,出现水肿等病;郁怒伤肝,肝失疏泄,宗筋失养,可导致阳痿;恐惧伤肾,肾失摄纳,可发生遗精、滑精或早泄等。对此,古人早有认识,如《灵枢·本神》说:"怵惕思虑者则伤神,神伤则恐惧,流淫而不止。""恐惧而不解则伤精,精伤则骨酸痿厥,精时自下。"

三、饮食失宜

脾主运化水谷精微,胃主受纳腐熟水谷,故饮食失宜,首先伤及脾胃,然后影响其他脏腑,变生他病。如饮食过于清淡,或任意节食,以致生化之源不足,营养缺乏,可致脾肾亏损,精气匮乏,水液代谢失常,出现水肿、精少、不育等症;如偏嗜寒凉,可戕伤脾肾阳气,出现精冷不育;如嗜食肥甘厚味,辛辣炙煿,酿生湿热,流注下焦,可致淋浊、阳痿。

在男科范畴,以饮酒的危害最为明显,对此古人已有深刻的认识。如张介宾说:"凡饮食之类,则人之脏气各有所宜,似不必过于拘执,惟酒多者为不宜。盖胎种先天之气,极宜清楚,极宜充实,而酒性淫热,非惟乱性,亦且乱精。精为酒乱,则湿热其半,真精其半耳。精不充实则胎元不固,精多湿热则他日痘疹、惊风、脾败之类,率已受造于此矣。故凡欲择期布种者,必宜先有所慎,与其多饮,不如少饮,与其少饮,犹不如不饮,此亦胎元之一大机也。欲为子嗣之计者,其毋以此为后着。"此一论述,不仅阐明了饮酒对男科病的致病原理,而且对优生学极具启蒙之力。西医学业已证实,长期酗酒造成慢性酒精中毒患者,有50%的人发生性功能障碍,主要表现为阳痿和射精不能。其机制是抑制了中枢神经系统,无法建立正常性反射。此外,酒精尚可通过多种途径对生殖腺造成危害,导致睾酮水平下降,睾丸萎缩,出现阳痿及精液缺陷,并可诱发前列腺炎等疾病。

除饮酒外,吸烟的危害也很大。已有资料报道,每天吸烟21~30支时,畸形精子发生率明显增高;抽30支以上时精子畸发率更高。吸烟时间越长,上述现象越严重,而且精子的活力也会减弱。有人曾对5000名孕妇进行分析,发现丈夫吸烟每天10支以上时,胎儿产前死亡率大大增加;丈夫吸烟的孕妇先天畸形儿出生率比不吸烟者要高2.5倍左右。另外,吸烟也是引起阳痿的一个常见原因。

四、劳逸过度

劳倦包括房劳和形劳及心劳。房劳指色欲无度或房事过频;形劳则指运动过极,过分消耗体力;心劳指思虑过度,劳伤心神而言。三者过度,不仅耗气,而且伤精,心血暗耗,神失所养。《素问·生气通天论》说:"阳气者,烦劳则张,精绝……"又说:"因而强力,肾气乃伤,高骨乃坏。"《灵枢·邪气脏腑病形》则说:"有所用力举重,若入房过度,汗出浴水,则伤肾。"由于精气及肝肾的亏损,则易产生一系列泌尿男科疾病。如《素问·痿论》说:"入房太甚,宗筋弛纵,发为筋痿,及为白淫。"这里的筋痿及白淫,是指阳痿、前列腺炎一类疾病。《灵枢·本神》谓:"是故怵惕思虑者则伤神,神伤则恐惧,流淫而不止。"《素问·痿论》则云:"思想无穷,所愿不得,……发为筋痿,及为白淫"。损伤心脾,神无所养,而易发生阳痿、遗精、滑精等疾病。此外,由于劳倦伤肾,元气亏损,还可导致外邪的乘虚入侵,形成内外合邪的疾病。如《素问·水热穴论》说:"勇而劳甚则肾汗出,肾汗出逢于风……传为胕肿,本之于肾,名曰风水。"

在日常生活中,适当的休息是必要的。但安逸太过,也是导致男科疾病的重要原因。其不但可以使气血运行不畅,脾胃功能减弱,而且可以导致机体免疫功能低下,易发生肥胖症、性功能障碍、不育症等疾病。《素问·血气形志》以形志苦乐论述了劳逸结合,劳逸适度的重要性,并指出了劳逸失度的危害及所导致的疾病。

五、跌仆损伤

跌仆损伤一般损害筋骨,因肝主筋肾主骨,故进而可导致肝肾的损伤。如跌仆过重,还可直接损害泌尿生殖器官及冲、任、督诸脉,造成许多泌尿男科疾患如阳痿、血尿、癃闭及尿失禁等。

六、其他原因

包括先天因素、用药不当、不洁性交等。先天因素指体质禀赋、性格差异等,如先天性生殖器官发育不全。在疾病的治疗过程中,如用药不当,不但不能祛病,反而可损伤脏气,造成某些泌尿男科疾病的发生。如药过寒凉,可以损伤脾肾之阳,导致精冷不育;药过辛热,又可酿生湿热,导致阳痿、淋证等病的发生。以西药而言,许多药物具有肾脏毒性,是泌尿系疾病发生或加重的重要原因;而据统计,有近百种药物可导致性功能障碍,甚至造成不育。至于不洁性交,更是诸多性病的直接原因。

另外,许多射线如放射线、电磁辐射等,各种有毒化学品如农药的杀虫剂、除草剂、化肥,催熟剂,植物生长剂,食品中的添加剂、食品着色剂,洗涤剂中的洗衣粉、洗涤灵,化妆品,有害金属如铅、镉、锰、汞、砷等,均能够损伤肾气和肾精,进而使肾中阴阳失衡,导致男性生殖内分泌变化,影响睾丸的生精功能,损害性与生殖功能,造成不育和性功能障碍等男科疾病。

|第二节|中医对男科的病机认识

一、邪气内干

邪气包括外邪和内邪两类。外邪主要指自然界的六淫之邪,其致病途径及过程已在病因一节中论及,此不赘述。内邪则是脏腑功能失调的产物,主要有水饮、湿热、浊毒、瘀血等,它们在泌尿男科系统的疾病中往往构成重要病理环节,兹分别加以简要说明。

1. **水饮**　水饮是水液代谢失常,体液不能正常循环敷布,潴留于体内而成。水为阴邪,易伤阳气,阻滞气机,水饮又具有流动性,可随脏腑气机的紊乱及三焦决渎的失常而停蓄体内各部。如水停上焦,可见颜面及腰以上浮肿,胸闷心悸、咳唾痰涎;水停中焦,可见脘痞腹胀、纳差便溏;水停下焦,可见腰以下浮肿,或腹水臌胀,小便不利;水溢肌肤,可见全身浮肿,肢体重着等。

2.湿热 湿热多由偏嗜辛辣肥腻之物,或因湿郁化热而成。在泌尿男科范畴,湿热多停蓄下焦,影响下焦的气机和决渎功能,出现小便不利,小腹拘胀,或尿急、尿频、尿痛,如湿热灼伤膀胱血络,可出现血淋;湿热煎熬津液为石,又可出现石淋;湿热还可盘踞肝经,使宗筋失养,造成阳痿;或侵入精室,出现血精、白浊。

3.浊毒 浊毒是水饮久停,邪无出路,体内代谢废物积聚而成。浊毒多在水肿后期出现,是病情严重的征象。浊毒停于气分,可影响脏腑的气化功能,出现恶心呕吐,口中有尿臭味,皮肤瘙痒,肢体酸软,喘咳心悸等症。浊毒化热,还可深入血分,蒙蔽清窍,逆犯心包,出现昏迷、抽搐等危重证候。

4.瘀血 瘀血的成因较多,如跌仆损伤、气虚、气郁、寒凝等均可影响血脉的运行,而致瘀血的产生。瘀血形成以后,多停聚于局部,使所在之处的脏腑气化失司,经脉不通,引起诸多疾病。如瘀血阻于肾脏,可使肾络痹阻,肾脏气化失司,出现水肿、血尿、蛋白尿;瘀血阻于肝脉,可致宗筋不用,阳痿不举;瘀血阻于精室,可致子痛、子肿、射精障碍、精索静脉曲张、房事茎痛等症。

二、脏腑功能失常

脏腑功能失常有两重含义:一是单个脏腑的阴阳气血失调,偏盛或偏衰;二是若干个相关脏腑功能失调,无论何种类型的脏腑功能失常,均可导致一系列泌尿男科疾患,其中常见的有:

1.肾虚 肾脏主水,又主天癸与生殖之精。故肾与泌尿男科的关系最大。一般来说,泌尿男科疾病,其病位虽不拘于肾,但又不离于肾,总会与肾发生不同程度的联系,如肾脏亏损,气化不行,可致水液代谢失常,引起水肿、癃闭、遗尿等症;生精功能受损,可致精少不育;先天肾气不足,天癸水平低下,又可致阴器发育不全,性功能低下、阳痿、不育等症。

肾虚有阴虚阳虚之别。肾阴虚为肾水不足,肾精亏损。肾阴为一身阴液之本,有滋润形体脏腑,充养脑髓骨骼,抑制阳亢火动等功能。肾阴亏损,形体脏腑失其滋养,则精血骨髓等日益不足;肾阳命火失其制约,亦常亢奋而为害。临床除泌尿生殖系统的局部病变外,多见眩晕耳鸣、视力减退、健忘少寐、腰膝酸软、形体消瘦、咽干舌燥或午后潮热、五心烦热、盗汗颧红等症。

肾阳虚又称命门火衰。肾阳为一身阳气之本,有温煦形体,蒸化水液,鼓动脏腑气化等功能。肾阳虚衰,则温煦失职,气化无权,一身阳气均亏。临床以面色㿠白、形寒肢冷、精神萎靡、腰膝酸冷为特征。

由于阴阳互根,水火同宅,阴虚可以及阳,阳损也可以及阴,终致阴阳同虚,故临床上肾中阴阳同虚的情况亦不少见。

另外,肾主藏精,有固摄藏纳之功。肾虚可致固摄无权,而致遗精滑泄,小便失禁等症。

2.脾虚 脾主运化水谷精微,为气血生化之源,后天之本。脾虚则气血乏源,精气失继,宗筋失养,临床上可见精液缺陷、阳痿等症。脾又主运化水湿,转输津液,如脾失健运,可致水湿内停,引起水肿等症。如湿聚成痰,流注下焦,可致泌尿男科系统的囊肿、结核,以及子痰、子肿、玉茎结疽等症。在泌尿男科疾病中,脾虚多表现为气虚、阳虚、寒湿困脾等证型。脾气虚以食少纳呆、脘腹痞胀、少气懒言、倦怠神疲、面色萎黄为特征。脾阳虚多由脾气不足或肾阳亏损发展而来,临床上除气虚见证外,还可见四肢不温、口淡不渴、大便溏薄、肢体浮肿等症。寒湿困脾则是在脾虚的基础上,水湿内停所致,临床以脘腹胀闷、不思饮食、泛恶欲吐、口淡不渴、腹痛溏泄、头重如裹、身肿沉重、面色晦黄为主要表现。

3. 肝郁　肝主疏泄,喜条达,故又主一身之气机。如肝气郁结,疏泄无权,则气机的升降出入障碍,津液运行敷布失常,而致气郁水肿或癃闭。肝又主宗筋,如肝气郁结,肝血不能荣养宗筋,可致宗筋弛纵,发为阳痿;宗筋气血失畅,又可致精索静脉曲张或射精障碍等症。

肝气郁结的临床常见症状主要有情志抑郁、多怒、胸胁胀痛不舒、善叹息、少腹拘急、睾丸胀痛等。

肝为刚脏,体阴而用阳,故肝气郁结多在肝阴不足的基础上发生;肝郁日久,又可以化火、生风,并可出现肝阳上亢证。

4. 心肾失调　心居上焦,主持君火;肾居下焦,包藏相火。正常情况下,肾阴必上济心火,使君火不亢;心火也必须下温肾水,以制约相火,使不致妄动,此为心肾相交,水火既济。如肾阴不足,心火独亢,或心火亢于上,不能下交肾水,心肾之间失去了协调既济的关系,称为心肾不交。此时君火不能主导相火,可出现肾水不足,相火妄动,临床可见虚烦不眠、心悸健忘、性欲亢进、阴茎频举,但触之即泄,或梦遗、盗汗、头晕耳鸣、腰膝酸软等症。

另一方面,肾藏命门真火,为一身阳气之本,如肾中命火衰微,不能上煦心阳,必致心阳亦虚,以致水气不化,邪水泛滥,上凌于心,称为水气凌心。临床可见形寒肢冷、心悸怔忡、尿少身肿、唇甲青紫,舌质瘀黯、苔白滑、脉象沉微等症。

如肾水不化,水肿日久,下焦决渎不利,邪无出路,可致浊毒内生;浊毒化热化火,可上窜心包,蒙蔽清窍。出现神昏、谵语,一身尽肿,小便不通,恶心呕吐,肌肉瞤动,面色晦滞,舌苔厚如腐粉,脉弦滑而疾。此为关格重证,极危之候。

5. 脾肾失调　脾为后天之本,肾为先天之本。脾主运化水谷精微,须借助于肾中阳气的温煦鼓动。如肾阳不足,不能温煦脾阳,或脾阳久虚,进而损伤肾阳,最终均可导致脾肾阳虚,出现水肿、癃闭、阳痿,精冷不育等症。临床还可见形寒肢冷、面色㿠白、腹中冷痛、下利清谷、小便不利等症。

另一方面,肾中精气、天癸需赖于水谷精微的不断补充与滋养。如脾气不足,运化失职,不能化生水谷精微,可导致精气失继,天癸乏源,而致肾精匮乏,天癸不足,出现精少不育,或性欲低下。临床可见神疲、乏力、纳差、腹胀、头晕口干、腰膝酸软等症。此类证型,以脾肾气阴两虚最为多见。

6. 肝肾失调　肝藏血,肾藏精。肝血有赖于肾精的滋养;肾精也可由肝血转化而成。因此有"精血同源""肝肾同源"之说。另一方面,肝阴须得肾中真水的滋养,才能涵潜肝阳,使肝阳不亢。在泌尿男科系统,二脏的作用至为重要,相互联系也极为密切。如一脏有变,往往延及另一脏,而致肝肾同病。如肾脏气化失司,水液代谢失调,不但可引起水肿等证,更因肾失摄纳,精微下泄(大量蛋白尿),而至肾阴不足,肾精匮乏,进而肝阴亦虚,不能涵潜肝阳,造成肝阳上亢,称为"水不涵木",症见头晕目眩、耳鸣如蝉、咽干口燥、胁肋胀痛、腰膝酸软、潮热盗汗、尿少而赤、尿中有蛋白或红细胞,并有不同程度的水肿。此证多见于慢性肾炎高血压型。

另一方面,如肝气郁结,或肝经湿热,每致宗筋失养,发为阳痿;而湿热久羁,必然灼伤肾阴,而致肾水不足。故此类阳痿,多以肾虚肝郁湿热最为多见。临床上有情志抑郁、胁肋胀痛、少腹拘急、腰膝酸软、眩晕口干等症。

7. 肺肾失调　肾为主水之脏,肺为水之上源。故水液代谢与肺肾两脏的关系甚为密切。如果肺的宣降功能失职,或若肾的气化失司,不仅均可导致水液的代谢障碍,而且两者之间又常相互影响,终致肺肾同病,加重病情,故《素问·水热穴论》说:"故水病下胕肿大腹,上为喘呼,不得卧者,标本俱病"。又说:"其本在肾,其末在肺,皆积水也。"

另一方面,肺司呼吸,肾主纳气。肾脏的气化活动必得肺脏的清肃之气下达,才能正常进行,此为金水相生。如肺脏疾患日久,肾失清肃之气所养,必致肾脏气化不利,生精作用障碍,或天癸水平下降。临床上可见于肺热喘嗽之人,病程日久,其性功能亦趋下降,甚至产生精液缺陷而致不育。

三、冲、任、督脉受损

冲、任、督三脉同起于胞中(男子即精室),一源而三歧,不但隶属于肝肾,而且为阳明所会,又与心脑相通,故对男科系统的发育及维持性功能起着重要作用。一旦冲、任、督三脉受损,则可发生一系列男科疾患。

冲、任、督三脉的病变,有先天与后天之分。先天之病,多见于冲任发育不全,经气不盛。此时因肾气及天癸不能达于宗筋,故生殖器官发育迟缓,生殖之精不能按时溢泻,第二性征也不明显,而导致所谓"天宦"患者。后天之病,多见于冲、任、督经脉受损,或为邪气所阻,经气不畅。无论何种病变,均可导致性功能障碍,或精液缺陷,严重者可致生殖器官萎缩,或第二性征退变。

(李曰庆　王　彬)

参考文献

1. 李曰庆.实用中西医结合泌尿男科学 [M].北京:人民卫生出版社,1995.
2. 杨上善.黄帝内经太素 [M].北京:人民卫生出版社,1955.
3. 高思华.中医基础理论 [M].北京:高等教育出版社,2009.

第三章　中医四诊

中医诊法是中医学的重要组成部分,是中医诊察和收集疾病有关资料的基本方法,是以中医理论为指导,主要通过"四诊"收集临床资料,再进行综合辨析归纳,探求病因、病位、病性及病势,辨别证候,对疾病做出诊断,从而为临床治疗及推测预后提供可靠的依据。"四诊"主要包括望、闻、问、切。

第一节 | 望诊

望诊,即医生运用视觉来观察患者的神色形态、性征、乳房、外肾前阴、分泌物、排泄物、舌质舌苔及舌下络脉等的变化,来测知病情的一种诊断方法,是四诊的重要环节之一。通过望诊可为诊断疾病、辨别证候提供有价值的线索和依据。

一、望神

神是以精气为物质基础的,是人体生命活动的外在表现,通过望神可以了解患者机体精气的盛衰、病情的轻重以及预后。《灵枢·本神》篇曰:"两精相搏谓之神"。《灵枢·平人绝谷》又曰:"神者,水谷之精气也"。生命活动外在表现之神,是由父母先天精气结合而成,又依赖后天水谷精气的滋养。"得神者昌,失神者亡"。若精气充盛,体健神旺,表现为精神振作、两目灵活、明亮有神、神思不乱、气息均匀,谓之"得神",表明正气未衰,多为病轻,即或症情较重,预后亦佳;若精气亏虚、体弱神衰,表现为精神萎靡、萎顿不振、形容憔悴、瞳仁呆滞、气息急促或不均匀或气息微弱、言语失伦,谓之"失神",表明正气已伤,多为病重,预后不良。若在房事过劳、遗泄久作的患者中,可见一派神衰之象;肾阳虚衰,人体功能活动低下,常出现精神萎靡不振;若在急性前列腺炎等重度感染性疾病患者中,见到烦躁不安、神情淡漠或神昏谵语,则为邪入营血,毒陷心包。精为男子之本,精气的盛衰对男科疾病有着重要的作用,直接影响到神的变化。因此,观察神的盛衰,可以了解脏腑精气功能的正常与否,衡量病情的轻重,判断病证的发展与预后。

《灵枢·大惑论》曰:"五脏六腑之精气,皆上注于目而为之精"。故望神应以目为重点。精气充盛则目睛灵活、明亮有神,精气内夺则瞳仁呆滞、目陷无光。《灵枢·本神》曰:"怵惕思虑则伤神,神伤则恐惧,流淫而不止""恐惧而不解则伤精,精伤骨酸痿厥,精时自下",消极的精神状态或情绪反应是多种男科疾病的诱发因素或直接因素。

二、望面色

面部色与泽的变化,可以反映脏腑的盛衰和病机变化、气血的盛衰与运行情况。

1. 色 青色属肝,主寒证、痛证、瘀证、气滞,由于寒凝肝脉,使筋脉拘急,气血运行不畅,阻滞筋络脉道,可见于子痛、疝气、缩阳症、筋瘤病、慢性精浊、阳痿、不育等病证。赤色属心,主热证,可见于射精疼痛、不射精、强中、急性子痈、急性精浊等病证。黄色属脾,主脾虚、湿证,多见于阳痿、早泄、不育、遗精日久等病证。白色属肺,主虚证(阳虚、气虚、血虚)、寒证、失血,多见于缩阳症、疝气、房劳伤等病证。脾肾阳虚,常出现面色苍白或㿠白。黑色属肾,主寒证、痛证、血瘀、水饮、肾虚证,多见于阳痿、早泄、精少、不育、水疝等病证。

2. 泽 色泽红黄隐隐,明润含蓄有光,为善色,见于正常人或病情轻浅者,预后好;但若面色枯槁,晦暗不泽,为恶色,见于久病、重病,预后差。

三、望形

1. 望形体 人体是一个有机整体,内有五脏六腑,外应皮毛筋骨。故形体的胖瘦、强弱,能体现内在脏腑气血阴阳的盛衰。故望形体可以测知内脏气血的盛衰和邪正的消长。形肥神疲者,多为阳气不足或痰湿内停;形瘦潮热者,多为阴血亏虚。肾阳虚衰,人体功能活动低下,常出现精神萎靡不振。

2. 望性征 男子到 14 岁左右,肾气渐充,肾精渐渐盈盛,天癸启动,身体逐渐发育,四肢及躯干肌肉逐渐发达壮健,口唇胡须开始生长,阴茎及睾丸逐渐增大,阴囊皮肤变暗色黑,阴毛变长,精液分泌并逐渐增加。到 18~20 岁左右,达到完全成熟。如身体矮小,肌肉瘦削,须毛、腋毛、阴毛稀少,阴茎短细,睾丸小,为肾气未充,肾精不足,天癸迟至。

3. 望毛发 毛发色黑,茂密荣润,是肾气足,精血充盈的表现。若毛发稀疏、脱落或干枯,为肾气虚衰,精血虚少;若须发早白,伴腰酸腿软、头晕目眩、耳鸣健忘,为肾虚精亏。

4. 望乳房 乳房属胃,乳头属肝。正常男性无乳房发育,如果乳房发育或肿大,皆为异常表现。若男子单侧或双侧乳房增大,宛如女性,内有结节,偶有触痛,皮色不红不热者,多为乳疬,多因肝失疏泄,痰湿结聚,气血瘀阻所致。单侧乳房肿硬结块,质地坚实,推之不移,与体表皮肤相粘连,或伴乳头血性溢液者,多为乳癌。

5. 望外肾前阴 外肾前阴的望诊是男科望诊的一项重要内容。唐代王冰在《素问六气玄珠密语》中将外肾前阴先天畸形概括为天、漏、犍、怯、变。指出天宦、阴茎短小、睾丸先天发育不良、隐睾、两性人等均难以生育。外肾前阴的望诊主要观察阴毛、阴茎及阴囊等。其有无异常,对诊断男性疾病有较大的意义。

(1)阴毛:阴毛是男性的第二性征,青春期以后,阴部开始长毛,阴茎基底部带色阴毛几根,逐渐耻骨上阴茎基底部阴毛一撮,再后阴毛逐渐增多,但局限于耻骨,最后长至大腿内侧,阴毛全如成人。分布于下腹部和会阴部,典型呈菱形分布。

(2)阴茎:青春期发育时阴茎生长、增长、增粗。主要观察阴茎的大小、形态、有无畸形,包皮的长短,有无包茎,有无包皮垢,与龟头有无粘连,同时应注意阴茎有无皮疹、红肿、糜烂、溃疡、结节、赘生物以及颜色和形状,尿道口有无分泌物以及颜色和黏稠度,以及及时发现性传播疾病或其他阴茎疾病。正常成人的阴茎,未勃起时一般平均长度为 4~7cm,直径 2~3cm,勃起时长度可增加一倍。

(3)阴囊:阴囊发育是青春期启动的标志之一,青春期发育最早变化是阴囊变红而痒,随后阴囊进一步生长,阴囊皮肤皱褶,色素加深。注意观察阴囊的颜色、两侧是否对称,有无皮疹、窦道、肿胀等。阴囊皮肤松弛下坠多属热证或气虚;阴茎或阴囊收缩,伴有少腹拘急疼痛者多为肾阳虚衰,或寒凝肝脉所致的缩阳症;阴囊内一侧或两侧无睾丸,为无睾症或隐睾症;

睾丸形小质软,可导致不育;阴囊皮肤青筋暴露,囊中隐见一团如蚯蚓状软块,平卧时减轻或消失,站立或劳累后加重,多为子系筋瘤。阴囊偏坠,皮色不变,咳嗽时有冲击感,平卧时肿物消失,为疝气的重要特征。阴囊肿大,不痒不痛,皮泽透明,透光试验阳性为水疝。

四、望分泌物与排泄物

观察患者排泄的尿、精液、分泌物的色、量、质及其性状的有关变化,是诊断男科疾病的重要依据。

1. 望小便 小便清长,常以夜间为主,为寒证;小便黄赤短少,常伴灼热涩痛,为热证;小便色白而混浊为白淫、尿浊;小便点滴而下,或不通,不伴疼痛者为癃闭,痛者为淋证;尿中有砂石状物或排尿中断为石淋;尿中有血,不痛者为尿血,伴灼热刺痛者为血淋;尿浑如膏脂或有滑腻状物而痛者为膏淋。

小便混浊即"浊在溺",包括四症:①前列腺液尿:排尿过程中出现一段白色尿,镜下见多量卵磷脂小体。②乳糜尿:白色乳汁样,尿乳糜试验阳性。③尿碱:先清后浊。尿酸盐尿于加热或口服小苏打后、磷酸盐尿加热或加醋酸(乙酸)后尿液迅速澄清。镜检发现大量形态不均一的磷酸盐结晶。④脓尿:浓稠,镜检见大量脓细胞。

2. 望前列腺液 正常的前列腺液为乳白色,质稀;当前列腺出现炎症时,前列腺液可为淡黄色或灰白色,甚至呈脓状,质黏稠;伴有精囊炎时,可为红色、淡红色或暗红色。

精浊是指异常的前列腺液:前列腺液的过多分泌可表现为晨起或大便时尿道口出现乳白色、黏稠的黏液性分泌物,镜检有白细胞、卵磷脂小体。

3. 望尿道分泌物 尿道分泌物常见于尿道炎:慢性非特异性尿道炎、慢性淋菌性尿道炎,非淋菌性尿道炎亦可表现为尿道口稀薄的黏液性分泌物;而脓性尿道分泌物见于非特异性尿道炎(由大肠杆菌、链球菌、葡萄球菌引起,大多有原发病变,如尿道损伤、结石、狭窄、憩室等。)、非淋菌性尿道炎(沙眼衣原体、解脲支原体引起)及淋菌性尿道炎。

4. 望精液 通过望诊了解精液量的多少,色之深浅,质之稀稠,再结合其他情况,是诊断和辨证的重要依据之一。正常精液为乳白色,禁欲时间较长时,可呈淡黄色,室温下30分钟应完全液化,正常精液量为2~7ml。一般通过询问患者了解,在必要时,可通过精液常规检查了解。精液量少,多为肾气不足;精液黄稠或带有血液,甚或奇臭,多为湿热扰动精室或阴虚火旺扰动精室;精液清冷,多为肾阳虚;精薄稀少而味淡,多为肾精亏虚;精液黏稠,甚或呈块状,难于液化或不液化,多为阴虚、痰凝或精瘀;血精多为精囊炎或前列腺炎的主要特点。

五、舌诊

舌诊是中医诊断的重要部分,在男科的诊断上具有重要意义。舌诊包括望舌质、舌苔、舌下络脉、舌缨线等。可资判断正气的盛衰、邪气的性质和深浅,以及疾病的转归和预后。一般来说,舌质主要反映脏腑气血的盛衰,舌苔主要反映病位的深浅、病变的性质、邪正的消长。大凡气病察苔,血病观质。气病而血不病者,有苔的异常而无质的变化;血病而气无病者,有质的异常而无苔的变化。《形色外诊简摩·色诊舌色应变论》云:"治病必察舌苔,而察病之吉凶,则关乎舌质也。"

1. 舌质 舌质红,急性热病如急性子痈、急性前列腺炎等见之,属实热证;内伤疾病见之,为肝经实热,或心火偏旺,其中舌边红赤,伴茎中热痛,阴囊红肿热痛,肾子肿痛,囊内积液，外阴多汗味臊者为肝经实热，若舌尖红赤，伴心烦舌糜、小便短赤者为心火亢盛；舌质深红，或瘦红，或合并裂纹、少苔，为阴虚火旺。红而起刺者属热极；红而干燥者属热盛津伤；舌绛多为邪热入于营血；舌绛光如镜，伴有口糜，为阴伤胃败或应用大量抗生素之后。

舌质淡白，为气血不足或肾阳虚；舌质不仅淡白，而且舌体胖嫩，边有齿痕，为脾阳虚损；舌质可见青紫而黯或紫色斑点，则为脾肾阳虚、阴寒内盛、瘀血阻滞。

2. 舌苔 一般来说，舌苔薄者病情较轻，舌苔厚者病情较重；舌苔黄者属邪热蕴结，舌苔白者属寒或脾胃有湿；舌苔干燥者为伤津；舌苔润者为津液未伤或有寒湿。舌苔白厚而燥者，为湿郁化热，津液已伤；舌苔淡白润而厚或白腻，为内有寒湿；舌苔薄微黄，为邪热尚轻；舌苔厚深黄，为内热炽盛。舌苔黄厚而腻，为湿热壅盛；舌苔黄厚而干，为热盛伤津。舌苔灰黑润滑，为阳虚有寒或寒盛阳衰；舌苔黑燥裂，为火炽热极津枯。在疾病过程中，如果白苔渐变成黄苔，多为寒湿瘀血郁久化热的征象；如果腻苔由薄变厚，多是湿热交蒸邪进，反之则是邪气渐退；如果舌燥日甚，苔少甚至无苔，多是邪热日盛、气阴大伤，反之，舌渐转润，苔渐转匀，多是阴液来复的征象。

3. 舌下络脉 正常舌下络脉色黯红，不兼青紫，不见浅淡，脉形柔软不粗胀，不紧束，不弯曲。舌下络脉青紫或黑、粗大或弯曲者，对于瘀血的临床诊断有重要意义。舌下络脉紫红而粗大或弯曲者，为邪热炽盛，血瘀脉络；舌下络脉暗紫红而粗大或弯曲者，为阴虚火旺，络脉血瘀；舌质淡白，舌下络脉青紫或黑、粗大或弯曲者，则为脾肾阳虚、阴寒内盛、瘀血阻滞。舌下络脉淡白，且充盈度差者，为气血不足或阳虚。

4. 舌缨线 舌缨线就是舌面两侧唾液形成的白线。因为舌的两侧属肝，舌缨线可以认为是肝郁气滞，气滞津停的表现，临床用于情志病、肝胆疾病，特别是肝气郁滞的诊断。

临证望舌与苔尚要注意，热饮刚过，舌质多红，约1小时后方复原色；食橘之后，每染黄苔；食橄榄之后，易染黑苔，但刮之即去；夜间弱光灯下，黄苔每易看成白苔。以上种种，切记不可以假乱真。

男科的舌诊方法与其他学科基本相同，在临证时，应注意舌苔与舌质的结合，进行综合分析。

第二节 闻诊

闻诊包括嗅气味、听声音与气息两个方面。因为各种声音和气味都是脏腑生理和病理活动产生的，所以能够反映男性某些生理病理的变化，为辨证论治提供部分证据。

一、嗅气味

一般包括患者的口气、体味、排泄物等气味。若味清淡无臭多属虚证、寒证；若味腥臭难闻多属实证、热证；若腐臭、恶臭者，多因组织腐烂，多见于痈疽、癌症。

二、听声音与气息

重点在于聆听语声与气息的高低、强弱、语调的变化等。语声高亢洪亮、多言躁动者，多为实证、热证；言语低微、少言沉静者，多为虚证、寒证；时时叹息、喜长出气者（善太息），多为情志不舒或心脏疾病；呻吟呼号者，多是毒势炽盛，或剧痛难忍（附睾丸炎或睾丸扭转）；淡漠或谵语者,为热毒入营扰心。成年男性声音以粗重为特点,如果患者声音尖细,同时第二性征不明显,则多为性发育不全。气粗喘急者,可能是热毒内陷传肺;气息低促者,是正气亏虚,多见于久病之人或癌肿晚期。急性病患者由气粗喘急转为气息低促者,为正气大伤,病情危重。

此外,男性疾病患者在叙述病史时,尤其是男性不育症、阳痿、早泄、性欲低下等患者,往往会压低声音进行叙述,以免别人听见。故在就诊时,医生应尽量保持单人单房间单独面诊,一方面以保护患者隐私,另一方面也可以减少外界环境对诊疗过程带来的影响。

第三节 问诊

问诊是医生通过对患者或陪诊者有步骤、有目的的询问,以全面了解病情的一种方法,其目的在于收集其他诊法无法取得的与辨证关系密切的病情资料,为辨证施治提供可靠的依据。如疾病的发生、发展、变化过程及诊疗经过、自觉症状、既往病史、生活习惯、饮食爱好等。问诊是诊断疾病的基本形式,是男科疾病诊断最重要的一环,在四诊中占有重要的地位。在问诊时,除了遵循一般疾病采集方法外,还需注意男科疾病本身的特点。问诊的内容包括:一般情况、主诉、现病史、既往史、个人史、婚育与性生活史、家族史、药物过敏史。

一、一般情况

包括姓名、年龄、婚否、籍贯、民族、职业等。其中以年龄最为重要。男子的生理、病理在不同的年龄阶段具有不同的特点,从而决定了男科疾病在不同年龄阶段亦具有不同疾病的发生趋向。如水疝、子系筋瘤、遗精、滑精多发生在青少年。青壮年是性功能旺盛时期,易患子痈、子痰、阴茎痰核、前列腺炎、尿道炎、阳痿、早泄、男性不育等。老年时,肾气衰减,命门之火不足,机体阴阳失调,可见性欲减退、阳痿、男性更年期综合征、良性前列腺增生症、肿瘤等。

二、主诉

主诉是患者前来就诊感觉最明显、最痛苦的一个或数个主要症状(包括部位、特点)及持续时间,是促使患者就诊最主要的原因。主诉的确立,为进一步了解病史,为继续四诊提供重要线索,主诉可提示辨病特征,有时主诉即为疾病的诊断,有时亦可提示病证属性,从而为确定诊疗打下基础。

三、现病史

主要询问发病时间、起病的诱因或原因、加重因素、缓解因素、症状间有无相互影响、疾病发展变化、诊治过程及疗效如何等。通过现病史的问诊,抓住主要矛盾,既可为其他相关问题提供思路,又有助于鉴别诊断。刻下症是问诊的主要内容。

1. 问寒热 急性发热常为病邪火毒炽盛;五心烦热、午后潮热为阴虚火旺;畏寒肢冷或手足冰凉、神疲倦卧为阳虚不足;肾阳虚衰,人体功能活动低下,常出现形寒肢冷,面色苍白或㿠白,精神萎靡不振。肾阳不足,气化失司,常表现为形寒肢冷,腰膝冷痛、小便清长、夜尿频多,阴囊发凉,舌质淡,脉象细弱等。

2. 问汗液 若兼见畏冷(恶风)自汗为阳气不足、气虚不固;潮热盗汗为阴虚生内热。

3. 问饮食 纳食有味,是胃无妨;食后膜胀,脾失健运。纳食不思,是胃已伤;食无膜胀,脾健正常。纳呆膜胀,脾胃俱伤。脾肾阳虚,火不生土,常出现食少纳呆。

4. 问大便 大便秘结,多是湿热火毒之证;大便溏薄,多为寒湿内蕴或脾阳虚;大便头干后软,多为脾之气阴两虚;脾肾阳虚,火不生土,常出现肠鸣腹泻、五更泄泻、下利清谷等症状。

5. 问小便 主要是辨淋、浊、癃闭、遗尿不禁。

(1)淋分气、血、石、膏、劳、热六淋。急性前列腺炎以尿频、尿急、尿痛,或见血尿,会阴小腹疼痛,发热恶寒为主要临床表现,属于中医之热淋、血淋范畴;慢性前列腺炎有不同程度的尿频、尿痛、尿道灼热刺痒,淋沥不尽,晨起时尿道口有少量稀薄乳白色分泌物,排尿终末或大便时尿道排出乳白色分泌物(精浊),属热淋、膏淋。遇劳加重则属劳淋。

前列腺增生性癃闭的排尿症状有两类:一类是膀胱出口梗阻症状,即癃闭症状;另一类是膀胱逼尿肌不稳定症状,后者表现为小便频急,淋沥不尽,应归属为"气淋"。

前列腺增生性癃闭可因水湿浊邪停留日久、郁而化热、湿热蕴阻而出现涩痛之症,此时为合并热淋,而非单纯癃闭,临床当细辨之。

前列腺增生性癃闭可因水湿浊邪停留日久、郁而化热、湿热煎熬而结成砂石,故本病很易合并石淋。合并石淋后,前列腺增生性癃闭原有诸症加重。但其合并石淋时,常常不伴有排石,因其源于梗阻,不会自行排出。另外,尿痛症状可有可无,因此前列腺增生性癃闭合并石淋时,不可仅依据有无尿痛和排石来判断是否合并了石淋。定期的卧位腹平片(KUB)或B超检查是确诊的主要依据。

(2)浊分"浊在精"和"浊在溺"两者。浊在精包括:①前列腺液;②尿道黏液性分泌物和脓性尿道分泌物;③赤浊(血精)。浊在溺包括:①前列腺液尿;②乳糜尿;③尿碱;④脓尿。以上参见望诊。

(3)癃闭分为闭病和癃病。癃闭之闭病,病势较急,多责之于肝与膀胱,气机阻滞,湿热蕴积,经脉瘀阻,为实证。特点是尿闭不通,用力努责,小腹急满胀痛。其相当于西医的急性尿潴留。癃闭之癃病,病势较缓,多责之于脾肾,气虚下陷、气化失司,为虚证或虚中夹实(瘀、痰、浊、热)。特点是排尿不畅,涓涓细流或点滴而下,排尿无力,甚至遗尿不禁。其相当于西医之排尿困难、慢性尿潴留及充溢性尿失禁。

前列腺增生性癃闭起病缓慢,隐匿性发生,呈缓慢渐进性加重。患者常很难确定具体的发病时间,即是在不知不觉之中发生。闭有急闭和慢闭之分,急闭多是在癃的基础上遇到诱发因素后出现,即在癃的某一发展阶段中发生,经治疗后急闭可消失,重又回到癃的状态;癃进一步发展可演变为慢闭,常同时伴见遗尿、尿失禁。无论急闭还是慢闭,很少表现为点滴不通,而是点滴难下。急闭和慢闭均为小腹膨隆,但急闭有明显的感觉,即小腹急满胀痛、小便欲解不得解,而慢闭虽小腹膨隆更为明显却无感觉。癃、急闭、慢闭三者以慢闭最为严重。亦有一部分患者病情进展到一定程度则不再发展。

(4)遗尿与不禁各有不同:遗尿症是指于睡眠时无意识地发生自行排尿。根据美国精神心理学会《诊断与统计手册》所制定的标准,5~6岁儿童如1个月内夜间遗尿2次以上或6岁以上儿童1个月内夜间遗尿1次或1次以上者即定为遗尿症。遗尿症多见于儿童,其中99%的患儿至15岁时遗尿消失,只有1%的患儿推延到成年而不消退。遗尿症绝大部分是功能性的,只有1%的人伴有器质性尿路病变。成年人出现遗尿症时应鉴定是否是由尿路器质性病变引起,包括神经肌肉尿路病变和下尿路梗阻病变,而老年前列腺增生性癃闭伴有的遗尿症便是其中的一种。除排尿困难和残余尿增加外,需结合体征并作一些特殊检查才能鉴别。

小便不禁亦名尿失禁,是指间断和持续性不自主的经尿道漏尿现象。其因神经源性、梗阻性、创伤性、精神性和先天性等因素造成。男性以前列腺增生症中的急迫性尿失禁、充溢性尿失禁及前列腺术后尿失禁最为常见。除此之外,糖尿病(累及膀胱尿道周围的有关神经或神经丛时)、骨盆骨折、脊柱损伤等亦常见。其鉴别除详细准确的病史、体格检查外,尚需结合膀胱尿道镜检查、尿流动力学检查及放射学检查。

夜尿频数,小便清长为肾气不固、肾阳不足或脾阳不振;小便赤涩热痛为心火或膀胱湿热;白淫、尿浊可为脾虚、肾虚或湿热所为。脾虚不摄,肾虚不固,水精下流,则尿浊。肾阴不足,相火偏亢,常表现为溲黄不爽,五心烦热等。

6. 问头身　倦怠神疲,形体虚弱,腰膝酸软,眩晕健忘,为肾精亏损;头为诸阳之会,肾阳虚损常见头晕、头痛;心肾阴虚,主要表现为失眠、心悸、健忘、多梦等症;肝肾阴虚时多见头痛眼花,视力减退。肾阳不足,气化失司,常表现为形寒肢冷,腰膝酸痛,阴囊发凉等;肾阴不足,相火偏亢,常表现为腰膝酸痛,头目眩晕,盗汗失眠,健忘少寐,五心烦热等。

7. 问胸腹　情绪抑郁,胁肋胀痛,睾丸胀痛,常见于男性不育、前列腺增生症、阴茎硬结、附睾结节等疾病,均与肝气郁结有关。脾肾阳虚,火不生土,常出现腹满肠鸣、腹痛腹泻等症状。气血瘀滞证多见于病久之后,主要表现为肾子硬结,少腹、会阴、睾丸胀痛或刺痛,排尿困难或闭塞不通,或尿有血块,舌黯或有瘀点瘀斑等。

8. 问耳聋耳鸣　头晕、耳鸣、健忘为肾阴不足、肾精亏损、髓不充脑;头为诸阳之会,肾阳虚损常见耳鸣、耳闭。

9. 问口渴　口不渴,多属寒证或体内无明显热邪;口渴喜冷饮,多是实热火毒证;大渴引饮,小便量多,兼能食、消瘦,多见于合并消渴病;口干不欲饮,兼见潮热,多为阴虚;渴不多饮,兼见脘闷苔腻,多属湿热;口干但欲漱口不欲饮,兼见舌质紫黯,属瘀血内阻。

四、既往史

主要是询问与现病史及男科疾病有关的病证,如子痰可有其他部位的结核病史;如不育患者,应询问有无睾丸下降不全及手术病史,幼年时是否患过腮腺炎,有无睾丸疾病史,有无精索静脉曲张、性腺功能低下、睾丸肿瘤、全身和系统性疾病病史,有无生殖器及其周围外伤、手术、感染等病史;又如阳痿如合并有躯体疾病如高血压、糖尿病、手术、外伤等,可能是器质性阳痿。总之,详细了解既往史可以帮助寻求病因、诊断疾病。

五、个人史

包括工作和居住环境、生活和饮食习惯、特殊嗜好、卫生习惯、情志状态等,如有无久居湿地、长期频繁手淫史、恣食膏粱厚味醇酒、吸烟、酗酒等不良嗜好等。

环境和(或)职业有害因素可损害生殖功能,如热环境(紧身衣/长时间驾驶汽车/桑拿浴/热水盆/超过 38.5℃的发热)、各种射线(放射线/电磁辐射－电脑电视/微波炉/手机)、有毒化学品(农药/除锈剂/杀虫剂/除草剂/二硫化碳/化肥/食品添加剂/食品着色剂/洗衣粉/洗涤灵/化妆品)、有害金属(铅、镉、锰、汞、砷)等可影响睾丸的生精功能,导致男性不育。因此应注意询问相关的个人史,对于诊断男科疾病有着重要作用。

工作、生活、家庭压力大,遭遇挫折、长期情志不舒,情志忧郁或恚怒,常导致男科疾病或使已有的疾病加重。

六、婚育与性生活史

对于已婚男子,应询问其结婚年龄、妻子年龄、结婚前后健康状况、生育情况、对计划生育有无采取措施及采取何种措施,是头婚还是再婚,是否近亲结婚。要了解其性生活频率,是否仅在排卵期过性生活,有无阳痿、早泄、不射精或逆行射精,女方有无性交疼痛、性交后有无不适等。早婚及多产多育者,可能会肾精亏损。

七、家族史

了解患者父母、兄弟、姐妹、配偶及子女的健康状况,有无家族遗传疾病及性传播疾病,有无不孕不育病史,有无早产,母亲怀孕医学治疗方式,其直系亲属的死因是否为生殖系统疾病所致。如生殖系统肿瘤,可有家族遗传因素。某些疾病如霉菌性包皮龟头炎、淋菌性或非淋菌性尿道炎等会在夫妻间传播。因此询问家族史,有助于某些男科疾病的诊断。

八、药物使用和过敏史

有些药物对性功能有较强的抑制作用,如抗高血压药、抗抑郁药、抗心律失常药、H_2受体拮抗药(如西咪替丁)、利尿剂、抗雄激素药、其他激素(如雌激素、黄体酮、皮质激素)、镇静药(如吩噻嗪、丁酰苯)、其他如非那雄胺等,可导致阳痿、性欲减退等;有些药物如肿瘤化疗药、激素类、雄激素拮抗药、环孢类、西咪替丁、螺内酯、尼立达唑、秋水仙碱、雷公藤、抗生素如呋喃妥因、庆大霉素、米诺环素、柳氮磺吡啶等,可引起暂时性或持续性的生精障碍而致不育;过服某些壮阳药,则可致性欲亢进。

| 第四节 | 切诊

切诊包括脉诊和按诊两部分,是医生用手在患者的一定部位进行触、摸、按、压,来了解病情的一种方法。由于男科疾病多半在体表局部有形可见,或通过腔道诊察器官,因此可以通过按诊,了解局部病变,为诊断及辨证提供客观依据。

一、脉诊

脉诊是四诊的主要部分,也是中医特有的诊法之一。脉诊的意义在于了解正气盛衰、邪气强弱、病变深浅、病势进退、气血虚实、阴阳盛衰、脏腑功能强弱,为辨证论治和分析预后提供依据。一般来说,男子之脉,较妇人为盛,不沉而动,其状劲而有力,寸脉盛于尺脉。男科常见脉象如下。

1. **沉脉** 轻取不应,重按乃得。沉主里证。脉沉无力,主脾肾阳虚,气血不足,见于更年期综合征、性欲减退、早泄等病证。沉而有力,为寒滞厥阴、少阴;沉迟无力主肾经虚寒;沉细主肾阴亏虚,气血不足。

2. **微脉** 脉来极细极软,按之欲绝,似有若无。微主阴阳气血诸虚,或阳气衰微。浮以候阳,轻取似无,为肾阳衰;沉以候阴,重取似无,为肾阴竭。

3. **细脉**　脉细如线,虽细小无力,但应指明显、按之不绝。细主气血两虚、诸虚劳损,亦主湿邪伤阳。

4. **弱脉**　脉来极软而沉细。主阴血不足、阳衰气少。若尺脉独弱,主肾虚,为男科常见脉象。

5. **数脉**　脉来急快,一息五至以上。数主热证。数而有力,主实热证,邪热炽盛,正气未衰,见于急性子痈、急性精浊等;数而无力,主虚热证,久病伤阴、阴虚内热,或精气衰少,见于遗精、早泄、子痰、不育等;脉象滑数,多为痰热壅盛或湿热扰精。

6. **迟脉**　脉来迟慢,一息不足四至。迟主寒证。迟而无力,多为肾寒精冷、阳虚内寒;迟而细小,多为精血不足;沉迟兼有,主虚寒之证;尺脉沉迟,肾虚有寒;迟而有力,多为寒痛冷积或精瘀不畅。

7. **涩脉**　脉往来艰涩不畅,如轻刀刮竹。涩主气滞血瘀、精亏血少。细涩无力,多为精亏或气血不足;沉涩多为气滞血瘀,如精浊筋瘤;沉涩而细,多为肾虚精亏,如阳痿不育、遗精滑泄;涩滞尺弱,多属肾阳不足,命门火衰,主精冷、无子;涩而有力,多为精瘀不畅或血滞外肾。

8. **弦脉**　脉形端直以长,如按琴弦。弦主肝胆、痰饮、痛证。弦而无力,多为肝郁血虚;弦而有力,或沉弦,或弦紧,多为寒滞肝脉、痛证;脉细弦,多为肝郁肾虚;弦细数,多为阴虚火旺或肝肾阴虚;弦滑数,多为肝经湿热下注;脉弦涩多属寒滞肝脉,瘀血内阻。

9. **滑脉**　脉往来流利,如珠走盘,应指圆滑。滑主痰饮、食积、实热。滑而数,多为湿热下注,如急性子痈、囊痈、急性精浊;滑而有力,多为痰湿,如水疝、慢性子痈;尺脉细弱而滑,多为肾虚兼有痰湿,如不育、少精。

10. **紧脉**　脉势绷急,紧张有力,状若牵绳转索。紧脉主寒,主痛。沉紧,多为寒滞厥阴、少阴;弦紧,多为寒滞肝脉、痛证。

以上脉象多为男科常见脉象,但需与其他诊法所得资料进行综合分析,才能做出诊断。

二、按诊

按诊是医生用手直接对患者的肌肤、手足、脘腹及其他病变部位进行触摸按压,以了解其大小、部位、数量、温凉、软硬、压痛、结块、弹性、活动度、表面是否光滑及其他异常变化,从而推断疾病的部位和性质。多与望诊同时进行。男科触诊的部位主要为乳房、下腹部和生殖器(阴茎、阴囊及其内容物、前列腺、精囊)。

1. **按乳房**　正常男性无乳房发育,如男性乳房肿大,必须进行按诊。应注意有无肿块、肿块的大小、部位、数量、质地、表面是否光滑、活动度、有无压痛以及与皮肤和基底粘连等情况。先检查健测,后检查患侧。检查者的手指并拢和手掌置于乳房上,稍用力向胸壁触摸按压。检查顺序依次为:外上象限→内上象限→内下象限→外下象限→乳头乳晕。在乳房按诊后,应仔细按腋窝和锁骨上有无淋巴结肿大。

2. **按下腹部**　腹股沟肿块,站立时增大,平卧缩小者,多为疝气,包括交通型水疝;若阴囊内无睾丸,同侧腹股沟处触及肿物,可能是隐睾或隐睾恶变;肾岩发生转移或外生殖器的慢性炎症,可引起腹股沟淋巴结的肿大。精索鞘膜积液可在腹股沟区触及囊性肿物。精索肿瘤极少见。

3. **按阴茎、阴囊及其内容物**　体位一般为站立位,不能站立者可取仰卧位,精索静脉曲张、交通型疝气可先站立位后仰卧位。让患者充分暴露外生殖器,然后用拇指、食指、中指进行按诊。

(1)阴茎按诊:小儿包茎的患者,在包皮内冠状沟处触及肿块,可能为包皮垢堆积形成,需进一步翻转包皮以鉴别。阴茎体部海绵体有条索状硬结,压之不痛,但勃起时疼痛或勃起弯曲影响性交,可见于阴茎痰核。阴茎头包皮经久不愈的类丘疹、类疣样、菜花样肿物考虑肾岩,中年以后的阴茎头部无痛性硬结、溃疡都要考虑可能为肾岩;慢性包皮龟头炎可形成硬结需与肾岩鉴别,慢性溃疡经久不愈,要涂片排除结核、活检排除肾岩;阴茎背侧皮下索条状硬结可能为静脉血栓、淋巴管炎;阴茎海绵体肿物还要考虑是否为阴茎结核、阴茎梅毒。阴茎腹侧尿道部肿物见于尿道狭窄、肿瘤、结石、憩室。尿道硬韧呈索条状,提示尿道狭窄;尿道内摸到肿块,尿道口流出血性分泌物,应考虑尿道癌瘤的可能。

(2)阴囊按诊

1)睾丸:我国成年男性正常睾丸体积在12~25ml之间,如小于12ml,表示睾丸的功能受到损害,如又小质地又软,无精子,往往预后不良。阴囊内一侧或两侧无睾丸,为无睾症或隐睾症;阴囊偏坠,皮色不变,咳嗽时有冲击感,平卧时肿物消失,为疝气。阴囊肿大,不痒不痛,皮泽透明,透光试验阳性为水疝。睾丸实质内硬结,早期形似睾丸,继续增大成圆形(睾丸肿瘤即使已很明显表面仍光滑),质硬,用手托起较对侧沉重,为睾丸肿瘤之特点;而睾丸梅毒瘤硬如木头,重量较轻,无压痛;睾丸肿瘤出血坏死可类似急性子痛症状。睾丸扭转的特点是:多见于青少年,起病急,局部症状重而全身症状轻,早期于睾丸前侧扪及附睾,稍后即睾丸、附睾界限不清,睾丸常向上收缩,抬高睾丸疼痛加剧,多普勒血流测定仪可资鉴别。可疑时,应立即手术探查。

2)附睾:附睾的任何部分增大,均为病理性改变。附睾硬结肿物,在头部多为精液囊肿,在尾部多为附睾炎、附睾结核。精液囊肿为1~2cm圆形肿物,光滑,透光阳性;附睾炎急性期,附睾肿大;慢性期附睾多为结节状,轻压痛;附睾结核时,附睾尾部有肿块,质硬,压痛不明显,还可伴有输精管串珠样改变。附睾肿瘤最少见,肿瘤一般不大,常无自觉症状。

3)精索:精索增粗,触痛明显,为急性精索炎。站立数分钟,若扪及蚯蚓状或"软体虫"样柔软团块,平卧位可消失,则为子系筋瘤。对于可疑子系筋瘤者可做深吸气试验,即让患者深吸气后,屏气以增加腹压,此时静脉血突然反流入蔓状静脉丛,可见静脉明显曲张。子系筋瘤分Ⅲ度、Ⅱ度、Ⅰ度及亚临床型。精索肿瘤少见,以良性者较多,如脂肪瘤,恶性多为肉瘤,质硬。硬结在附睾头附近精索内,与附睾可分开,输精管正常,考虑丝虫病肉芽肿;输精管串珠样改变和阴囊皮肤瘘管常见于子痰;输精管结节有结扎史并有压痛者往往是精液肉芽肿;结扎后附睾头体尾均匀肿大,表面光滑,有弹性,硬度均匀、轻度压痛,为附睾郁积症。

4. 按前列腺、精囊　主要是通过直肠指诊来完成,直肠指诊应排空膀胱后进行,可采取站立弯腰位或胸膝位进行,医生食指戴指套后充分涂抹润滑油,最初仅将食指近端指间关节放入肛门,以使患者放松,此时再评价肛门括约肌的肌张力,若张力较低,亦提示尿道括约肌的张力不足,这为诊断神经源性膀胱提供依据。等待数秒钟后,肛门括约肌会放松且允许检查手指进一步进入,一般不会引起疼痛。在直肠前壁离肛缘4~5cm处可扪及前列腺。

(1)前列腺:触诊前列腺应注意其大小、质地硬度、表面情况,有无压痛、结节及弹性如何,中央沟是否存在。正常前列腺如栗子大小,大小为4cm×3cm×2cm,重量为10~20g,表面光滑,质地如同收缩的拇指大鱼际(拇指和小指相对),有坚硬弹性感,两侧叶之间有中央沟存在。急性前列腺炎,前列腺温度稍高、肿大高起,表面光滑规则,质软且有波动感,若有局限性波动伴触痛区域,则提示可能形成前列腺脓肿。良性前列腺增生症,Ⅰ度似鸡蛋大小,Ⅱ度似鸭蛋大小,Ⅲ度似鹅蛋大小,中央沟存在、变浅、消失、隆起,质中有弹性,光滑无结节,肛门括约肌张力正常。前列腺癌,通常发生于周围带后叶,因此早期就易于触及,为前列腺内的质硬结节或肿块,有时为木头样质地。随着癌肿的发展,腺体比以往变得更加坚硬,侵犯包膜、精囊、括约肌及盆壁。如果结节不随时间发展,其临床意义较小。前列腺占位的病因中除了肿瘤外,还有前列腺结石(通常比肿瘤质硬)、炎症结节、前列腺增生的纤维化及前列腺梗死。

前列腺按摩检查,收集流出的前列腺液进行检验。急性前列腺炎、肿瘤、结核不宜进行前列腺按摩。前列腺液按摩时,按摩手法宜轻,用力过猛,不仅增加患者痛苦,还易导致直肠黏膜损伤和前列腺出血,影响检查结果。应在每一侧叶自外上向内下顺序按摩,每侧叶均按摩3次,最后沿中央沟自上而下进行压挤。若按摩后,未见前列腺液流出时,可按揉会阴和尿道,以便将积于后尿道的前列腺液挤出。做前列腺液培养时,应在排尿后,用生理盐水冲洗尿道口,然后按无菌操作收集标本。

(2)精囊腺:精囊位于前列腺外上方,由于精囊位置高,直肠指诊一般不能摸到,偶尔能在前列腺外上方扪到,应注意有无结节、肿块或触痛。若能触及肿大的精囊腺,并有触痛,多为精囊炎。

直肠指诊时尽可能伸长食指完整检查直肠肠壁一周,可诊断出25%的直肠肿瘤。

(贾玉森)

参考文献

1. 李曰庆. 实用中西医结合泌尿男科学 [M]. 北京:人民卫生出版社,1995.
2. 秦国政. 中医男科学 [M]. 北京:中国中医药出版社,2012.
3. 王琦. 王琦男科学 [M].2 版. 郑州:河南科学技术出版社,2007.
4. 徐福松. 徐福松实用中医男科学 [M]. 北京:中国中医药出版社,2009.
5. 张敏建,郭军. 中西医结合男科学 [M]. 北京:科学出版社,2011.
6. 朱文峰. 中医诊断学 [M]. 上海:上海科学技术出版社,1995.
7. 郭应禄,胡礼泉. 男科学 [M]. 北京:人民卫生出版社,2004.
8. 黄宇烽,李宏军. 实用男科学 [M]. 2 版. 北京:科学出版社,2009.
9. 王晓峰,朱积川,邓春华. 中国男科疾病诊断治疗指南 2013 版 [M]. 北京:人民卫生出版社,2013.

第四章 男科常见类证辨析

男科病证与肾、生殖、泌尿器官紧密相连，因此，在病证的表现中关系密切。主、客观表现其证迥异。在排尿异常中，主观表现的有尿频、尿急、尿痛；客观表现以排尿困难为代表的如尿流变细、尿等待、尿流中断、尿不尽；在尿量的多少与排出与否主要包括尿潴留、尿闭；在排尿的控制力上包括尿失禁、遗尿。腰腹部及会阴部疼痛是男科常见表现，可分为腰骶痛、小腹痛（少腹痛）、尿道痛、阴茎痛、会阴部疼痛等。会阴部疼痛包括睾丸、附睾、阴囊痛。近年常见的如阴囊潮湿、尿滴白、尿分叉也成为患者就诊的主诉。

第一节 排尿异常

一、主观性排尿异常

1. **尿频** 是指小便次数较正常增多且伴有不适感者。

【临证思辨】患者自我感觉排尿次数是否比平时增多是诊断尿频的关键。因为排尿次数的多少与个体平时习惯、饮水量有关，正常人每日 4~6 次，夜间 0~2 次为正常，有些情况下日间在 6~10 次自觉为正常，则应为生理性尿频，主要看是否伴随尿急、尿痛及尿液改变等。尿频常见于泌尿系感染尤其下尿路炎症，此外，肾脏疾病、结石、神经源性膀胱、尿道综合征等也可引起尿频。《诸病源候论·小便病诸候·小便数候》曰："小便数者，膀胱与肾俱虚，而有客热乘之故也。肾与膀胱为表里，俱主水，肾气下通于阴，此二经既虚，致受于客热，虚则不能制水，故令数。小便热则水行涩，涩则小便不快，故令数起也。"尿频与膀胱气化功能，肾的虚实以及肺、肝、脾和气机升降密切相关。常见于膀胱湿热，心火下移，阴虚火旺，脾肾阳虚，气机郁滞。《妇人大全良方》缩泉丸为常用基本方，可酌情重用乌药。湿热蕴结并脾肾阳虚者，如前列腺增生合并前列腺炎时，遣方用药必须注意虚实夹杂的思辨，避免重用苦寒之品伤阴损阳，使膀胱气化失司而加重尿频，合金匮肾气丸、补中益气汤再据证化裁，必要时可用收涩之品如水陆二仙丹、牡蛎、桑螵蛸、五味子等佐之。

2. **尿痛** 是指排尿时或排尿前后发生在尿道、小腹或会阴部与排尿有关的疼痛。

【临证思辨】《景岳全书·杂证谟·淋浊》曰："淋之为病，小便痛涩滴沥"。《医学入门·淋》曰："淋，小便涩痛"。其疼痛主要为炎症、异物刺激膀胱、尿道黏膜，引起膀胱或尿道的痉挛性收缩及神经反射所致，特点是排尿时加重。尿痛多属实证，以湿、热、滞、瘀或多种病邪叠加而成。关注不同病因、疼痛性质，才能正确辨证施治：气郁、湿热者胀痛为多，湿重痛重，湿去痛消；瘀滞多为刺痛，且昼轻夜重，如石淋、血淋；虚痛以隐痛、空痛为主；寒凝以冷痛、坠痛为主。可参照通淋八草汤(白花蛇舌草、鹿衔草、马鞭草、鱼腥草、败酱草、灯心草、金钱草、车前草)，萆薢分清饮(萆薢、黄柏、石菖蒲、白术、莲子心、茯苓、丹参、车前子)，活络效灵丹(当归、丹参、乳香、没药)加减用药。

3. 尿急　尿急又称急尿,是指突然发生的不可控制的急迫排尿现象。

【**临证思辨**】尿急多与尿频、尿痛同时发生,即膀胱刺激症状。最常见于炎症性尿路感染、前列腺增生、结石、肿瘤、神经源性膀胱。精神性尿急也越来越多,多伴有焦虑、抑郁状态。中医属五淋的气淋。尿急的发生主要是膀胱、尿道的神经末梢受到较强的刺激,脊髓排尿中枢的兴奋性超过了脊髓之上排尿中枢对脊髓中枢的抑制作用所致。常见证型有湿热下注、肝气郁结、肾气不固等。因为尿急属五淋中的气淋,临证兼顾尿频、尿痛,当辨虚实,邪实者清利而防伤正,正虚者补虚固涩而防留邪。

二、客观性排尿异常

1. 尿等待　是指不能按照主观意愿通畅排尿而需要等待一会才能排出。

2. 尿流变细　是指自觉排尿尿流较前变细的现象。

3. 尿流中断　是指在排尿时突然非控制的中断排尿。

4. 排尿不尽　是指自觉排尿未尽或排完后仍有余尿排出。

5. 尿意不尽　是指自觉有尿或尿意而无尿排出。

【**临证思辨**】尿等待、尿流变细、尿流中断、排尿不尽、尿意不尽均属于客观性排尿异常,是指不能意识控制的排尿困难。常见于前列腺增生、炎症、尿道狭窄、结石、肿瘤、神经源性膀胱等。主要病机为膀胱、尿道、前列腺的各种炎性或异物刺激,尤其膀胱三角区和后尿道炎症水肿为多。临证均属于排尿不利,既有气机不利的实证,又有气虚下陷的虚证,虚实夹杂为多。实证热证重在清利,虚证寒证重在温补,虚实夹杂当温补清利兼施。近年来抑郁、焦虑状态者增多,往往调畅气机、疏肝解郁而奏效。

6. 排尿困难　是指排尿费力甚至点滴而出者。

7. 尿潴留　是指尿在膀胱里满而不能排出者。

【**临证思辨**】排尿困难、尿潴留属于癃闭范畴,常发生于前列腺增生、尿道占位、神经源性膀胱等。多为实证,湿、热、气、瘀、痰结为临证思辨主要病机要点,但排尿困难、尿潴留多老年体弱、中虚气陷,膀胱气化不利,阴虚者也兼有实邪。湿热壅盛,气郁血瘀者属实,克伐太过,易致正气虚衰则虚实夹杂。临证癃闭首先要确定是膀胱无水症还是尿潴留,应准确测定日尿量并密切关注其进展和转归。《普济方·小便淋秘门》中"倒换散,治无问久新癃闭不通,小腹急痛。大黄、荆芥,上各另为末。每服一二钱,温水调下,临时加减。"《本草纲目·草部》中:"癃闭不通,小便急痛,无问新久,荆芥、大黄为末等分,每温水服三钱。小便不通大黄减半,大便不通荆芥减半,名倒换散。"荆芥在倒换散中发挥提壶揭盖之功,大泄壅滞水气,利大小便。两药合用,上宣肺气,下通三焦,一升一降,气化得行,小便自利,故上下窍自利。《伤寒论》74条"中风发热,六七日不解而烦,有表里证,渴欲饮水,水入则吐者,名曰水逆,五苓散主之。"五苓散、苓桂术甘汤,重用桂枝效佳临证实践之。对老年体弱、不胜风寒之邪外袭,邪传膀胱,水湿热邪相搏,不可专用五苓散通利,避免下利不畅而胀加重,即窍愈塞而尿不利,宜桔梗提壶汤主之(桔梗、杏仁、生姜、白豆蔻、砂仁、法半夏、肉桂)。

8. 尿闭　是膀胱内无尿可排者。

【**临证思辨**】一般昼夜尿量小于100ml者为无尿即尿闭。常见于肾衰竭无尿可泌或肾后膀胱区域梗阻所致。肾前性见于血容量不足、心排出量不足,肾性见于肾小球、肾小管、肾间质病变,肾后性则尿路结石、肿瘤、梗阻等。有时排尿困难、尿潴留、尿闭三者互为因果、相互转换,病势缓者为癃,急重者为闭。尿闭即"关格",《证治汇补·癃闭·附关格》曰:"关格者,脉名也……若脉象既关且格,必小便不通。"临证关格,首先要确定是膀胱无水症还是尿潴留,应准确测定昼夜尿量并密切关注其进展和转归。尿闭多由肾气不足,湿浊之邪内侵,肾脏脉络痹阻,气滞血瘀,肾关开阖无权所致。本虚在脾肾之阳,标实为湿毒之瘀,临证见于气虚瘀阻,脾肾阳虚。根据本虚标实的病机,把握温清并进为则,温脾肾之阳,清留潴之毒。可五苓散重用桂枝以转膀胱之气化。单方卫矛汤,鬼箭羽 30 克,黄酒一杯,煎汤趁热顿服。

9. **尿失禁** 是指不能自主控制的排尿动作,而导致尿液遗出者。

【临证思辨】《素问·咳论》曰:"膀胱咳状,咳而遗溺。"主要是指压力性尿失禁。尿失禁常见于尿道上裂、骨盆创伤、尿路手术,最常见于神经源性膀胱。充溢性尿失禁主要见于前列腺增生、尿道狭窄、结石、肿瘤等。尿失禁治疗起来比较棘手,脾肾气虚,脾虚气陷,肾气不固者居多。老年性尿失禁日久者可参考《景岳全书》巩堤丸加减:熟地、酒炒菟丝子、炒白术、北五味、酒炒益智仁、酒炒补骨脂、制附子、茯苓、炒韭菜子、山药为糊。张秉承《成方便读》释方曰:"方中熟地、菟丝子、破故纸、韭菜子大补肾脏,然约束肾中之气又在脾,故以白术、山药大补脾土;益智仁辛香温暖独入脾家,且能于固摄之中,仍寓流动之意,附子助其火;茯苓去其邪水;而以五味子一味,因其关巩其堤也。"

10. **遗尿** 遗尿俗称"尿床",是指在睡眠中不自觉地排尿者。

【临证思辨】临床遗尿一般界定于 3 岁以上儿童。原发遗尿多见于癫痫、脊柱裂,继发性多见于全身性或泌尿系疾病。大部分遗尿无病因可查。古人临证遗尿多从虚寒论治,且虚实夹杂居多。过去单用缩泉丸不很奏效。温肾缩泉丸加减效佳:黄芪、五味子、覆盆子、益智仁、乌药、菟丝子、肉桂、桑螵蛸、麻黄。多梦加茯神、远志;不易唤醒加石菖蒲、郁金;手足心热加鳖甲、龟甲。黄芪益气健脾;五味子补肾养心,收敛固涩,既可起到醒脑作用,又可起到解痉作用;益智仁暖肾温阳,可助肉桂温暖下元,又有固涩缩尿之功;乌药温肾缩泉,有抗乙酰胆碱的收缩效应,解除平滑肌痉挛,松弛膀胱逼尿肌;麻黄宣通气机散发津液,调节水道,可促进大脑皮质中枢的觉醒,建立排尿反射而避免遗尿;菟丝子温肾化气,固涩益精;桑螵蛸补肾助阳,固涩缩尿;覆盆子固精缩尿,补益肝肾;诸药共伍,温煦肾阳,气化得司,相得益彰。配合针灸、穴位注射也能收到良好疗效。

第二节 尿液异常

尿液异常主要分为肉眼可见性和不可见性的尿液异常,前者包括血尿,尿浊,乳糜尿,残渣尿;后者包括菌尿,蛋白尿。

1. **血尿** 血尿是指尿液中含有红细胞,又称尿血或血淋。

【临证思辨】新鲜尿液呈红色、粉红色,或有血块称肉眼血尿。如仅在显微镜下发现红细胞称镜下血尿。朱震亨称谓:"痛者谓之淋,不痛者谓之溺血"。血尿病因复杂,多为感染、结石、药物、肿瘤、梗阻、损伤或全身性疾病。从血尿来源可分为泌尿系疾病、全身性疾病、尿道比邻器官疾病。男科血尿以镜下血尿多见。临证首先要明确血尿的来源,不可病因不明,病情不清而妄投药物。急发者实证为主,迁延者伤阴耗津易发虚火之证。临证以火论治,实火为湿热、热毒、瘀热、肝火;虚火主要为肝肾阴虚,阴血亏虚。暴发多属实火,劳损久伤多属虚火。理血、治气、泻火为要。血尿以火热居多,不宜长期用大苦大寒之药,中病即止。还要注意虚热在病程中的演变,及时调整用药思路。明代王肯堂说:"初起之热邪不一,其因皆传于膀胱而成淋,若不先治其所起之本,止从末流胞中之热施治,未为善也。"徐大椿曰:"治淋之法,有通有塞,要当分别。"王琦教授治疗血尿强调:审症求因,强调热瘀为患;临床辨治,当分虚、实两类;清热为主,兼顾祛瘀通络。

2. 浊尿与残渣尿 浊尿即尿液混浊不清,无伴随尿道淋沥疼痛为特征的尿液异常,放置一段时间后可以澄清,形成沉淀物。残渣尿是指尿中出现固体残渣,残渣物可分为血块、脓块、组织碎块。

【临证思辨】浊尿、残渣尿仅肉眼很难分清其性质,病因病机不同,尿化验可区别之。中医为浊证,分为白浊、赤白浊、尿浊、尿白、精浊五种。浊尿以实证为主,病位在脾;残渣尿以虚劳为主,病位在肾与膀胱。病初为湿热,积滞为热,属实。病久为脾肾亏虚,属虚实兼杂。《丹溪心法·赤白浊》提示有寒热之分,"赤是心虚有热,因思虑得之;白浊肾虚有寒,过于淫欲而得之。"清代《证治汇补·下窍门》说:"浊分气血""浊分虚实""浊分精溺"。

3. 蛋白尿 凡是在尿液中出现蛋白质者。

【临证思辨】蛋白尿的测定是一项常用的客观指标,一般以 24 小时尿蛋白定量大于 0.15g 者为阳性。大多见于肾脏病变,又称肾性蛋白尿,临床分生理性和病理性蛋白尿,生理性蛋白尿多见于青年人,常于体位、过高蛋白饮食、过劳、过冷、过热有关。病理学蛋白尿主要为肾小球性和肾小管性,也可见于全身性继发性疾病,如男科常见的蛋白尿主要为膀胱以下的炎性病变、结石、肿瘤等。从脏腑辨证,蛋白尿的发生与肺脾肾三脏密切相关,病程迁延或反复,易致肺脾肾受损严重,水病及血,久病入络,气血不足则气虚血瘀。男科蛋白尿如前列腺、精囊、附睾疾病等蛋白量少病轻,非主诉情况下查尿化验发现,治愈原发病,病情好转,蛋白尿也就随之消失。对长期蛋白尿不消者,可以试用虫类药加减治疗,因为久病的蛋白尿多为脾肾两虚,而且湿热血瘀为患,湿热日久必致血瘀。现在药理研究证实虫类药具有调节免疫、抗炎、抗组胺、改善高凝状态的作用,如水蛭有抗凝、抗血栓、抗炎等作用;全蝎有抑制 IL-1 活性、扩张血管、抑制血栓形成或抑制炎性细胞因子释放;地龙除抗凝、抗炎、抗组胺外,还有利尿作用。有些长期蛋白尿久治不愈或反复发作者,有可能为基因缺陷或基因变异有关。基因缺陷属先天不足范畴,随着分子生物学的发展,特别是功能基因组学的研究发现基因变异可向不同的方向发展,导致虚证的基因可能是虚性基因,导致其他证候的基因如湿热、血瘀、痰浊等,可称为毒性基因。体质学说认为,个体体质状态还决定着致病因子的易感性,所以素体湿热、肾虚、血瘀体质的是易感人群,注意未病先防,已病防变。

4. 菌尿、脓尿与乳糜尿 尿中查到细菌等病原体称为菌尿。脓尿与乳糜尿均为乳白色尿,但脓尿为一种或多种病原体感染所致,尿沉渣后,显微镜高倍视野脓细胞超过 10 个以上或成堆。乳糜尿为丝虫感染所致,乳糜试验阳性。

【临证思辨】乳糜尿为特异性病原体丝虫感染所致,现在少见。菌尿、脓尿均为泌尿系非特异感染,但特异性病原体如支原体、衣原体、淋球菌感染,病原体检查可帮助明确诊断而有效治疗。可参考通淋八草汤加减治疗:白花蛇舌草、车前草、马鞭草、鱼腥草、败酱草、灯心草、金钱草、鹿衔草等。白花蛇舌草清热利湿而解毒。马鞭草、鹿衔草温凉并用,祛邪而不伤正,扶正而不助邪,可供临证加减。

第三节 疼痛

疼痛在男科为最常见症状之一,主要包括尿痛、腰骶痛、小腹痛、会阴痛、阴囊痛等,疼痛的性质为隐痛、胀痛、坠痛、刺痛等。其疼痛脏器只能区域性大体界定,如腰骶部、腰腹部、小腹及少腹部、会阴部等。主要见于前列腺、精囊、睾丸、附睾、精索等疾病引起的疼痛。

1. 尿痛 即阴茎尿道痛。

2. 腰骶痛 是指腰部一侧或两侧或向下放射而疼痛不适者。

3. 小腹及少腹痛 小腹痛是指脐至耻骨联合以上部位的疼痛,少腹痛是指小腹两侧以外部位的疼痛。

4. 会阴痛(睾丸、附睾、阴囊痛) 是指会阴部,包括睾丸、附睾、阴囊部位的疼痛。

5. 阴茎痛 是发生在指阴茎整体或局部的疼痛,勃起状态下显著,往往在疲软状态下减轻或消失。

【临证思辨】因前列腺疾病、睾丸炎、附睾炎、阴茎炎、阴茎硬结症、阴茎尿道炎、精囊炎、精索静脉曲张、结石、肿瘤等导致的腰骶部、小腹部、会阴部以及阴茎、阴茎尿道疼痛,是男科最为棘手的病证之一。可表现为隐痛、痒痛、坠胀痛,甚者刺痛、跳痛、绞痛、放射痛。疼痛的定位、定性对临证思辨非常重要,如以两侧腰痛并喜按者为腰肌疾病;以脊柱两侧痛多为脊柱病变;肾绞痛伴血尿者结石为多;腰骶部伴少腹、会阴及肛周痛并伴腰酸腹胀,多为前列腺和精囊疾病;腰骶痛伴血精者多见于精囊炎;以阴茎痛、痒为主的阴茎尿道炎见于淋球菌、支原体、衣原体、厌氧菌感染者;小腹痛常与腰骶痛合并存在,如合并尿急、尿痛、尿频者多为膀胱以下尿路炎症性或结石疼痛所致。男科腰腹会阴痛以虚证或虚实夹杂为多,疾病后期寒凝为多,痛而凉者为脾肾阳虚证。同时临证腰骶痛要跳出古人对"腰痛以肾为本"认识的局限性,"腰痛不止于肾"。现在研究,盆底静脉曲张是慢性前列腺炎痛的主要病因基础。如《景岳全书·杂证谟·腰痛》:"腰痛之虚证十居八九。"《杂病源流犀烛·腰脐病源流》:"腰痛,精气虚而邪客病也。"陈修园治腰疼久不愈者,白术一两配牛膝、淫羊藿,火虚者附子、当归、肉桂、杜仲、干姜,寒湿腰痛加薏苡仁。会阴部的疼痛既要考虑局部病变,也应注意其他部位的病变放射所致。注意分清疼痛的性质、部位等有助于正确辨证施治。前列腺疾病引起的会阴部疼痛最为常见,多出现放射性疼痛至会阴、阴茎、肛周及腰骶部,前列腺肛诊及B超可明确诊断;睾丸痛多为炎症、占位和外伤,睾丸炎症痛剧,睾丸扭转或外伤也可剧痛或隐痛,睾丸肿瘤早期容易转移,因此睾丸的客观检查很重要;附睾痛多为附睾炎;阴囊坠胀痛且朝轻晚重多为精索静脉曲张。男科疼痛必审表里以治表和里止痛,必辨虚实以补虚泻实止痛,必辨寒热以通阳清热止痛,必察气机以解郁止痛,必观血运以化瘀止痛。

第四节 其他

1. 阴囊潮湿 又称"阴汗",是指阴囊及会阴部潮湿、黏腻不爽为表现的自觉症状。

【临证思辨】阴囊潮湿为男科常见主诉,多由前列腺、附睾炎症影响其组织代谢和血运障碍所致。甄别阴囊潮湿的性质,是湿冷还是湿黏尤为重要。湿冷为肾虚脾寒,病程长,常合并腰酸、腹凉、阳痿,以《圣济总录》卷一八五:巴戟天丸(巴戟天、补骨脂、木香、肉桂、附子、茴香子)合还少丹、右归丸加减;湿黏为湿热下注或湿热壅阻,常合并会阴部灼热、坠胀甚至早泄,以经验方 CP1 号(白芍、牡丹皮、王不留行、延胡索、川楝子、青皮、生黄芪、白芷、通草、柴胡、炙甘草)合活血 1 号(当归、柴胡、赤芍、青皮、水蛭、蜈蚣、白蒺藜、巴戟天、郁金、川怀牛膝)加减(北京中医药大学东直门医院男科经验方)。对湿黏重者加海金沙 30g,对湿冷重者丁香 3g、肉桂 6g 于神阙穴处加生姜捣烂和泥贴敷。

2. 阴寒　又谓阴冷或阴头寒,是指主客观的阴茎及阴囊部位的寒凉现象。

【临证思辨】古人对阴冷或阴头寒早有记载,但西医不作论述。《金匮要略·血痹虚劳病脉证并治》曰:"夫失精家少腹弦急,阴头寒"《诸病源候论·虚劳病诸候》曰:"今阴虚阳弱,血气不能相荣,故使阴冷也。"多因命门火衰、寒凝肝脉、肝经湿热所致。有因火衰而冷,有中寒而冷,或湿热阻滞、阳气不布而冷,不能一概诊为虚寒。即阴寒有虚有实,有寒有热。火衰者温补命门,中寒者温脾祛寒,下焦湿热者当以清利为主,邪去阳生则阴寒消;肾阳虚寒者内固丸加减:小茴香、木香、草豆蔻、干姜、吴茱萸、胡芦巴、补骨脂、炙甘草、怀山药、菟丝子、石斛;湿热阻滞者清魂汤:柴胡、生甘草、酒黄柏、升麻、泽泻、当归梢、羌活、麻黄根、汉防己、龙胆草、茯苓、红花、五味子。

3. 尿滴白　是在排尿前后、性兴奋或醒后尿道口滴出 1~2 滴或数滴黏稠乳白色分泌物谓尿滴白。

【临证思辨】尿滴白多见于青春期或无正常性排泄的男性,近年来,尿滴白多为患者的主诉。其滴白源于尿道球腺的正常分泌,尿道球腺发育增大者滴白量多。在排除感染因素外(尿道球腺炎者临床少见)做好心理疏导及科普,多不用药物治疗。慢性前列腺炎也出现尿滴白的表现,应结合临床相关症状,必要时宜进行前列腺液与尿滴白液的区别检验,以资鉴别明确诊断。

4. 血精　血精又叫精血,是指精液中混有血液者。

【临证思辨】多见于精囊炎,少见于结石、肿瘤和精囊畸形等。临床多缠绵难愈,迁延反复。病位虽在精室血络,其本在脏腑:病在肝肾者,以滋肝肾养阴精,引火归原,方选大补阴丸、二至丸合知柏地黄丸;病在脾肾者,以补脾益肾,益气养血,敛血涩精,方选十全大补丸、苍术菟丝丸合鹿角胶丸;病在心肝者,清心肝泻火毒,祛瘀导热而下行,方选龙胆泻肝丸、导赤散合五味消毒饮;病在下焦而肾寒者,以温补肾阳,散寒止血,方选温经汤、金锁固精丸合小蓟饮子;病在精室,以清泻精室浊瘀而止血通络,方选四妙散、小蓟饮子合失笑散。近年来,老年人精囊炎发病率高,虚实夹杂者居多,迁延难愈,容易复发,证型变异大。

5. 遗精　遗精指在无性交活动时的射精。有梦称梦遗,无梦或清醒而出者谓滑精。

【临证思辨】历代医书多有记载,认为"有梦而遗为心病,无梦而遗为肾病","精之藏制虽在肾,而精之主宰则在心"。《类证制裁·遗泄论治》曰:"心为君火,肝肾为相火,君火一动,相火随之,而梦遗焉。"秦伯未则说"梦遗未必肾阴不虚,滑精也能引动心肝之火,不可能截然划分。"就临床而言,无论何种原因,导致肾失封藏,精关不固是其关键病机。病在心肝肾者,则君相火盛,治宜清君相之火而滋补肾阴、安心定志,方选黄连清心饮、三才封髓丹合大补阴丸;病在肝肾而痰火扰心者,治宜安心神固肾气而疏肝涤痰,方选黄连温胆汤、宣志汤合宁志丸;病在心脾者,治宜补脾气养心血,方选归脾丸、水陆二仙丹合交泰丸;病在肾者,肾阴不足宜培其不足,养阴精潜虚火,方选知柏地黄丸合虎潜丸,肾阳不足宜温肾阳固精室,方选金锁固精丸合济生秘精丸;病久累及多个脏腑而湿浊热毒浸淫精室,"败积瘀腐","精瘀当先理其离宫腐浊",方选血府逐瘀汤合失笑散。

6. 尿分叉　是指尿流非整流性排泄而出现分叉现象,称尿分叉。是客观存在而主观可见的尿流变化的一种现象。但大多专家对此名称达不成共识,原因是在很多正常情况下可出现尿分叉而没有任何症状及体征。近年来,由于受着某些广告宣传因素的影响,成为了一些来诊者的主诉。究其原因,思辨尿流动力学和物理学原理,主要见于前尿路前列腺非对称性增生、肿瘤、结石、异物的占位,憩息等。如果排除上述因素,仅出现尿分叉现象,则有待观察或适时处理。

(李相如)

参考文献

1. 李曰庆. 实用中西医结合泌尿男科学 [M]. 北京:人民卫生出版社,1995.

2. 秦国政. 中医男科学 [M]. 北京:中国中医药出版社,2012.

3. 王琦. 王琦男科学 [M]. 2 版. 郑州:河南科学技术出版社,2007.

4. 徐福松. 徐福松实用中医男科学 [M]. 北京:中国中医药出版社,2009.

5. 徐福松. 男科临证指要 [M]. 北京:人民卫生出版社,2008.

6. 常学辉. 图解汤头歌诀 [M]. 天津:天津科学技术出版社,2014.

7. 祝之友. 解读神农本草经 [M]. 北京:人民军医出版社,2016.

8. 张思超. 温病经典临床心悟 [M]. 北京:中国中医药出版社,2014.

9. 张炳厚,张胜荣,赵文景. 张炳厚疑难怪病验案实录 [M]. 北京:北京科学技术出版社,2016.

10. 朱良春. 朱良春虫类药的应用 [M]. 北京:人民卫生出版社,2011.

11. 吴雄志. 吴述伤寒杂病论研究 [M]. 沈阳:辽宁科学技术出版社,2016.

12. 张炳厚. 张氏医门微信零金碎玉小课堂(第一集):张炳厚讲中药临川应用与鉴别 [M]. 北京:中国中医药出版社,2016.

13. 王劲松,王心恒,王晓虎. 王劲松中医精室论 [M]. 南京:东南大学出版社,2016.

14. 陈铭,谢建兴,王峻,等. 崔学教教授治疗尿频经验介绍 [J]. 新中医,2006,38(2):12-13.

15. 许冠恒. 柴胡胜湿汤治疗男科疾病验案 2 则 [J]. 上海中医药杂志,2012,46(11):64.

16. 苏全新. 李曰庆治疗尿失禁验案 1 则 [J]. 北京中医,2008,27(9):737.

17. 赵红乐,金保方. 对李东垣《脾胃论》中"丹田有热"的认识 [C]// 中华中医药学会第十四次男科学术大会论文集. 北京:中华中医药学会,2014.

18. 王骥生,赵冰,李海松,等. 李海松教授运用"温、疏、活"三法治疗常见男科疾病经验探析 [J]. 中国性科学,2015,24(2):59-61.

19. 马健雄,马凤富,赵冰,等. 李海松教授运用逍遥散治验男科疾病经验举隅 [J]. 环球中医药,2016,9(3):320-322.

20. 詹耀辉,吴骏,崔云. 崔云教授运用"提壶揭盖法"治疗男科病经验 [J]. 中国男科学杂志,2014,28(11):52-53.

21. 赫岩,石冲,李伟惠,等. 通淋八草汤治疗尿路感染 36 例 [J]. 吉林中医药,2008,28(3):195-196.

22. 谢作钢. 李曰庆教授男科治验 5 则 [J]. 环球中医药,2013,6(10):751-753.

23. 陈忠伟. 倒换散加味治疗前列腺增生致急性尿潴留 78 例 [J]. 河北中医,2007,29(5):443.

24. 李广文. 阴冷 [J]. 山东中医学院学报,1991,15(2):64-68.

25. 王耀光. 巩堤丸治疗肾脏病临床应用举隅 [J]. 中医杂志,2007,48(8):688-690.

第五章 男科疾病中医治疗

|第一节|治疗原则

中医男科学的治则,是在遵循中医学治疗疾病原则的基础上,并根据男科疾病的特点,客观检查实际,不断丰富和发展,形成的具有普遍意义的治疗规律。

辨证论治是中医临床诊治疾病的基本原则,又是理法方药在临床实际中的具体应用,常用的燮理阴阳、扶正祛邪、标本缓急、三因制宜是其重要治则。中医诊治从"证"辨,西医诊疗从"病"论,分别从不同的角度揭示了男科疾病的本质,各有特色,如病证相参、宏观微观、衷中参西是其拓展治则。男科疾病,病因病机错综复杂,因此明确病因、病性、病位,需要内外兼顾、整体与局部并重、杂合而治的综合治则。几乎所有男科疾病,都有潜在的或直接的精神因素,解除这些精神因素,无疑对疾病的康复有着举足轻重的地位,这就需要调神和志治则。

总之,中西并存的医学模式是中医男科学的特点和优势,发皇古义,融会新知,推陈出新,方能更有利于提高男科疾病的临床疗效。

一、扶正祛邪

"正气存内,邪不可干。"(《素问·刺法论》)"邪之所凑,其气必虚。"(《素问·评热病论》)邪与正是一切疾病过程中自始至终存在着的一对基本矛盾。疾病的发生、发展及其表现形式,都是由邪正双方斗争力量的消长所决定的。邪胜于正则病进,正胜于邪则病退。扶正祛邪就是改变邪正双方的力量对比,使之有利于疾病向痊愈转化。

扶正就是用药物、针灸等方法,补五脏,益气血,壮阴阳,全精神。以增强体质,提高机体的抗病能力和自然修复能力,从而压倒邪气,战胜致病因素,使身体康复。扶正即虚证之用补法,如温肾壮阳、滋肾补阴、补肾填精、固肾涩精、益气补血、养心益胆、补中益气、温补脾肾、回阳救逆、健脾补心等均属于扶正范畴。适用于正气已虚,邪气不盛的病证。如性功能障碍、不育症等。

祛邪就是用各种方法,祛除邪气,消除病致因素及其作用,限制疾病的发展,使之痊愈。祛邪即实证之用泻法,如疏肝解郁、活血化瘀、清热解毒、清热利湿、清浊祛毒、清化湿热、软坚散结、活血通精、祛湿化痰、清心泻火、清心导赤等均属于祛邪范畴。适用于邪气亢盛,正气未衰的病证。如急性前列腺炎、急性附睾炎等。

扶正祛邪并举,适用于正虚邪实的病证。但在临床上具体运用时,应根据邪正斗争的趋势,权衡邪正的盛衰,是以正虚为主,还是邪实为主,或以扶正为主,兼顾祛邪,或以祛邪为主,兼顾扶正。时刻遵循扶正不留邪,祛邪不伤正为准则。如慢性前列腺炎、不育症等。

二、标本缓急

《素问·标本病传论》"知标本者,万举万当,不知标本,是谓妄行"。但标本的概念是相对的,具有多种含义,可以说明疾病过程中各种矛盾双方的主次关系。一般认为,正气为本,邪气为标;病因为本,症状为标;旧病为本,新病为标;先病为本,后病为标;病在内为本,病在外为标;本质为本,现象为标。因此,标本相移、标本从化是其特性。

男科范畴的疾病,由于病因病机的复杂性,临床表现的多样性,客观检查的易变性,分清标本,才能确定治疗的先后缓急,临床多遵循急则治标,缓则治本,标本同治的原则。

1. 急则治其标 指在疾病的发展过程中,出现了紧急或危重的证候,就必须先行解决,而后再用治其本的原则。《金匮要略·脏腑经络先后病脉证》曰:"夫病痼疾加以卒病,当先治其卒病,后乃治其痼疾也。"如前列腺增生症(精癃)之脾肾两虚所致的癃闭(尿潴留),前列腺增生症(精癃)脾肾两虚为其本,小便不利或闭而不通为其标,当小便闭而不通,甚至出现腹胀如鼓时,就应攻水利尿,"先病而后……小大不利治其标"(《素问·标本病传论》),俟水去病缓,然后再补益脾肾以固其本。

2. 缓则治其本 一般适用于慢性疾病,或当病势向愈,正气已虚,邪尚未尽之际,或病情变化比较平稳的治疗原则。《素问·标本病传论》云:"先病而后逆者治其本,先逆而后病者治其本,先寒而后生病者治其本,先病而生寒者治其本,先热而后生病者治其本……先病而后泄者治其本,先泄而后生他病者治其本。"如慢性精囊炎阴虚血精,则血精为标,阴虚为本,在阴虚而热势不甚,无明显血精等症状时,当以滋阴清热,阴虚之本得复,则虚热血精之标自除。

3. 标本同治 亦谓标本兼顾。适用于标本俱急或标本俱缓之时。如治疗男性乳房异常发育症,并非采用单纯的激素疗法,而是针对本病的基本病理变化,予以疏肝调肾、调整机体内分泌功能的同时,又根据局部痰瘀互结的病机辅以活血化痰、软坚散结之法。再如治疗阳痿,既调理肝肾等脏腑以求整体功能协调,又用活血化瘀以改善局部血液循环,从而达到恢复性功能的目的。

总之,临床上必须以"动"的观点来处理疾病,善于抓住主要矛盾,借以确定治疗的轻重。所以说"谨察间甚,以意调之,间者并行,甚者独行"(《素问·标本病传论》)。

三、三因制宜

因时、因地、因人制宜,称为三因制宜,是中医治疗学的重要原则。《素问·疏五过论》曰:"圣人之治病也,必知天地阴阳,四时经纪。""上知天文,下知地理,中知人事。"(《素问·气交变大论》)所以,治疗疾病应根据季节、地域以及人的体质、年龄等不同而制定适宜的治疗方法。

1. 因时制宜 《灵枢·岁露论》认为"人与天地相参也,与日月相应也。"四季气候的变化,对人体生理功能、病理变化均会产生一定影响,根据不同季节的时令特点,考虑用药的原则,如春夏季节,阳气升发,不宜过用辛温燥热之药,以免耗伤气阴;而秋冬季节,阴盛阳衰,阳气敛藏,此时若病非大热,应慎用寒凉,以防苦寒伤阳。此言其常。如阳痿之肾阳虚衰,虽春夏之季,亦当温肾壮阳。男性不育症的精液不液化属阴虚火旺者,既是秋冬之季,仍当滋阴降火。"春夏养阳,秋冬养阴"(《素问·四气调神大论》)之意也,此为言其变。

2. 因地制宜 根据不同区域的地理环境特点和生活习惯的不同,考虑治疗用药原则。

如我国西北地区,地势高而寒冷少雨,故其病多寒多燥,治宜辛润;东南地区,地势低而温热多雨,故其病多湿热,治宜清化。即区域特点不同,患病亦异,应当有别,即使同一病证,亦应考虑药物用量的多寡。

3. 因人制宜 针对患者的性别、年龄、体质、职业、生活习惯等不同的特点,来考虑不同患者应该制定不同的治疗用药原则。如病阳痿者,年龄不同,生理及病理特点有别,青年主要责之于湿热内蕴,肝郁血瘀;中年多见湿热内蕴,肾虚瘀滞;老年以肾虚血瘀为多。因此治法各异。体质不同,治疗用药亦多有别,故《医学源流论·病同人异论》说:"天下有同此一病,而治此则效,治彼则不效,且不惟无效,而反有大害者,何也? 则以病同而人异也。夫七情六淫之感不殊,而受感之人各殊。或气体有强弱,质性有阴阳,生长有南北,性情有刚柔,筋骨有坚脆,肢体有劳逸,年力有老少,奉养有膏粱藜藿之殊,心境有忧劳和乐之别。更加天时有寒暖之不同,受病有深浅之各异。一概施治,则病情虽中,而于人之气体迥乎相反,则利害亦相反矣。"诚斯言也,中医治疗学的特色之一昭然若揭。

四、衷中参西

中医和西医两种医学模式的共存,为中医男科治疗学的创新,提供了得天独厚的条件。其将中医学和西医学理论融会贯通,衷中参西,或西主中辅,形成了具有中医特色的较为完整的治疗男科疾病的体系,中西医结合疗法成为了男科临床的一个重要的治疗方法,如中西药物合用、中药与设备合用、中西药物与心理合用等,因为其优于单纯用中药或单纯用西药的疗效。其特点在于:①发挥中西医各自优势,并互相补充。如前列腺增生出现尿闭,采用导尿术导尿后,保持导尿管加用中药利尿剂或电针刺激,能显著提高治疗效果。②药物互补,发挥协同作用。如治疗精液不液化症,在用滋阴化浊,活血祛瘀中药的同时,服用颠茄合剂或维生素 C,效果更满意;用补中益气汤加氯米芬或促性腺激素治疗少精症的疗效,比单用其中任何一种药物治疗的效果都要好。治疗前列腺痛,在消除梗阻、痉挛和排尿异常方面,中医通过疏肝理气、活血化瘀通络、清化湿热以达到血脉流通、气机流畅的目的,解除和改善疼痛及排尿异常症状;通过滋阴泻火、温补肾阳以使低下之肝肾功能恢复,温煦濡养及气化正常,达到改善排尿异常和疼痛症状。而西医使用α-受体拮抗药及黄酮哌酯、纯植物萃取物也是为了降低前列腺尿道部压力,改善膀胱颈梗阻状况,阻止尿液向前列腺内反流,从而解除疼痛及排尿异常的症状。临床取得满意疗效。③有些男科病,如隐睾症、精索静脉曲张等,当用中西药治疗均无效时,及时采取手术治疗可以弥补药物治疗的不足。

五、内外兼顾

根据外治之理亦即内治之理的理论,男科疾病的治疗,在使用内治法的同时,配合使用外治法,则能更好地提高疗效,缩短疗程,所谓良工不废外治。慢性前列腺炎作为一种难治性疾病,使用各种药物内治固然是十分重要和有效的,如果配合外治法,临床更加卓有成效。常用的外治法有药栓塞肛法,药如前列腺栓、野菊花栓,吲哚美辛栓,呋喃妥因栓等;中药煎剂灌肠法,药如大黄、乳香、没药、野菊花、虎杖、当归等;温水或中药坐浴法,药有野菊花、紫花地丁、大黄、透骨草、白芷、川芎、苦参、赤芍、川椒、红花;其他如穴位敷药法、中药贴法如前列贴、中药坐垫法如前列垫、中药兜带法如前列带、尿道内灌注法、药物离子导入法、穴位注射法、前列腺内药物注射法、针灸疗法、经直肠或尿道微波、射频等介入法、体外式短波疗法等。外治法种类繁多,要在辨病辨证的基础上合理使用,但在使用不同的外治法之前,一定要熟谙各种外治法的优点及不足,以便趋利避害,确实起到增加疗效的作用。因为任何外治法都有一定的针对性,所以,要根据内治药物使用情况有目的选择。否则,必有滥用之嫌。

六、病证相参

在诊断上既辨病又辨证,在治疗上既辨病论治又辨证论治,是中医男科临证的特色。这种病与证结合诊治的方法,不仅能够把握住疾病的全过程而给予相应的治疗,又能根据疾病的不同阶段或不同个体上的变化给予变通的对症治疗。西医学对许多男科疾病虽然有较为详尽的检查方法和手段,但尚缺乏特异性的有效治疗方法,如对病理性遗精、顽固性早泄、不射精、阳痿、阴茎异常勃起、输精管绝育术后遗症、免疫性不育、性欲亢进等均如此。

在诊断上既辨病又辨证,使病与证有机地结合起来,可以更好地指导临床辨病论治与辨证论治的立法用药,提高治疗效果。如精神性阳痿,情志不舒、气血不畅是其病机特点,但所表现的证候却又有肝郁气滞、心脾两虚、气滞血瘀、湿热下注等的不同,治疗应在疏肝解郁辨病治疗的基础上,或理气行滞,或健脾养心,或行气活血,或清利湿热等。再如免疫性不育症,西医学认为是由于抗精子抗体的产生而引起,但根据中医男科辨证,本病可表现为气滞血瘀、湿热蕴滞等不同证候,因而在治疗时除选用一些对免疫反应有针对性的药物治疗外,还应结合证候的不同而辅以相应的治法,如清利湿热、化瘀通窍等,这种病证结合论治的方法就较单纯运用免疫抑制剂的方法优越。

方有专用、药有专司的专方专药与辨证论治并行不悖、相辅相成,在对男性疾病的治疗中也得到了充分体现。如用中药脱敏汤治疗免疫性不育主要是脱敏治疗;尖锐湿疣主要是针对人类乳头状瘤病毒,消疣体、抗病毒,有以穿山甲、山慈菇、板蓝根等组成治疣汤或以五妙水仙膏外用治疗等;蜈蚣治疗阳痿有独特疗效,近年已被作为专药而应用,等。

七、杂合以治

“杂合以治”,出自《素问·异法方宜论》,“圣人杂合以治,各得其所宜,故治所以异而病皆愈者,得病之情,知治之大体也”。即综合施治原则。由于男科疾病的病因病机非常复杂,因此单一疗法往往难以取得满意的临床效果。故综合施治已经成为男科医生的共识。既在同一个患者身上杂合内服、外敷、针灸等不同方法,又在每一种方法中杂合补虚、泻实、温寒、清热等不同治法;只要能够达到“得其所宜”,与病情相符合,就能取得良好的临床疗效。如阳痿患者,既内服中西药物,又外用针灸、负压康复仪,还配合心理咨询等。慢性细菌性前列腺炎,既内服清热利湿、活血化瘀的中药,还需要口服或静脉输抗生素;既可以用药物外治法如肛门栓塞、药物离子透入等,又能够使用非药物外治法如针灸、体外式或介入式微波、射频等治疗。

八、燮理阴阳

阴阳辨证是八纲的总纲,是对一切病理过程中整体所呈现的亢进与减退,有余与不足等种种矛盾现象的高度概括。因此,燮理阴阳,适用于一切疾病。具体到男科疾病而言,主要有“补其不足”“泻其有余”两个不同治疗原则。

补其不足主要用于机体内部阴阳失调发生的疾病。阴虚则补阴,阳虚则补阳,以纠正阴阳之偏衰。如精液不液化之阴虚火旺证,一般不能用寒凉药物直折其热,须用“壮水之主,以制阳光”的治法,补阴即所以制阳,滋阴以降火。男性不育的弱精症之属于肾阳虚衰证者,虽然有寒象表现,所谓阳虚则寒,但不宜用辛温发散药物以散阴寒,当用"益火之源,以消阴翳"的治法,补阳即所以制阴,温阳以祛寒邪。对于阴阳偏衰的治疗,应该遵循张介宾所言"善补阳者,必于阴中求阳,则阳得阴助而生化无穷;善补阴者,必于阳中求阴,则阴得阳升而泉源不竭。"在男科临床实践中,"阴中求阳""阳中求阴"的应用,要分清主次,孰轻孰重,才能取得满意的效果。总之,燮理阴阳,就是对整体的调整,以改善机体功能减退状态,达到以平为期的目的。

泻其有余主要用于因病邪存在于人体而引起阴阳偏盛的疾病。如热毒或湿热(阳邪)邪气导致的急性前列腺炎,出现"阳胜则热"之证,应以清热解毒或清热利湿之法,即治热以寒,泻其有余,纠正其阳偏盛。如寒邪(阴邪)直中肝经所致的阳痿、缩阳、阴冷等症,出现"阴胜则寒"之证,常用温肝散寒之法,即治寒以热,泻其有余,纠正其阴偏盛。

九、调神和志

男科许多疾病的发生,如阳痿、早泄、遗精、慢性前列腺炎等,都有潜在的或直接的精神因素,与精神紧张和心理不平衡密切相关,所谓"因郁致病";而既病之后,又引发或加剧情绪的不稳定和精神的过度紧张,所谓"因病致郁";以上两种情况均能够使气机滞而不畅,最终导致肝郁气滞,气机紊乱。因此精神情志的异常,是男科疾病非常重要原因。《素问·汤液醪醴论》云:"精神不进,志意不治,故病不可愈"。故该病之治,疏肝理气解郁,调畅气机,乃是必用之法。《素问·宝命全形论》云:"一曰治神,二曰知养身,三曰知毒药为真,四曰制砭石大小,五曰知腑脏血气之诊。五法俱立,各有所先。"治神法乃无形之药,病者所自具,而医者则据其病情,告之以其败,语之以其善,导之以其所便,开之以其所苦,从而满足患者之心愿,解除其心中不可语人之愁闷,俗称"心病须得心药医",即此义。所以,调神和志的原则,宜在男科疾病的治疗全过程中使用,而不可偏废。"精神进,志意定,故病可愈。"

十、整体与局部并重

大凡男科疾病都有外在的临床表现和体征,而局部的疾病也多是机体内部不平衡反映在特定部位的表象。因此,对于男科疾病的治疗,既要重视整体的调节,更不能忽视局部的用药,两者不可偏废其一。如反复发作的顽固性包皮龟头炎,既要用具有清热燥湿、祛风解毒、消肿止痛、杀虫生肌作用的五色汤洗剂,直接局部治疗;还需要应用清热利湿类中药解决机体内湿热内蕴的状态,不但急则治其标消除了包皮龟头的局部炎症,而且通过缓则治其本调整机体状态使之不再复发,达到标本同治的目的。

十一、脏腑补泻

中医学认为脏腑之间相互联系,相互影响,生理常态如此,病理变化也如此。所以,一脏有病往往会涉他脏,而他脏的病理变化,也会反过来影响原发病的脏腑。故脏腑补泻,应以脏腑生克关系,作为制定治疗的原则。根据临床观察,男科疾病实证以肝、心者居多;虚证以肾、脾多见。所以我们将脏腑补泻归纳为"实求心肝""虚求脾肾"两个规律。如前阴部的急性感染之属于肝经湿热下注;勃起功能障碍之属于肝郁气滞;精索静脉曲张之属于肝脉血瘀等,均为肝之实证,故实则治肝包括清泻肝火,疏肝理气,活血化瘀等法;实则治心包括清心泻火,清心导赤,清火解毒等法,主要用于尿路感染等之心热移于小肠者;包皮龟头炎等之火毒蕴结者;性功能障碍等之君相火旺,心肾不交者。虚则治肾包括补益肾阴,滋阴降火,填精补髓,固摄肾气,温肾壮阳,补益肾督等,主要用于性功能障碍、前列腺炎、前列腺增生等之属于真阴亏损证;早衰、男子不育、男子更年期综合征等之属于肾精不足证;遗精、早泄、慢性前列腺炎、男子不育等之属于肾虚精关不固证,或带脉失固证;阳痿、早泄、缩阴症、癃闭等之属于肾阳不足、命火式微证。虚则治脾包括补益中气、补益气血等法,主要用于慢性前列腺炎、前列腺增生等之属于中气不足、脾气下陷证;不育症等之属于气血两虚的病证。

第二节 | 治疗方法

中医男科学的治疗方法是针对病证而设立的,即有是证必用是法。分为单法与复法,临床应用于不同病因病机的男科疾病。从用药途径或施治部位来看,治疗方法又有内治法和外治法之分。方法虽有治疗途径和施加手段的不同,但都是在中医理论的指导下根据辨病和辨证的结论而采取的对应治法。

需要特别指出的是男科的许多疾病,都有潜在的或直接的情志和精神因素,解除这些精神心理因素,无疑对疾病的治疗有着举足轻重的地位。临床使用调神法以情胜情,抑或进行心理咨询,使患者移情易性,则能够解除致病的精神情志因素。

本节从内治法、外治法、其他治法三个方面加以介绍。

一、内治法

内治法是指通过口服或注射,使药物直接进入体内的治疗方法。其特点是药物吸收较完全,药效发挥快,对全身均有治疗作用等,是男科疾病最常用的临床治疗方法,有单法与复法之分。所谓单法,是指方药组成的总体指向(包括病位、病性)单一,它是针对病机相对单纯(如纯实、纯虚)的病证而设。所谓复法,是指若干个单法的有机结合,从而使方药组成的总体指向多元化、多靶点。即《医学心悟·医门八法》所谓"一法之中,八法备焉;八法之中,百法备焉。"是应对男科疾病复杂的病因病机而变化的治法。内治法可以归纳为扶正法、祛邪法、调和法,兹分别介绍。

(一)扶正法

扶正法又称补益法,是针对正虚而设。男科疾病以肾、脾两脏的亏损最为常见,肝虚次之。该法主要用于性功能障碍、不育症及其他男科疾病康复的后期。

1.温肾壮阳法 温肾壮阳法又称温补肾阳法,是以温肾壮阳药物为主,通过药物作用于机体,使阳气恢复,肾阳虚衰症状缓解或消除的治疗方法。

【**病机特点**】肾阳为一身阳气之根本,具有温煦脏腑、形体,气化水液,促进生殖发育之功。若肾阳亏虚,命火式微,失于温煦,气化无权,则机体生理功能减退,每有阴寒弥漫之象。

【**适应范围**】肾阳不足,命火式微所致的病证。主要用于久病肾阳虚衰,或阳虚体质之人,或年老阳气渐衰所导致性欲淡漠、性快感不足、阳痿、早泄、滑精、房事眩晕、房事尿床等;不育症之少精症、弱精症、无精症、死精症、畸形精子症等;慢性前列腺炎、前列腺增生症、尿失禁等;先天性睾丸发育不良、小阴茎、阴冷、缩阴症等;更年期综合征、生殖系结核、睾丸鞘膜积液、生殖系肿瘤等。而临床表现为形寒肢冷,腰膝以下尤甚,腰膝酸软,精神不振,小便清长,夜尿频多,或尿少浮肿,少腹拘急冷痛,耳鸣眩晕,舌质淡,苔白,脉沉无力,两尺尤甚者。

【**常用方药**】常用药物有附子、肉桂、鹿茸、蛤蚧、海狗肾、巴戟天、仙茅、淫羊藿、菟丝子、锁阳、肉苁蓉、补骨脂、益智仁、锁阳、韭子、蛇床子、冬虫夏草、胡桃仁、阳起石等。常用方剂有金匮肾气丸、济生肾气丸、右归丸、右归饮、二仙汤、五子衍宗丸、阳起石丸、固精丸、益智丸等。

【**临床提示**】温肾壮阳是男科疾病的常用治法,遵循"益火之源,以消阴翳"的原则而设立。温肾壮阳方药的运用,有三点须加注意:一是阴阳互根,以温补肾阳药为主,需伍以熟地、山茱萸、当归、桑寄生、枸杞等滋补肾阴之品为辅助,以求阴生阳化,即张介宾"善补阳者,必阴中求阳,则阳得阴助而生化无穷"之意。二是温阳多用附子、肉桂;然二药性偏刚燥,久用易克伐阴液,且有走窜之弊,易助邪动火。故在精冷、早泄、阳痿等男科疾病中,温壮肾阳常配用温柔助阳之品,如肉苁蓉、仙茅、淫羊藿等。重证可用鹿茸、海狗肾等血肉有情之品。三是要把握好男科不同疾病各个阶段肾阳虚衰的程度,方可酌情投以刚燥温阳之药,抑或温柔补肾之味。

2. 滋肾补阴法　滋肾补阴法又称滋肾养阴法,是以滋补肾阴药物为主,通过药物作用,使肾阴不足,阴虚火旺症状得以改善或消除的治疗方法。

【**病机特点**】肾阴为一身阴液之根本,具有濡润脏腑、形体,充养精髓、骨骼,涵潜相火之功。若肾阴亏损,则脏腑形体失于滋养,精血髓海不足,骨骼失养,肾水无以制约而龙雷之火妄动。则机体生理功能虚性亢进,每有阴虚火旺之象。

【**适应范围**】肾水亏损,真阴不足所导致的病证。主要用于久病肾阴亏损,或阴虚体质之人,或手淫频繁,房事过度所导致性欲亢进、阳痿、早泄、遗精、血精、不射精等;不育症之少精症、弱精症、无精症、凝精症、死精症、畸形精子症等;慢性前列腺炎、前列腺增生、慢性附睾炎等。而临床表现为形瘦颧红,眩晕耳鸣,神疲健忘、发脱齿摇,腰膝酸软,咽干口燥,五心烦热,或潮热盗汗,失眠多梦,小便短黄,舌质红少苔,脉象细数者。

【**常用方药**】常用药物有地黄、山茱萸、枸杞子、女贞子、桑椹、黄精、旱莲草、阿胶、龟甲胶、玄参、紫河车、炙鳖甲、炙龟甲等。常用方剂有六味地黄汤、左归丸、左归饮、大补元煎、大补阴丸、知柏地黄丸、滋阴八味丸等。

【**临床提示**】滋肾补阴是男科疾病的常用治法,遵循"壮水之主,以制阳光"的原则而设立。故滋肾补阴方药的应用,须注意以下三点:一是肾之真阴亏损,临床多有阳失潜藏,虚火上炎的状态,则宜于大补真阴之中,加入降火之品,如知母、黄柏等,并加入潜阳之品,如生龟甲、生龙骨,生牡蛎等,使阴平阳秘,精神乃治。二是阴阳相互依存,互相转化。以滋肾补阴药为主,需配以少量肉苁蓉、仙茅、淫羊藿等温补肾阳之味为辅助,以阳中求阴,即张介宾"善补阴者,必于阳中求阴,则阴得阳升而泉源不竭"之意。三是滋阴药多腻滞,长期服用易碍脾胃,宜佐健脾行气之药如砂仁。

3. 补肾填精法　补肾填精法亦称补肾强精法,是以填精补髓药物为主,通过填补肾精,消除肾精亏虚之症状,恢复机体正常发育及功能的治疗方法。

【**病机特点**】肾精是构成生命的原始物质,具有生殖繁衍,促进生长发育作用。肾虚精亏则生髓不足,无以充养骨髓、髓腔、脑海,则骨髓失充,脑髓空虚。呈现机体生理性物质功能不足,每有精之亏虚体象。

【**适应范围**】肾精亏虚所导致的病证。主要用于先天禀赋不足、或后天失养、或积损久病、或房事过度所导致的性欲减退、阳痿、早泄、遗精或滑清等;不育症之少精症、无精症;先天阴茎发育不良、先天睾丸发育不良、睾丸萎缩等;更年期综合征等。而临床表现为发育迟缓、早衰形羸,发脱齿摇、智力低下,神疲头晕,记忆力减退,耳鸣失聪,腰脊酸软,足痿无力,舌质淡,脉沉细者。

【常用方药】肾精亏虚分为肾气不足、命门火衰,肾阴不足、相火偏旺两种,故补肾填精的常用药物亦当有别,偏凉者,主要用于肾阴不足、相火偏旺者,如熟地、鸡子黄、制首乌、天冬、龟甲胶、黑芝麻、海参、紫河车、阿胶、乌龟、黄精、桑椹、炙鳖甲、猪脊髓、雄鳖肾、雄鳖肝等;偏温者,主要用于肾气不足、命门火衰者,如肉苁蓉、鹿茸、覆盆子、肉桂、菟丝子、枸杞子、蚕蛾、雀卵、蛤蚧、海马、膃肭脐、黄狗肾、雀肉、冬虫夏草、虾、羊鞭、雀脑、蚂蚁、蛤舌、牛骨髓等。常用方剂有菟丝子丸、河车大造丸、五子衍宗丸、加味虎潜丸、苁蓉丸、龟鹿二仙胶、斑龙丸、聚精丸、还少丹等。

【临床提示】补肾填精是男科疾病的重要治法,遵循"形不足者温之以气,精不足者补之以味"的原则而设立。故补肾填精方药的应用,须注意以下三点:一是要区分肾精亏虚的性质,确定临床用药的侧重,或投甘润厚味之品,或施甘温厚味之物;二是要重视血肉有形之品及食疗的重要作用;三是不宜急于用药的求功,只可循序渐进,缓图取效,临床多做成丸、膏、酒剂,经常服用,持以时日;而不可峻剂猛投,反生壅滞。

4.**固肾涩精法**　固肾涩精法是以收敛固涩药为主,通过补肾固藏,消除肾虚不固,摄纳无权,精之遗泄症状,恢复精关开启功能的治疗方法。

【病机特点】肾者主蛰,封藏之本,藏精之脏也。《景岳全书·杂证谟·虚损》云:"五脏之伤,穷必及肾"。因此肾虚失于封藏,不能固摄,精关大开为主要病机。

【适应范围】肾虚失藏,精关不固导致的病证。主要用于先天禀赋不足、房事不节、疾病或药物致伤等导致肾气不足、命门火衰,或肾阴亏虚,龙火失潜,所引起的遗精、滑精、早泄、溢液、不育、阳痿等。而临床表现为神疲乏力、腰膝酸软、小便频数而清长、尿后余沥,夜尿频等。

【常用方药】常用药物有金樱子、山茱萸、芡实、莲子、莲须、覆盆子、沙苑子、益智仁、桑螵蛸、五味子、补骨脂、肉豆蔻、煅龙骨、煅牡蛎、赤石脂、刺猬皮等。常用方剂有金锁固精丸、秘精丸、益肾固精丸、宁坤固精丸、菟丝子丸、桑螵蛸散、水陆二仙丹、茯苓丹、固本锁精丸等。

【临床提示】固肾涩精是男科疾病的重要治法,遵循"散者收之"与"在下者、在里者,皆宜固精,精主在肾也"原则而设立。故固肾涩精方药的应用,须注意以下四点:一是精关不固有虚实之分,虚则求肾,有肾阳气虚与肾阴亏虚的区别,实者当责湿热诸邪。二是固肾涩精的药物,单独运用者较少,多在辨证求因的基础上,予以滋补肾阴或温补肾阳,并加用涩精止遗的药物。三是不可一见滑、漏,即妄投固涩之剂,如湿热等实邪导致的滑泄,非本法之所宜,当加注意。四是补益不敛邪,固涩不留寇。慢性前列腺炎所引起的遗泄,属于肾虚失固,湿热内蕴之虚实相兼者,应根据虚实多少,酌情给予益肾涩精,清热利湿的药物。

5.**益气补血法**　益气补血法是以益气补血药物为主,通过药物作用,气血旺盛,煦之濡之,人体功能得以恢复,营养物质得以补充,使气血两虚症状得以改善或消除的治疗方法。

【病机特点】"气者,人之根本也。"(《难经·八难》)具有推动、温煦、防御、固摄、气化的功能;血是构成人体和维持人体生命活动的基本物质,主要功能为濡润滋养全身。故气血两虚的病机特点是机体生理功能低下和营养物质匮乏,呈现一派虚弱不足之象。

【适应范围】气血两虚导致的病证。主要用于阳痿、不育症之精液质量差、遗精、早泄、更年期综合征等症。而临床表现为头昏眼花,神疲乏力,少气懒言,心悸失眠,手足麻木,面唇淡白,舌质淡,脉细无力者。

【常用方药】常用的补气药物有党参、人参、黄芪、白术、炙甘草、茯苓、山药、大枣等;常用的补血药物有当归、熟地、白芍、阿胶、何首乌、鸡血藤、旱莲草、紫河车等。常用方剂有八珍汤、当归补血汤、归脾丸、十全大补汤等。

【临床提示】益气补血是男科疾病较常用的治法,遵循"虚者补之""损者益之"原则而设立。故益气补血方药的应用,须注意以下三点:一是气血同源,气为血之帅,血为气之母,互根互生,分清主次,合理使用;二是补药多滋腻,易于壅中滞气,可酌情加入理气醒脾的砂仁、木香、白豆蔻等;三是要辨别气血两虚源于何脏,气虚与肺、脾、心、肾相关,血虚与心、脾、肝、肾密切,以便有针对性地选择药物。

6. 养心益胆法 养心益胆法是以养心益胆药物为主,通过药物作用,心气旺盛,气旺神安,胆气充足,能够决断,使心虚胆怯症状得以改善或消除的治疗方法。

【病机特点】心主藏神,胆主决断。暴受惊骇,情绪紧张,或体弱心胆素虚,而成心虚胆怯。心虚则心神不安,胆虚则善惊易恐是其病机特征。

【适应范围】心虚胆怯导致的病证。主要用于心虚神伤不安,胆虚失于决断所引起的性欲减退、阳痿、早泄、滑精、遗精等。而临床表现为失眠多梦,寐易惊醒,胆虚心悸,触事善惊,气短倦怠,舌质淡,脉弦细。

【常用方药】常用的药物有人参、黄芪、党参、龙齿、茯神、石菖蒲、远志等。常用方剂有安神定志丸等。

【临床提示】养心益胆是男科疾病较常用的治法,遵循"虚者补之""陷者举之"原则而设立。故养心益胆方药的应用,须注意以下三点:一是要分清是久病渐虚,还是惊恐暴虚,以确定用药方向和用药剂量;二是要辨别兼证,或配合酸枣仁汤、或伍以归脾汤、或投以琥珀丸、或合以交泰丸等;三是要善于使用调神法,即精神疗法,以利疾病早日康复。

7. 补中益气法 补中益气法是以益气补中药物为主,通过药物作用,脾健气旺,清阳得升,使中气下陷症状得以改善或消除的治疗方法。

【病机特点】脾宜升则健。脾气虚弱,升举无力,气陷于下。故其病机以脾气虚弱为基础,升举无力是其特征。又有脾气下陷之谓。

【适应范围】中气下陷导致的病证。主要用于滑精、早泄、慢性前列腺炎、前列腺增生、更年期综合征等。而临床表现为精神倦怠,四肢无力、少气懒言、饮食无味,或腰、腹或会阴部有下坠感,休息则轻,疲劳则重,舌质淡嫩,脉缓无力或濡软。

【常用方药】常用的健脾补气药物有黄芪、人参、党参、白术、炙甘草、山药、大枣等;升提中气的药物有升麻、柴胡、桔梗等。常用方剂有补中益气汤、升陷汤、举元煎。

【临床提示】补中益气是男科疾病较常用的治法,遵循"虚者补之""陷者举之"原则而设立。故补中益气方药的应用,须注意以下三点:一是在辨证时,要认识到中气下陷是由脾气虚弱发展而来,抓住脾气虚弱证候的同时,更要把握清阳不升,中气下陷的临床特征,如内脏下垂,溲便变化。二是中气下陷因于脾气虚甚,药物用量可重用黄芪、人参、白术等,少佐以升麻、柴胡,宜细究东垣用药法。三是该法又为"甘温除大热"法,用于脾虚日久,清阳不升,浊阴下陷,阴火上逆之气虚发热证。

8. 温补脾肾法 温补脾肾法是以温补脾肾药物为主,通过药物作用,脾阳振奋,命门火旺。使脾肾阳虚症状得以改善或消除的治疗方法。

【病机特点】脾为后天之本,肾为先天之本,脾肾之阳相互资生,共同温养机体。"阳气者若天与日,失其所则折寿而不彰。"故脾肾阳虚,则机体生理功能衰退,每有阴寒弥漫之象。

【适应范围】脾肾阳虚导致的病证。主要用于不育症之弱精症、少精症、无精症、死精症,性欲减退、阳痿、早泄、滑精、遗精、性快感不足、性幼稚低肌张力综合征,先天性睾丸发育不良、小阴茎,尿失禁、前列腺增生等。而临床表现为形寒肢冷,面色㿠白,神疲乏力,腰腹冷痛,畏寒喜暖,大便溏泄,完谷不化,或五更泄,腹胀纳少,或尿少浮肿,舌质淡胖有齿痕,舌苔薄白或白滑,脉象沉细或沉迟无力。

【常用方药】常用的温补脾阳药物有干姜、炮姜、生姜、肉豆蔻、小茴香、荜澄茄、草果、丁香、吴茱萸等;常用的温补肾阳药物有附子、肉桂、鹿茸、淫羊藿、蛇床子、蛤蚧、胡芦巴、补骨脂、巴戟天、锁阳、仙茅、韭子、肉苁蓉、益智仁、阳起石等。常用方剂有附子理中丸、四神丸、金匮肾气丸、实脾饮等。

【临床提示】温补脾肾是男科疾病常用的治法,遵循"益火之源,以消阴翳"原则而设立。故温补脾肾方药的应用,须注意以下五点:一是应根据脾虚、肾虚程度的孰轻孰重,在用药方面有所侧重;二是根据脾肾阳气具体的生理功能,在药物选择方面有所侧重;三是阴阳互根相生,长期应用温补脾肾方药,当酌情加入补脾肾之阴之品;四是脾肾阳虚多由来已久,难免有兼证,可与养血安神、疏肝解郁、活血化瘀、化痰软坚等联合运用;五是填补必先理气,以免补药壅中滞气。

9. 回阳救逆法　回阳救逆法是以温阳益气药物为主,通过药物作用,峻补阳气,阳回气固,使阳气暴脱或亡阳虚脱症状得以改善或消除的治疗方法。

【病机特点】机体阳气严重损耗突然暴脱,呈现亡阳虚脱的特点。

【适应范围】亡阳虚脱导致的病证。主要用于休克和虚脱的抢救,如房事昏厥、缩阳症等。而临床表现为面色苍白,四肢厥冷,冷汗淋漓,气息微弱,精神淡漠,甚则昏迷,舌质淡,脉象微细或脉微欲绝。

【常用方药】常用的回阳救逆药物有人参、黄芪、附片、肉桂、干姜等,常用方剂有参附汤、四逆汤、参附龙牡汤等。

【临床提示】回阳救逆是男科疾病较少的治法,属于急救法,故回阳救逆方药的应用,须注意以下三点:一是所用药物皆燥烈温阳散寒与峻补阳气之品,效专力宏,本病又是急症,辨证必须精确,否则有生命之忧;二是要酌情配伍敛阴固脱之味;三是应根据患者意识程度,选择相应的给药途径,以免发生危险。

10. 健脾补心法　健脾补心法是以健脾益气、补血养心药物为主,通过药物作用,脾健气旺,心安血盈,使心脾两虚症状得以改善或消除的治疗方法。

【病机特点】病久失调,思虑过度,或劳倦太过等造成心脾亏虚。脾气虚弱和心血不足同时并见是其病机特征。

【适应范围】心脾亏虚导致的病证。主要用于心脾两虚所引起的性欲减退、阳痿、早泄、遗精、不育症、更年期综合征等。而临床表现为心悸怔忡,失眠多梦,头晕健忘,食欲不振,腹胀便溏,倦怠乏力,面色萎黄,舌质淡嫩,脉细弱无力。

【常用方药】健脾益气常用的药物有人参、黄芪、党参、白术、山药、茯苓、黄精、大枣、炙甘草等;补血养心常用的药物有当归、熟地、白芍、阿胶、龙眼肉、紫河车等;安神常用的药物有酸枣仁、茯神、远志、牡蛎、龙骨等。常用方剂有归脾汤、人参养荣丸等。

【临床提示】健脾补心是男科疾病常用的治法,遵循"不足补之""衰者补之"原则而设立。故健脾补心方药的应用,须注意以下四点:一是要辨清脾气虚、心血虚孰轻孰重,投以相应的药物;二是知道气血互根相生,气为血之帅,血为气之母,酌情加入活血之味,抑或理气之品,既有协同作用,促进气血生化,又能避免壅滞之害;三是心脾两虚常有心神不安状态,应该重视安神药物的使用,利于疾病的恢复;四是邪毒未尽者、内有积热者,慎用本法。

(二)祛邪法

祛邪法是针对邪气实而设,以祛除内外邪气为治疗指向的方法。男科疾病以肝、心二脏的实证最为常见,涉及湿热、热毒、湿浊、痰结、气滞、瘀血等。该法主要用于感染性疾病、前列腺疾病、不育症、性功能障碍及其他男科疾病。兹将常用祛邪法介绍如下。

1. 疏肝解郁法 疏肝解郁法是以疏肝理气、解郁条达药物为主,通过药物作用,疏泄有序,气机条达,使肝郁气滞症状得以改善或消除的治疗方法。

【病机特点】肝主疏泄,喜条达而恶抑郁。若情志不舒,恼怒伤肝,或其他疾病致肝气抑郁,均可使肝失疏泄,气郁不畅,终成肝郁气滞的病机,从而出现精神情志和气机失调两个方面的变化。

【适应范围】肝郁气滞导致的病证。主要用于肝郁气滞所引起的阳痿、精浊、早泄、不射精、性欲淡漠、阴茎异常勃起症、更年期综合征、不育症、疝气、乳病等症。而临床表现为胸闷、善太息,胁肋或少腹胀痛,时轻时重,痛处不定,精神抑郁或烦躁易怒,舌苔薄白,有舌缨线,脉弦。

【常用方药】常用的药物有柴胡、元胡、香附、枳壳、乌药、青皮、川楝子、郁金、橘叶、苏梗、刺蒺藜、玫瑰花、荔枝核、橘核等。常用方剂有柴胡疏肝散、逍遥散、四逆散、天台乌药散、金铃子散、开郁种玉汤、荔枝核汤、枸橘汤等。

【临床提示】疏肝解郁是男科疾病常用的治法,遵循"抑者散之"原则而设立。故疏肝解郁方药的应用,须注意以下四点:一是疏肝药多辛香温燥,不宜久服,否则易耗气伤阴;二是肝气胀甚,疏之更甚者宜加柔肝之品如当归、枸杞子、柏子仁等,兼热者入天冬、生地黄等,兼寒者入肉苁蓉、肉桂等;三是疏肝不应,当思营气痹窒,络脉瘀阻,宜伍活血化瘀及和血之味如泽兰、桃仁、当归尾、红花等;四是气有余便是火,宜配合清热泻火之物如牡丹皮、栀子、龙胆草、夏枯草等。

2. 活血化瘀法 活血化瘀法是以活血通络、化瘀和脉药物为主,通过药物作用,血行流利,脉络畅通,使血脉瘀阻症状得以改善或消除的治疗方法。

【病机特点】气郁日久,难以帅血,气滞则血瘀;或湿热久羁,壅滞血脉,产生瘀血;或跌仆损伤,离经之血,便是瘀血;或积年痼疾,久病入络等,均可导致血脉瘀滞。主要责之于心肝,关键在于肝,以肝藏血,心主血故也。

【适应范围】血脉瘀阻导致的病证。主要用于血脉瘀阻所引起的慢性附睾炎、慢性前列腺炎、前列腺增生、阳痿、不射精、阴茎异常勃起症、不育症、阴茎硬结症、精索静脉曲张、生殖系统外伤等。而临床表现为局部肿胀刺痛,痛处拒按,固定不移,夜间加重,或有包块,或有血肿,或青紫色,或有结节,皮肤粗糙,舌质紫黯或有瘀斑,脉象细涩。

【常用方药】常用的药物有桃仁、红花、泽兰、五灵脂、蒲黄、三棱、莪术、赤芍、血竭、丹参、水蛭、皂角刺、乳香、牛膝、全蝎、没药、穿山甲、川芎、地龙、益母草、王不留行、路路通、当归等。常用方剂有桃红四物汤、血府逐瘀汤、少腹逐瘀汤、通窍活血汤、失笑散等。

【临床提示】活血化瘀是男科疾病常用的治法,遵循"结者散之"原则而设立。故活血化瘀方药的应用,须注意以下四点:一是要辨别血瘀证的虚实,虚则辅以扶正之益气、温阳等药物,实则伍以祛邪之理气、清热等药物;二是气为血之帅,活血化瘀勿忘配伍气药即理气、补气之品;三是血瘀证大多不独立存在,往往兼有其他证型,需要投以相应的药物;四是活血化瘀药不宜长期应用,容易损伤人体正气。

3.清热解毒法 清热解毒法又称清热泻火法,是以寒凉泻热药物为主,通过药物作用,解除火热,消除毒邪,使热毒壅盛症状得以改善或消除的治疗方法。

【病机特点】直接感受火、热、温邪,或其他邪气从阳化热,均可导致火热壅盛,郁结成毒。火与热均为阳热,其性燔灼急迫,热象显著,易耗伤阴津,迫血妄行。

【适应范围】热毒壅盛导致的病证。主要用于热毒壅盛所引起的生殖系统各种急性炎症,如睾丸炎、附睾炎、包皮炎、龟头炎、输精管炎、急性前列腺炎、阴囊炎、阴囊脓肿、阴囊坏疽、阴茎海绵体炎、梅毒、淋病、软下疳、性病性肉芽肿。而临床表现为发热,面红目赤,心烦汗出,口渴喜冷饮,小便短赤,或局部红肿热痛,甚则神昏、谵语,舌质红苔黄,脉洪数。

【常用方药】常用的药物有金银花、连翘、大青叶、板蓝根、蒲公英、紫花地丁、蚤休、红藤、土茯苓、白花蛇舌草、知母、栀子、黄连、黄柏、黄芩、败酱草、马鞭草、虎杖、龙胆草、苦参、大黄、半枝莲等。常用方剂有黄连解毒汤、仙方活命饮、五味消毒饮、普济消毒饮、清瘟败毒饮等。

【临床提示】清热解毒是男科疾病常用的治法,遵循"热者寒之""温者清之""治热以寒"原则而设立。故清热解毒方药的应用,须注意以下三点:一是此类药物大多寒凉,过量或久服易伤脾胃,宜配伍健脾之品;二是热毒壅盛易伤阴液,导致血热妄行,宜配以凉血养阴之味;三是屡用清热解毒剂而热邪仍不退者,即所谓"寒之不寒,是无水也",应该考虑用"壮水之主,以制阳光"法。

4.清热利湿法 清热利湿法又称清化湿热法、清浊祛毒法,是以清热利湿、燥湿及芳香化湿药物为主,通过药物作用,湿去热清,使湿热内蕴或下注症状得以改善或消除的治疗方法。

【病机特点】湿性黏腻,易滞气机,热为阳邪,易伤阴液,湿热是复合病邪致疾,故有反复发作,迁延难愈的特点。

【适应范围】湿热内蕴或下注导致的病证。主要用于湿热内蕴或下注所引起的淋病、非淋菌性尿道炎、生殖系疱疹、阴囊湿疹、阴囊急性蜂窝组织炎、阴茎接触性皮炎,凝精症、弱精症、脓精症、死精症,阳痿、早泄、射精障碍、慢性前列腺炎、前列腺增生症,精阜炎、睾丸炎、附睾炎,精索静脉曲张等症。而临床表现为发热口渴,食少腹胀,尿少黄赤、尿急、尿频、尿痛,阴囊潮湿,阴部瘙痒,舌质红苔黄腻,脉象弦数或濡数。

【常用方药】常用的药物有龙胆草、栀子、石韦、泽泻、黄柏、木通、萹蓄、瞿麦、滑石、茵陈、薏苡仁、通草、车前子、石菖蒲、佩兰等。常用方剂有龙胆泻肝汤、八正散、三仁汤等。

【临床提示】清热利湿是男科疾病常用的治法,遵循"温者清之""其下者引而竭之"原则而设立。故清热利湿方药的应用,须注意以下四点:一是要根据湿与热的孰轻孰重,或清热重于利湿,或利湿重于清热,或加芳香之品,或入渗湿之味,酌情用药;二是湿热之为病,热易清除,而湿性黏腻,非易骤化,故须防疾病迁延成慢性或反复发作;三是此类药物苦寒伤阴、影响脾胃,必须中病即止,若需较长时间服用,应配以健脾和胃之药;四是多有兼证存在,或肝郁气滞、或瘀血阻络、或热毒壅盛等,须与疏肝解郁、活血化瘀、清热解毒等法联合使用。

5.软坚散结法 软坚散结法是以化痰、软坚、散结药物为主,通过药物作用,痰清、坚削、结散,使痰瘀毒结症状得以改善或消除的治疗方法。

【病机特点】各种致病因素使痰湿久积不化,气血运行受阻,痰瘀毒浊凝聚成块而为病。

【适应范围】痰瘀毒结导致的病证。主要用于痰瘀毒结所引起的阴茎硬结症、慢性附睾炎、输精管炎性堵塞、男性生殖器肿瘤、前列腺增生症等。

【常用方药】常用的药物有昆布、海藻、三棱、莪术、穿山甲、鳖甲、牡蛎、浙贝母、皂角刺、虻虫、夏枯草、海蛤、荔枝核、大黄、玄参、瓜蒌等，常用方剂有大黄䗪虫丸、内消瘰疬丸、海藻玉壶汤、鳖甲煎丸、丹参散结汤等。

【临床提示】软坚散结是男科疾病常用的治法，遵循"结者散之"、"坚者削之"、"坚者耎之"原则而设立。故软坚散结方药的应用，须注意以下二点：一是应区别痰、瘀、毒的孰胜孰衰，酌情用药；二是此类药多属攻伐伤正之品，中病即止，不宜久用。

6. 活血通精法　活血通精法是以活血化瘀或兼理气药物为主，通过药物作用，畅通精道，精液正常，使精道瘀阻、精液瘀滞状态得以改善或消除的治疗方法。

【病机特点】各种致病因素所造成的精道阻塞，而使精液排出不畅或不能排出；精液瘀滞，而使精液呈现成块状态。

【适应范围】精道瘀阻、精液瘀滞导致的病证。主要用于不射精症、阻塞性无精症（或精道的不完全阻塞）、少精症、弱精症、凝精症、精瘀症、阴茎异常勃起症，以及阳痿、精索静脉曲张、慢性附睾炎等症。

【常用方药】常用的药物有路路通、蜈蚣、水蛭、穿山甲、牛膝、地龙、桃仁、延胡索、郁金、青皮、三七等。常用方剂有活血通精汤。

【临床提示】活血通精是男科疾病常用的治法，遵循"结者散之""逸者行之"原则而设立。故活血通精方药的应用，须注意以下二点：一是此类药物多具辛香走窜之性，要把握好用量，勿使过之，伤其正也；二是识别兼证，根据不同兼证，配合相应的治法如清热利湿法、疏肝解郁法、益气法、补肾填精法等。

7. 祛湿化痰法　祛湿化痰法是以利湿、化痰、祛浊药物为主，通过药物作用，水湿得利，痰浊得化，使痰湿浊阻症状得以改善或消除的治疗方法。

【病机特点】脾主运化。饮食劳倦，久病及药物等均可伤脾，导致脾虚，虚则不能运水，水停成湿，湿留生浊，复为生痰之源，而成痰湿浊阻之病。

【适应范围】痰湿浊阻导致的病证。主要用于阳痿、性欲减退，精液液化不良、精浊、淋浊、水疝、阴疮、湿疹、阴茎结核、精液囊肿、鞘膜积液、包皮水肿、阴囊水肿，阴囊脂肪过多症、外阴浆液性囊肿等症。而临床表现为头重如裹，胸腹痞满，肢体困倦，小便浑浊，大便溏泄，舌苔滑腻，脉象濡。

【常用方药】常用的药物有茯苓、猪苓、薏苡仁、泽泻、陈皮、法半夏、白术、昆布、海藻、菖蒲、萆薢、车前子、木通、滑石、贝母、胆南星、苍术、防己、百部、白芷、白芥子、僵蚕等。常用方剂有五苓散、苍附导痰汤、涤痰汤、五皮饮、萆薢分清饮、苓桂术甘汤等。

【临床提示】祛湿化痰是男科疾病常用的治法，遵循"病痰饮者，当以温药和之"原则而设立。故祛湿化痰方药的应用，须注意以下三点：一是此类药物多辛温香燥、甘淡渗利，有伤阴之弊，宜中病即止；二是见痰湿休治痰湿，当治其痰湿滋生之源；三是痰湿随气升降，痰湿聚则气滞，气顺则痰湿消化。

8. 清心泻火法　清心泻火法是以清心泻火导赤药物为主，通过药物作用，心火得平，使心火亢盛症状得以改善或消除的治疗方法。

【病机特点】七情之火内发，或六气郁而化火，导致心火亢盛，或炎于上，或移于小肠。

【适应范围】心火亢盛导致的病证。主要用于性功能障碍、尿路感染等。而临床表现为心烦,失眠,口渴,小便黄赤,尿急、尿频、尿痛,甚至尿血,舌尖红赤,舌苔薄黄,脉象数。

【常用方药】常用的药物有竹叶、莲子心、黄连、栀子、木通、滑石、灯心草、生地黄等。常用方剂有黄连清心饮、导赤散、八正散、泻心汤等。

【临床提示】清心泻火是男科疾病常用的治法,遵循"热者寒之"原则而设立。故清心泻火方药的应用,须注意以下二点:一是火热之阳邪,易伤阴液,泻火之中,宜参入养阴凉血之品;二是多七情之火内发,宜加用以情胜情的调神法。

(三)调和法

调和法是针对脏腑功能紊乱,阴阳气血失调,内外枢机格阻的病机而设,通过调整脏腑经络、阴阳气血、内外枢机等,以祛除病邪,恢复人体功能的一种治法。分述如下。

1.暖肝散寒法 暖肝散寒法是以辛热温经,暖肝散寒药物为主,通过药物作用,肝之阳气得复,阴寒之邪得散,使寒滞肝脉症状得以改善或消除的治疗方法。

【病机特点】肝之经脉绕阴器,抵少腹,又肝主宗筋。寒邪内客肝经,或素体阳虚,阴盛内盛,寒主收引,凝滞肝经,络脉痹阻,发为本病。

【适应范围】寒滞肝脉导致的病证。主要用于阳痿、阴冷、缩阳、子痛、疝气、性欲减退、不育症等。而临床表现为少腹胀痛,牵引睾丸及阴囊坠胀痛,或阴囊收缩,或阴茎内缩抽痛,遇寒痛甚,得暖痛缓,或形寒肢冷,或巅顶冷痛,呕吐清水或干呕,舌苔白滑,脉象沉弦或迟,或沉紧。

【常用方药】常用的药物有吴茱萸、小茴香、大茴香、丁香、川椒、乌药、肉桂、附子、干姜、荔枝核、蛇床子、桂枝、细辛、炮姜等。常用方剂有暖肝煎、荔枝散、茴香丸、当归四逆汤、桂心散、吴茱萸汤等。

【临床提示】暖肝散寒是男科疾病常用的治法,遵循"寒者热之""治寒以热"原则而设立。故暖肝散寒方药的应用,须注意以下四点:一是肝之寒证有虚实之分,因于寒邪直中者属于实证,病势急骤,以少腹症状为其特征;因于肝阳衰弱,阳虚阴盛者属于虚证,发病较缓,多逐渐形成,常伴有全身不足表现。二是寒邪直中的实证,可径投暖肝散寒之品;而阳虚阴盛的虚证,还应辅以补气补血之味。三是此类药物多辛燥,易耗气伤阴,不可久服。四是应酌情配伍疏肝理气及活血之物。

2.滋阴清热法 滋阴清热法是以滋阴药与清热药物为主,通过药物作用,肝肾之阴得滋养而复,龙雷之火得清降而除,使阴虚火旺症状得以改善或消除的治疗方法。

【病机特点】欲念妄动,酒色过度,或慢性消耗性疾病,或热病后期,损耗肝肾之阴,龙雷之火内动,导致阴虚火旺。

【适应范围】阴虚火旺导致的病证。主要用于阳痿、早泄、遗精、更年期综合征、房劳、性欲亢进等症。而临床表现为头晕耳鸣,失眠健忘,烦躁易怒,颧红盗汗,五心烦热,咽干口燥,腰膝酸软,舌红少苔,脉弦细数。

【常用方药】常用的药物有生地、熟地、山萸肉、枸杞子、天冬、麦冬、阿胶、首乌、女贞子、旱莲草、黄精、黄柏、知母、黄芩、丹皮、龟甲、鳖甲、地骨皮、当归、白芍等。常用方剂有知柏地黄丸。

【临床提示】滋阴清热是男科疾病常用的治法,遵循"壮水之主,以制阳光"及"温者清之"原则而设立。故滋阴清热方药的应用,须注意以下二点:一是应辨别阴虚与火旺的孰轻孰重,以便分别确定药物用量的多寡。二是此类药物苦寒影响脾胃,须中病即止,或配以健脾和胃之药。

3. 交通心肾法　交通心肾法是以滋阴降火,交通心肾药物为主,通过药物作用,心阴得复,肾水充足,心之君火得降,龙雷之火得潜,使心肾不交症状得以改善或消除的治疗方法。

【病机特点】心火下降于肾,以温肾水,肾水上济于心,以制心火,则心肾相交,水火既济。若肾水亏于下,心火亢于上,则水火失济,心肾不交。

【适应范围】心肾不交导致的病证。主要用于遗精、早泄、性欲亢进、阴茎异常勃起、精浊、不育症、不射精、更年期综合征、附睾结核等。而临床表现为心烦失眠,头晕耳鸣,心悸健忘,口燥咽干,腰膝酸软,或潮热盗汗,尿黄便干,舌质红,舌苔薄黄,脉象细数。

【常用方药】常用泻心火的药物有黄连、栀子、竹叶、灯心草、莲子心等;滋肾阴的药物有生地、熟地、山茱萸、天冬、枸杞子、旱莲草、女贞子、阿胶、百合、玄参、黄柏等;常用交通心肾的药物有肉桂、石莲子等。常用方剂有交泰丸、黄连阿胶汤、远志丸、安神定志丸、养心滋肾丸、千金固肾丸等。

【临床提示】交通心肾是男科疾病常用的治法,遵循"壮水之主,以制阳光"及"热者寒之"原则而设立。故交通心肾方药的应用,须注意以下四点:一是心肾不交证多有心神不安的表现,宜入安神的茯神、远志、龙眼肉、龙齿、肉桂等品。二是屡药乏效,应从脾胃论治心肾不交,清代医家李用粹曰:"五脏之精华,悉运于脾,脾旺则心肾相交。"王肯堂也说:"补肾不如补脾,以脾上交于心,下交于肾故也。道家交媾心肾,以脾为黄婆者,即此意。"三是应辨别肾阴虚与心火旺的孰轻孰重,以便确定滋阴与清心药物用量的多寡。四是此类药物苦寒腻滞,伤脾碍胃,须中病即止,或配以健脾和胃之药。

4. 滋水涵木法　滋水涵木法是以滋肾补水,平肝潜阳药物为主,通过药物作用,肾水充足,能够涵养肝木,雷火得降,肝阳得潜,使阴虚阳亢症状得以改善或消除的治疗方法。

【病机特点】肾水足则肝木得以涵养,使雷火潜伏而为生理。若肾水亏损于下,不能涵木,则雷火腾起,肝阳亢于上,导致使阴虚阳亢。

【适应范围】阴虚阳亢导致的病证。主要用于高血压等之阳痿、早泄、性欲亢进、阴茎异常勃起、更年期综合征等。而临床表现为头晕头痛、面目红赤、胸胁胀痛、口苦咽干、烦躁易怒、失眠耳鸣、腰膝酸软、遗精盗汗,舌质红少苔,或舌苔薄黄,脉象弦细数。

【常用方药】常用滋肾阴的药物有生地、熟地、山茱萸、天冬、枸杞子、旱莲草、女贞子、阿胶、玄参、白芍、龟甲等;常用的平肝潜阳药物有菊花、天麻、钩藤、珍珠母、石决明、生龙骨、生牡蛎、磁石等。常用方剂有镇肝熄风汤、天麻钩藤饮等。

【临床提示】滋水涵木是男科疾病常用的治法,遵循"壮水之主,以制阳光"及"急者缓之"原则而设立。故滋水涵木方药的应用,须注意以下三点:一是阴虚阳亢证可出现多种男科疾病,阳痿者宜加助勃启痿之品;早泄者宜入固关涩精之物;性欲亢进、阴茎异常勃起者,宜投清心泻火抑或凉血活血之药。二是应辨别肾阴虚水亏与肝阳上亢的孰轻孰重,以便确定滋阴补水与平肝潜阳药物用量的多寡。三是此类药物寒凉腻滞,伤脾碍胃,须中病即止,或配以健脾和胃之药。

5. 扶土抑木法　扶土抑木法是以补养脾土,疏肝缓肝药物为主,通过药物作用,脾复健运,肝气疏缓,使肝木乘脾土症状得以改善或消除的治疗方法。

【病机特点】肝主疏泄,脾主运化,制化有序,生理有常。若各种原因导致肝气偏胜,克伐脾土,则脾失健运,形成肝气乘脾的病机。

【适应范围】肝气乘脾导致的病证。主要用于阳痿、早泄、更年期综合征等。而临床表现为胁肋胀满或疼痛、善太息,精神抑郁或急躁易怒,纳呆腹胀,大便不调,或腹痛泄泻,舌苔白,脉象弦。

【常用方药】常用疏肝缓肝的药物有柴胡、青皮、香附、郁金、川楝子、延胡索、橘叶、白芍、炙甘草、橘饼等;常用的补脾药物有党参、白术、怀山药、茯苓、大枣等。常用方剂有逍遥散、痛泻要方等。

【临床提示】扶土抑木是男科疾病常用的治法,遵循"不足补之"及"抑者散之"原则而设立。故扶土抑木方药的应用,须注意以下三点:一是肝气郁滞,日久化热,所谓气有余便是火,要酌情加入牡丹皮、栀子之类。二是补脾应分辨是偏脾阳虚,还是偏脾阴虚,以便加入干姜、肉豆蔻、生姜等以温阳,抑或黄精、沙参、莲子肉等以滋阴。三是疏肝理气之品,久服伤气,须中病即止。

6. 清金抑木法 清金抑木法是以滋阴润肺,清肝泻火药物为主,通过药物作用,肺润阴复,肝火得清,使木火刑金症状得以改善或消除的治疗方法。

【病机特点】肺乃清虚之脏而主气,又为水之上源而属金;肝主疏泄而司气机之条达,又为藏血之脏而属木,肺肝二脏共司周身之气的环流,水与血的循环,制化有序,生理有常。若各种原因导致肝火亢盛于上,损伤肺阴,失于清肃,则形成木火刑金的病机。

【适应范围】木火刑金导致的病证。主要用于遗精、早泄等。而临床表现为胸胁灼痛,急躁易怒,头晕目赤,烦热口渴,咳嗽阵作,甚则咳血,舌质红,苔薄黄,脉象弦数。

【常用方药】常用清肝泻火的药物有青黛、板蓝根、大青叶、夏枯草、栀子、龙胆草等;常用的滋肺阴药物有沙参、麦冬、石斛、枇杷叶、天冬、玉竹、地骨皮等。常用方剂有黛蛤散合泻白散等。

【临床提示】清金抑木是男科疾病常用的治法,遵循"热者寒之"及"燥者润之"原则而设立。故清金抑木方药的应用,须注意以下二点:一是应辨别肝火亢盛与肺阴津伤的孰轻孰重,以便确定清肝泻火与滋阴润肺药物用量的多寡。二是此类药物寒凉腻滞,伤脾碍胃,须中病即止,或配以健脾和胃之药。

7. 调和脾胃法 调和脾胃法是以健脾和胃,辛开苦降,清热温阳药物为主,通过药物作用,脾健得以升清阳,胃和得以降浊阴,使脾胃不和症状得以改善或消除的治疗方法。

【病机特点】脾胃属于中焦,脾宜升则健,喜燥恶湿;胃宜降则和,喜润恶燥,共司升降之机。若各种原因损伤脾胃,导致升降违逆,寒热错杂,清浊混淆,则形成脾胃不和的病机。

【适应范围】脾胃不和导致的病证。主要用于阳痿、早泄等。而临床表现为脘腹痞满,食后尤甚,纳呆或呃逆,恶心或呕吐,腹痛腹泻,舌质淡红,苔白或黄,脉象滑或濡兼数。

【常用方药】常用的温药有半夏、干姜、高良姜、砂仁、生姜等;常用的凉药有黄连、黄芩、大黄等;常用的降逆药有陈皮、竹茹、旋复花、代赭石、丁香等。常用方剂有半夏泻心汤等。

【临床提示】调和脾胃是男科疾病常用的治法,遵循"清者温之""温者清之"和"下者举之"、"高者抑之"原则而设立。故调和脾胃方药的应用,须注意以下二点:一是应辨别脾胃损伤的孰轻孰重,寒热多少,升降轻重,以便确定治脾治胃、温凉升降药物用量的多寡。二是病在脾胃,寒热错杂,升降失常,枢机之疾,用药宜清灵,须中病即止,否则易生他变。

二、外治法

外治法是中医及中西医结合男科治疗学的三大治疗方法之一,所谓三分天下有其一。是指将药物或其他治疗手段施加于体表或病变局部,使药效间接达于体内的治疗方法。其特点是针对性强,接近病所,比较安全等。外治法根据施加手段的不同又可分为药物外治法和非药物外治法。药物外治法是指将药物制成不同剂型,分别以不同的方法施加于体表或病变局部;非药物外治法则是利用器械、手法、功法等施加于身体某部或病变局部。

(一)药物外治法

药物外治法是指通过皮肤、黏膜、腧穴、窍道,使药物进入体内的治疗方法。其特点是药物吸收较快,药力直达病所,迅速有效,对局部和全身病变均有治疗作用,是男科疾病最常用的临床治疗方法。该法避免了口服药物经消化道吸收所遇到的多环节灭活作用及一些内服药物带来的某些毒副作用,特别是慢性疾病或单靠内服药疗效不佳者,药物外治更具优势。即《理瀹骈文》所谓"外治之理,即内治之理,外治之药,即内治之药,所异者法也。"由于作用部位不同,其吸收途径也有所别,临床常见的有经络传导、皮肤透入、黏膜吸收三种途径。临床常用的药物外治法有热熨、熏洗、敷贴、脐疗、涂搽、坐浴、直肠灌注、肛门栓塞、药物离子透入等,兹分别介绍。

1. 热熨　热熨法是通过热的作用,将药力渗透到病变部位的方法。是男科疾病中常用的外治法。常将药物炒热或蒸热,装入布袋中,放在病变部位附近的皮肤或腧穴上,如脐、气海、关元、中极等,待温度下降至低于体温后,再将药物炒热,重新装入药袋使用。亦有的将药物碾碎,将药放在上述部位,再在药上放盛满热水的锡壶、或热水袋、或酒壶,待温度下降至低于体温后,重新换热水。

热熨法具有温阳散寒、助阳通关开窍的作用。临床用于治疗阳痿、缩阳、不射精、前列腺增生等症。常用药物有青盐、葱头、丁香、干姜、艾叶、石菖蒲、吴茱萸、肉桂、小茴香等,多具辛热温阳理气,或辛香通关开窍之性。

2. 熏洗　熏洗法是将药物水煎后滤去药渣,倒入容器中,趁热熏蒸、浸洗的方法。是男科疾病中常用的外治法。该法通过皮肤或黏膜的吸收,借助热力与药力的综合作用,促进疏通腠理,流畅气血,改善局部和全身功能,来达到治疗目的。药水温度根据不同的疾病确定,一般情况下,炎症或过敏性疾病,水温不宜太高,与体温相近即可,其他疾病以能忍耐为度。

熏洗法具有疏通腠理,清热解毒;舒筋活络,调和气血;祛风燥湿,杀虫止痒的作用。临床用于治疗龟头包皮炎、阴囊湿疹、阴茎肿痛、附睾睾丸炎、阴囊疣疮、阴囊阴茎象皮肿、缩阳、阳强等症。常用药物有透骨草、大黄、黄芩、黄连、黄柏、苦参、白鲜皮、野菊花、金银花、生甘草、明矾、冰片、土茯苓、白芷、小茴香、吴茱萸、肉桂、乳香、没药、威灵仙、土牛膝、五加皮、生姜皮等。

3. 敷贴　敷贴法是把药物研为细粉,选择不同溶剂,调成膏剂、酊剂、油剂、合剂等,外敷于患处或患处四周,以治疗疾病的方法。又称为围药、箍围药、敷药,是男科疾病常用的外治法。该法有作用直接、持久的特点。

敷贴法具有截毒、束毒、拔毒、解毒、温化、行瘀、清热、定痛、排脓、祛湿、止痒等的作用。用于治疗阴囊湿疹、外阴损伤、外阴溃疡、阴囊脓肿、淋病溃疡、龟头及包皮疾病等;前列腺增生、慢性前列腺炎、阳痿、遗精等。根据不同疾病,按照辨病辨证的原则,选择药物和溶剂,如对于龟头及包皮疾病,不能选刺激性太强的药物;对于外阴溃疡,主要选用清热解毒、燥湿去脓,或生肌收口、活血止痛,或散瘀消肿、祛湿止痒的药物;前列腺增生、慢性前列腺炎、阳痿等男科疾病,多敷贴会阴部、脐部、关元等。常用的溶剂有醋、酒、水、油类等。

4. 脐疗　脐疗是使用各种药物,直接作用于脐来治疗男科疾病的方法。肚脐中央为神阙穴,隶属于阴脉之海任脉,任脉与督脉相表里,与脏腑经络关系十分密切,药物可以通过神阙穴渗入到脏腑经络而起到治疗作用。《针灸大成》认为"神阙主百病"。脐疗有加热源、或药物上加热源、或直接用药物作用于脐上三种基本方法。

脐疗法具有温阳散寒、理气通络的作用。用于治疗阳痿、性欲淡漠、遗精、早泄、阴茎异常勃起症、慢性前列腺炎、前列腺增生等。所用药物多是温热辛散之品,如附子、肉桂、桂枝、艾叶、硫黄、生姜、大葱、胡椒、小茴香、麝香、吴茱萸等。如以小茴香适量,打碎和青盐炒,布包烫熨脐下,每次 20 分钟,每天 2~3 次,治疗阳缩;用露蜂房、白芷各 10g,两药烘干发脆,共研细末,醋调成面团状,临睡前敷脐上,外用纱布盖上,橡皮膏固定,每日一次,或间日 1 次,连续 3~5 次,治疗早泄。用樟脑、龙脑、薄荷脑各等分,匀和捣碎密封,用时取 0.6~1g,纳脐中,再滴入白酒 1~2 滴,外以胶布封固,傍晚上药,性交后去掉,治疗不射精。

5. 涂搽 涂搽法是直接将药物涂搽于患处的一种治疗方法。涂搽的药物,可以是浓煎剂、浸膏、提取液、浸泡液,或用香油、醋等其他溶液调药粉外涂。

涂搽法具有清利燥湿、温肾壮阳等作用,临床用于治疗病变部位表浅之男科疾病,如包皮龟头炎、阴囊湿疹、阴茎结核、睾丸肿痛、阳痿、阳强、早泄等症。涂搽所选药物多有渗透性。但应辨病辨证用药,如睾丸肿痛,选用金黄散等;阴囊湿疹选用清利湿热、燥湿的药物,如苦参、滑石、炉甘石、地龙、黄柏、黄连、苍术等。如用狼毒、川椒、硫黄、五倍子、大枫子仁、蛇床子各等分,研细末,取一大盅香油熬开,纳入猪胆汁 1~2 个和药末,涂抹患部治疗阴囊湿疹;用蛇床子 100g,远志 100g,蜂房 100g,五味子 100g,细辛 100g,韭子 100g,白胡椒 200g,共为细末,装入纱布袋,外用纸袋装好,行房前 10 分钟,取出药袋,将药涂于用温水浸湿的阴茎上,或将药袋用温水浸湿,慢慢擦其阴茎上(主要是龟头),也可将药袋裹托于阴茎下方,可治阳痿。待阳物舒展粗大坚举之后,洗去药物,即可行房事。

6. 坐浴 热水坐浴是物理治疗中水疗法的一种,有独立的治疗作用。它可以提高局部组织温度,扩张血管,促进皮肤、皮下组织和肌肉的血液循环,提高局部组织的代谢率,使血管的通透性增加,缓解肌肉的痉挛和疼痛。药物坐浴法是用中药煎汤趁热坐浴,通过药物渗透达到治疗疾病的方法。是男科疾病常用的外治法。

坐浴法具有清热解毒,活血化瘀、温经散寒、消肿止痛等作用。所用药物多具芳香走窜、挥发渗透的特性。临床用于治疗慢性前列腺炎、前列腺增生、阳痿、阴囊湿疹、鞘膜积液、阴囊包皮象皮肿、疮毒等症。如慢性前列腺炎用野菊花 20g、紫花地丁 20g、大黄 10g、透骨草 20g、白芷 20g、川芎 15g、苦参 20g、赤芍 15g、川椒 10g、红花 15g。冷水浸泡 1 小时,沸后 20 分钟取药液 2000ml,熏洗会阴部,待药液温度适宜时坐浴,每次熏洗坐浴时间 30 分钟,每日 1~2 次,避风寒,每日 1 剂,一般 10~15 天为 1 个疗程。前列腺增生选用红花、毛冬青等;阳痿选用蛇床子、川芎、细辛等;睾丸血肿用土鳖虫、红花等药;阴囊包皮象皮肿,用透骨草、鲜樟树叶、松针、生姜等煎汤熏洗患处,将药液放入大盆中坐浴,一般时间为 20~30 分钟。但应注意药液的温度不能太高,以防烫伤皮肤,以能忍受为度。

7. 直肠灌注 直肠灌注是将药液灌注于直肠,通过直肠黏膜吸收,达到治疗疾病的方法。是男科疾病的常用外治法。

直肠灌注法具有清热解毒,活血化瘀等作用。临床用于治疗前列腺增生、慢性前列腺炎、阳痿、性欲淡漠、阳强、早泄等症。如治疗早泄,用当归 20g、王不留行 50g、元胡 25g、赤芍 25g、甲珠 10g、木香 10g、丹皮 15g、淫羊藿 30g、枸杞 50g、仙茅 20g、桑螵蛸 30g、生牡蛎 50g、生龙骨 50g、生芡实 50g,加水适量水煎 2 遍,每遍滤出药液各 100ml,混合后用纱布过滤,用 100ml 注射器抽药液 100ml,接上导尿管,前端蘸润滑剂,插入肛门 5~8cm,将药液注入直肠,注药后嘱患者收缩肛门30次,胸膝卧位15~30分钟,1日2次;治疗前列腺炎,萹蓄20g、瞿麦20g、川牛膝10g、白花蛇舌草20g、车前子15g、丹参20g、红藤15g。中药水煎浓缩药液至300ml,分为两等份,使药液至40℃,早晚各150ml保留灌肠,10天为1个疗程。治疗男子性欲减退,用巴戟天20g、菟丝子30g、黄芪50g、党参20g、当归20g、元胡25g、王不留行50g、赤芍25g、甲珠10g、木香10g、丹皮15g、淫羊藿30g、枸杞50g、仙茅20g,加水适量,水煎两遍,每遍滤出药液各100ml混合后,用纱布过滤备用。用时将药稍加温,用100ml注射器抽药液100ml,接上导尿管,前端蘸润滑剂(如液体石蜡或甘油)后,插入肛门5~8cm,将药液注入直肠。注药后嘱患者收缩肛门30次,胸膝卧位15~30分钟,1日2次。

8.肛门栓塞　肛门栓塞法是将药物研成粉,制成药栓塞入肛门中,通过直肠黏膜吸收,以达到治疗疾病的方法。是男科疾病的常用外治法。

该法具有清热化湿,化瘀止痛等作用,临床用于治疗慢性前列腺炎、前列腺增生、阳痿。如慢性前列腺炎可用解毒活血栓或前列安栓或野菊花栓,每次1枚,每日1~2次。吲哚美辛栓50mg,每日2次,连续7天。但应注意避免用有腐蚀作用的药物。如白山雄栓治疗阳痿等。

9.药物离子透入　药物离子透入法是现代物理疗法与传统中药外治法结合而发明的治疗方法。其治疗原理,为电流使电极板下浸有中药药液的纱布垫释放入中药离子,并定向导入病变部位及有关穴位,根据经络传变的原理直接或间接导入病变部位。选药与内服法基本相同。首先要将药物煎成药液,然后在药物离子透入机的协助下,达到治疗作用。临床用于治疗前列腺疾病与性功能障碍。如治疗慢性前列腺炎,用赤芍、丹皮、穿山甲、皂角刺、三棱、莪术、紫花地丁、黄柏、败酱草、牛膝煎取药液,用无菌空针管抽取药液50ml,温度36~40℃,患者取膝胸位,无菌导尿管插入肛门3~5cm,缓慢注入直肠。操作前嘱患者排空大小便。灌注药液后起坐片刻,取仰卧位或取坐位,,用DL-Z型直流感应电疗机,在体表腰骶部－耻骨联合通直流电。电极放置方法为:主极放在患者腰骶部,辅极放在耻骨联合部。主辅极极性交替,即主极本次连接阳极,下次则连接阴极,极板面积为10cm×10cm,直流强度以患者耐受限为佳,通电时间每次25分钟,每日或隔日1次,14次为1个疗程。

(二)非药物外治法

非药物外治法是利用器械、手法、功法等施加于身体某部或病变局部,以达到治疗疾病的方法。该法主要是通过经络传导发挥作用。其特点是直达病所,迅速有效,对局部和全身病变均有治疗作用,是男科疾病最常用的临床治疗方法。该法避免了药物带来的某些毒副作用,特别是慢性疾病或单靠药物疗效不佳者,非药物外治更具优势。临床常用的非药物外治法有针灸、按摩、拔罐、理疗等,兹分别介绍。

1.针灸　针灸疗法是针刺或灸腧穴,通过经络传导而治疗疾病的方法。具有疏通经络,调和气血,平调阴阳,恢复脏腑和男性生殖功能的作用。是中医男科治疗学中仅次于药物内、外治法的重要而常用的治法。根据男科疾病的病因病机特点,辨证论治的原则,实证多取心、肝经穴位,施以针刺疗法,手法以泻为主,取穴如太冲、蠡沟、昆仑、神门等。虚证多取肾、脾经穴位,施以灸法或针刺加灸,手法以补为主,取穴如肾俞、脾俞、太溪、三阴交等。针灸疗法包括体针、灸法、埋针、电针、穴位注射、温针、耳针等,简要述之。

(1)体针与电针:体针是男科疾病治疗中最常用的针法。多用于性功能障碍如阳痿、早泄、不射精等,慢性前列腺炎等,或补或泻,以补法为主。

电针是在体针针刺腧穴得气后,在针上通以接近人体生物电的微量电流以防治疾病的一种疗法。治疗范围与体针相同。

肾主藏精和生长发育,故生殖与性关乎肾,而足厥阴肝绕阴器抵少腹,且藏血主疏泄,又肝肾同源,肾与膀胱相表里,冲、任、督、带隶属于肝肾,所以体针治疗主要选肝经、肾经、膀胱经、奇经四脉的穴位,如八髎穴、肾俞、至阴、肝俞、心俞、涌泉、太溪、然谷、大敦、太冲、长强、腰俞、腰阳关、命门、会阴、曲骨、中极、关元、石门、气海等穴。其他穴位如三阴交亦常选用。

(2) 灸法与温针:灸法是借灸火的热力,给人体以温热性刺激,通过经络腧穴的传导作用,以达到防治疾病目的的方法。主要有艾炷灸与艾卷灸两种,具有温阳益气,温经散寒之功,用于治疗性功能障碍如阳痿、早泄、性欲减退,不育症如少精症、弱精症,更年期综合征,缩阳等阳虚或寒盛的男科疾病。

灸法在男科疾病治疗中的选穴,与体针基本相同,但更侧重于生殖器周围及前后的局部穴,如关元、气海、会阴、中极等穴。

温针灸是针刺与艾灸结合应用的一种治疗方法。操作方法是:将针刺入腧穴得气后并给予适当补泻手法而留针时,将纯净细软的艾绒捏在针尾上,或用艾条一段长约 2cm 左右,插在针柄上,点燃施灸。待艾绒烧完后除去灰烬,将针取出。此法适用于既可针刺,又宜艾灸的病证,如男科疾病属于阳气虚,或阴阳俱虚,或阴寒内盛者。

(3) 其他针法

1) 埋针:埋针又称皮内针,《素问·离合真邪论》所谓"静以久留"之刺法。它是将麦粒型或特制的图钉型针具刺入皮内,固定留置一定时间,给以弱而长时间的刺激,调整脏腑经络功能,达到治疗疾病目的的方法。该法在男科疾病治疗中所选穴位与体针基本相同,用于治疗阳痿、不射精、慢性前列腺炎、更年期综合征等。

2) 耳针:耳针是在耳廓穴位用针或其他器物刺激治疗疾病的方法。是在生物全息理论指导下产生的针刺法。其理论认为耳廓好像一个倒置的胎儿,头部朝下,臀部朝上,其分布规律是:与头面部相应的穴位在耳垂或耳垂邻近;与上肢相应的穴位在耳舟;与躯干和下肢相应的穴位在对耳轮和对耳轮上、下脚;与内脏相应的穴位多集中在耳甲艇和耳甲腔;消化道在耳轮脚周围环形排列。耳针可以作为一种辅助疗法治疗遗精、更年期综合征等男科疾病。常选肾上腺、睾丸、内分泌、肾、肝、尿道、外生殖器、膀胱、脑等穴。

3) 穴位注射:穴位注射又称水针,是将药水注入穴位以治疗疾病的方法。它是把针刺与药理、药水等对穴位的渗透刺激作用结合在一起而产生综合效果。所选穴位根据辨证确定,与体针基本相同。凡是可供肌内注射用的药物,都可供水针用。基本上能用体针治疗的男科疾病,都可用穴位注射,药水根据病症具体而选。所用剂量一般用治疗量的 1/5~1/2。该法常用于阴囊湿疹、慢性前列腺炎、阳痿、不射精等。阴囊湿疹常选当归注射液、普鲁卡因注射液、维生素 B_6 注射液;慢性前列腺炎常选用庆大霉素、地塞米松、利多卡因;阳痿常选用鹿茸注射液、胎盘组织液、维生素 B_{12}、丙酸睾酮注射液、狗睾丸水解提取液、士的宁、罂粟碱、丹参注射液、当归注射液;不射精常用士的宁、左旋多巴。

2. 按摩　按摩是在人体一定部位上,运用各种手法和进行特定的肢体活动来防治疾病的方法。具有疏通经络,滑利关节,促进气血运行,调整脏腑功能,增强人体抗病能力等作用。是治疗男科疾病的辅助疗法,或在疾病康复过程运用。常选用肝经、肾经、膀胱经、奇经四脉(督脉、任脉、冲脉、带脉)以及病变局部按摩。用于治疗阳痿、早泄、遗精、不射精、慢性前列腺炎、精癃等症。如治疗阳痿,用手按摩双脚涌泉穴,每日起床和睡前各 1 次,左右各

100 次,同时可配合健身锻炼法。治疗前列腺增生引起的尿潴留,取中极、关元、阴陵泉、三阴交,用拇指按压上穴几分钟,或艾灸加灸气海穴,少时小便即可自利。

对于性欲减退、阳痿、早泄、遗精、不射精等性功能障碍疾病,除上述基本原则和方法外,特殊部位的按摩十分重要,具有显著效果。

(1)点按摩:所谓灵点,是指能激起性欲与性兴奋的最有效的体表腧穴。男子的发欲带如大腿内侧、乳头、尾骨等部位最敏感,其灵点是"会阴""长强"等穴。按摩发欲带时,宜徐缓轻柔,使之有一种舒坦的感觉;按摩灵点时,可用指头罗纹面按压,以柔济刚,达到激动的效果。总之以男子体验到一种快乐、舒适感为原则。

(2)腰部按摩:取直立位,两足分开与肩同宽,双手拇指紧按同侧肾俞穴,并小幅度快速旋转腰部,并向左右弯腰,同时双手掌从上向下往返摩擦,约 2~3 分钟,以深部自感微热为度,每天数次。

(3)阙按摩:仰卧位,两腿分开与肩同宽,双手掌按在神阙穴上,左右各旋转 200 次,以深部自感微热为度,每天数次。

(4)按尾闾:取坐位,用双手掌同时或交替于尾闾部位,上下往返摩擦,以深层微热为度,时间约 3~5 分钟。因本部位肌少皮薄,必要时可涂擦少许润滑油,以免擦破皮肤。或者以双手食指掌面,按压八髎、肾俞、长强等穴,以局部酸胀感觉为佳,每穴按压约 1 分钟。两种手法可以交替使用。

(5)穴位按摩:按照腧穴配伍原则,根据经络腧穴的生理功能与作用,辨证选穴,进行按摩,则能达到保健和治疗疾病的目的。常用的穴位有会阴、长强、曲骨、肾俞、命门、腰眼、关元、气海、神阙、天枢、百会、足三里、三阴交、太冲、太溪、涌泉等。常用的按摩手法有按、揉、点、击、推拿、捶、掐等。

(6)引体操:两腿伸直坐好,自然放开,两手放在身后支撑身体,向外开足尖同时吸气中反弯上体,即躯干、头部后仰;接着足尖扭入内侧同时呼气向前弯曲,但双手不能离地。这样前屈、后仰数次。

3.拔罐 拔罐是以罐为工具,利用燃烧排除罐内空气,造成负压,使之吸附于腧穴,或应拔部位的体表,产生刺激,使被拔部位的皮肤充血、淤血,以达到治疗疾病的方法。该法在男科疾病治疗中偶用。如治疗遗精、阳痿,选肾俞、复溜、关元、膀胱俞;取肾俞、复溜两穴,施行皮肤针罐法,关元、膀胱俞上施行单纯罐法,留罐 10~15 分钟,隔日 1 次。

4.理疗

(1)热疗:热疗作为一种治疗方法,特别是用于肿瘤的治疗,已有相当长的历史。而前列腺热疗则是近几年发展起来的一种治疗前列腺疾患的非手术疗法。微波、射频、近红外和激光用于前列腺疾患的治疗,是利用其各自所产生不同形式的热效应而达到热疗、热凝固、坏死、切割汽化等治疗目的。郭应禄根据不同温度对组织产生的不同影响,将其分成三个不同温度段:① 43~60℃:在此温度段内,组织只发生可逆性改变。组织代谢加强、血液循环加速及免疫力增强等,从而达到消炎、止痛的目的。故此温度段的热疗属理疗,目前临床上应用的微波、射频、红外等治疗属此范畴。② 60~100℃:在此温度段内,组织蛋白开始变性、凝固、坏死等不可逆性变化。治疗温度一般从 70℃开始,上限可达 90℃。临床应用的激光、高能聚焦超声、高温射频及高温微波属此范畴。由于组织坏死脱落,而使前列腺尿道增宽,其性质与低于 50℃者截然不同。③100℃以上:组织水分开始蒸发和沸腾,从细胞内冲出使细胞彻底破坏。温度不同而表现为炭化结痂和汽化。炭化结痂可阻碍激光照射,临床多利用加大功率及温度而使组织直接汽化,达到治疗目的。临床上接触式激光可达此目的。为了保证效果,温度标界上下各去掉10℃,以保证不发生邻近温度产生的差异,故第一温度段为43~50℃,第二温度段为70~90℃,第三温度段为了减少炭化而使之直接汽化,最好在300℃以上。此类理疗设备分为两类:①介入性治疗:如经直肠射频、经直肠微波等;经尿道射频治疗仪、经尿道微波治疗仪等。治疗效果较好,但有一定的创伤性。②体外式治疗:如电磁-红外辐射疗法、音频电疗机、短波、微波、射频等,均有较好疗效,且无创、无痛、无并发症和后遗症。

(2)男性性功能康复治疗仪:该设备的机制和特点:①负压吸引:装置启动后,利用真空泵的负压作用使血流动力学发生变化,即动脉血流增加而静脉回流明显减少,阴茎海绵体和阴茎皮肤血流充盈而使阴茎持续勃起,阴茎膨大。②水浴按摩:该仪器设置有循环水系统,并可自动调控水温。通过适宜温度的循环水连续冲击外生殖器,起到局部按摩作用,有助于男性外生殖器功能的恢复。③药物治疗:温控水中加入适当的药物,达到外治作用。一般根据病情选择温补肝肾,固肾强精,活血理气类中药,与口服药物相配合内外合治,提高临床治愈率。④电磁振荡:该仪器配有电磁振荡装置,启动装置后,直接刺激腰骶部穴位,对各种原因造成的脊髓损伤引起的阳痿有较好的疗效。⑤该仪器具有无创伤,无痛苦,并发症少,使用不受限制等特点。适用各种原因引起的男性性功能障碍,深受患者欢迎。主要用于阳痿、早泄、性欲减退等的治疗。在药物治疗的基础上,使用男性性功能康复治疗仪,常能缩短治疗时间,提高治疗效果。

三、其他疗法

其他疗法包括饮食疗法、心理治疗、中西医结合、自然疗法、气功、手术、西药疗法、男性性咨询、性治疗等。

(一)饮食疗法

饮食疗法源远流长,古有"医食同源"说,并设有"食医"。认为药补不如食补,食补也宜辨证,辨证施食治疗男性性功能障碍收效较好。但它不是治疗的主要手段,而是作为辅助疗法,或养生与疾病康复之法。该法主要是根据食物之寒热性质选用,阳虚者,宜食温热性食物,此类食物一般具有温阳益气之功;阴虚者,宜食寒凉性食物,此类食物一般具有养阴补血之功。大凡属于肾阳虚损、命火式微者,选用甘温的食物如鹿肉、鹿鞭、羊肉、狗肉、麻雀、雀卵、雄蚕蛾、核桃、韭菜、对虾、糯米、黄豆、牛肉、鸡肉、白花蛇肉、乌梢蛇肉、胡萝卜、葱、蒜、椒、芥菜、油菜、香菜、胡椒、红糖、羊乳等,以治性欲减退、阳痿、不育症等。属于肾精亏损者,选用血肉有情、填精补髓的食物如紫河车、鱼肚、海参、淡菜、哈士蟆、蛤蚧、鸽肉、猪脊髓、羊骨髓等,以治不育症、性欲减退等。属于气血亏损者,选用益气养血的食品如牛奶、鸡肉、燕窝、龙眼肉、荔枝、阿胶、蜂蜜、桑椹、猕猴桃等,以治性欲减退、阳痿、不育症等。属于肾失封藏者,选用芡实、莲子、白果、莲须、分心木等,以治早泄、遗精等。属于阴虚火旺者,选用墨鱼、龟肉、鳗鱼、田鸡、鳖、牡蛎等,以治早泄、遗精等。属于津液损伤者,选用百合、柿霜、藕、梨、白木耳等。属于湿热者,选用西瓜、冬瓜、莲子心、苦瓜、丝瓜、绿豆、菊花、荸荠、泥鳅等。属于瘀血者,可选全虫等。药粥和药酒也应据证选择,药粥类有鹿角胶粥、金樱子粥、何首乌粥、米油粥、肉苁蓉粥、狗肉粥、胡桃仁粥等。药酒类有龟龄集酒、蛤蚧大补酒、蚂蚁酒、至宝三鞭酒、参杞酒、海龙酒、参茸多鞭酒、鹿茸酒、龟鹿酒、灵芝补酒、全鹿酒、虫草补酒、板栗酒、仙茅酒等。

有些食物对于男性性与生殖功能不利,食用时应加注意,如菱角、茭白、冬瓜、芥蓝、蕨菜、海松子、李核仁、兔肉、粗棉子油等。

对于饮食疗病,除了辨证施食之外,还应注意配伍有度,具体应用可以参考有关饮食疗法的专门著作。

(二)心理治疗

心理治疗又称精神治疗法,是采用各种心理学方法,通过医生和患者之间的交谈、讨论、暗示,以及其他方法,改善患者的情绪,使患者正确认识和对待疾病,消除对疾病的忧虑,增强战胜疾病的信心和能力,以达到减轻疾病、加速治愈的目的。

西医心理治疗按学派分精神分析法、行为疗法、支持疗法、暗示疗法、生物反馈疗法。按对象分为个体治疗和集体治疗。按场所分为家庭治疗和社会治疗。中医心理学认为七情即喜、怒、忧、思、悲、恐、惊七种情志变化,其与疾病的发生和治疗有着极为密切的关系。由于喜伤心、怒伤肝、忧思伤脾、悲伤肺、惊恐伤肾,喜则气缓、怒则气上、思则气结、悲则气消、惊则气乱、恐则气下。七情与脏腑相连,脏腑之间又存在着相生相克的关系,这就使精神因素与脏腑功能、精神因素与疾病的关系更加复杂化。男科疾病特别是男性性功能障碍,在临床上多数是精神因素所造成的性功能暂时性障碍。这就使得心理治疗在这类疾病的治疗中能发挥独特的作用。

西医心理治疗男性性功能障碍的方法包括有性教育,端正对性的态度,性技术的学习等方面的内容,有的将在男性性咨询中介绍,在此仅就中医心理学的内容简述如下。

1. 喜疗　即喜笑疗法,也称笑疗,是医者应用语言、事物,使患者心中喜乐,笑逐颜开,而达到治疗目的的一种疗法。常用的具体方法有语言法、顺情法、行为法、谈心法、作诱法、奖励法、暗示法等。

2. 怒疗　是指医者设法让患者大发雷霆之怒,以控制另一种病态情绪的发展,从而达到治疗目的的疗法。常用的具体方法有语言法、行为法等。

3. 恐疗　即惊恐疗法,是指医生采取惊恐手段,以制止病者的病态情绪,达到治疗目的的一种疗法。常用的具体方法有语言法、暗示法、声响法、责备法、适应法、释疑法等。

4. 悲疗　是指促使患者发生悲哀,以制止另一种病态精神,达到治疗目的的一类疗法。常用具体方法有顺势法、逆情法等。

5. 思疗　是一种引导患者对有关事物进行思考,以解脱和对抗另一种病态情绪的疗法。具体方法有语言法、释疑法、坐禅法、分心法。

6. 意疗　是指应用言行或环境改变等方法,以矫正患者隐性神情损伤的疗法。常用具体方法有语言法、顺情法、感化法、信仰法、回避法、厌恶法、失望法等。

虽然中医心理疗法的内容归为上述几类,但尚有睡眠疗法、揭穿疗法等也属于心理学的范畴。无论使用何种心理方法,都是通过说理开导、移情易性、解除疑惑、疏导解郁、虚静养神、自我暗示等来达到七情调和的目的。

(三)中西医结合治疗

中西并存的医学模式是中医男科学的特点和优势,辨病与辨证相结合、宏观辨证与微观辨证充分体现了诊断上全面客观,中西医结合疗法则必然成为男科疾病治疗中的重要手段。许多疾病仅单纯用中药或西药,疗效均不满意,若使用中西医结合疗法,则事半功倍。如慢性前列腺炎、其他生殖系的急性炎症、淋病、梅毒、脓精症等,在根据药物敏感实验选择抗生素治疗的同时,遵循辨证论治的原则使用清热解毒、清热利湿等作用的中药内服、外用,既可以缩短疗程,又能够提高疗效,并减少疾病的复发,降低某些药物的毒副作用。精索静脉曲张引起的不育,常手术与内服中药相结合。如生殖器疱疹,既使用抗病毒药物治疗,又内服清热解毒与外用清热燥湿中药治疗,可明显提高疗效,并减少复发。对于阳痿的治疗,急则治其标,应使用 PDE5 抑制剂;缓则治其本,则使用温肾壮阳、疏肝理气的中药。而于早泄,常用固肾涩精等中药,又使用抗抑郁药物,并配合心理咨询。性欲亢进常用滋阴降火等中药与镇静药同服,并配合气功。

总之,临床治疗男科疾病,中医、西医、中西医结合各有优势,取长补短,才能疗效最大化。不能抱残守缺,拘于门户之见。疾病优势在中医则使用中医药治疗,配合西医药疗法;疾病优势在西医则使用西医药治疗,配合中医药疗法;中西医都有优势的病种或疗效都不满意的疾病,采取中西医结合的方法,能够倍增疗效。

(四)自然疗法

使用自然疗法就是利用自然因素的作用,以促进男科疾病的治疗和身心的康复,下面介绍几种实用的方法。

1. 泉水疗法 饮用或外浴泉水能够促使男科疾病的治疗与生理功能恢复。一般而言,不同的泉水,所含矿物质及其他成分不同,因而作用也就各异。就临床来看,凡是性功能障碍属于气血两虚,阳气衰少,寒湿内盛者,则可选用泉水性质温热者,以饮用,或温热水浴,沐浴时间可灵活掌握,既可短时热水浴,也可长时温水浴。根据病患部位的不同,可以选择全身浴法、半身浴法、局部浴法、喷浴法、敷浴法等。凡是属于阴虚火旺、湿热、实火者,宜用泉水性质寒凉者,以饮用,或凉水浴,其浴法同温热水浴。

2. 香花疗法 利用正在生长、开放的鲜花之绚丽的颜色、形态和扑鼻的馨香,及其对环境美化、净化的作用,以促进人体性功能和身心的康复,谓之香花疗法。具体方法有三种:一是通过观赏以悦目调情,二是闻其清香以怡心调神,三是利用美化环境和净化空气的有益作用。临床可以据证选用下列处方。但对花粉有过敏史者应慎用或禁用。

(1)解郁方:牡丹花、芍药花、桃花、梅花、紫罗兰、柠檬花、山栀花、黄花、兰花、桂花、木芙蓉、凌霄花、迎春花、郁金花等,用于情绪不乐,抑郁寡欢者。

(2)宁神方:合欢花、菊花、百合花、水仙花、兰花、莲花、茉莉花等,用于烦躁易怒、性急、失眠者。

(3)定志方:梅花、菊花、迎春花、莲花、水仙花、山茶花等,用于感情脆弱,意志不坚,多疑不决者。

(4)散寒方:丁香花、茉莉花、梅花等,用于虚寒者。

(5)清热方:瑞香花、紫薇花、兰花、玉簪花、迎春花、山栀花、木槿花等,用于热证。

(6)散血方:凌霄花、芍药花、凤仙花、杜鹃花、红花、柚花、石榴花等,用于瘀血证。

(7)止血方:山茶花、木槿花、萱草、山栀花、紫薇花、鸡冠花、石榴花等,用于慢性出血者。

3. 色彩疗法 该疗法以中医五色配五脏理论为指导,让患者眼观目睹各种有关颜色,从而发生足以促进性功能康复的影响。中医学认为,白色入肺赤色入心青色入肝黄色入脾黑色入肾。而国外的研究也表明:红色可以医治小肠和心脏部位的疾病,蓝色可以治疗大肠和肺部的疾病,黄色可以医治脾脏和胰脏的疾病,绿色则能治疗肝脏和胆囊的疾病,而且正在探讨把颜色变成电磁波加以应用。下面介绍几个常用的色彩疗法的处方。

(1)暖色方:红色、橙色、黄色。有驱寒补血,使人兴奋的功效。用于慢性虚寒诸证,气血不足证,情志抑郁诸证等。

(2)冷色方:青色、紫色、蓝色、绿色。有清热、镇静、使人抑制的功效。用于阴虚阳亢诸证,情绪激动诸证等。

(3)喜色方:红色、粉红色。可养心、乐神,使人喜悦,有制怒、制悲的功效。用于情绪低落、抑郁不乐、易悲泣、易怒、血虚等。

(4)悲色方:黑色为主,亦可用白色,或兼少许黄色。用于过喜、易怒等。

(5)恐色方:黑色,有制止过喜的功效。用于狂证、喜笑不休等。

(6)思色方:黄色、浅蓝、淡绿,有利于思维。用于脾虚、思想不集中、思虑太过等。

(7)化瘀色方:绛红、枣红、紫红、黄色,有促进血液循环之功。用于瘀血阻滞经脉、脏腑诸证。

一般而言,颜色较淡的起补的作用,颜色浓者则起泻的作用。应用时可以单色使用,也可以使用2~3个颜色。应根据临床的不同需要而适当配伍,灵活使用。

4.香气疗法　利用药物或香花的自然香气,通过鼻闻以疗病。该法是治疗男性性功能障碍的特殊手段,古今中外均有介绍,可以根据病情及临床需要酌情选择下列方法。如香袋法、香枕法、香衣法、香瓶法、香脂法、香汁法、香豆(澡豆)法等。现代研究证明:不同的香气确有不同的激发性欲的作用。随着科学的发展,以香气为基础的激发性欲、改善和增强性功能的产品不断问世,如香皂、浴液等。

5.音乐疗法　音乐是人类取法大自然而又发展了的一个学科。以音乐疗病,古今中外都有大量的实践。一般认为,缓慢轻悠的旋律与柔绵婉转、曲调低吟、清幽和谐的乐章、歌曲,多具有安神宁心,消除紧张、焦躁情绪,镇静促眠的功效。节奏鲜明、节律爽快、或具有螺旋式的旋律感,优美动听的乐曲,都具有开畅胸怀,舒解郁闷之功效。凡神情郁结诸症皆可用之。节律低沉,凄切悲凉之曲调感人,则可达到悲胜怒的艺术效果,多用于神情亢奋、愤怒、躁狂等证。以鲜明、高亢、激昂的节律,或悲壮的旋律,激发人的愤怒之情,而有怒胜思的功效,多用之抵消忧思神情,发泄郁结之气,而宜于神情低沉、消极诸证。悠扬的旋律和多变的节奏,给人以轻松、欣快、喜乐之感,从而消除悲哀忧思郁怒等病态神情,诸如焦虑、紧张、苦闷、愁烦、恐惧、忧伤、消沉、绝望等情绪皆可用之。

总之,除以上介绍的疗法外,自然疗法中的其他疗法,如森林疗法、热砂疗法、空气疗法、日光疗法、冷疗、热疗、磁疗,以及舞蹈疗法、钓鱼疗法、弹琴疗法、书画疗法、玩具疗法、戏剧疗法等,皆可依据病情,选而用之。即以自然之法,恢复性之自然。

(五)气功

气功是一种较好的养生保健方法。将气功与性生活相结合,以期达到养生保健的作用,可以说是中国的首创。所以气功在治疗男性性功能障碍中具有重要的地位。在男科其他疾病治疗中,很少单独使用,常常是在康复过程中作为一种辅助疗法。气功功法很多,可以据病选择。简单而言,气功疗法就是摆好姿势,意守丹田,精神集中,默念字句进行呼吸。

1.提肾功　端坐凳上,双脚踏地,与肩同宽,双手放在大腿上,掌心向上向下均可。坐时不坐满凳。意守下部,随腹式呼吸,下部一提一放,一紧一松。提收是使暗劲往上往里提缩,如忍小便状。呼时腹部凹进,即提收下部,为一紧;吸所腹部凸出,即放松下部,为一松。如此反复随呼吸进行,熟练后即可不拘呼吸,随时可做提放、紧松的功法。

本功法随时随地能练则练,日行几遍均可,但每遍只宜提缩十几次,绝不可超过20次。一遍过后,必须间隔一段时间才可再做。

2.赵历生吐纳固精功

(1)步骤

第一步:准备方法:在应用"无极式站桩"功法的基础上,全身筋骨皮毛都要放松,为吐纳做准备。

第二步:吐纳方法:鼻吸鼻呼,吸气后待腹部有饱满感时再缓缓呼气,使腹内中和之气外发,以促进肾功能的加强。肾虚者可多做几遍。第二次吸气后略停,继而以意引颈吞气顺之,如咽硬物,意念引气过中丹田将其送入海底(会阴),这时会阴部有鼓突如卵的感觉,接着用意念沿督脉(此时闭息)升上昆仑(百会),随后随呼气意降海底。以上为 1 遍,可做3~5 遍。

说明:如初学者掌握有一定困难,可练习如下过渡功。吞气入海底的同时放松会阴肌,并随之呼气,要求自然,缓慢;继而吸气提肛,意念由会阴达尾闾,沿督脉升上昆仑,不再吞气;接着随呼气意降海底并放松会阴肌,此为 1 遍,周而复始做 3 遍。

(2)适应证:本功法具有补肾固精的作用,所以可用于肾虚阳痿、早泄等症。

(3)注意事项:不要强行闭息吞气,以免造成憋气,甚而出现休克等不良反应。同时应细心揣摩闭息吞气的要领,切莫急于求成。否则,欲速则不达。在练功中出现偏差要及时纠偏。

(六)西药治疗

1.病因治疗

(1)抗生素治疗:根据细菌及支原体等培养及药敏结果选择抗生素,单独或联合使用,治疗各种致病菌所导致的感染性疾病,如各种尿道炎,急慢性前列腺炎、附睾炎、睾丸炎、阴囊炎及龟头包皮炎,梅毒等疾病。抗生素应用原则为:彻底清除引起感染持续存在的原因;选择足量抗生素治疗;症状缓解可停药观察;症状部分缓解,可用抑菌剂量的抗生素;复发时可使用预防剂量的抗生素;症状无缓解,据药敏更换抗生素。常用的抗生素有青霉素类如青霉素、氨苄西林、呋喃西林、哌拉西林等;大环内酯类如红霉素、阿奇霉素、克林霉素等;头孢类如头孢呋辛、头孢哌酮钠、头孢曲松、头孢他啶、头孢硫脒等;喹诺酮类如环丙沙星、左氧氟沙星、洛美沙星、司帕沙星、莫西沙星等;其他如庆大霉素、链霉素、氯霉素、螺旋霉素、复方磺胺甲噁唑等。临床对于急性淋病,首选三代头孢类药物治疗,效果显著,并可治愈。青霉素治疗梅毒有特效。

(2)α受体拮抗药:α受体拮抗药多用于前列腺增生患者,以改善其排尿梗阻症状,在前列腺炎的患者中同样有许多人具有排尿梗阻症状,并认为可能与膀胱颈、前列腺及尿道的 α受体的敏感过高有关。使用α受体拮抗药能降低尿道压力,使紧张的膀胱颈和前列腺尿道松弛,消除排尿时前列腺内尿液反流,减少细菌随尿液的逆流,改善患者的症状,提高治疗效果。这类药物有特拉唑嗪、阿夫唑嗪、坦洛新等,与抗生素合用,可增强抗生素在局部的作用。一般主张从小剂量开始,然后逐渐加大剂量。原则是既能达到治疗效果又无明显副作用的剂量,治疗时间至少 6 个月,这样可减少症状复发。对于尿流率偏低者效果较好。可以在中医各辨证类型中使用,是首选药物,但在临床使用时,其用量应因人而异,逐渐加量,并注意其引起的直立性低血压、头晕等副作用。首选哌唑嗪:起始每次口服 1mg,每日 1 次,睡前服用,然后每次口服 1mg,每日 2 次,连服 7 天,再每次口服 2mg,每日 2 次。特拉唑嗪:每次口服 2mg,每日 1 次,晚睡前服用。

(3)PDE$_5$ 抑制剂:即 5 型磷酸二酯酶抑制剂,是一种抑制磷酸二酯酶活性的药物。通过抑制降解 cGMP(环磷酸鸟苷)的 5 型磷酸二酯酶活性而增高细胞内 cGMP 浓度,导致平滑肌松弛,使阴茎海绵体内动脉血流增加,产生勃起。选择性的 5 型磷酸二酯酶抑制剂包括西地那非(万艾克)、伐地那非(艾力达)、他达拉非(希爱力),用于心理性和器质性男性勃起功能障碍的治疗。三种药物的起效时间区别不大,其中伐地那非的起效时间快,西地那非和他达拉非稍长,但服用这三种药后 30~60 分钟均可开始性活动。以有效时间而言,三者差异较大,他达拉非的有效时间可长达 24~36 小时,西地那非和伐地那非的有效时间差不多,约 4~5 小时。服用 PDE_5 抑制剂后可能会出现头痛、面部潮红、鼻塞、消化不良或短暂面色改变等不良反应。但视觉异常多见于西地那非,肌肉酸痛多见于他达拉非,上腹不适、眩晕则多见于伐地那非。正在服用硝酸酯类药物或 α 受体拮抗药者,口服 PDE_5 抑制剂会使血压降至危险水平,不能使用 PDE_5 抑制剂。

(4)内分泌治疗:治疗性功能障碍及其他某些疾病的常用药物有:人绒毛膜促性腺激素、丙酸睾酮、甲睾酮及非激素类药物育亨宾碱等。治疗男性欲低下、性功能障碍、更年期综合征、隐睾、克兰费尔特综合征、男子性腺功能不全,雄激素有替代作用。己烯雌酚常用于前列腺增生症、老年性阴道炎。高催乳素血症阳痿,以溴隐亭治疗,可降低血中催乳素,睾酮值升高。

治疗不育症的常用药物有:人绒毛膜促性腺激素、丙酸睾酮、氯米芬等,对少精症或精子质量下降所致不育症,为常用有效药物;如因精索静脉曲张所致不育症,口服迈之灵,或配合精索静脉手术治疗,药物效果更佳。

(5)盐酸黄酮哌酯:可以在中医各辨证类型中使用。但幽门及十二指肠阻塞、阻塞性的小肠损害或绞痛、小肠弛缓不能、胃肠道出血者不宜应用。对青光眼患者应慎用。黄酮哌酯:每次口服 400mg,每日 2 次。奥昔布宁:每次口服 5mg,每日 3 次。

(6)非甾体抗炎药:如吲哚美辛、布洛芬、别嘌醇等,通过阻断炎症过程而起到减轻炎症、改善疼痛症状的短期作用。别嘌醇可能通过降低前列腺液中的尿酸浓度(尿液逆流致前列腺液中致尿酸水平升高)而起作用。还有人将非甾体抗炎药非普拉宗与泌尿道平滑肌松弛剂黄酮哌酯合用,取得了较好的症状改善率,并能将疗效维持一定时间,并认为两者联用比两者单用效果要好。消炎止痛类药物一般不作为首选或单用,作为辅助治疗会更合理。

(7)抗结核治疗:常用药物有链霉素、异烟肼、对氨基水杨酸钠、利福平、乙胺丁醇等。其中前三个药物为最常用的三联疗法,对结核杆菌有抑制和杀菌作用,用以治疗附睾、前列腺、精囊等部位的结核。链霉素过敏者,可用利福平、乙胺丁醇等代之。

(8)抗肿瘤治疗:生殖器官恶性肿瘤,常以手术切除根治,配合化疗、放疗。化疗药物的选用,取决于肿瘤病理组织类型,如睾丸胚胎癌、畸胎瘤、绒毛膜上皮癌。二期睾丸切除后,首选放线菌素 D,结合苯丁酸氮芥,或长春新碱等化疗;三期只能用化疗。有不少报告,博莱霉素对胚胎癌疗效较佳。二期或三期精原细胞瘤,以苯丁酸氮芥化疗。晚期前列腺癌,5- 氟尿嘧啶、环磷酰胺、氮芥,有辅助疗效,睾丸切除后尤佳。博莱霉素对阴茎癌有可取效果。

2. 对症治疗

(1)镇痛解痉剂:为缓解疾病导致的疼痛,可使用吲哚美辛、溴丙胺太林、山莨菪碱、颠茄等镇痛解痉药物。

(2)镇静剂:对于缓解患者的紧张状态具有作用。作为临床辅助药物,酌情使用。若中枢神经病理性兴奋,精神紧张,情绪波动,神经衰弱,则用中枢神经系统镇定药如甲喹酮、三溴片、苯巴比妥(鲁米那)等;或用中枢神经系统安定药如氯丙嗪、地西泮等,使病理性兴奋受到抑制。久用可导致性功能障碍。

(3)抗抑郁剂:用于治疗焦虑、抑郁所导致的性功能障碍如阳痿、早泄等,如氯米帕明或丙米嗪等抗焦虑药。

(4)强壮疗法:维生素疗法:以维生素 C 为主,辅以复合维生素 B 等其他维生素将有益于男性性功能。有的学者主张维生素 C 的剂量要大,每日在 1~1.5g,连服 3~4 周,能收到治疗效果。ATP、辅酶 A 等支持疗法:ATP 每次 20mg(口服或肌内注射);辅酶 A,每次 50U(肌内注射),维生素 B_6,每次 10mg。以上每日 1 次,15 天为 1 疗程。

(七)手术治疗

手术是男科疾病治疗中的常用方法。许多疾病非手术而不可治。如包茎、尿道下裂、隐睾、严重的精索静脉曲张、阴茎动静脉漏之阳痿、生殖系肿瘤与外伤、无精子症的睾丸或附睾取精、输精管结扎后复通等。手术分为开放性与闭合性两种,现代临床多以使用腔镜的微创手术和显微外科手术为主。具体采用何种手术方法和何种术式,应根据不同的疾病来确定。此处不再赘述。

(八)男性性咨询

男性性咨询是通过建立医生与患者之间良好的人际关系,使患者获得帮助的过程,实际上是医生向患者提供建议、鼓励、有针对性的传授性知识,使之接受性教育,以及向他们提出自助治疗等手段。通过这种帮助,使患者掌握原先不熟悉的性知识,克服各种不必要的精神顾虑。

1.**估价** 治疗医生在提出任何类型的治疗前,首先必须对出现的问题要有充分的估价和相当的了解。咨询时对要解决的问题,需有充分而明确的主见。对个人性生活的发展与现在的关系也应略有所了解,但无需广泛的介绍治疗方法。

2.**聆听** 首先,治疗医生必须表现热情,乐意聆听患者所愿说的一切,对患者所谈的内容要表现出有兴趣,以鼓励他们的叙述。如果患者在叙述中有所踌躇时,治疗医生需要循循善诱,同时要注意患者神态的变化。

3.**性教育** 性知识能够增进对性生活的理解,纠正对性生活的错误认识。如介绍男性生殖器的解剖知识;男性性反应过程,特别是男性性高潮的表现和出现的条件;男女两性性反应与性功能的差异以及"不应期"的生理特点;性功能与年龄的关系以及性能力和生育力不是一回事;手淫是一种自慰性的性行为,偶尔为之,没有过分的危害,等等。

4.**鼓励交流** 人们很早就意识到配偶之间缺乏性方面的交流或交流不充分,不但能引起性功能障碍,而且性功能障碍会持续加重。因此,应经常鼓励夫妻更多地进行有关性方面的交流,还要帮助配偶表明相互之间的需要与渴望。最有效的方法是治疗医生将一方的意愿反映给另一方。

5.**自助治疗** 性功能障碍的自助治疗确实有效。因此,推荐适当的自助治疗手段和书籍是性咨询的重要组成部分。

(九)性治疗

性治疗属于行为疗法,中国的房中术中早有介绍,认为性功能障碍一类的病证,可以通过改变男女交合的姿势、体位、时间与方式等而获得康复。西方性医学中的重建性和谐的家庭作业布置技术及双重性治疗技术,以想象和自我刺激相结合的性高潮重建技术等,其实质是强调恢复性行为的自然性,强调夫妻之间的感情交流,强调夫妻双方在融洽气氛中的紧密协作,强调学习在掌握性技巧中的重要性。

(刘春英)

参考文献

1. 南京中医学院医经教研组.黄帝内经素问译释 [M]. 上海:上海科学技术出版社,1981.

2. 灵枢经 [M]. 北京:人民卫生出版社,1979.

3. 梁运通.黄帝内经类析 [M]. 呼和浩特:内蒙古人民出版社,1986.

4. 李曰庆.实用中西医结合泌尿男科学 [M]. 北京:人民卫生出版社,1995.

5. 徐福松.徐福松实用中医男科学 [M]. 北京:中国中医药出版社,2009.

6. 王琦.王琦男科学 [M]. 郑州:河南科学技术出版社,1997.

7. 贾金铭.中国中西医结合男科学 [M]. 北京:中国医药科技出版社,2005.

8. 李元文,刘春英.中医性学 [M]. 北京:北京科学技术出版社,2013.

9. 李德新.实用中医基础学 [M]. 沈阳:辽宁科学技术出版社,1985.

10. 李彪.中国传统性治疗学 [M]. 海口:三环出版社,1992.

11. 郭子光,张子游.中医康复学 [M]. 成都:四川科学技术出版社,1986.

12. 刘春英,杜洪波.性学研究与生殖健康 [M]. 北京:中国人口出版社,2006.

13. 刘春英,杜洪波.性科学和生殖健康研究 [M]. 石家庄:河北科学技术出版社,2011.

14. 王新华.中医历代医论选 [M]. 南京:江苏科学技术出版社,1983.

15. 李忠.中医汽雾透皮治疗新法 [M]. 北京:人民卫生出版社,2006.

16. 窦国祥.饮食治疗指南 [M]. 南京:江苏科学技术出版社,1981.

17. 四川美康医药软件研究开发有限公司.mic 用药手册 [M]. 香港:中国医学出版社,2006.

18. 张介宾.景岳全书 [M]. 上海:上海科学技术出版社,1959.

19. 李用粹.证治汇补 [M]. 上海:科技卫生出版社,1958.

20. 吴师机.理瀹骈文 [M]. 赵辉贤,注释.北京:人民卫生出版社,1984.

21. 程国彭.医学心悟 [M]. 北京:人民卫生出版社,1963.

22. 张仲景,王叔和.金匮要略方论 [M]. 王叔和.北京:人民卫生出版社,1963.

23. 徐大椿.医学源流论 [M]. 北京:人民卫生出版社,2007.

24. 王肯堂.证治准绳 [M]. 北京:人民卫生出版社,2014.

25. 郭应禄.前列腺热疗及相关疗法 [M]. 北京:学苑出版社,1998.

第六章 男科疾病常用药物

|第一节| 中草药

1. 黄芪

【性味归经】甘,温。归肺、脾经。

【功　　效】补气生精,利尿托毒。

【临床应用】肺脾气虚之遗精、不射精、阳痿、房劳伤、精子成活率降低、精子活动力低下以及子痈、囊痈、子痰等破溃久不收口等病症,常与党参、当归等配伍运用。

【注意事项】表实邪盛,内有积滞,阴虚阳亢等,均不宜用。

【文献摘要】《珍珠囊》:"黄芪甘温纯阳,其用有五:补诸虚不足,一也;益元气,二也;壮脾胃,三也;去肌热,四也;排脓止痛,活血生血,内托阴疽,为疮家圣药,五也。"

2. 山药

【性味归经】甘,平。归脾、肺、肾经。

【功　　效】益气养阴,补脾肺肾,固精止带。

【临床应用】肺肾阴虚所致的阳痿、早泄、遗精、不育及慢性前列腺炎、精囊炎等。

【注意事项】有湿热实邪者不宜用。

【文献摘要】《神农本草经读》:"山药,能补肾填精,精足则阴强、目明、耳聪。"

3. 刺五加

【性味归经】甘、微苦,温。归脾、肺、心、肾经。

【功　　效】益气健脾,补肾安神。

【临床应用】脾肾不足所致的阳痿。

【注意事项】阴虚火旺者不宜用。

【文献摘要】《名医别录》:"疗男子阴痿,囊下湿,小便余沥,女人阴痒及腰脊痛,两脚疼痹风弱,五缓,虚羸,补中益精,坚筋骨,强志意。"

4. 熟地黄

【性味归经】甘,微温。归肝、肾经。

【功　　效】补血养肝,滋肾育阴。

【临床应用】肾阴不足的遗精,肝肾精血亏虚的男性不育、阳痿,腰膝酸软,眩晕耳鸣,须发早白,心悸失眠等症。

【注意事项】熟地性黏腻,有碍消化,故凡气滞多痰、脘腹胀痛、食少便溏者忌服。

【文献摘要】《本草纲目》:"填骨髓,长肌肉,生精血,补五脏、内伤不足,通血脉,利耳目,黑须发,男子五劳七伤,女子伤中胞漏,经候不调,胎产百病。"

5. 何首乌

【性味归经】甘、涩,微温;归肝、肾经。

【功　　效】补益精血,固肾乌须。

【临床应用】精血亏虚之遗精、滑精、不育、阳痿等症。

【注意事项】大便溏泄及痰湿较重者不宜服。

【文献摘要】《本草纲目》:"久用长筋骨,益精髓,延年不老,亦治妇女产后及带下诸疾。久服令人有子,治腹脏一切宿疾,冷气肠风。"

6. 楮实子

【性味归经】甘、寒;归肝、肾经。

【功　　效】补肝肾,明目,利尿。

【临床应用】肝肾阴血亏虚之小便不利、频数、遗尿、尿线细、阳痿、早泄等症。

【注意事项】素体脾胃虚寒者不宜用。

【文献摘要】《本草求真》:"楮实,书言味甘气寒,虽于诸脏阴血有补。得此颜色润,筋骨壮,腰膝健,肌肉充,水肿消,以致阴痿起,阳气助,是明指其阳旺阴弱,得此阴血有补,故能使阳不胜而助,非云阳痿由于阳衰,得此可以助阳也。若以纯阴之品可以补阳,则于理甚不合矣。况书又云,骨鲠可用楮实煎汤以服,及纸烧灰存性调服,以治血崩血晕。脾胃虚人禁用,久服令人骨痿,岂非性属阴寒,虚则受其益,过则增其害之意乎。"

7. 鹿茸

【性味归经】甘、咸,温。归肝、肾经。

【功　　效】补肾阳,益精血,强筋健骨。

【临床应用】肾阳不足,精血亏虚所致的阳痿、遗精、滑泄、腰膝酸软、筋骨乏力、头晕耳鸣及精神不振等症。

【注意事项】肾虚有火者不宜用;上焦有痰热及胃家有火者不宜用,凡吐血下血、阴虚火旺者忌用;阴虚而阳易浮越者不可擅用;由小剂量逐渐增加,不可峻用。

【文献摘要】《药性论》:"主补男子腰肾虚冷,脚膝无力,梦交,精溢自出,女人崩中漏血,炙末空心温酒服方寸匕。又主赤白带下,入散用。"

8. 紫河车

【性味归经】甘、咸,温。归肝、肾、肺经。

【功　　效】益气养血,补肾填精。

【临床应用】肾气不足、精血衰少所致的阳痿、遗精、性欲低下、不育等症。

【注意事项】阴虚火旺者,不宜单用。

【文献摘要】《本草再新》:"大补元气,理血分,治神伤梦遗。"《会约医镜》:"凡骨蒸盗汗,腰痛膝软,体瘦精枯,俱能补益。"

9. 淫羊藿

【性味归经】辛、甘,温。归肝、肾经。

【功　　效】温补肾阳,益气强精。

【临床应用】肾阳不足、精气亏虚之性欲低下、阳痿以及因少精、精子成活率低、精子活力低下等所致的不育症。

【注意事项】阴虚火旺者不宜服。

【文献摘要】《日华子诸家本草》:"治一切冷风劳气,补腰膝,强心力,丈夫绝阳不起,女子绝阴无子,筋骨挛急,四肢不任,老人昏耄,中年健忘。"《神农本草经》:"主阴痿绝伤,茎中痛。利小便,益气力,强志。"

10. 巴戟天

【性味归经】甘、辛,微温。归肾、肝经。

【功　　效】补肾阳,强筋骨,祛风湿。

【临床应用】用于阳痿、遗精、不育等属肾阳亏虚兼夹寒湿所致者。

【注意事项】本品补肾助阳,性质柔弱,适用于阳虚有寒湿之症,如阴虚火旺或有湿热者均不宜服。

【文献摘要】《神农本草经》:"主大风邪气,阴痿不起,强筋骨,安五脏,补中增志益气。"

11. 仙茅

【性味归经】辛、热;有毒。归肾、肝、脾经。

【功　　效】补肾阳,强筋骨,祛寒湿。

【临床应用】肾阳不足,命门火衰的阳痿,精冷,遗尿、尿频。

【注意事项】因本品性热兼燥,有伤阴之弊,阴虚火旺者忌服。

【文献摘要】《海药本草》:"主风,补暖腰脚,清安五脏,强筋骨,消食。""宣而复补,主丈夫七伤,明耳目,益筋力,填骨髓,益阳。"

12. 续断

【性味归经】苦、甘、辛,微温。归肝、肾经。

【功　　效】补肝肾,强筋骨。

【临床应用】用于伴有腰膝酸软的阳痿、遗精、慢性前列腺炎等。

【注意事项】风湿热痹者忌服。

【文献摘要】《本草经疏》:"为治胎产、续绝伤、补不足、疗金疮、理腰肾之要药也。"

13. 杜仲

【性味归经】甘,温。归肝、肾经。

【功　　效】补肝肾,强筋骨。

【临床应用】用于肝肾虚寒之阳痿、遗精、阴冷、阴汗、睾丸冷痛等。

【注意事项】阴虚火旺者慎用。

【文献摘要】《本草纲目》:"主腰脊痛,补中益精气,坚筋骨,强志,除阴下痒湿,小便余沥。"

14. 肉苁蓉

【性味归经】甘、咸,温。归肾、大肠经。

【功　　效】补肾阳,益精血。

【临床应用】肾精亏虚、肾阳不足而致的阳痿、遗精、早泄、不育、阴冷、更年期综合征等。

【注意事项】本品助阳、滑肠,故阴虚火旺及大便泄泻者忌服。肠胃有实热之大便秘结者也不宜用。

【文献摘要】《日华子诸家本草》:"治男绝阳不兴,女绝阴不产,润五脏,长肌肉,暖腰膝,男子泄精,尿血,遗沥,带下阴痛。"

15. 锁阳

【性味归经】苦,温。归脾、肾、大肠经。

【功　　效】补肾阳,益精血。

【临床应用】用于阳痿、遗精、早泄、不育等属肾阳不足、精气亏虚所致者。

【注意事项】阴虚阳旺、脾虚泄泻、实热便秘者忌服,阳易举而精不固者也忌之。

【文献摘要】《本草从新》:"益精兴阳,润燥养筋,治痿弱。滑大肠。泄泻及阳易举而精不固者忌之。"

16. 补骨脂

【性味归经】辛,苦,温。归肾、脾经。

【功　　效】温肾助阳,纳气,止泻。

【临床应用】用于阳痿、遗精、遗尿、尿频,腰膝冷痛,肾虚作喘。

【注意事项】因本品伤阴助火,故阴虚火旺、大便秘结者忌服。

【文献摘要】《玉楸药解》:"温暖水土,消化饮食,升达肝脾,收敛滑泄、遗精、带下、溺多、便滑诸证。"

17. 益智仁

【性味归经】辛,温。归肾、脾经。

【功　　效】暖肾固精缩尿。

【临床应用】用于治疗肾气虚寒之遗精、早泄、遗尿、尿有余沥、夜尿增多等症。

【注意事项】本品燥热,伤阴助火,故阴虚火旺或因热而患遗精、尿频等症均忌服。

【文献摘要】《本草经疏》:"益智子仁,以其敛摄,故治遗精虚漏,及小便余沥,此皆肾气不固之证也。肾主纳气,虚则不能纳矣。又主五液,涎乃脾之所统,脾肾气虚,二脏失职,是肾不能纳,脾不能摄,故主气逆上浮,涎秽泛滥而上溢也,敛摄脾肾之气,则逆气归元,涎秽下行。"

18. 菟丝子

【性味归经】辛、甘,平。归肾、肝、脾经。

【功　　效】补肾益精,养肝明目,止泻安胎。

【临床应用】用于治疗肾气虚寒之阳痿、白浊、遗精、早泄、遗尿、尿有余沥、夜尿增多等症。

【注意事项】本品为平补之药,但偏补阳,阴虚火旺,大便燥结、小便短赤者不宜服。

【文献摘要】《本经逢原》:"菟丝子,去风明目,肝肾气分也。其性味辛温质黏,与杜仲之壮筋暖腰膝无异……其功专于益精髓,坚筋骨,止遗泄,主茎寒精出,溺有余沥,去膝胫酸软,老人肝肾气虚,腰痛膝冷,合补骨脂、杜仲用之,诸经膜皆属之肝也。气虚瞳子无神者,以麦门冬佐之,蜜丸服,效。凡阳强不痿,大便燥结,小水赤涩者勿用,以其性偏助阳也。"

19. 沙苑子

【性味归经】甘,温。归肝、肾经。

【功　　效】温补肝肾,固精,缩尿。

【临床应用】用于肾虚腰痛,遗精早泄,白浊带下,小便余沥,眩晕目昏,男性不育。

【注意事项】因本品为温补固涩之品,阴虚火旺及小便不利者忌服。

【文献摘要】《本草汇言》:"沙苑蒺藜,补肾涩精之药也……能养肝明目,润泽瞳人,能补肾固精,强阳有子,不烈不燥,兼止小便遗沥,乃和平柔润之剂也。"

20. 蛤蚧

【性味归经】咸,平。归肺、肾经。

【功　　效】补肺气,助肾阳;益精血,定喘嗽。

【临床应用】肾阳不足,精血亏虚之性欲低下、阳痿、遗精、早泄、精少不育等病证。

【注意事项】风寒及实热喘咳均忌服。

【文献摘要】《本草经疏》:"蛤蚧,其主久肺劳咳嗽、淋沥者,皆肺肾为病,劳极则肺肾虚而生热,故外邪易侵,内证兼发也。蛤蚧属阴,能补水之上源,则肺肾皆得所养,而劳热咳嗽自除。肺朝百脉,通调水道,下输膀胱;肺气清,故淋沥水道自通也。"

21. 胡芦巴

【性味归经】苦,温。归肾经。

【功　　效】温肾助阳,散寒止痛。

【临床应用】阳痿滑泄,精冷囊湿,寒疝腹痛,腹胁胀痛。

【注意事项】阴虚火旺者忌用。

【文献摘要】《本草求真》:"胡芦巴,苦温纯阳,亦能入肾补命门。"

22. 韭菜子

【性味归经】辛、甘,温。归肾、肝经。

【功　　效】温补肝肾,壮阳固精。

【临床应用】固精止遗,缩尿,以治肾虚滑脱诸证;用治肾阳虚衰,下元虚冷之阳痿不举,遗精遗尿;治肝肾不足,筋骨痿软,步履艰难,屈伸不利。

【注意事项】阴虚火旺者忌用。

【文献摘要】《本草纲目》:"补肝及命门。治小便频数、遗尿,女人白淫白带。"

23. 阳起石

【性味归经】咸,微温。归肾经。

【功　　效】温肾壮阳。

【临床应用】肾阳衰微、下元虚寒所致男子阳痿滑泄。

【注意事项】阴虚火旺者忌用。不宜久服。

【文献摘要】《神农本草经》:"主崩中漏下,破子脏中血,癥瘕结气,寒热,腹痛无子,阴痿不起,补不足。"

24. 海狗肾

【性味归经】咸,热。归肝、肾经。

【功　　效】暖肾壮阳,益精补髓。

【临床应用】肾阳虚弱之阳痿、早泄、滑精、精冷无子,伴见畏寒,腰膝痿弱,小便频数清长之症。

【文献摘要】《海药本草》:"主五劳七伤,阴痿少力,肾气衰弱,虚损,背膊劳闷,面黑精冷。"

25. 海马

【性味归经】辛、甘,温。归心、肾、肺、脾经。

【功　　效】温肾助阳,活血化瘀,养心安神,温肺散寒。

【临床应用】阳痿不举,精少精冷、不育。

【注意事项】阴虚内热,肺热咳嗽者忌用。

【文献摘要】《中药通报》:"治疗产后虚弱,阳痿不育,风寒感冒,痰饮咳嗽等。"

26. 枸杞子

【性味归经】甘,平。归肝、肾经。

【功　　效】补肝肾,明目。

【临床应用】肝肾阴亏、精气不足所致之阳痿、遗精、少精、精子成活率降低、精子活力低下、更年期综合征等病症。

【注意事项】因本品滋阴润燥,故脾肾阳虚便溏者不宜服用。

【文献摘要】《本草经集注》:"补益精气,强盛阴道。"

27. 墨旱莲

【性味归经】甘、酸,寒。归肝、肾经。

【功　　效】滋补肝肾,凉血止血。

【临床应用】用于肝肾阴虚的血精、血尿、遗精、腰酸、耳鸣等症。

【注意事项】脾胃虚寒,大便溏薄者,不宜服用。

【文献摘要】《本草正义》:"入肾补阴而生长毛发,又能入血,为凉血止血之品。"

28. 女贞子

【性味归经】甘、苦,凉。归肝、肾经。

【功　　效】滋补肝肾。

【临床应用】用于肝肾阴虚的血精、血尿、遗精、腰酸、耳鸣等症。

【注意事项】因本品性凉,故脾胃虚寒泄泻及阳虚者忌服。

【文献摘要】《本草备要》:"益肝肾,安五脏,强腰膝,明耳目,乌须发,补风虚,除百病。"

29. 龟甲

【性味归经】甘,寒。归肾、肝、心经。

【功　　效】滋阴潜阳,益肾健骨,养血补心。

【临床应用】用于肝肾阴虚火旺的遗精、盗汗、早泄、健忘、腰酸、耳鸣等症。

【注意事项】因本品性凉,故脾胃虚寒泄泻及阳虚者忌服。

【文献摘要】《本草纲目》:"补心、补肾、补血,皆以养阴也……观龟甲所主诸病,皆属阴虚血弱。"

30. 知母

【性味归经】味苦、甘,性寒。归肺、胃、肾经。

【功　　效】清热泻火,滋阴润燥。

【临床应用】阴虚火旺所致之遗精、早泄、性欲亢进、阳强、血精、阴囊湿疹、子痈、精液不液化等病症。

【注意事项】本品性寒质润,有滑肠之弊,故脾虚便溏者不宜用。本品苦寒,有伤胃之弊,故不宜过量,不可久服,或于方中配伍白术、山药等健脾之品。

【文献摘要】《珍珠囊补遗药性赋》:"泻无根之肾火,疗有汗之骨蒸,止虚劳之热,滋化源之阴。"

31. 栀子

【性味归经】苦,寒。归心、肺、三焦经。

【功　　效】泻火除烦,清热利湿,凉血解毒。

【临床应用】本品善清利下焦湿热而通淋,清热凉血以止血,故可治血淋涩痛或热淋证。

【注意事项】本品苦寒,易伤脾胃,故脾虚便溏者不宜用。

【文献摘要】《本草正》:"栀子,若用佐使,治有不同:加茵陈除湿热黄疸,加豆豉除心火烦躁,加厚朴、枳实可除烦满,加生姜、陈皮可除呕秽,同元胡破热滞瘀血腹痛。"

32. 黄柏

【性味归经】味苦,性寒。归肾、膀胱、大肠经。

【功　　效】清热燥湿,泻火解毒,退热除蒸。

【临床应用】湿热壅盛所致之遗精、早泄、性欲亢进、阳强、血精、阴囊湿疹、子痈、急性前列腺炎、囊痈等病症。还可用于下焦湿热引起的阴囊湿痒、睾丸附睾炎、小便灼热、淋沥涩痛等症。

【注意事项】本品苦寒,有伤脾胃之虞,因此不可过量,不可久服,脾胃虚弱之人慎用。另外,本品能抑制性功能,故阳虚、老弱之体也当慎用。

【文献摘要】《珍珠囊》:"黄柏之用有六:泻膀胱龙火,一也;利小便结,二也;除下焦湿肿,三也;痢疾先见血,四也;脐中痛,五也;补肾不足,壮骨髓,六也。"

33. 金银花

【性味归经】味甘、性寒。归肺、胃、大肠经。

【功　　效】清热解毒。

【临床应用】热毒炽盛引起的淋证,前列腺炎,睾丸附睾炎等病症。

【注意事项】脾胃虚寒及气虚疮疡脓清者忌用。

【文献摘要】《本草纲目》:"一切风湿气,及诸肿毒、痈疽疥癣、杨梅诸恶疮。散热解毒。"

34. 连翘

【性味归经】味苦,性微寒。归肺、心、胆经。

【功　　效】清热解毒,消肿散结。

【临床应用】热毒蕴结的前列腺炎、尿路感染、睾丸附睾炎等。

【注意事项】脾胃虚寒及气虚脓清者不宜用。

【文献摘要】《珍珠囊》:"连翘之用有三:泻心经客热,一也;去上焦诸热,二也;为疮家圣药,三也。"

35. 蒲公英

【性味归经】苦、甘,寒。归肝、胃经。

【功　　效】清热解毒,消肿散结,利尿通淋。

【临床应用】湿热下注引起的热淋涩痛,前列腺炎,尿路感染,睾丸附睾炎等。

【注意事项】用量过大可致缓泻。

【文献摘要】《本草备要》:"专治乳痈、疔毒,亦为通淋妙品。"

36. 土茯苓

【性味归经】味甘、淡,性平。归肝、胃经。

【功　　效】解毒,除湿。

【临床应用】治疗淋病、梅毒、尖锐湿疣等性传播疾病;还常用以治疗湿热下注所致之遗精、血精、前列腺炎、阴囊湿疹、龟头包皮炎、死精或畸形精子过多等病症。

【注意事项】服本品期间忌饮茶;肾阴亏者也不宜用本品。另外本品长期使用有伤胃之弊,故内服当中病即止,不可多用,或于方中加入山药等一二味健运脾胃之品,以防其弊。

【文献摘要】《本草正义》:"土茯苓,利湿去热,能入络,搜剔湿热之蕴毒。其解水银、轻粉毒者,彼以升提收毒上行,而此以渗利下导为务,故专治杨梅毒疮,深入百络,关节疼痛,甚至腐烂,又毒火上行,咽喉痛溃,一切恶症。"

37. 鱼腥草

【性味归经】辛,微寒。归肺、肾、膀胱经。

【功　　效】清热解毒,消痈排脓,利尿通淋。

【临床应用】既能清热解毒,又能消痈排脓,用以治疗子痈、急性前列腺炎;有清热除湿、利水通淋之效,善清膀胱湿热,以治小便淋沥涩痛、短黄。

【文献摘要】《分类草药性》:"治五淋,消水肿,去食积,补虚弱,消臌胀。"

38. 败酱草

【性味归经】味辛、苦,性微寒。归胃、大肠、肝经。

【功　　效】清热解毒,消痈排脓,祛风止痛。

【临床应用】热毒蕴结的前列腺炎、睾丸附睾炎、尿路感染等症。

【注意事项】脾胃虚弱,食少泄泻者忌服。

【文献摘要】《本草正义》:"此草有陈腐气,故以败酱得名。能清热泄结,利水消肿,破瘀排脓。惟宜于实热之体。"

39. 锦灯笼

【性味归经】苦,寒。归肺、肾、膀胱经。

【功　　效】清热解毒,利咽化痰,利尿通淋。

【临床应用】热毒蕴结的前列腺炎、睾丸附睾炎、尿路感染等症。

【注意事项】脾虚泄泻者及孕妇忌用。

【文献摘要】《滇南本草》:"利小便,治五淋、玉茎痛。攻疮毒,治腹痛,破血,破气。"

40. 白花蛇舌草

【性味归经】味苦、甘,性寒。归胃、大肠、小肠经。

【功　　效】清热解毒,利湿。

【临床应用】湿热蕴结引起的尿路感染、前列腺炎、睾丸附睾炎,非淋菌性尿道炎等。

【注意事项】阴疽及脾胃虚寒者忌用。

41. 半边莲

【性味归经】辛,平。归心、小肠、肺经。

【功　　效】清热解毒,利水消肿。

【临床应用】湿热蕴结引起的尿路感染、前列腺炎、睾丸附睾炎,非淋菌性尿道炎等引起的排尿困难、小便短赤。

【注意事项】虚证水肿忌用。

【文献摘要】《陆川本草》:"解毒消炎,利尿,止血生肌。治腹水,小儿惊风,双单乳蛾,漆疮,外伤出血,皮肤疥癣,蛇蜂蝎伤。"

42. 玄参

【性味归经】味甘、苦、咸,性寒。归肺、胃、肾经。

【功　　效】清热养阴,解毒散结。

【临床应用】肺肾阴虚所致之遗精、精液不液化、血精以及热毒壅滞所致之子痈、囊痈、前列腺炎等病症。

【注意事项】本品性寒而滞,脾胃虚寒、食少便溏者不宜服用。反藜芦。

【文献摘要】《珍珠囊》:"凉血,生血,补肾水真阴。"

43. 茯苓

【性味归经】味甘、淡,性平。归心、脾、肾经。

【功　　效】利水渗湿,健脾安神。

【临床应用】心肾不宁所致的阳痿、遗精、男性更年期综合征、房劳心悸以及水湿阻滞之阴肿、水疝、精液囊肿等病症。

【注意事项】虚寒精滑者忌服。

【文献摘要】《世补斋医书》:"茯苓一味,为治痰主药,痰之本,水也,茯苓可以行水。痰之动,湿也,茯苓又可行湿。"

44. 薏苡仁

【性味归经】甘、淡,凉。归脾、胃、肺经。

【功　　效】健脾渗湿,除痹止泻,清热排脓。

【临床应用】湿热下注引起的遗精、阳痿、子痈、子痰、血精、阴囊湿疹、水疝、癫疝、精液囊肿、附睾郁积等病症。

【注意事项】本品力缓,宜多服久服。脾虚无湿,大便干结及孕妇慎用。

【文献摘要】《本草纲目》:"薏苡仁,阳明药也,能健脾益胃。虚则补其母,故肺痿、肺痈用之。筋骨之病,以治阳明为本,故拘挛筋急、风痹者用之。土能胜水除湿,故泄泻、水肿用之。"

45. 猪苓

【性味归经】甘淡,平。归肾、膀胱经。

【功　　效】利水渗湿。

【临床应用】水湿停滞之小便不利,水肿,淋证。

【注意事项】阴虚及无湿者不宜用。

【文献摘要】《本草纲目》:"开腠理,治淋、肿、脚气,白浊,带下,妊娠子淋,胎肿,小便不利。"并谓"开腠理,利小便,与茯苓同功。但入补药不如茯苓也。"

46. 泽泻

【性味归经】味甘、淡,性寒。归肾、膀胱经。

【功　　效】泄热利湿。

【临床应用】湿热下注所致的阳痿、阳强、性欲亢进、遗精、射精疼痛、血精等病症。

【注意事项】素体阳虚或精亏气弱者慎用本品。

【文献摘要】《药性论》:"主肾虚精自出,治五淋,利膀胱热,宣通水道。"

47. 车前子

【性味归经】味甘,性微寒。归肺、肾、肝经。

【功　　效】利尿通淋,渗湿止泻,清肝明目。

【临床应用】痰湿壅滞所致之阳痿、水疝、遗精、不射精、前列腺炎、前列腺增生、尿潴留等病症。

【注意事项】凡内伤劳倦,阳气下陷,肾虚滑精及内无湿热者,慎服。

【文献摘要】《名医别录》:"男子伤中,女子淋沥,不欲食。养肺强阴益精,令人有子,明目疗赤痛。"

48. 滑石

【性味归经】甘淡,寒。归胃、膀胱经。

【功　　效】清热利湿。

【临床应用】湿热下注所致的遗精、阳痿、早泄、血精、不射精、阳强、性欲亢进等多种性功能疾患,以及热淋(急性尿道炎、膀胱炎),石淋(泌尿系结石)。

【注意事项】脾虚气弱,精滑及热病津伤者忌服。

【文献摘要】《本草纲目》:"滑石利窍,不独小便也。上能利毛腠之窍,下能利精溺之窍。盖甘淡之味,先入于胃,渗走经络,游溢精气,上输于肺,下通膀胱。肺主皮毛,为水之上源。膀胱司津液,气化则能出。故滑石上能发表,下利水道,为荡热燥湿之剂。"

49. 木通

【性味归经】苦,寒。有毒。归心、小肠、膀胱经。

【功　　效】利尿通淋,清心火,通经下乳。

【临床应用】治疗湿热下注导致的小便短赤,淋沥涩痛(急性尿道炎、膀胱炎)等。

【注意事项】本品有毒,故用量不宜过大,也不宜久服,肾功能不全者及孕妇忌服,内无湿热者、儿童与年老体弱者慎用。

【文献摘要】《雷公炮制药性解》:"木通利便,专泻小肠,宜疗五淋等症。"

50. 通草

【性味归经】甘淡,寒。归肺、胃经。

【功　　效】清热利湿。

【临床应用】湿热下注之小便不利,淋沥涩痛等。

【注意事项】孕妇慎用。

【文献摘要】《医学启源》:"通阴窍涩不利,利小便,除水肿,癃闭,五淋。"

51. 萹蓄

【性味归经】味苦,性微寒。归膀胱经。

【功　　效】利水通淋。

【临床应用】用于湿热淋证,阴囊湿痒等。

【注意事项】多服泄精气。

【文献摘要】《本草汇言》:"利湿热,通小便之药也。"

52. 石韦

【性味归经】味苦,性微寒。归肺、膀胱经。

【功　　效】利水通淋,凉血止血。

【临床应用】用于湿热淋证,可治疗前列腺增生、前列腺炎引起的小便淋沥,尿路感染引起的小便涩痛、血尿等。

【注意事项】阴虚及无湿热者忌服。

【文献摘要】《神农本草经》:"主劳热邪气,五癃闭不通,利小便水道"。

53. 灯心草

【性味归经】甘、淡,微寒。归心、肺、小肠经。

【功　　效】利尿通淋,清心除烦。

【临床应用】用于小便不利,淋沥涩痛。

【注意事项】虚寒者慎服。

【文献摘要】《开宝本草》:"主五淋。"

54. 冬葵子

【性味归经】甘、涩,凉。归大肠、小肠、膀胱经。

【功　　效】利尿通淋,下乳,润肠。

【临床应用】用于小便不利,淋沥涩痛。

【注意事项】本品寒润滑利,脾虚便溏者与孕妇慎用。

【文献摘要】《得配本草》:"滑肠达窍,下乳滑胎,消肿,通关格,利二便。"

55. 萆薢

【性味归经】味苦,性微寒。归肝、胃经。

【功　　效】利湿浊,祛风湿。

【临床应用】用于膏淋,白浊(慢性前列腺炎引起的尿道口滴白)等症。

【注意事项】肾阴亏虚之遗精滑泄者慎用。

【文献摘要】《本草纲目》:"治白浊,茎中痛,痔瘘坏疮。"

56. 金钱草

【性味归经】甘、咸,微寒。归肝、胆、肾、膀胱经。

【功　　效】利湿退黄,利尿通淋,解毒消肿

【临床应用】用于石淋、热淋等症。

【注意事项】肾阴亏虚之遗精滑泄者慎用。

【文献摘要】《采药志》:"反胃噎膈,水肿臌胀,黄白火丹。"

57. 虎杖

【性味归经】味苦,性寒。归肝、肺、胆经。

【功　　效】清热利湿,活血化瘀。

【临床应用】热毒蕴结的前列腺炎、尿路感染、睾丸附睾炎等。

【注意事项】孕妇忌服。

【文献摘要】《本草纲目》:"治男妇诸般淋疾。"

58. 乌药

【性味归经】味辛,性温。归胃、肾、膀胱经。

【功　　效】行气,散寒,止痛。

【临床应用】少腹、会阴、阴囊冷痛及小便频数、尿道口滴白等症。

【注意事项】气虚、内热者忌服。

【文献摘要】《药品化义》:"乌药,气雄性温,故快气宣通,疏散凝滞,甚于香附。外解表而理肌,内宽中而顺气。以之散寒气,则客寒冷气自除;驱邪气则天行疫瘴即却;开郁气,中恶腹痛,胸膈胀痛,顿然可减;疏经气,中风四肢不遂,初产血气凝滞,渐次能通,皆藉其气雄之功也。"

59. 荔枝核

【性味归经】辛、微苦,温。归肝、胃经。

【功　　效】行气散结,散寒止痛。

【临床应用】疝气痛,睾丸肿痛。

【注意事项】无寒湿气滞者不宜用。

【文献摘要】《本草纲目》:"行散滞气,治㿗疝气痛,妇人血气痛。"

60. 九香虫

【**性味归经**】咸,温。归脾、肝、肾经。

【**功　　效**】行气止痛,温肾助阳。

【**临床应用**】肾阳亏虚、寒滞肝脉而致的阳痿、阴冷、子痈、缩阳、阴茎痰核等病症。

【**注意事项**】凡阴虚内热者忌用。

【**文献摘要**】《本草新编》:"九香虫……虫中之至佳者。入丸、散中,以扶衰弱最宜。但不宜入于汤剂。以其性滑,恐动大便耳。九香虫亦兴阳之物,然外人参、白术、巴戟天、肉苁蓉、破故纸之类,亦未见其大效也。"

61. 附子

【**性味归经**】辛、甘、热,有毒。归心、脾、肾经

【**功　　效**】回阳补火,散寒除湿。

【**临床应用**】用于阳痿、精子成活率低下、不射精、缩阳、色厥、夹阴伤寒、阴冷、睾丸冷痛等属于阳虚寒证者。

【**注意事项**】属湿热壅滞、相火偏旺以及阴虚之体当忌用本品。反半夏、瓜蒌、贝母、白蔹、白及。

【**文献摘要**】《本草汇言》:"附子,回阳气,散阴寒,逐冷痰,通关节之猛药也。诸病真阳不足,虚火上升,咽喉不利,饮食不入,服寒药愈甚者,附子乃命门主药,能入其窟穴而招之,引火归原,则浮游之火自熄矣。凡属阳虚阴极之候,肺肾无热证者,服之有起死之殊功。"

62. 肉桂

【**性味归经**】辛、甘、热。归脾、肾、心、肝经。

【**功　　效**】补火助阳,散寒止痛,温经通脉。

【**临床应用**】脾肾阳虚的阳痿、早泄、滑精以及寒滞厥少二经之睾丸疼痛、阴冷、阴汗等。

【**注意事项**】本品性大热,阴虚火旺者忌服。一般不与赤石脂为伍,以免降低疗效。

【**文献摘要**】《本草求真》:"大补命门相火,益阳治阴。凡沉寒痼冷、营卫风寒、阳虚自汗、腹中冷痛、咳逆结气、脾虚恶食、湿盛泄泻、血脉不通、胎衣不下、目赤肿痛,因寒因滞而得者,用此治无不效。"

63. 小茴香

【**性味归经**】味辛,性温。归肝、肾、脾、胃经。

【**功　　效**】祛寒止痛,理气和胃。

【**临床应用**】少腹、会阴、阴囊冷痛等症。

【**注意事项**】阴虚火旺者禁服。

【**文献摘要**】《新修本草》:"主诸瘘,霍乱及蛇伤。"

64. 丁香

【**性味归经**】辛,温。归脾、胃、肺、肾经。

【**功　　效**】温中降逆,散寒止痛,温肾助阳。

【**临床应用**】有温肾助阳起痿之功,治疗男子勃起功能障碍。

【**注意事项**】热证及阴虚内热者忌用。畏郁金。

【**文献摘要**】《日华子诸家本草》:"治口气,反胃,疗肾气,奔豚气,阴痛,壮阳,暖腰膝。"

65. 小蓟

【**性味归经**】味甘,性凉。归心、肺经。

【功　　效】凉血止血,消散痈肿,利尿。

【临床应用】尿血、血精等各种出血证。

【注意事项】脾胃虚寒而无瘀滞者忌服。

【文献摘要】《医学衷中参西录》:"鲜小蓟根,味微辛,气微腥,性凉而润。为其气腥与血同臭,且又性凉濡润,故善入血分,最清血分之热,凡咳血、吐血、衄血、二便下血之因热者,服者莫不立愈。又善治肺病结核,无论何期,用之皆宜,即单用亦可奏效。并治一切疮疡肿疼、花柳毒淋、下血涩疼,盖其性不但能凉血止血,兼能活血解毒,是以有以上种种诸效也。其凉润之性,又善滋阴养血,治血虚发热;至女子血崩赤带,其因热者用之亦效。"

66. 白茅根

【性味归经】甘,寒。归肺、胃、膀胱经。

【功　　效】凉血止血,清热利尿,清肺胃热。

【临床应用】尿血、湿热下注引起的小便不利等各种病症。

【文献摘要】《神农本草经》:"主劳伤虚羸,补中益气,除瘀血,血闭,寒热,利下便。"

67. 三七

【性味归经】味甘、微苦,性温。归肝、胃经。

【功　　效】散瘀止血,消肿定痛。

【临床应用】尿血、血精等出血症及瘀血阻滞的疼痛等症。

【注意事项】孕妇慎用。

【文献摘要】《本草新编》:"三七根,止血之神药也,无论上中下之血,凡有外越者,一味独用亦效,加入补血补气药之中则更神。盖止药得补而无沸腾之患,补药得止而有安静之休也。"

68. 蒲黄

【性味归经】甘,平。归肝、心包经。

【功　　效】收涩止血,行血祛瘀,利尿。

【临床应用】炒炭收涩,善能止血,用于血淋、尿血等男科各种出血病证。生用性滑,长于行血,故治瘀血阻滞的疼痛等症。

【注意事项】无瘀滞者慎用。

【文献摘要】《神农本草经》:"主心腹膀胱寒热,利小便,止血,消瘀血。久服轻身益气力。"

69. 血余炭

【性味归经】苦,平。归肝、胃经。

【功　　效】止血散瘀,补阴利尿。

【临床应用】男科各种出血病证。

【注意事项】脾胃虚弱者不宜服。

【文献摘要】《神农本草经》:"主五癃,关格不通,利小便水道,疗小儿痫,大人痉。"

70. 郁金

【性味归经】辛,苦,寒。归肝、胆、心经。

【功　　效】活血止痛,行气解郁,清心凉血,利胆退黄。

【临床应用】尿血、血淋、血精等血热瘀滞的出血病证。气滞血瘀引起的疼痛病证。

【注意事项】畏丁香。

【文献摘要】《本草汇言》:"郁金清气化痰散瘀血之药也,其性轻扬,能散郁滞,顺逆气,上达高巅,善行下焦,为心肺肝胃,气血火痰郁遏不行者最验。故治胸胃膈痛,两胁胀满,肚腹攻疼,饮食不思等证;又治经脉逆行,吐血衄血,唾血血腥。此药能降气,气降则火降,而痰与血亦各循其安所之处而归原矣。"

71. 乳香

【性味归经】辛、苦,温。归心、肝、脾经。

【功　　效】活血止痛,消肿生肌。

【临床应用】气滞血瘀所致的以疼痛为主的男科病症。

【注意事项】本品味苦气浊,入煎剂常致汤液混浊,胃弱者多服易致呕吐。故对胃弱者,用量不宜过大或久用;无瘀滞者忌用。

【文献摘要】《本草纲目》:"消痈疽诸毒,托里护心,活血定痛,治妇人难产,折伤。""乳香香窜,能入心经,活血定痛,故为痈疽疮疡、心腹痛要药……产科诸方多用之,亦取其活血之功耳。"

72. 没药

【性味归经】辛、苦,平。归心、肝、脾经。

【功　　效】活血止痛,消肿生肌。

【临床应用】气滞血瘀所致的以疼痛为主的男科病症。

【注意事项】本品味苦气浊,入煎剂常致汤液混浊,胃弱者多服易致呕吐。故对胃弱者,用量不宜过大或久用;无瘀滞者忌用。

【文献摘要】《医学入门》:"此药推陈出新,故能破宿血,消肿止痛,为疮家奇药也。"

73. 五灵脂

【性味归经】苦、甘,温。归肝经。

【功　　效】活血止痛,化瘀止血,解毒。

【临床应用】男科瘀滞诸痛的要药。

【注意事项】与人参不宜同用;血虚及无瘀滞者忌用。

【文献摘要】《本草纲目》:"止妇人经水过多,赤带不绝,胎前产后血气诸痛,男女一切心腹、胁肋、少腹诸痛,疝痛,血痢,肠风腹痛,身体血痹刺痛。"

74. 丹参

【性味归经】味苦,性微寒。归心、心包、肝经。

【功　　效】活血祛瘀,凉血消痈,除烦安神。

【临床应用】前列腺增生、慢性前列腺炎、阴茎痰核、阴茎异常勃起、血精、痛性结节、男子乳疬、阴茎阴囊睾丸外伤、阳痿等属瘀血阻滞之病症。

【注意事项】反藜芦。

【文献摘要】《本草便读》:"丹参,功同四物,能祛瘀以生新,善疗风而散结,性平和而走血,……味甘苦以调经,不过专通营分。丹参虽有参名,但补血之力不足,活血之力有余,为调理血分之首药。其所以疗风痹去结积者,亦血行风自灭,血行则积自行耳。"

75. 益母草

【性味归经】辛、苦,微寒。归心、肝、膀胱经。

【功　　效】活血调经,利水消肿,清热解毒。

【临床应用】前列腺增生、慢性前列腺炎、阴茎痰核、阴茎异常勃起、血精、痛性结节、男子乳疬、阴茎阴囊睾丸外伤、阳痿等属瘀血阻滞之病症。

【注意事项】无瘀滞及阴虚血少者忌用。

【文献摘要】《本草纲目》："活血、破血、调经、解毒。治胎漏难产,胎衣不下,血晕,血风,血痛,崩中漏下,尿血,泻血,疳、痢、痔疾,打扑内损瘀血,大便小便不通。"

76. 牛膝

【性味归经】味苦、酸,性平。归肝、肾经。

【功　　效】活血化瘀,引血下行,补肝肾,强筋骨,利尿通淋。

【临床应用】阳痿、血精、不射精、阳强、阴茎痰核、慢性子痈、阴茎阴囊及睾丸外伤、精索静脉曲张、前列腺炎、前列腺增生、精液不液化、痛性结节、附睾郁积等。

【注意事项】本品有川、怀之分,活血化瘀,消肿止痛,宜用"川牛膝",补肝肾,强筋骨,宜用"怀牛膝"。中气下陷,脾虚泄泻,下元不固,多梦遗精者慎用。

【文献摘要】《本草纲目》："治久疟寒热,五淋尿血,茎中痛,下痢,喉痹,口疮,齿痛,痈肿恶疮,伤折。""牛膝乃足厥阴、少阴药,大抵得酒则能补肝肾,生用则能去恶血。"

77. 莪术

【性味归经】辛、苦,温。归肝、脾经。

【功　　效】行气破血,消积止痛。

【临床应用】阴茎痰核、慢性子痈、阴茎阴囊及睾丸外伤、精索静脉曲张、前列腺炎、前列腺增生、精液不液化、痛性结节、附睾郁积等。

【注意事项】体虚无瘀滞、孕妇及月经过多者忌用。

【文献摘要】《药品化义》："蓬术味辛性烈,专攻气中之血,主破积消坚,去积聚癖块,经闭血瘀,扑损疼痛。与三棱功用颇同,亦勿过服。"

78. 三棱

【性味归经】辛、苦,平。归肝、脾经。

【功　　效】破血行气,消积止痛。

【临床应用】阴茎痰核、慢性子痈、阴茎阴囊及睾丸外伤、精索静脉曲张、前列腺炎、前列腺增生、精液不液化、痛性结节、附睾郁积等。

【注意事项】体虚无瘀滞、孕妇及月经过多者忌用。

【文献摘要】《本草经疏》："三棱,从血药则治血,从气药则治气,老癖癥瘕积聚结块,未有不由血瘀、气结、食停所致,苦能泄而辛能散,甘能和而入脾,血属阴而有形,此所以能治一切凝结停滞有形之坚积也。"

79. 水蛭

【性味归经】咸、苦,平,有小毒。归肝经。

【功　　效】破血逐瘀。

【临床应用】血瘀络阻所致之阳痿、前列腺增生、慢性前列腺炎、阴茎痰核、精索静脉曲张以及睾丸、阴囊、阴茎等部位的外伤血肿、瘀阻等病症。

【注意事项】本品为破血之品,出血者不宜服。

【文献摘要】《神农本草经》:"主逐恶血,瘀血,月闭,破血逐瘀,无子,利水道。"

80. 穿山甲

【性味归经】咸,微寒。归肝、胃经。

【功　　效】活血通经,导滞通精,消肿排脓。

【临床应用】血瘀阻络、精道瘀阻所致之阳痿、不射精、阳强、阴茎痰核、慢性子痈、血疝、精索静脉曲张、前列腺增生、前列腺炎、痛性结节、男子乳疬、附睾郁积等。

【注意事项】气血不足痈疽已溃者忌服。

【文献摘要】《医学衷中参西录》："穿山甲,味淡性平,气腥而窜,其走窜之性,无微不至,故能宣通脏腑,贯彻经络,透达关窍,凡血凝血聚为病,皆能开之。"

81. 牡蛎

【性味归经】咸,微寒。归肝、肾经。

【功　　效】平肝潜阳,软坚散结,收敛固涩。

【临床应用】用于遗精、滑精、早泄、阴茎痰核、前列腺增生、慢性前列腺炎、痛性结节等病症。

【注意事项】本品有收敛作用,湿热实邪者忌用。

【文献摘要】《本草备要》："咸以软坚化痰,消瘰疬结核,老血疝瘕。涩以收脱,治遗精崩带,止嗽敛汗,固大小肠。"

82. 地龙

【性味归经】咸,寒。归肝、脾、膀胱经。

【功　　效】清热息风,通络利尿。

【临床应用】用于阳痿、不射精、阴茎痰核、阳强、子痈、前列腺炎、精液不液化等病症。

【注意事项】脾胃素虚,或无实热之证者忌用。

【文献摘要】《本草纲目》："性寒而下行,性寒故能解诸热疾,下行故能利小便,治足疾而通经络也。""主伤寒疟疾,大热狂烦,及大人小儿小便不通,急慢惊风,历节风痛。"

83. 蜈蚣

【性味归经】辛,温,有毒。归肝经。

【功　　效】息风止痉,解毒散结,通络止痛。

【临床应用】用于肝郁、血瘀所致的阳痿及不射精、阴茎痰核、慢性子痈、精索静脉曲张等病证。

【注意事项】本品有毒,用量不可过大。

【文献摘要】《医学衷中参西录》："蜈蚣,走窜之力最速,内而脏腑,外而经络,凡气血凝聚之处皆能开之。性有微毒,而转善解毒,凡一切疮疡诸毒皆能消之。"

84. 僵蚕

【性味归经】咸、辛,平。归肝、肺经。

【功　　效】息风止痉,祛风止痛,解毒散结。

【临床应用】痰浊阻滞宗筋脉道所致的阳痿、阴茎痰核、子痰、慢性子痈、不射精等症。

【注意事项】气虚者慎用。

【文献摘要】《神农本草经》："主小儿惊痫、夜啼,去三虫,灭黑皯,令人面色好,男子阴疡病。"

85. 磁石

【性味归经】辛、咸,寒。归肝、心、肾经。

【功　　效】潜阳安神,聪耳明目,纳气平喘。

【临床应用】肾虚精亏、心胆气怯所致之性欲低下、阳痿、遗精、早泄等病症。

【注意事项】因吞服后不易消化,如入丸散,不可多服。脾胃虚弱者慎用。

【文献摘要】《本草从新》:"色黑入水,能引肺金之气入肾,补肾益精,除烦祛热。"

86. 龙骨

【性味归经】甘、涩,微寒。归心、肝经。

【功　　效】平肝潜阳,镇静安神,收敛固涩。

【临床应用】遗精、早泄、虚汗、尿血等病症。

【注意事项】本品收敛作用较强,若非滑脱不禁或有湿热积滞者均不宜用。

【文献摘要】《本草从新》:"龙骨,甘涩平……能收敛浮越之正气,涩肠,益肾,安魂镇惊,辟邪解毒,治多梦纷纭、惊痫、疟、痢、吐衄崩带、滑精、脱肛、大小肠利。固精、止汗、定喘、敛疮,皆涩以止脱之义。"

87. 琥珀

【性味归经】甘,平。归心、肝、膀胱经。

【功　　效】定惊安神,活血散瘀,利尿通淋。

【临床应用】血淋、石淋、热淋、小便出血、癃闭不通等病证。

【注意事项】阴虚内热及小便频数者忌用。

【文献摘要】《本草衍义补遗》:"古方用为利小便,以燥脾土有功,脾能运化,肺气下降,故小便可通,若血少不利者,反致其燥结之苦。"

88. 石菖蒲

【性味归经】味辛,性温。归心、胃经。

【功　　效】芳香化湿,开窍醒神。

【临床应用】心肾不宁所致之阳痿、早泄、遗精以及精窍瘀阻所致之不射精、射精不爽等病症。

【文献摘要】《神农本草经》:"主风寒湿痹,咳逆上气,开心孔,补五脏,通九窍,明耳目,出音声。久服轻身,不忘,不迷惑,延年。"

89. 白芥子

【性味归经】味辛,性温。归肺经。

【功　　效】温肺祛痰,利气散结。

【临床应用】不射精、阳痿、阴茎痰核、阴茎异常勃起、子痰、子痈、附睾郁积、男子乳疬、痛性结节、慢性前列腺炎、前列腺增生等属痰湿阻络之男科病症,常与白僵蚕、穿山甲配伍同用,以取痰瘀同治之功。

【注意事项】本品辛温走散,耗气伤阴,久咳肺虚及阴虚火旺者忌用。用量不宜过大,过量易导致胃肠炎,产生腹痛,腹泻。

【文献摘要】《本草纲目》:"利气豁痰,除寒暖中,散肿止痛。治喘嗽反胃,痹木脚气,筋骨腰节诸痛。"

90. 海藻

【性味归经】咸,寒。归肝、胃、肾经。

【功　　效】消痰软坚,利水消肿。

【临床应用】睾丸肿痛、水肿,小便不利等病症。

【注意事项】反甘草。

【文献摘要】《本草蒙筌》:"治项间瘰疬,消颈下瘿囊;利水道,通癃闭成淋,泻水气,除胀满作肿。"

91. 五味子

【性味归经】酸,甘,温。归肺、心、肾经。

【功　　效】敛肺滋肾,生津敛汗,涩精止泻,宁心安神。

【临床应用】用于阳痿、遗精、滑精、不育、男性更年期综合征等。

【注意事项】表邪未解,内有实热,咳嗽初起均不宜用。

【文献摘要】《神农本草经》:"主益气,咳逆上气,劳伤羸瘦,补不足,强阴,益男子精。"

92. 五倍子

【性味归经】酸、涩,寒。归肺、大肠、肾经。

【功　　效】敛肺降火,止咳止汗,涩肠止泻,固精止遗,收敛止血,收湿敛疮。

【临床应用】用于阳痿、遗精、滑精、不育、男性更年期综合征等。

【注意事项】湿热泻痢者忌用。

【文献摘要】《本草纲目》:"敛肺降火,化痰饮,止咳嗽、消渴、盗汗、呕吐、失血、久痢……治眼赤湿烂,消肿毒、喉痹,敛溃疮金疮,收脱肛子肠坠下。""其味酸咸,能敛肺止血,化痰止渴收汗;其气寒,能散热毒疮肿;其性收,能除泻痢湿烂"。

93. 山茱萸

【性味归经】酸、涩,微温。归肝、肾经。

【功　　效】补益肝肾,收敛固涩。

【临床应用】用于肝肾亏虚所致的阳痿、遗精、早泄、阴汗不止、男性更年期综合征等。

【注意事项】本品温补收敛,故命门火炽,素有湿热及小便不利者不宜用。

【文献摘要】《汤液本草》:"滑则气脱,涩剂所以收之,山茱萸止小便利,秘精气,取其味酸涩以收滑之。

94. 覆盆子

【性味归经】甘、酸、微温。归肝、肾经。

【功　　效】益肾,固精,缩尿。

【临床应用】肾虚阳痿及肾虚不固之遗精、滑精、遗尿、尿频等症。

【注意事项】肾虚有火、小便短涩者不宜服。

【文献摘要】《本草备要》:"益肾脏而固精,补肝虚而明目,起阳痿,缩小便"。

95. 桑螵蛸

【性味归经】甘、咸,平。归肝、肾经。

【功　　效】补肾助阳,固精缩尿。

【临床应用】肾虚之遗溺、尿频、滑精、阳痿、早泄等症。

【注意事项】阴虚火旺及膀胱有热者不宜服。

【文献摘要】《本经逢原》:"肝肾命门药也,功专收涩,故男子虚损,肾衰阳痿,梦中失精遗溺白浊方多用之。"

96. 金樱子

【性味归经】酸、涩、平。归肾、膀胱、大肠经。

【功　　效】固精缩尿。

【临床应用】用于肾虚滑精、遗精、遗尿、尿频等。

【注意事项】本品功专收敛,故有实火、实邪者不宜用。

【文献摘要】《本草备要》:"固精秘气,治梦泄遗精,泄痢便数。"

97. 海螵蛸

【性味归经】咸、涩,微温。归肝、肾经。

【功　　效】固精止带,收敛止血,制酸止痛,收湿敛疮。

【临床应用】肾虚之遗溺、尿频、滑精、阳痿、早泄等症。

【注意事项】本品功专收敛,故有实火、实邪者不宜用。

【文献摘要】《本草品汇精要》:"止精滑,去目翳。"

98. 莲子

【性味归经】甘、涩,平。归脾、肾、心经。

【功　　效】固精止带,补脾止泻,益肾养心。

【临床应用】肾虚之遗溺、尿频、滑精、阳痿、早泄等症。

【注意事项】本品功专收敛,故有实邪者不宜用。

【文献摘要】《玉楸药解》:"莲子甘平,甚益脾胃,而固涩之性,最宜滑泄之家,遗精便溏,极有良效"。

99. 芡实

【性味归经】甘、平、涩。归脾、肾经。

【功　　效】益肾固精,健脾止泻,除湿止带。

【临床应用】肾虚遗精、滑精、早泄、小便不禁等症。

【注意事项】外感前后、痢疾疳痔、气郁痞胀、溺赤便秘、食不运化者皆忌之。

【文献摘要】《本草纲目》:"止渴益肾,治小便不禁,遗精,白浊,带下"。

100. 刺猬皮

【性味归经】苦,平。归胃、大肠、肾经。

【功　　效】收敛止血,固精缩尿。

【临床应用】肾虚不固引起的遗精、遗尿、早泄等症。

【注意事项】凡有表邪、湿滞、郁热等不宜服用。

【文献摘要】《医林改错》:"治遗精"。

101. 柴胡

【性味归经】苦、辛,微寒。归肝、胆经。

【功　　效】解表退热,疏肝解郁,升举阳气。

【临床应用】肝失疏泄、气机郁阻所致的胸胁或少腹胀痛、情志抑郁等症状,阳痿、早泄、遗精、前列腺炎、前列腺增生症、迟发性性腺功能减退症、男性不育症等伴有情志不畅等疾病,常与香附、川芎、白芍同用。亦可用于中气不足、气虚之前列腺炎、精索静脉曲张等,常与升麻、人参等合用。

【注意事项】阴虚阳亢,肝风内动,阴虚火旺及气机上逆者忌用或慎用。

【文献摘要】《滇南本草》:"伤寒发汗解表要药,退六经邪热往来,痹痿,除肝家邪热、痨热,行肝经逆结之气,止左胁肝气疼痛。"

102. 川楝子

【性味归经】苦,寒。有小毒。归肝、胃、小肠、膀胱经。

【功　　效】行气止痛,杀虫。

【临床应用】用于前列腺炎、附睾炎、睾丸炎、精索静脉曲张等伴有小腹、会阴、阴囊坠胀疼痛不适者,以及肝郁气滞之胸胁胀痛者。

【注意事项】本品有毒,不宜过量或持续服用,以免中毒。又因性寒,脾胃虚寒者慎用。

【文献摘要】《本草纲目》:"楝实,导小肠膀胱之热,因引心包相火下行,故心腹痛及疝气为要药。"

103. 延胡索

【性味归经】辛、苦。温。归心、肝、脾经。

【功　　效】活血,行气,止痛。

【临床应用】气血瘀滞疼痛之前列腺炎、附睾炎、睾丸炎、精索静脉曲张、射精痛、尿道疼痛、腰痛、胸胁胀痛等各种男科疾病伴有疼痛者。

【注意事项】血热气虚者忌服。

【文献摘要】《本草纲目》:"延胡索,能行血中气滞,气中血滞,故专治一身上下诸痛,用之中的,妙不可言。盖延胡索活血化气,第一品药也"

104. 香附

【性味归经】辛、微苦、微甘、平。归肝、脾、三焦经。

【功　　效】疏肝解郁,调经止痛,理气调中。

【临床应用】肝郁气滞之前列腺炎、阳痿、早泄、遗精、男性不育症、迟发性性腺功能减退症、附睾炎、精索静脉曲张伴有情志不畅或胸腹胀痛不适者。

【注意事项】凡气虚无滞、阴虚血热者忌服。

【文献摘要】《本草纲目》:"利三焦,解六郁,消饮食积聚、痰饮痞满,胕肿腹胀,脚气,止心腹、肢体、头目、齿耳诸痛……妇人崩漏带下,月候不调,胎前产后百病。""乃气病之总司,女科之主帅也。"

105. 蛇床子

【性味归经】辛、苦,温。有小毒。归肾经。

【功　　效】杀虫止痒,燥湿,温肾壮阳。

【临床应用】肾阳亏虚之阳痿、早泄、不射精、房劳伤、男性不育症、前列腺增生症、腰膝酸痛、尿频等病症。

【注意事项】阴虚火旺或下焦有湿热者不宜内服。

【文献摘要】《药性论》:"治男子、女人虚,湿痹,毒风,顽痛,去男子腰疼。浴男子阴,去风冷,大益阳事。主大风身痒,煎汤浴之瘥。疗齿痛及小儿惊痫。"

106. 露蜂房

【性味归经】甘,平。归胃经。

【功　　效】攻毒杀虫,祛风止痛。

【临床应用】肾虚之阳痿、早泄、遗精、遗尿、精子活动力低下、精子畸形率高之男性不育症等。

【注意事项】阴虚火旺者忌用。

【文献摘要】《神农本草经》:"主惊痫瘛疭,寒热邪气,癫疾,肠痔。"

107. 凌霄花

【性味归经】辛,微寒。归肝、心包经。

【功　　效】破瘀通经,凉血祛风。

【临床应用】瘀血阻滞之前列腺炎、阳痿、前列腺增生症、附睾炎、精索静脉曲张等病症。

【注意事项】气血虚弱者不宜用。

【文献摘要】《本经逢原》:"凌霄花,癥瘕血闭,血气刺痛,疠风恶疮多用之,皆取其散恶血之功也。"

108. 龟甲胶

【性味归经】咸、甘,凉。归肝、肾、心经。

【功　　效】滋阴,养血,止血。

【临床应用】精血亏虚之弱精子症、少精子症、死精子症、无精子症等男性不育症。

【注意事项】脾胃虚弱、呕吐泄泻、腹胀便溏、咳嗽痰多者慎用。。

【文献摘要】《本草纲目》:"补心、补肾、补血,皆以养阴也,观龟甲所主诸病,皆属阴虚血弱。"

109. 鹿角胶

【性味归经】味甘咸。性温。归肝、肾经。

【功　　效】补肝肾,益精血。

【临床应用】肾阳不足、精血亏虚之阳痿、早泄、遗精、迟发性性腺功能减退症、精子活动力低下、精子少之男性不育症等病症。

【注意事项】阴虚火旺者忌服。

【文献摘要】《本草汇言》:"鹿角胶,壮元阳,补血气,生精髓,暖筋骨之药也。前古主伤中劳绝,腰痛羸瘦,补血气精髓筋骨肠胃。虚者补之,损者培之,绝者续之,怯者强之,寒者暖之,此系血属之精,较草木无情,更增一筹之力矣。"

110. 人参

【性味归经】甘、微苦,平。归肺、脾、心经。

【功　　效】大补元气,补脾益肺,生津,安神益智。

【临床应用】肺脾气虚之遗精、不射精、阳痿、早泄、前列腺炎、精子成活率降低、精子活动力低下以及子痈、囊痈、子痰等破溃久不收口等病症,常与党参、白术等配伍运用。

【注意事项】不宜与藜芦、五灵脂同用,实证、热证忌服。

【文献摘要】《本草纲目》:"治男妇一切虚证,发热自汗,眩晕头痛,反胃吐食,痃疟,滑泻久痢,小便频数,淋沥,劳倦内伤,中风,中暑,痿痹,吐血,嗽血,下血,血淋,血崩,胎前产后诸病。"

111. 当归

【性味归经】甘、辛,温。归肝、心、脾经。

【功　　效】补血调经,活血止痛,润肠通便。

【临床应用】血虚导致精血不足之男性不育症,血瘀之前列腺炎、阳痿、前列腺增生症、精索静脉曲张、附睾炎等所致疼痛不适者。

【注意事项】湿盛中满、大便泄泻者忌服。

【文献摘要】《本草纲目》:"治头痛,心腹诸痛,润肠胃、筋骨、皮肤,治痈疽,排脓止痛,和血补血"。

112. 泽兰

【性味归经】苦、辛,微温。归肝、脾经。

【功　　效】活血化瘀,行水消肿。

【临床应用】气滞血瘀之前列腺炎、阳痿、前列腺增生症、精索静脉曲张、附睾炎等所致疼痛不适者。

【注意事项】无瘀血者慎服。

【文献摘要】《日华子诸家本草》："通九窍,利关脉,养血气,破宿血,消癥瘕,产前产后百病,通小肠,长肉生肌,消扑损瘀血,治鼻洪吐血,头风目痛,妇人劳瘦,丈夫面黄。"

113. 红花

【性味归经】辛,温。归心、肝经。

【功　　效】活血通经,祛瘀止痛。

【临床应用】血瘀血滞之前列腺炎、阳痿、前列腺增生症、精索静脉曲张、附睾炎、腰腹疼痛等病症,常与桃仁、当归、赤芍等配伍运用。

【注意事项】有出血倾向者慎用。

【文献摘要】《本草汇言》："红花,破血、行血、和血,调血之药也。"

114. 川芎

【性味归经】辛,温。归肝、胆、心包经。

【功　　效】活血行气,祛风止痛。

【临床应用】气滞血瘀疼痛之前列腺炎、附睾炎、睾丸炎、精索静脉曲张、射精痛、腰痛、胸胁胀痛等各种男科疾病伴有疼痛者。

【注意事项】阴虚火旺,多汗,热盛及无瘀之出血证当慎用。

【文献摘要】《本草汇言》："芎藭,上行头目,下调经水,中开郁结,血中气药……尝为当归所使,非第治血有功,而治气亦神验也……味辛性阳,气善走窜而无阴凝黏滞之态,虽入血分,又能去一切风,调一切气。"

115. 赤芍

【性味归经】苦,微寒。归肝经。

【功　　效】清热凉血,散瘀止痛。

【临床应用】肝经热盛之子痈;肝郁气滞血瘀之前列腺炎、阳痿、前列腺增生症、附睾炎等病症。

【注意事项】血虚无瘀之症及痈疽已溃者慎服。反藜芦。

【文献摘要】《本草求真》："赤芍与白芍主治略同,但白则有敛阴益营之力,赤则止有散邪行血之意;白则能于土中泻木,赤则能于血中活滞,故凡腹痛坚积,血瘕疝痹.经闭目赤,因于积热而成者,用此则能凉血逐瘀,与白芍主补无泻,大相远耳。"

116. 牡丹皮

【性味归经】苦、甘,微寒。归心、肝、肾经。

【功　　效】清热凉血,活血祛瘀。

【临床应用】阴虚火旺之遗精、早泄、阳痿、男性不育症等病症;血瘀血滞之前列腺炎、附睾炎、睾丸炎、精索静脉曲张等病症。

【注意事项】血虚有寒不宜服用。

【文献摘要】《本草纲目》："滋阴降火,解斑毒,利咽喉,通小便血滞。"

117. 白芷

【性味归经】辛,温。归肺、胃、大肠经。

【功　　效】解表散寒,祛风止痛,通鼻窍,燥湿止带,消肿排脓。

【临床应用】前列腺炎、附睾炎、睾丸炎、精索静脉曲张等所致腰膝酸痛、小腹、会阴坠胀疼痛等病症,常与细辛、川芎等配伍运用。

【注意事项】本品辛香温燥,阴虚血热者忌服。

【文献摘要】《滇南本草》:"祛皮肤游走之风,止胃冷腹痛寒痛,周身寒湿疼痛。"

118. 野菊花

【性味归经】苦、辛,微寒。归肝、心经。

【功　　效】清热解毒。

【临床应用】热毒炽盛引起的淋证、前列腺炎、睾丸炎、附睾炎等病症。

【注意事项】脾胃虚寒者慎用。

【文献摘要】《本草求真》:"凡痈毒疔肿,瘰疬,眼目热痛,妇人瘀血等证,无不得此则治。"

119. 黄芩

【性味归经】苦,寒。归肺、胆、脾、胃、大肠、小肠经。

【功　　效】清热燥湿,泻火解毒。止血,安胎。

【临床应用】湿热壅盛所致之遗精、早泄、性欲亢进、阳强、血精、阴囊湿疹、子痈、急性前列腺炎、囊痈等病症。亦可用于上焦肺热所致癃闭。

【注意事项】本品苦寒伤胃,脾胃虚寒者不宜使用。

【文献摘要】《滇南本草》:"上行泻肺火,下行泻膀胱火,男子五淋,女子暴崩,调经清热,胎有火热不安,清胎热,除六经实火实热。"

120. 鸡内金

【性味归经】甘,平。归脾、胃、小肠、膀胱经。

【功　　效】消食健胃,涩精止遗。

【临床应用】肾精不固之遗精、早泄、遗尿等病症;亦可用于脾虚湿盛之精液不液化。

【注意事项】脾虚无积滞者慎用。

【文献摘要】《日华子诸家本草》:"止泄精,并尿血、崩中、带下、肠风、泻痢。"

121. 生麦芽

【性味归经】甘,平。归脾、胃、肝经。

【功　　效】消食健胃,行气消胀。

【临床应用】精液不液化、高催乳素血症等病症。

【注意事项】无积滞,脾胃虚者不宜用。

【文献摘要】《日华子诸家本草》:"温中,下气,开胃,止霍乱,除烦,消痰,破癥结,能催生落胎。"

第二节 中成药

1. 疏肝益阳胶囊

【处方】蒺藜、柴胡、蜂房、地龙、水蛭、九香虫、紫梢花、蛇床子、远志、肉苁蓉、菟丝子、五味子、巴戟天、蜈蚣、石菖蒲。

【功能与主治】疏肝解郁,活血补肾。用于治疗肝郁肾虚证和肝郁肾虚兼血瘀证所致功能性阳痿和轻度动脉供血不足性阳痿,症见阴茎痿软不举或举而不坚,胸闷善太息,胸胁胀满,腰膝酸软,舌淡或有瘀斑,脉弦或弦细。

【规格与用法用量】胶囊剂,每粒装 0.25g。一次 4 粒,一日 3 次,口服。

【注意事项】①感冒期间停用;②治疗期间禁止酗酒及过量吸烟。

2. 复方玄驹胶囊(口服液)

【处方】黑蚂蚁、淫羊藿、枸杞子、蛇床子。

【功能与主治】温肾、壮阳、益精、祛风湿。适用于肾阳虚型阳痿,证见阴茎不举,举而不坚,少腹阴器发凉,精冷滑泻,神疲乏力,腰膝酸软,性欲低下,以及功能性阳痿见于上述症状者。

【规格与用法用量】胶囊剂:每粒装 0.42g。口服液:每支装 10ml。胶囊:一次 3 粒,一日 3 次,口服。口服液:一次 10ml,一日 2 次,口服。

【注意事项】阴虚火旺者慎服。

3. 青娥丸

【处方】杜仲(盐炒)、补骨脂(盐炒)、核桃仁(炒)、大蒜。

【功能与主治】补肾强腰。用于肾阳虚证所致的功能性阳痿。症见阳痿,遗精、早泄,腰膝酸痛,起坐不利,膝软乏力等。舌质淡胖,苔白,脉虚弱,尺部沉细。

【规格与用法用量】水蜜丸;大蜜丸,每丸重 9g。水蜜丸一次 6~9g,一日 2~3 次,口服。大蜜丸一次 1 丸,一日 2~3 次,口服。

【注意事项】肾阴不足,虚火上炎,下焦湿热者,不宜应用。

4. 阳春口服液

【处方】人参、鹿茸、淫羊藿(炙)、山茱萸(酒炙)、菟丝子、乌鸡(去毛、爪、肠)、阳起石。

【功能与主治】补肾壮阳,生精益脑。用于肾阳不足,肾精亏损引起的阳痿不举,滑精早泄,失眠健忘,肾虚腰痛。舌淡胖,苔白,脉沉细。

【规格与用法用量】每支 10ml。一次 10ml,一日 3 次,口服。

【注意事项】①忌生冷、辛辣等刺激性食物,并节制房事;②感冒患者暂停服用。

5. 左归丸

【处方】山药、山茱萸、熟地黄、龟甲胶、鹿角胶、牛膝、菟丝子、枸杞子。

【功能与主治】滋阴补肾,填精益髓。真阴不足证所致阳痿,症见阳痿不举,遗精滑泄,腰酸腿软,自汗盗汗,头晕目眩,口燥舌干,舌红少苔,脉细。

【规格与用法用量】54g/ 瓶。一次 9g,一日 2 次,口服。

【注意事项】①忌油腻食物;②感冒患者不宜服用。

6. 逐瘀通脉胶囊

【处方】虻虫、水蛭、桃仁、大黄。

【功能与主治】破血逐瘀,通经活络。主治血瘀证所致的功能性阳痿,症见阴茎不举或勃起不坚,伴睾丸刺痛,腰、腹、阴部刺痛,眩晕,头痛耳鸣,舌质黯红,脉沉涩。亦可以用于不育、前列腺炎、前列腺增生、眩晕等属血瘀者。

【规格与用法用量】胶囊剂:每粒装 0.2g。一次 2 粒,每日 3 次,口服。

【注意事项】有出血倾向者忌用。

7. 七厘散

【处方】血竭、乳香(制)、没药(制)、红花、儿茶、冰片、人工麝香、朱砂。

【功能与主治】活血化瘀止痛。用于瘀血阻络证所致的功能性阳痿,症见阴茎不举或勃起不坚,伴睾丸刺痛,腰、腹、阴部刺痛。舌质紫黯或有瘀斑瘀点,脉涩或弦紧。亦用于跌打损伤,血瘀疼痛,外伤出血。也用于子宫内膜异位症、带状疱疹等属气滞血瘀者。

【**规格与用法用量**】散剂。每瓶装 1.5g、3g。一次 1~1.5g,一日 1~3 次,口服;外用,调敷患处。

【**注意事项**】有出血倾向者忌用。

8. 龙胆泻肝片

【**处方**】龙胆草、车前子、木通、炒黄芩、山栀子、当归、生地、泽泻、柴胡、炙甘草。

【**功能与主治**】清肝胆,利湿热。用于肝胆湿热所致的功能性阳痿,症见阴茎不举或勃起不坚,尿短赤涩痛,阴囊潮湿,或腺臭坠胀,胁痛,口苦泛恶,便干,肢体困倦,舌质红,苔黄腻,脉滑数。

【**规格与用法用量**】每片相当于总药材 0.84g。一次 4~6 片,一日 2~3 次,口服。

【**注意事项**】①忌烟、酒及辛辣食物;②不宜在服药期间同时服用滋补性中药;③有高血压、心脏病、肝病、糖尿病、肾病等慢性病严重者慎用;④服药后大便次数增多且不成形者,应酌情减量。

9. 黄精赞育胶囊

【**处方**】何首乌(制)、黄精(酒制)、枸杞子、菟丝子、五味子、熟地黄、肉苁蓉、淫羊藿、紫河车、续断、党参、当归、丹参、蒲公英、败酱草、蛇床子、蜂房(炒)、水蛭、牡蛎、车前子(盐炒)。

【**功能与主治**】补肾填精,清热利湿。用于肾虚精亏夹湿热型弱精子症、少精子症引起的男性不育。症见腰膝酸软,阴囊潮湿等,精液检查见精子稀少,活动力差。舌淡苔白,脉弱。

【**规格与用法用量**】胶囊剂:每粒装 0.31g。每次 4 粒,一日 3 次,口服。

【**注意事项**】脾虚久虚,腹胀便溏者慎用。

10. 五子衍宗丸

【**处方**】枸杞子、菟丝子、五味子、车前子、覆盆子。

【**功能与主治**】填精益髓,补肾助阳。用于肾精亏虚证所致的精子减少,精液量少或稀薄,可伴见阳痿,遗精,早泄,尿后余沥,精神衰惫,舌淡,苔白,脉弱。

【**规格与用法用量**】每 10 丸为 2g。一次 5~10 丸,一日 2 次,口服。温开水或盐汤送下,冬季可用酒送服。

【**注意事项**】①感冒发热期间停用;②治疗期间,宜节制房事;③有高血压,心脏病,肝病,糖尿病,肾病等慢性病严重者慎用。

11. 人参鹿茸丸

【**处方**】人参、鹿茸(去毛,酥油制)、补骨脂(盐炒)、巴戟天(甘草水制)、当归、杜仲、牛膝、茯苓、菟丝子(盐炒)、黄芪(蜜炙)、龙眼肉、五味子(醋蒸)、黄柏、香附(醋制)、冬虫夏草。

【**功能与主治**】滋肾生精,益气补血。用于肾精不足,气血两亏所致的精子减少,精液量少,目暗耳鸣,腰腿酸软。舌淡,苔白,脉弱。

【**规格与用法用量**】大蜜丸,每丸 9g。一次 1 丸,一日 1~2 次,口服。

【**注意事项**】①忌油腻食物;②凡胃火炽盛,肺有痰热,外感热病咳嗽痰多者慎用;③服用本品,同时不宜服用藜芦、五灵脂、皂荚或其制剂;④不宜喝茶和吃萝卜,以免影响药效。

12. 百令胶囊

【**处方**】发酵冬虫夏草菌粉

【**功能与主治**】补肺肾,益精气。可用于肺肾两虚引起的男性不育,阳痿,早泄等,伴见腰背酸痛,咳嗽,气喘,咯血等。也用于治疗反复发作性尿路感染、肾脏疾病,治疗 2 型糖尿病伴微量蛋白尿,治疗肝脏疾病、呼吸系统疾病,辅助治疗肿瘤等。

【规格与用法用量】胶囊剂,每粒装① 0.2g;② 0.5g。口服。规格①一次 5~15 粒,规格②一次 2~6 粒,一日 3 次。

【注意事项】忌辛辣、生冷、油腻食物。

13. 生精片

【处方】鹿茸、枸杞子、人参、冬虫夏草、菟丝子、沙苑子、淫羊藿、黄精、何首乌、桑椹、补骨脂、骨碎补、仙茅、金樱子、覆盆子、杜仲、大血藤、马鞭草、银杏叶。

【功能与主治】补精益肾,滋阴壮阳。用于肾阳不足所致男子无精,少精,弱精,精液不液化,腰膝酸软,头晕耳鸣,神疲乏力等症,舌质淡胖,脉象沉细或沉迟。

【规格与用法用量】片剂,每片 0.42g。一次 4 片,一日 3 次,口服。

【注意事项】阴虚火旺者禁用。

14. 桂附地黄丸(胶囊)

【处方】肉桂、附子(制)、熟地黄、山茱萸、山药、茯苓、泽泻、牡丹皮。

【功能主治】温补肾阳。用于肾阳不足所致的精子减少症,伴腰膝冷痛,肢体浮肿,小便不利或反多,痰饮喘咳,消渴。舌质淡胖,脉象沉细或沉迟。

【规格与用法用量】丸剂:大蜜丸每丸重 9g;浓缩丸:每 8 丸相当于原生药 3g。胶囊剂:每粒装 0.34g。

丸剂:大蜜丸,一次 1 丸,一日 2 次,口服。

浓缩丸:一次 8 丸,一日 3 次,口服。胶囊剂:一次 7 粒,一日 2 次,口服。

【注意事项】①本品为阴阳两虚消渴所设,若肺热津伤,胃热炽盛,阴虚内热消渴者忌用;②治疗期间,宜节制房事;③本品药性温热,中病即可,不可过服以防止化燥伤阴;④本品含附子有毒,不可过服、久服;⑤服药期间忌食生冷油腻,以防寒凉伤阳。

15. 人参养荣丸

【处方】人参、土白术、茯苓、炙甘草、当归、熟地黄、白芍(麸炒)、炙黄芪、陈皮、制远志、肉桂、五味子(酒蒸)。

【功能与主治】温补气血。用于气血两亏所致的男子无精,少精,弱精。伴面色萎黄,神倦乏力,失眠多梦,食少便溏。舌淡胖嫩,脉象细而弱。

【规格与用法用量】丸剂,每袋 6g。一次 1 袋,一日 1~2 次,口服。

【注意事项】①本品中有肉桂属温热药。因此出血者忌用;②服本药时不宜同时服用藜芦、五灵脂、皂荚或其制剂;③不宜喝茶和吃萝卜以免影响药效;④不宜和感冒类药同时服用;⑤本品宜饭前服用或进食同时服;⑥糖尿病患者、心、肾功能不全患者慎用。

16. 失笑散

【处方】五灵脂、蒲黄。

【功能与主治】活血祛瘀,止痛生精。用于血瘀证所致的少精症、精液量少,伴睾丸刺痛,少腹痛,小肠气等,舌质紫黯或有瘀斑、瘀点,脉象涩或弦紧。亦可用于血瘀证所致的冠心病,心绞痛,月经不调,痛经,产后腹痛,宫外孕等症。

【规格与用法用量】200g/ 瓶。一次 6~9g,一日 2 次,口服。

【注意事项】血虚者及无瘀血者不宜应用。

17. 八正胶囊

【处方】瞿麦、车前子(炒)、萹蓄、大黄、滑石、川木通、栀子、甘草、灯心草。

【功能与主治】清热利尿通淋。用于湿热下注所致的精子数目少,精液稠黄不液化,婚久不育,尿短赤涩痛,阴囊潮湿瘙痒,少腹或会阴不适,肢体困倦,舌质红,苔黄腻,脉象滑数或濡数。临床亦用于泌尿系结石、急性泌尿系感染、急性肾炎、淋病、急慢性盆腔炎、前列腺炎、排卵期子宫出血等属湿热下注者。

【规格与用法用量】24 粒 / 盒,每粒 0.3g。一次 4 粒,一天 3 次,口服。

【注意事项】①忌烟、酒及辛辣食物;②不宜在服药期间同时服用滋补性中药;③有高血压、心脏病、肝病、糖尿病、肾病等慢性病严重者慎用;④服药后大便次数增多且不成形者,应酌情减量。

18. 前列通瘀胶囊

【处方】赤芍、土鳖虫、桃仁、石韦、夏枯草、白芷、黄芪、鹿衔草、穿山甲、牡蛎、通草。

【功能与主治】活血化瘀,清热通淋。用于瘀血阻滞兼湿热内蕴所致的慢性前列腺炎,症见尿频,尿急,余沥不尽,会阴、下腹、腰骶部坠胀疼痛,或尿道灼热,阴囊潮湿,舌紫黯或瘀斑,舌苔黄腻,脉象弦兼滑或兼涩。

【规格与用法用量】胶囊剂,每粒 0.4g。每次 5 粒,一日 3 次,饭后口服。

【注意事项】尚不明确。

19. 前列舒丸

【处方】熟地黄、薏苡仁、冬瓜子、山茱萸、山药、牡丹皮、苍术、桃仁、泽泻、茯苓、桂枝、附子(制)、韭菜子、淫羊藿、甘草。

【功能与主治】扶正固本,益肾利尿。用于肾虚所致的慢性前列腺炎及前列腺增生,症见尿频、尿急、排尿滴沥不尽,舌淡苔白,脉象弱。

【规格与用法用量】丸剂,每丸 9g。一次 1~2 丸,一日 3 次,口服。

【注意事项】尿闭不通行者慎用。

20. 四妙丸

【处方】苍术、牛膝、黄柏(盐炒)、薏苡仁。

【功能与主治】清热利湿。湿热下注所致的慢性前列腺炎,症见尿频,尿急,余沥不尽,会阴、下腹、腰骶部坠胀疼痛,尿黄赤,舌红,苔黄腻,脉象弦滑稍数。

【规格与用法用量】丸剂,每袋 6g。一次 6 克,一日 2 次,口服。

【注意事项】①忌食酒、肥甘之品;②阴虚者禁用。

21. 热淋清胶囊

【处方】头花蓼。

【功能主治】清热泻火,利水通淋。用于膀胱湿热所致的精浊,淋证,症见尿频涩痛、淋沥不畅、小腹胀满、口干咽燥。舌红,苔黄腻,脉象弦滑。

【用法与用量】胶囊剂,每粒 0.3g。一次 4~6 粒,一日 3 次,口服。

【注意事项】尚不明确。

22. 龙金通淋胶囊

【处方】龙胆、鱼腥草、白花蛇舌草、金钱草、紫丹参、地黄、栀子、竹叶、柴胡、黄芪、茯苓、熊胆粉、人工牛黄。

【功能与主治】清热利湿,化瘀通淋。用于湿热瘀阻所致的前列腺炎,前列腺增生症,淋证,症见尿急,尿频,尿痛。

【规格与用法用量】每粒装 0.46g。一次 2~3 粒,一日 3 次,口服。

【注意事项】尚不明确。

23. 克淋通胶囊

【处方】四季红、黄柏。

【功能与主治】清热泻火,利尿通淋。用于湿热下注,热结膀胱所致的前列腺炎、前列腺增生症、热淋等,症见小便频数、尿急、尿痛,小腹胀痛,腰痛,苔黄腻,脉象滑数。

【规格与用法用量】每粒装 0.4g。一次 4~6 粒,一日 3 次,口服。

【注意事项】尚不明确。

24. 五淋丸

【处方】海金沙、关木通、栀子、黄连、茯苓皮、琥珀、地黄、白芍、川芎、当归、甘草。

【功能主治】清热利湿,分清止淋。用于下焦湿热所致的慢性前列腺炎,症见尿频、尿急,小便涩痛,浑浊不清。舌红,苔黄腻,脉象弦滑稍数。

【规格与用法用量】每 100 粒重 6g。一次 6g(1 瓶),一日 2 次,口服。

【注意事项】①宜多饮水,避免憋尿;治疗期间节制房事,避免劳累;②本品用于热淋实证,脾肾亏虚的气淋、劳淋患者忌用;③本品药物苦寒,易伤正气,不可久服、过服;④治疗期间不宜进食辛辣、油腻和煎炸类食物;⑤本品含有关木通,肾脏疾病患者慎用或禁用。

25. 导赤丸

【处方】黄连、栀子(姜炒)、黄芩、连翘、木通、大黄、玄参、赤芍、滑石、天花粉。

【功能主治】清热泻火,利尿通便。用于火热内盛所致的口舌生疮、咽喉疼痛、心胸烦热、小便短赤、大便秘结。苔黄腻,脉数。

【规格与用法用量】每丸重 3g。一次 1 丸,一日 2 次,口服。

【注意事项】①本品苦寒,脾虚便溏者忌用;②服药期间饮食宜选清淡易消化之品,忌食辛辣油腻之品,以免助热生湿;③本品苦寒,易伤正气,体弱年迈者慎服。

26. 解毒活血栓

【处方】黄连、赤芍、丹参、冰片、青黛、牛膝。

【功能与主治】清热祛湿,解毒活血。用于慢性前列腺炎属湿热夹瘀证者,症见:尿频、尿急,小便赤涩热痛,阴囊潮湿,会阴、少腹坠胀疼痛等。亦可用于前列腺增生症属湿热夹瘀者。

【规格与用法用量】栓剂,每粒 2g,2g×8 粒。一次 1 粒,早晚各一次,直肠给药。便后用药。

【注意事项】①栓剂塞入肛门后,如有便意感,腹痛、腹泻等不适症状,可改进使用方法,如将栓剂外涂植物油或将栓剂置入更深些,待直肠适应后,自觉症状可减轻或消失;②腔道给药,禁止口服。

27. 前列安栓

【处方】黄柏、虎杖、栀子、大黄、泽兰、毛冬青、吴茱萸、威灵仙、石菖蒲、荔枝核等。

【功能与主治】清热利湿通淋,化瘀散结止痛。主治湿热瘀血壅阻证所引起的少腹痛、会阴痛、睾丸疼痛,排尿不利、尿频、尿痛、尿道口滴白、尿道不适等症。可用于精浊、白浊、劳淋(慢性前列腺炎)、前列腺增生症等病见以上证候者。

【规格与用法用量】栓剂,每粒 2g,2g×5 粒。将药栓置入肛门约 3~4cm,一次 1 粒,一日 1 次。

【注意事项】①栓剂塞入肛门后,如有便意感,腹痛、腹泻等不适症状,可改进使用方法,如将栓剂外涂植物油或将栓剂置入更深些,待直肠适应后,自觉症状可减轻或消失;②腔道给药,禁止口服。

28.舒泌通胶囊(颗粒)

【处方】川木通、钩藤、野菊花、金钱草。

【功能与主治】清热解毒,利尿通淋,软坚散结。用于湿热蕴结所致癃闭,小便量少,热赤不爽,前列腺增生见上述证候者,舌质红,苔黄腻,脉象滑数。

【规格与用法用量】胶囊剂:0.35g×24粒。颗粒剂:每袋装5g。

胶囊:一次3粒,一日3次,口服。颗粒:一次1袋,1日3次,口服。

【注意事项】①服药期间忌食酸、冷和辛辣食品;②在服药期间如出现轻度腹泻,适当减量即可恢复正常。

29.前列倍喜胶囊

【处方】猪鬃草、蟋蟀、皂角刺、王不留行、刺猬皮。

【功能主治】清利湿热,活血化瘀,利尿通淋。用于湿热瘀阻所致的前列腺增生症,前列腺炎等,伴小便不利,淋沥涩痛,舌质红,苔黄腻,脉象滑数。

【用法与用量】胶囊剂,每粒装0.4g。一次6粒,一日3次,饭前口服。20天为一疗程;或遵医嘱。

【注意事项】①极少数患者在服药期间偶有尿道灼热感,属正常现象;②服药期间忌酒及辛辣刺激食物。

30.癃闭舒胶囊

【处方】补骨脂、益母草、金钱草、海金沙、琥珀、山慈菇。

【功能与主治】益肾活血,清热通淋。用于肾气不足,湿热瘀阻之癃闭所致尿频、尿急、尿赤、尿痛、尿细如线,小腹拘急疼痛,腰膝酸软,舌质淡,苔薄白,脉象弦细。

【规格与用法用量】胶囊剂,每粒0.3g。一次3粒,一日2次,口服。

【注意事项】尚不明确。

31.归芍地黄丸

【处方】当归、白芍(酒炒)、熟地黄、山茱萸(制)、牡丹皮、山药、茯苓、泽泻。

【功能与主治】滋肝肾,补阴血,清虚热。肝肾两亏,阴虚血少所致的前列腺增生症,亦用于遗精、早泄,腰膝酸软,头晕耳鸣,盗汗潮热,足跟疼痛等。舌质淡,苔薄白或薄黄,脉象细略数。

【规格与用法用量】水蜜丸,300丸/瓶。一次6g,一日2~3次,口服。

【注意事项】①感冒发热期间停用;②肾阳虚、脾虚湿困者慎用。

32.济生肾气丸

【处方】熟地黄、山药、山茱萸(酒炙)、茯苓、牡丹皮、泽泻、桂枝、附子(制)、牛膝(去头)、车前子(盐炙)。

【功能与主治】温肾化气,利水消肿。用于肾阳虚证或者命门火衰证所致的前列腺增生症,症见尿意频频而量少,尿无力,尿线细,射程短,甚至尿闭不通,小便不利,或小便反多,入夜尤甚,阳痿,遗精、早泄,腰膝酸软,少腹拘急,畏寒肢冷,面色黧黑等。舌质淡胖,苔白,脉象沉细。

【规格与用法用量】水蜜丸,54g×1瓶/盒。一次6g,一日3次,口服。

【注意事项】肾阴不足,虚火上炎者,不宜应用。

33.补中益气丸

【处方】炙黄芪、党参、炙甘草、白术、当归、升麻、柴胡、陈皮、生姜、大枣。

【功能与主治】补中益气,用于脾虚气陷证所致的前列腺增生症,症见尿频,排尿无力,尿程短,余沥不尽,伴体倦乏力,纳差,舌质淡,苔薄白,脉象弦细。

【规格与用法用量】200 粒 × 1 瓶 / 盒。一次 8~10 丸,一日 3 次,口服。

【注意事项】①忌不易消化食物;②感冒发热患者不宜服用;③有高血压、心脏病、肝病、糖尿病、肾病等慢性病严重者慎用。

34. 癃清片

【处方】金银花、黄连、黄柏、白花蛇舌草、败酱草、牡丹皮、赤芍、泽泻、车前子、仙鹤草。

【功能与主治】清热解毒,凉血通淋。用于血热毒蕴所致的尿频、尿急、尿痛、尿短,腰痛,小腹坠胀;亦用于慢性前列腺炎湿热蕴结兼瘀血证,症见小便频急,尿后余沥不尽、尿道灼热、会阴少腹腰骶部疼痛或不适等。

【规格与用法用量】每片重 0.6 克。一次 6 片,一日 2 次,口服;重症,一次 8 片,一日 3 次,口服。

【注意事项】体虚胃寒者不宜服用。

35. 大七厘片

【处方】自然铜(煅,醋淬)、地鳖虫(甘草制)、大黄(酒制)、骨碎补、当归尾(酒制)、乳香(煅)、没药(煅)、硼砂(煅)、血竭、三七、冰片。

【功能与主治】化瘀消肿,止痛止血。可用于血瘀证所致的前列腺增生症。症见排尿不畅,尿如细线或有分叉,尿道涩痛,尿不尽,甚或会阴、小腹隐痛,舌质黯或有瘀斑,脉象涩。

【规格与用法用量】0.35g × 36s。一次 2~5 片,一日 2~3 次,用黄酒或温开水冲服。

【注意事项】尚不明确。

36. 桂枝茯苓丸

【处方】桂枝、茯苓、牡丹皮、赤芍、桃仁。

【功能与主治】活血、化瘀、消癥。用于气滞血瘀证所致的前列腺增生症。症见小便排出不畅,尿如细线或有分叉,每次需分几段排出,尿道涩痛,尿不尽,甚或小便阻塞不通,会阴、小腹隐痛,舌质黯或有瘀斑,脉象涩。

【规格与用法用量】丸剂:每丸重 6g;胶囊:每粒装 0.31g。

丸剂:一次 1 丸,一日 1~2 次,口服;胶囊:一次 3 粒,一日 3 次,口服。

【注意事项】①本品活血、化瘀,消癥,体弱者忌用;②忌食生冷、肥腻、辛辣之品。

37. 二妙丸

【处方】苍术(炒)、黄柏。

【功能与主治】燥湿清热。用于湿热下注所致的睾丸炎或附睾炎,症见睾丸或附睾肿大疼痛,甚则向腹股沟或下腹部放射,触痛明显,阴囊湿痒,或见足膝红肿热痛,下肢丹毒等,舌质红,苔黄腻,脉象滑数。

【规格与用法用量】每袋 6 克。一次 6~9g,一日 2~3 次,口服。

【注意事项】①忌烟、酒及辛辣食物;②不宜在服药期间同时服用滋补性中药;③阴虚者禁用。

38. 紫金锭

【处方】山慈菇、朱砂(水飞)、五倍子、雄黄(水飞)、红大戟(醋制)、穿心莲、千金子、三七、冰片、丁香罗勒油。

【功能与主治】解毒,消炎。用于热毒蕴于肌腠所致的睾丸附睾炎。

【规格与用法用量】18 锭。外用。洗净患处,将药锭研碎,用温水或白醋调敷。

【注意事项】尚不明确。

39. 少腹逐瘀丸

【处方】当归、蒲黄、五灵脂、赤芍、小茴香、延胡索、没药、川芎、肉桂、炮姜。

【功能与主治】温经活血,散寒止痛。用于寒凝血瘀所致的慢性睾丸炎或附睾炎,症见睾丸坠胀,或胀痛,或阴茎睾丸发冷或冷痛,或见附睾肿大,质地硬,压痛明显,舌质黯或有瘀斑瘀点,苔薄白,脉象涩或弦细。亦可用于寒凝血瘀所致的月经后期、痛经,产后腹痛等。

【规格与用法用量】大蜜丸。一次 1 丸,一日 2~3 次,空腹,温黄酒或温开水送服。

【注意事项】①忌生冷食物,不宜洗凉水澡;②服药期间不宜同时服用人参或其制剂;③感冒发热患者不宜服用;④有高血压、心脏病、肝病、糖尿病、肾病等慢性病严重者慎用。

40. 元胡止痛软胶囊

【处方】醋延胡索、白芷。

【功能与主治】祛瘀止痛。用于气滞血瘀导致的慢性附睾炎、睾丸炎之睾丸附睾痛;以及肝络失和所致的睾丸肿块。

【规格与用法用量】胶囊剂,每粒 0.5g。一次 2 粒,一日 3 次,口服。

【注意事项】①饮食宜清淡,忌酒及辛辣、生冷、油腻食物;②忌愤怒、忧郁,保持心情舒畅;③有高血压、心脏病、肝病、糖尿病、肾病等慢性病严重者慎用。

41. 六味地黄丸

【处方】干地黄、酒萸肉、牡丹皮、山药、茯苓、泽泻。

【功能与主治】滋阴补肾。用于肝肾阴虚之阳痿、早泄、男性不育症、男性更年期综合征等,症见腰膝酸软,头晕耳鸣,盗汗等,舌红少苔,脉象沉细数。

【规格与用法用量】300 丸。一次 8 丸,一日 3 次,口服。

【注意事项】①感冒发热期间停用;②有高血压,心脏病,肝病,肾病等慢性病严重者慎用。

42. 十全大补丸

【处方】党参、白术(炒)、茯苓、炙甘草、当归、川芎、白芍(酒炒)、熟地黄、炙黄芪、肉桂。

【功能与主治】温补气血。用于气血亏虚型弱精症或少精症,慢性睾丸炎或附睾炎,脓肿破溃,脓液清稀,伴见面色苍白,头晕自汗,体倦乏力,四肢不温,舌质淡,苔薄白,脉象细弦或沉细。

【规格与用法用量】360 粒。一次 6g(30 粒),一日 2 次,口服。

【注意事项】①感冒发热期间停用;②有高血压,心脏病,肝病,糖尿病,肾病等慢性病严重者慎用。

43. 大补阴丸

【处方】熟地黄、龟甲(醋炙)、知母(盐炒)、黄柏(盐炒)、猪脊髓。

【功能与主治】滋阴降火。用于阴虚火旺所致的精液不液化,遗精早泄,潮热盗汗,腰酸耳鸣,口干多饮,溲黄便结,舌红苔少或薄黄,脉象细数。

【规格与用法用量】大蜜丸,每丸 9g。一次 1 丸,一日 2 次,口服。

【注意事项】①本品为阴虚火旺证而设,气虚发热者及火热实证者忌服;②感冒者慎用,以免表邪不解;③本品滋腻而寒凉,凡脾胃虚弱、痰湿内阻、脘腹胀满、食少便溏者慎使用;④服药期间饮食宜选清淡易消化之品,忌食辛辣、油腻之品。

44. 参芪十一味颗粒

【处方】人参(去芦)、黄芪、当归、天麻、熟地黄、泽泻、决明子、鹿角、菟丝子、细辛、枸杞子。

【功能与主治】补气养血,健脾益肾。用于脾气虚所致的遗精、早泄,症见劳则遗精、早泄,面色萎黄,体弱、四肢无力,舌质淡,苔薄白,脉象细弱。

【规格与用法用量】颗粒剂,每袋2g。一次2g(1袋),一日3次,口服。

【注意事项】尚不明确。

45. 金锁固精丸

【处方】沙苑子(炒)、芡实(蒸)、莲须、龙骨(煅)、牡蛎(煅)、莲子。

【功能与主治】固精涩精。用于肾虚不固所致遗精早泄,神疲乏力,四肢酸软,腰痛,耳鸣,舌质淡,苔白滑,脉沉无力。

【规格与用法用量】一次15丸,一日3次,空腹用淡盐水或温开水送服。

【注意事项】尚不明确。

46. 萆薢分清丸

【处方】粉萆薢、甘草、石菖蒲、乌药、益智仁。

【功能与主治】分清化浊,温肾利湿。用于湿热下注所致的遗精频作,小便赤热浑浊,或小便频数,时下白浊,口苦或渴,便臭秘结或黏腻不爽,舌质红,苔黄腻,脉象濡数或滑数。

【规格与用法用量】6g×12袋/盒,一次6~9g,一日2次,口服。

【注意事项】忌食油腻、茶、醋及辛辣刺激性物。

47. 右归丸

【处方】熟地黄、附子(炮附片)、肉桂、山药、山茱萸(酒炙)、菟丝子、鹿角胶、枸杞子、当归、杜仲(盐炒)。

【功能与主治】温补肾阳,填精止遗。用于肾阳不足,命门火衰所致的遗精频作,早泄,少精症,弱精症,症见腰膝酸冷,精神不振,畏寒肢冷,大便溏薄,尿频而清,舌质淡嫩,苔白滑,脉象沉细。

【规格与用法用量】大蜜丸,每丸9g。一次1丸,一日3次,口服。

【注意事项】阴虚火旺者忌用。

48. 血府逐瘀丸

【处方】生地黄、赤芍、当归、川芎、桃仁、红花、牛膝、桔梗、柴胡、枳壳、甘草。

【功能与主治】行气活血,化瘀通精。用于气滞血瘀所致的遗精日久,泄精不畅,少腹、会阴、腰骶部或耻骨部胀痛,或胸胁胀闷串痛,舌质紫黯或有瘀斑瘀点,脉象涩或弦紧。

【规格与用法用量】每袋4g。一次1~2袋,一日2次,空腹口服,或用红糖水送服。

【注意事项】忌食辛冷。

49. 古汉养生精片

【处方】淫羊藿、枸杞子、女贞子(制)、金樱子、黄精(制)、白芍、菟丝子、人参、炙黄芪、麦芽(炒)、炙甘草等。

【功能与主治】补肾益脾,健脑安神。用于脾肾亏虚所致的男性更年期综合征,症见头晕心悸,目眩耳鸣,健忘失眠,食欲不振,腰膝乏力,夜尿频数,尿后余沥不尽等,舌质淡,苔薄,脉象沉细。

【规格与用法用量】片剂,每片 0.4g。一次 4 片,一日 3 次,口服。

【注意事项】①忌油腻食物;②外感或实热内盛者不宜服用;③服用本品同时不宜服用藜芦、五灵脂、皂荚或其制剂;④不宜喝茶和吃萝卜,以免影响药效。

50. 知柏地黄丸

【处方】知母、熟地黄、黄柏、山茱萸(制)、山药、牡丹皮、茯苓、泽泻。

【功能与主治】滋阴降火。用于肾阴虚火旺所致的男性更年期综合征,精液不液化,症见形体消瘦,潮热盗汗,咽干颧红,或手足心热,溲黄便秘,常伴耳鸣,五心烦热,失眠多梦。舌红少苔,脉象细数。

【规格与用法用量】水丸:每 10 丸重 1.7g;大蜜丸:每丸 9g。

水丸,一次 9g,一日 2 次,口服;大蜜丸,一次 1 丸,一日 2 次,口服。

【注意事项】①忌不易消化食物;②感冒发热患者不宜服用;③有高血压、心脏病、肝病、糖尿病、肾病等慢性病严重者慎用。

51. 金匮肾气丸

【处方】熟地黄、山药、山茱萸(酒炙)、茯苓、牡丹皮、泽泻、桂枝、附子(制)。

【功能与主治】温补肾阳,化气行水。用于肾阳虚证或者命门火衰证所致的男性更年期综合征,弱精症,少精症。症见精神萎靡,畏寒肢冷,腰膝酸软,阴茎及睾丸发凉,或阴汗时出,性欲减退,阳痿早泄,小便清长,舌质淡胖,脉象沉弱。

【规格与用法用量】200 丸 / 瓶,一次 8 丸,一日 3 次,口服。

【注意事项】肾阴不足,虚火上炎者,不宜应用。

52. 逍遥丸

【处方】柴胡、当归、白芍、白术、茯苓、炙甘草、薄荷、煨姜。

【功能与主治】疏肝解郁,健脾养血。用于肝郁血虚脾弱证和肝气横逆证所致的男性更年期综合征。症见急躁易怒,精神紧张,食欲不振,腹胀便溏,舌质淡红,苔薄白,脉象弦虚弱或关脉有力。

【规格与用法用量】200 丸 / 瓶,一次 8 丸,一日 3 次,口服。

【注意事项】感冒发热期间停用。

53. 柴胡舒肝丸

【处方】白芍、槟榔、薄荷、柴胡、陈皮、大黄、当归、豆蔻、莪术、防风、茯苓、甘草、厚朴、黄芩、姜半夏、桔梗、六神曲、木香、青皮、三棱、山楂、乌药、香附、枳壳、紫苏梗。

【功能与主治】疏肝理气,消胀止痛。用于肝郁脾虚证所致的男性更年期综合征。症见急躁易怒,精神紧张,胸胁痞闷,食滞不清,呕吐酸水,舌质红,苔薄黄,脉象弦或有力。

【规格与用法用量】每 100 丸重 20g。一次 1 丸,一日 2 次,口服。

【注意事项】①忌生冷及油腻难消化的食物;②服药期间要保持情绪乐观,切忌生气恼怒;③有高血压,心脏病,肝病,糖尿病,肾病等慢性病严重者慎用。

54. 健脾益肾颗粒

【处方】党参、枸杞子、女贞子、菟丝子、白术、补骨脂(盐炙)。

【功能与主治】健脾益肾。用于脾肾虚弱引起的各种男科杂病。可提高机体免疫功能,保护骨髓造血功能,抑制肿瘤转移,可用于前列腺癌及其放化疗副作用。

【规格与用法用量】颗粒剂,每袋 10g。一次 10g。一日 2 次,开水冲服。

【注意事项】①本品为补益之剂,外感表证及内有湿热证时慎用;②服药期间饮食宜选清淡易消化之品,忌食辛辣、油腻、生冷之品。

55. 云南白药散剂

【处方】保密方。

【功能与主治】化瘀止血,活血止痛,解毒消肿。适用于各种血精。

【规格与用法用量】4g/瓶。每次 0.25~0.5 克,一日 4 次,口服。

【注意事项】服药一日内,忌食蚕豆,鱼类及酸冷食物。

56. 小金丸

【处方】人工麝香、木鳖子(去壳去油)、制草乌、枫香脂、乳香(制)、没药(制)、五灵脂(醋炒)、当归(酒炒)、地龙、香墨。

【功能与主治】散结消肿,化瘀止痛。用于痰气凝滞所致的男性乳房增生症。

【规格与用法用量】3g×2 瓶。一次 20~50 丸,一日 2 次,打碎后口服。

【注意事项】本品含制草乌,不宜过量久服。

57. 丹栀逍遥丸

【处方】牡丹皮、栀子(炒焦)、柴胡(酒制)、白芍(酒炒)、当归、白术(土炒)、茯苓、薄荷、炙甘草、煨姜。

【功能与主治】疏肝气,清相火。用于肝郁化火所致的男性第二性征过早出现,性功能亢进,伴见五心烦热,夜寐不安,头晕耳鸣,舌质红,苔薄黄,脉象弦细数。

【规格与用法用量】6g×10 袋。一次 6~9 克,一日 2 次,口服。

【注意事项】①少吃生冷及油腻难消化的食品;②服药期间要保持情绪乐观,切忌生气恼怒。

58. 附子理中丸

【处方】附子(制)、党参、白术(炒)、干姜、甘草。

【功能与主治】温中健脾。用于脾肾阳虚所致的阴缩。

【规格与用法用量】大蜜丸,每丸 9g,一次 1 丸,一日 2~3 次,口服。

【注意事项】①忌不易消化食物;②感冒发热患者不宜服用;③有高血压、心脏病、肝病、糖尿病、肾病等慢性病严重者慎用。

59. 三妙丸

【处方】苍术(炒)、黄柏(炒)、牛膝。

【功能与主治】清热燥湿。用于肝经湿热下注所致的阴缩。

【规格与用法用量】60g/瓶。一次 6~9g,一日 2~3 次,口服。

【注意事项】①忌烟酒、辛辣、油腻及腥发食物;②有高血压、心脏病、肝病、糖尿病、肾病等慢性病严重者慎用。

60. 大黄䗪虫丸

【处方】熟大黄、土鳖虫、水蛭(制)、虻虫(去翅足,炒)、蛴螬(炒)、干漆(煅)、桃仁、苦杏仁(炒)、黄芩、地黄、白芍、甘草。

【功能与主治】活血破瘀,通经消癥。用于瘀血内停所致的阴茎硬结症,症见肿块、肌肤甲错、面色黯黑、潮热羸瘦等。

【规格与用法用量】3g×10 丸。一次 1~2 丸,一日 1~2 次,口服。

【注意事项】尚不明确。

61. 苁蓉益肾颗粒

【处方】五味子(酒制)、肉苁蓉(酒制)、菟丝子(酒炒)、茯苓、车前子(盐制)、巴戟天(制)

【功能主治】补肾填精。用于男性不育症及肾虚所致阳痿、早泄,症见肾气不足,腰膝酸软,记忆减退,头晕耳鸣,四肢无力。

【规格与用法用量】每袋装2g。口服,一次1袋,一日2次。

【注意事项】①忌辛辣、生冷食物;②感冒发热患者不宜服用;③有高血压、心脏病、肝病、糖尿病、肾病等慢性病严重者应在医师指导下服用。

62. 金水宝胶囊

【处方】发酵虫草菌粉(Cs-4)。

【功能主治】补肾保肺,秘精益气。用于肺肾两虚之阳痿早泄,症见精气不足,神疲乏力,少寐健忘,腰膝酸软等。

【规格与用法用量】每粒0.33g。口服,一次3粒,一日3次。

【注意事项】①外感实证咳喘忌用;②服药期间忌辛辣食物。

63. 金锁固精丸

【处方】沙苑子(炒)、芡实(蒸)、莲须、莲子、龙骨(煅)、牡蛎(煅)。

【功能主治】固精涩精。用于肾虚不固,遗精滑泄,神疲乏力,四肢酸软,腰痛耳鸣。

【规格与用法用量】每丸重9g。口服,淡盐水送服,一次1丸,一日2次。

【注意事项】①湿热下注,扰动精室所致遗精、早泄不宜使用;②服药期间,不宜进食辛辣、油腻食物及饮酒,忌房事。

64. 麒麟丸

【处方】制何首乌、墨旱莲、菟丝子、枸杞子、桑椹、白芍、淫羊藿、锁阳、覆盆子、党参、黄芪、山药、丹参、郁金、青皮。

【功能主治】补肾填精,益气养血。用于肾虚精亏,气血不足所致的腰膝疲软、倦怠乏力、面色不华、阳痿早泄;不育症、不孕症见上述证候者。

【规格与用法用量】每瓶装60g。口服,一次6g,一日2~3次;或遵医嘱。

【注意事项】①感冒者慎用,以免表邪不解②服药期间忌食生冷辛辣之品,以免影响药效。

65. 龟龄集

【处方】人参、鹿茸、海马、枸杞子、丁香、穿山甲(用代用品)、雀脑、牛膝、锁阳、熟地黄、补骨脂、菟丝子、杜仲、石燕、肉苁蓉、甘草、天冬、淫羊藿、大青盐、砂仁。

【功能主治】强身补脑,固肾补气,增进食欲。用于肾亏阳弱之阳痿、早泄、男性不育症等,症见记忆减退,夜梦精溢,腰酸腿软,气虚咳嗽,五更溏泄,食欲不振。

【规格与用法用量】每粒装0.3g。口服,一次2粒,一日1次。早饭前2小时用淡盐水送服。

【注意事项】①阴虚火旺者忌用;②感冒者慎用,以免表邪不解;③本品含活血消癥之品,孕妇忌用;④服药期间忌食生冷、刺激性食物。

66. 龟鹿二仙膏

【处方】鹿角、龟甲、党参、枸杞子。

【功能主治】温肾益精,补气养血。用于肾虚精亏所致的腰膝疲软、遗精、阳痿。

【规格与用法用量】100ml(200g)。口服,一次15~20g,一日3次。

【注意事项】①阴虚火旺者慎用;②感冒者慎用,以免表邪不解。

67. 银花泌炎灵片

【**处方**】金银花、半枝莲、萹蓄、瞿麦、石韦、川木通、车前子、淡竹叶、桑寄生、灯心草。

【**功能与主治**】清热解毒,利湿通淋。用于泌尿系感染、前列腺炎等下焦湿热证,症见:发热恶寒、尿频、尿急、尿道刺痛或尿血、腰痛等。

【**规格与用法用量**】片剂,每片 0.5g。口服,一次 4 片,一日 4 次。两周为一个疗程。可连服三个疗程,或遵医嘱。

【**禁忌**】对本品过敏者禁用。

68. 前列回春胶囊

【**处方**】虎杖、地龙、木通、车前子、黄柏、茯苓、萹蓄、穿山甲(炮)、蜈蚣、白花蛇舌草、鹿茸、黄芪、莱菔子、王不留行、五味子、枸杞子、菟丝子、淫羊藿、甘草。

【**功能与主治**】益肾回春,活血通淋,清热解毒。用于慢性前列腺炎以及由前列腺炎引起的尿频、尿急、尿道涩痛、淋浊、性欲减退、阳痿早泄等症。

【**规格与用法用量**】胶囊剂,每粒装 0.3g。口服,一次 5 粒,一日 2~3 次。

69. 前列舒通胶囊

【**处方**】黄柏、赤芍、当归、川芎、土茯苓、三棱、泽泻、马齿苋、马鞭草、虎耳草、柴胡、川牛膝、甘草。

【**功能与主治**】清热利湿,化瘀散结。用于慢性前列腺炎,前列腺增生属湿热瘀阻证,证见:尿急、尿急、尿淋沥、会阴、下腹或腰骶部或疼痛,阴囊潮湿等。

【**规格与用法用量**】胶囊剂,每粒装 0.4g。口服,一次 3 粒,一日 3 次。

【**注意事项**】尚不明确。

70. 前列欣胶囊

【**处方**】丹参,赤芍,桃仁(炒),没药(炒),红花,泽兰等。

【**功能与主治**】活血化瘀,清热利湿。用于治疗瘀血凝聚,湿热下注所致的慢性前列腺炎及前列腺增生的症状改善。症见尿急,尿痛,排尿不畅,滴沥不净等。

【**规格与用法用量**】胶囊剂,每粒 0.5 克。口服,一次 4~6 粒,一日 3 次或遵医嘱。

【**注意事项**】偶见胃脘不适者,一般不会影响继续治疗。

71. 泽桂癃爽胶囊

【**处方**】泽兰、皂角刺、肉桂。

【**功能主治**】行瘀散结,化气利水。用于膀胱瘀阻所致的癃闭,症见夜尿频多、排尿困难、小腹胀满,前列腺增生症见上述证候者。

【**用法与用量**】胶囊剂,每粒装 0.44g。口服,一次 2 粒,一日 3 次。30 天为一个疗程。

【**注意事项**】①肝郁气滞、脾虚气陷、下焦湿热所致癃闭者慎用;②个别患者服用后发生恶心、胃部不适、腹泻,宜饭后服用;③服药期间忌饮酒、忌食辛辣食物,忌房事。

72. 翁沥通胶囊

【**处方**】薏苡仁、浙贝母、川木通、栀子(炒)、金银花、旋覆花、泽兰、大黄、铜绿、甘草、黄芪(蜜炙)。

【**功能主治**】清热利湿,散结祛瘀。用于前列腺增生证属湿热蕴结、痰瘀交阻,症见尿频,尿急,或尿细,排尿困难等。

【**规格与用法用量**】胶囊剂,每粒装 0.4g。饭后服,一次 3 粒,一日 2 次。

【禁忌】尚不明确。

【注意事项】①翁沥通胶囊不宜大量、长期服用;②腹泻患者慎用;③绞窄性肠梗阻及结、直肠黑变病患者禁用。

73. 乌灵胶囊

【处方】乌灵菌粉。

【功能主治】补肾健脑,养心安神。用于心肾不交所致的失眠、健忘、心悸心烦、神疲乏力、腰膝酸软、头晕耳鸣、少气懒言、脉细或沉无力;神经衰弱见上述证候者。

【规格与用法用量】胶囊剂,每粒0.33g。口服,一次3粒,一日3次。

【注意事项】①忌烟、酒及辛辣、油腻食物;②服药期间要保持情绪乐观,切忌生气恼怒;③有高血压、心脏病、糖尿病、肝病、肾病等慢性病严重者应在医师指导下服用。

74. 灵泽片

【处方】乌灵菌粉、莪术、浙贝母、泽泻。

【功能主治】益肾活血,散结利水。用于轻中度良性前列腺增生肾虚血瘀湿阻证出现的尿频,排尿困难,尿线变细,淋沥不尽,腰膝酸软等症。

【规格与用法用量】片剂,每片0.58g。口服,一次4片,一日3次。疗程为6周。

【注意事项】有胃、十二指肠溃疡以及各种急慢性胃炎、肠炎者慎用。

第三节 常用方剂

1. 逍遥散(《太平惠民和剂局方》)

【组成】柴胡9g、当归9g、芍药9g、白术9g、茯苓9g、炙甘草6g、煨生姜3g、薄荷6g。

【功效】疏肝解郁,养血健脾。

【主治】肝郁血虚脾弱证。两胁作痛,头痛目眩,口燥咽干,神疲食少,或月经不调,乳房胀痛,脉弦而虚者。

【临床应用】适用于前列腺炎、阳痿、早泄、遗精、男性不育症、男性更年期综合征、良性前列腺增生症等证属肝郁血虚脾虚者。

【方解】方中以柴胡疏肝解郁,使肝气得以条达为君药。当归甘辛苦温,养血和血;白芍酸苦微寒,养血敛阴,柔肝缓急,共为臣药。白术、茯苓、甘草健脾益气,共为佐药。薄荷疏散郁遏之气,透达肝经郁热;烧生姜降逆和中,且能辛散达郁,亦为佐药。

2. 丹栀逍遥散(《校注妇人良方》)

【组成】柴胡6g、当归6g、芍药6g、白术6g、茯苓6g、炙甘草3g、牡丹皮3g、炒栀子3g。

【功效】疏肝清热,养血健脾。

【主治】肝郁血虚生热证。烦躁易怒,或头痛目涩,颊赤口干,月经不调,少腹胀痛,或小便涩痛,舌红苔薄黄,脉弦。

【临床应用】适用于前列腺炎、阳痿、早泄、遗精、男性不育症、男性更年期综合征等证属肝郁血虚生热者。

【方解】方中以柴胡疏肝解郁为君药。当归养血和血;白芍养血敛阴,柔肝缓急,共为臣药。白术、茯苓、甘草健脾益气,共为佐药。牡丹皮、炒栀子清热泻火为佐药。在逍遥散的基础上加用牡丹皮、栀子,以增加清热泻火之功。

3. 龙胆泻肝汤(《医方集解》)

【组成】龙胆草 6g、黄芩 9g、栀子 9g、泽泻 12g、木通 6g、当归 3g、生地黄 9g、柴胡 6g、生甘草 6g、车前子 9g。

【功效】清泻肝胆实火,清利肝经湿热。

【主治】①肝胆实火上炎证。头痛目赤,胁痛,口苦,耳聋,耳肿,舌红苔黄,脉弦数有力。②肝经湿热下注证。阴肿,阴痒,筋痿,阴汗,小便淋浊,或妇女带下黄臭等,舌红苔黄腻,脉弦数有力。

【临床应用】适用于前列腺炎、附睾炎、泌尿系感染、淋病、阴囊湿疹、阳痿、男性不育症、良性前列腺增生症等证属湿热下注或肝胆实火者。

【方解】方中龙胆草既可泻肝胆实火,又能利肝经湿热而为君。黄芩、栀子苦寒泻火,燥湿清热,增强君药泻火除湿之力,为臣药。泽泻、木通、车前子渗湿泄热,导湿热下行;当归、生地滋阴补血,使邪去而阴血不伤,以上均为佐药。柴胡疏畅肝胆气机,并能引诸药归于肝胆之经;甘草护胃安中,调和诸药。二药同兼佐使之用。本方的配伍特点是:泻中有补,降中寓升,利中有滋,祛邪而不伤正,泻火而不伐胃。

4. 补中益气汤(《内外伤辨惑论》)

【组成】黄芪 18g、炙甘草 9g、人参 6g、当归 3g、陈皮 6g、升麻 6g、柴胡 6g、白术 9g。

【功效】补中益气,升阳举陷。

【主治】脾虚气陷证。头晕目眩,体倦肢软,少气懒言,语声低微,视物昏瞀,耳鸣耳聋,面色萎黄,纳差便溏,舌淡脉虚;或脱肛,子宫脱垂,久泻久痢,崩漏等。

【临床应用】适用于前列腺炎、阳痿、男性不育症、精索静脉曲张、不射精等证属脾虚、中气不足者。

【方解】方中重用黄芪,补中益气,升阳固表,为君药。人参、白术、炙甘草助君药补气健脾之力为臣药。当归养血和营;陈皮调理气机,理气和胃为佐药。柴胡、升麻轻清升散,协黄芪以升提下陷之中气;炙甘草调和诸药,亦为佐使药。诸药配伍,可使脾胃健运,元气内充,气虚得补,气陷得举,清阳得升,则诸症可除。

5. 四物汤(《仙授理伤续断秘方》)

【组成】熟地黄 9g、当归 9g、白芍药 9g、川芎 9g。

【功效】补血和血。

【主治】营血虚滞证。心悸失眠,头晕目眩,面色无华,唇甲色淡,形瘦乏力,妇人月经不调,量少或经闭不行,脐腹作痛,甚至癥块硬结,舌淡,脉细弦或细涩。

【临床应用】适用于阳痿、男性不育症、附睾炎、前列腺癌、男性更年期综合征等证属血虚者。

【方解】方中用补血之要药熟地滋阴补血为君药。当归补血养肝,和血调经,补血行血为臣药。白芍酸甘质柔,养血敛阴,缓挛急而止腹痛;川芎辛散温通,上行头目,下行血海,中开郁结,旁通络脉,两者同为佐药。四药配伍,血虚者得之可收补血之功,血滞者得之可奏行血之效。

6. 桃红四物汤(《医垒元戎》)

【组成】桃仁 9g、红花 6g、熟地黄 9g、当归 9g、白芍药 9g、川芎 9g。

【功效】养血活血。

【主治】血虚兼血瘀证。妇女经期提前,血多有块,色紫黏稠,腹痛等,舌淡,脉细弦或细涩。

【临床应用】适用于前列腺炎、阳痿、男性不育症、精索静脉曲张、附睾炎、精囊炎、前列腺癌、男性更年期综合征、良性前列腺增生症等证属血虚兼血瘀者。

【方解】方中桃仁、红花活血化瘀为君。熟地补血养阴;当归补血养肝,活血止痛为臣。川芎活血化瘀行气;白芍敛阴养肝,缓急止痛共为佐使药。该方活血养血,以活血为主,行中有补,则行而不泄;补中有行,则补而不滞。

7. 归脾汤《正体类要》

【组成】白术 12g、当归 12g、白茯苓 12g、黄芪 12g、炒远志 12g、龙眼肉 12g、酸枣仁 12g、人参 24g、木香 6g、炙甘草 3g。

【功效】益气补血,健脾养心。

【主治】心脾气血两虚证。心悸怔忡,健忘失眠,盗汗虚热,体倦食少,面色萎黄,舌淡,苔薄白,脉细弱。

【临床应用】适用于前列腺炎、阳痿、早泄、男性不育症、前列腺癌、男性更年期综合征、良性前列腺增生症等证属心脾气血两虚者。

【方解】方中人参补气生血,养心益脾;龙眼肉补益心脾,养血安神,共为君药。黄芪、白术益气健脾,当归养血补心,同为臣药。茯神、远志、酸枣仁宁心安神;木香理气醒脾俱为佐药。炙甘草益气补中,调和诸药,为佐使药。煎药时少加生姜、大枣调和脾胃,以资生化。本方心脾同治,重在补脾;气血并补,重在益气。

8. 十全大补汤(《太平惠民和剂局方》)

【组成】肉桂、黄芪、人参、茯苓、白术、炙甘草、熟地黄、当归、白芍药、川芎各等分。

【功效】温补气血。

【主治】气血两虚证。面色萎黄,倦怠食少,头晕目眩,神疲气短,心悸怔忡,自汗盗汗,四肢不温,舌淡,脉细弱;以及妇女崩漏,月经不调,疮疡不敛等。

【临床应用】适用于男性不育症、前列腺癌、男性更年期综合征等证属气血两虚者。

【方解】方中黄芪补中益气健脾;肉桂温阳散寒,两者为君。人参与熟地相配,益气补血,共为臣药。白术、茯苓、甘草益气补脾;当归、白芍、川芎补血行血俱为佐药。

9. 六味地黄丸(《小儿药证直诀》)

【组成】熟地黄 24g、山萸肉 12g、山药 12g、泽泻 9g、牡丹皮 9g、白茯苓 9g。

【功效】滋阴补肾。

【主治】肾阴亏虚证。腰膝酸软,头晕目眩,耳鸣耳聋,盗汗,遗精,消渴,骨蒸潮热,手足心热,舌燥咽痛,牙齿动摇,足跟作痛,以及小儿囟门不合,舌红少苔,脉沉细数。

【临床应用】适用于阳痿、早泄、遗精、男性不育症、前列腺癌、男性更年期综合征、良性前列腺增生症等证属肾阴亏虚者。

【方解】方中重用熟地黄,味甘纯阴,长于滋阴补肾,填精益髓,为君药。山萸黄滋补肝肾,秘涩精气;山药健脾补虚,涩精固肾,同为臣药。泽泻利湿泻浊,防熟地黄之滋腻;丹皮清泻虚热,制山萸肉之温;茯苓淡渗脾湿,以泻肾浊共为佐药。六药合用,三补三泻,以补为主;肾肝脾并补,以补肾阴为主。

10. 知柏地黄丸(《医方考》)

【组成】熟地黄 24g、山萸肉 12g、山药 12g、泽泻 9g、牡丹皮 9g、白茯苓 9g、知母 6g、黄柏 6g。

【功效】滋阴降火。

【主治】阴虚火旺证。骨蒸潮热,虚烦盗汗,腰脊酸痛,遗精,舌质红,脉细数。

【临床应用】适用于阳痿、阳强、早泄、遗精、性欲亢进、少弱畸形精子症之男性不育症、精液不液化、男性更年期综合征等证属阴虚火旺者。

【方解】方中知母清上焦烦热;黄柏泻中下焦之火,共为君药。熟地黄滋阴补肾,填精益髓;山茱萸滋补肝肾涩精;山药健脾益肾,同为臣药。泽泻利湿泻浊;丹皮清泻虚热;茯苓淡渗脾湿,共为佐药。该方由六味地黄丸加知母、黄柏而成,增加了清热泻火之功。

11. 左归丸(《景岳全书》)

【组成】熟地 24g、山药 12g、枸杞子 12g、山茱萸 12g、川牛膝 9g、鹿角胶 12g、龟甲胶 12g、菟丝子 12g。

【功效】滋阴补肾,填精益髓。

【主治】真阴不足证。腰酸腿软,头晕目眩,耳聋失眠,遗精滑泄,自汗盗汗,口燥舌干,舌红少苔,脉细。

【临床应用】适用于阳痿、早泄、遗精、少弱精子症之男性不育症、男性更年期综合征等证属肾阴亏虚者。

【方解】方中重用熟地滋阴补肾,填精益髓,为君药。龟甲胶、鹿角胶血肉有情之品,峻补精髓,龟甲胶甘咸而寒,善补肝肾之阴;鹿角胶益精补血又能温补肾阳,共为臣药。山茱萸养肝滋肾,涩精敛汗;山药补脾益阴,滋肾固精;枸杞子补肾益精,养肝明目;菟丝子平补阴阳,固肾涩精;川牛膝益肾补肝,强腰壮骨,俱为佐药。诸药配伍,共奏益肾滋阴,填精补髓之功。

12. 大补阴丸(《丹溪心法》)

【组成】黄柏 12g、知母 12g、熟地黄 18g、龟板 18g、猪脊髓 18g。

【功效】滋阴降火。

【主治】阴虚火旺证。骨蒸潮热,盗汗遗精,咳嗽咯血,心烦易怒,足膝疼热,或消渴易饥,舌红少苔,尺脉数而有力。

【临床应用】适用于阳痿、阳强、早泄、遗精、性欲亢进、少弱畸形精子症之男性不育症、精液不液化、男性更年期综合征等证属阴虚火旺者。

【方解】方中熟地填精益髓;龟板既补精血,又可潜阳,二药大补真阴,共为君药。黄柏、知母相须为用,泻火保阴,是清降虚火的常用组合,同为臣药。再以猪脊髓、蜂蜜为丸,取其血肉甘润之质,助君药滋补精髓,兼制黄柏之苦燥,用为佐使。诸药合用,使水充而亢阳有制,火降则阴液渐复,共收滋阴填精,清热降火之功。

13. 肾气丸(《金匮要略》)

【组成】生地黄 24g、山药 12g、山茱萸 12g、泽泻 9g、茯苓 9g、牡丹皮 9g、桂枝 3g、炮附子 3g。

【功效】补肾助阳。

【主治】肾阳不足证。腰痛脚软,身半以下常有冷感,少腹拘急,小便不利,或小便反多,入夜尤甚,阳痿早泄,舌淡而胖,脉虚弱,尺部沉细或沉弱而迟,以及痰饮,水肿,消渴,脚气,转胞等。

【临床应用】适用于阳痿、早泄、遗精、性欲低下、少弱精子症之男性不育症、男性更年期综合征、良性前列腺增生症、尿频、腰痛等证属肾阳不足者。

【方解】方中附子大辛大热,温阳补火;桂枝辛甘而温,温通阳气,二药相合,温补肾阳,共为君药。地黄滋阴补肾生精,山茱萸、山药补肝养脾益精,同为臣药。泽泻、茯苓利水渗湿;丹皮活血散瘀,此三味寓泻于补,并制诸滋阴药碍湿之虞,俱为佐药。诸药合用,助阳之弱以化水,滋阴之虚以生气,使肾阳振奋,气化复常,则诸症自除。

14. 右归丸(《景岳全书》)

【组成】熟地黄24g、山药12g、山茱萸9g、枸杞子9g、菟丝子12g、鹿角胶12g、杜仲12g、肉桂6g、当归9g、制附子6g。

【功效】温补肾阳,填精益髓。

【主治】肾阳不足,命门火衰证。年老或久病气衰神疲,畏寒肢冷,腰膝软弱,阳痿遗精,或阳衰无子,或饮食减少,大便不实,或小便自遗,舌淡苔白,脉沉而迟。

【临床应用】适用于阳痿、早泄、遗精、性欲低下、少弱精子症之男性不育症、男性更年期综合征、良性前列腺增生症、尿频、腰痛等证属肾阳不足者。

【方解】方中附子、肉桂、鹿角胶培补肾中元阳,益精养血,共为君药。熟地黄、山茱萸、枸杞子、山药滋阴益肾,养肝补脾,填精补髓,同为臣药。菟丝子、杜仲补肝肾,强腰膝;当归养血和血,俱为佐药。诸药合用,补肾之中兼顾养肝益脾,使肾精得充而虚损易复;温阳之中参以滋阴填精,则阳得阴助而生化无穷。

15. 五子衍宗丸(《摄生众妙方》)

【组成】五味子6g、枸杞子24g、菟丝子24g、覆盆子12g、车前子6g。

【功效】填精益髓,补肾固精。

【主治】治肾虚精少,阳痿早泄,遗精,精冷,余沥不尽,久不生育。

【临床应用】适用于阳痿、早泄、遗精、少弱畸形精子症之男性不育症等证属肾精亏虚者。

【方解】方中菟丝子温肾壮阳,枸杞子填精补血共为君药。五味子五味皆备,而酸味最浓,补中寓涩,敛肺补肾;覆盆子甘酸微温,固精益肾共为臣药;车前子泻而通之,泻有形之邪浊,涩中兼通,补而不滞为佐药。

16. 金锁固精丸(《医方集解》)

【组成】沙苑蒺藜60g、芡实60g、莲须60g、莲子30g、龙骨30g、牡蛎30g。

【功效】涩精补肾。

【主治】肾虚不固之遗精。遗精滑泄,腰痛,耳鸣,四肢酸软,神疲乏力,舌淡苔白,脉沉细。

【临床应用】适用于早泄、遗精、尿频等证属肾虚不固者。

【方解】方中沙苑蒺藜甘温入肾,补肾固精止遗为君药。臣以莲子、芡实补肾涩精,益气宁心,为臣。龙骨、牡蛎涩精止遗,煅制而用,收涩之性增强;莲须功专固肾涩精共为佐药。纵观本方,补肾与涩精并用,标本兼顾,而以固肾涩精治标为主。

17. 桑螵蛸散(《本草衍义》)

【组成】桑螵蛸30g、远志30g、石菖蒲30g、龙骨30g、人参30g、茯神30g、当归30g、龟甲30g。

【功效】调补心肾,固精止遗。

【主治】心肾两虚证。小便频数,或尿色白浊如米泔水,或遗尿,滑精,心神恍惚,健忘,舌淡苔白,脉细弱。

【临床应用】适用于早泄、遗精、尿频等证属心肾两虚者。

【方解】方中桑螵蛸甘咸而温,补肾助阳,固精缩尿,为君药。龙骨敛心安神,收涩固精;龟甲滋阴益肾,养血补心,为臣药。人参大补元气,配茯神益心气,宁心神;当归调补心血;远志、菖蒲安神定志,交通心肾,共为佐药。诸药配伍,两调心肾,交通上下,共奏补肾固精、涩精止遗,养心安神之功。

18.缩泉丸(《校注妇人良方》)

【组成】天台乌药、益智仁、山药,各等分。

【功效】温肾祛寒,缩尿止遗。

【主治】膀胱虚寒证。小便频数,或遗尿,小腹怕冷,舌淡,脉沉弱。

【临床应用】适用于前列腺炎、良性前列腺增生症、尿频等证属膀胱虚寒者。

【方解】方中益智仁温肾暖脾,固涩缩尿为君。乌药温散下焦虚冷,以助膀胱气化,固涩小便为臣药。山药健脾补肾而涩精气为佐药。三药合用,温肾缩尿。

19.柴胡疏肝散(《医学统旨》)

【组成】陈皮 6g、柴胡 6g、川芎 4.5g、香附 4.5g、枳壳 4.5g、芍药 4.5g、炙甘草 1.5g。

【功效】疏肝理气,活血止痛。

【主治】肝气郁滞证。胁肋疼痛,胸闷善太息,情志抑郁易怒,或嗳气,脘腹胀满,脉弦。

【临床应用】适用于阳痿、早泄、遗精、前列腺炎、男性更年期综合征、精索静脉曲张、附睾炎等证属肝气郁滞者。

【方解】方中以柴胡疏肝解郁为君。香附理气疏肝而止痛;川芎活血行气止痛,共为臣药。陈皮、枳壳理气行滞;芍药、甘草养血柔肝,缓急止痛,均为佐药。甘草调和诸药,为使药。诸药相合,共奏疏肝行气、活血止痛之功。

20.天台乌药散(《医学发明》)

【组成】天台乌药 15g、木香 15g、小茴香 15g、青皮 15g、高良姜 15g、槟榔 9g、川楝子 12g、巴豆 12g。

【功效】行气疏肝,散寒止痛。

【主治】肝经寒凝气滞证。小肠疝气,少腹引控睾丸而痛,偏坠肿胀,或少腹疼痛,苔白,脉弦。

【临床应用】适用于前列腺炎、附睾炎、睾丸炎、精索静脉曲张、龟头疼痛等证属寒滞肝脉者。

【方解】方中乌药辛温,行气疏肝,散寒止痛,为君药。青皮疏肝理气;小茴香暖肝散寒;高良姜散寒止痛;木香行气止痛;四药辛合用共为臣药。槟榔行气导滞,直达下焦而破坚;川楝子、巴豆同炒,制其苦寒之性,又增其行气散结之力,共为佐使药。诸药合用,使寒凝得散,气滞得疏,肝络调和,则疝痛自愈。

21.暖肝煎(《景岳全书》)

【组成】当归 9g、枸杞子 9g、小茴香 6g、肉桂 6g、乌药 6g、沉香 3g、茯苓 6g。

【功效】温补肝肾,行气止痛。

【主治】肝肾虚寒,寒凝肝脉证。睾丸冷痛,或小腹疼痛,疝气痛,畏寒喜暖,舌淡苔白,脉沉迟。

【临床应用】适用于前列腺炎、附睾炎、睾丸炎、精索静脉曲张、龟头疼痛、阴囊疼痛等证属寒滞肝脉者。

【方解】方中肉桂辛甘大热,温肾暖肝,散寒止痛;小茴香味辛性温,暖肝散寒,理气止痛,同为君药。当归、枸杞子养血补肾益肝;乌药、沉香行气散寒止痛,共为臣药。茯苓健脾渗湿;生姜散寒和胃,共为佐药。诸药相伍,使下元得温,寒凝得散,气滞得畅,则睾丸、少腹疼痛诸症可愈。

22. 橘核丸（《济生方》）

【组成】橘核 30g、海藻 30g、昆布 30g、海带 30g、川楝子 30g、桃仁 30g、厚朴 15g、木通 15g、枳实 15g、延胡索 15g、桂心 15g、木香 15g。

【功效】行气止痛，软坚散结。

【主治】寒湿痰瘀之疝气。睾丸肿胀偏坠，或坚硬如石，或痛引脐腹，甚则阴囊肿大，轻者时出黄水，甚则成痈溃烂。

【临床应用】适用于前列腺炎、附睾炎、睾丸炎、精索静脉曲张、龟头疼痛、腰痛等证属寒湿痰瘀者。

【方解】方中橘核入厥阴肝经，行气散结，为治疝要药，为君。川楝子疏肝行气止痛；桃仁活血止痛；海藻、昆布、海带软坚散结，共为臣药。延胡索活血止痛，木香行气散结，厚朴下气燥湿；枳实行气破结，木通通利血脉而除湿，肉桂温肾暖肝而散寒，均为佐药。诸药合用，直达厥阴肝经而行气血，散寒湿，消肿胀，则睾丸肿胀坚硬诸证得以缓解。

23. 血府逐瘀汤（《医林改错》）

【组成】桃仁 12g、红花 9g、当归 9g、生地黄 9g、川芎 4.5g、赤芍 6g、牛膝 9g、桔梗 4.5g、柴胡 3g、枳壳 6g、甘草 3g。

【功效】活血化瘀，行气止痛。

【主治】胸中血瘀证。胸痛，头痛，日久不愈，痛如针刺而有定处，或呃逆日久不止，或饮水即呛，干呕，或内热瞀闷，或心悸怔忡，失眠多梦，急躁易怒，入暮潮热，唇黯或两目黯黑，舌质黯红，或舌有瘀斑、或瘀点，脉涩或弦紧。

【临床应用】适用于前列腺炎、附睾炎、睾丸炎、精索静脉曲张、阳痿、男性不育症、阴茎硬结症、良性前列腺增生症、前列腺癌等证属气滞血瘀者。

【方解】方中桃仁破血行滞而润燥，红花活血祛瘀以止痛，为君药。赤芍、川芎活血祛瘀，牛膝祛瘀血，通血脉，引血下行，皆为臣药。生地、当归清热益阴，养血活血；桔梗、枳壳一升一降，行气宽胸；柴胡疏肝解郁，理气行滞，气行则血畅，均为佐药。甘草调和诸药，为使药。诸药配伍，使气血和顺，瘀血得去，为治胸中血瘀证之良方。

24. 桂枝茯苓丸（《金匮要略》）

【组成】桂枝 9g、茯苓 9g、丹皮 9g、桃仁 9g、芍药 9g。

【功效】活血化瘀，缓消癥块。

【主治】瘀阻胞宫证。妇人素有癥块，妊娠漏下不止，或胎动不安，血色紫黑晦黯，腹痛拒按，或经闭腹痛，或产后恶露不尽而腹痛拒按者，舌质紫黯或有瘀点，脉沉涩。

【临床应用】适用于前列腺炎、附睾炎、良性前列腺增生症、前列腺癌、精索静脉曲张、阳痿、输精管道不通畅等证属瘀血阻滞者。

【方解】方中桂枝辛甘而温，温通血脉，以行瘀滞为君药。桃仁活血祛瘀为臣药。丹皮、芍药味苦微寒，既可活血散瘀，又能凉血以清瘀热，且芍药兼能缓急止痛；茯苓利水渗湿，健脾益气，均为佐药。丸以白蜜，取其甘缓而润，以缓诸药破泄之力，为使药。诸药相伍，共奏活血化瘀，缓消癥块之效。

25. 十灰散（《十药神书》）

【组成】大蓟、小蓟、荷叶、侧柏叶、茅根、茜根、山栀、大黄、牡丹皮、棕榈皮，各等份(9g)。

【功效】凉血止血。

【主治】血热妄行证。呕血、吐血、咯血、嗽血、衄血等，血色鲜红，来势急暴，舌红，脉数。

【临床应用】适用于泌尿系感染、精囊炎、前列腺癌、热淋、石淋等证属血热妄行者。

【方解】方中大蓟、小蓟味甘性凉,长于凉血止血,且能祛瘀,为君药。荷叶、侧柏叶、白茅根、茜草凉血止血;棕榈皮收涩止血,均为臣药。栀子、大黄清热泻火,使邪热从大小便而去,为佐药;丹皮、大黄凉血止血,活血祛瘀,使血止而无留瘀之弊。用法中加藕汁和萝卜汁磨京墨调服,取藕汁清热凉血散瘀,萝卜汁降气清热,京墨收涩止血之效,亦为佐药。诸药烧炭存性,亦可增强收涩止血之力。

26. 小蓟饮子(《济生方》)

【组成】生地黄9g、小蓟9g、滑石9g、木通9g、蒲黄9g、藕节9g、淡竹叶9g、当归9g、山栀子9g、甘草9g。

【功效】凉血止血,利尿通淋。

【主治】热结下焦之血淋、尿血。尿中带血,小便频数,赤涩热痛,或尿血,舌红,脉数。

【临床应用】适用于泌尿系感染、精囊炎、前列腺癌、热淋、石淋等证属热结下焦之血证。

【方解】方中小蓟清热凉血止血,利尿通淋;生地黄凉血止血,养阴清热,两药相合,共为君药。蒲黄、藕节凉血止血,兼能化瘀,为臣药。滑石、竹叶、木通清热利水通淋;栀子清泻三焦之火,导热下行;当归养血活血,防止诸药寒凉滞血,共为佐药。甘草缓急止痛,和中调药,用以为使。诸药合用,共奏凉血止血,利水通淋之功,是治疗下焦瘀热所致血淋、尿血的有效方剂。

27. 八正散(《太平惠民和剂局方》)

【组成】车前子、瞿麦、萹蓄、滑石、山栀子仁、炙甘草、木通、大黄,各等分。

【功效】清热泻火,利水通淋。

【主治】湿热淋证。尿频尿急,溺时涩痛,淋沥不畅,尿色浑赤,甚则癃闭不通,小腹急满,口燥咽干,舌苔黄腻,脉滑数。

【临床应用】适用于泌尿系感染、淋病、非淋菌性尿道炎、龟头炎、附睾炎、睾丸炎、精囊炎、前列腺炎、前列腺癌、良性前列腺增生症、阴囊湿疹、尿频、尿急等证属湿热下注者。

【方解】方中滑石善能滑利窍道,清热利湿;木通上清心火,下利湿热,共为君药。萹蓄、瞿麦、车前子清热利水通淋为臣。山栀子仁清泻三焦,通利水道;大黄荡涤邪热,通利肠腑,使湿热从大便而去共为佐药。甘草调和诸药,兼能清热缓急止痛,是为佐使之用。煎加灯心草以增利水通淋之力。

28. 四妙丸(《成方便读》)

【组成】黄柏、苍术、牛膝、薏苡仁,各等分。

【功效】清热利湿,舒筋壮骨。

【主治】湿热痿证。两足麻木,痿软,肿痛。

【临床应用】适用于泌尿系感染、龟头炎、前列腺炎、良性前列腺增生症、阴囊湿疹、阳痿等证属湿热下注者。

【方解】方中黄柏苦以燥湿,寒以清热,长于清下焦湿热为君。苍术辛散苦燥,长于脾燥湿为臣。牛膝补肝肾,强筋骨,引药下行;薏苡仁健脾渗湿,舒筋缓急,共为佐药。二妙散加牛膝为三妙丸,再加薏苡仁则为四妙丸。故四妙丸较之二妙散更适用于湿热下注之痿证。

29. 五苓散(《伤寒论》)

【组成】猪苓9g、茯苓9g、泽泻15g、白术9g、桂枝6g。

【功效】利水渗湿,温阳化气。

【主治】膀胱气化不利之蓄水证。小便不利,头痛微热,烦渴欲饮,甚则水入即吐;或脐下动悸,吐涎沫而头目眩晕;或短气而咳;或水肿,泄泻。舌苔白,脉浮。

【临床应用】适用于良性前列腺增生症、前列腺癌、尿潴留等证属膀胱气化不利者。

【方解】方中重用泽泻利水渗湿为君。臣以茯苓、猪苓,增强君药利水渗湿之力。白术、茯苓健脾以运化水湿;桂枝温阳化气以助利水,兼解表散邪,共为佐药。诸药相伍,共奏淡渗利湿,健脾助运,温阳化气,解表散邪之功。

30. 程氏萆薢分清饮(《医学心悟》)

【组成】川萆薢6g、黄柏2g、石菖蒲2g、茯苓3g、白术3g、莲子心2g、车前子4.5g。

【功效】清热利湿,分清化浊。

【主治】湿热白浊,小便浑浊,尿有余沥,舌苔黄腻等。

【临床应用】适用于泌尿系感染、淋病、非淋菌性尿道炎、附睾炎、前列腺炎、精囊炎、前列腺癌、良性前列腺增生症、精液不液化、阳痿、阴囊湿疹等证属湿热下注者。

【方解】方中萆薢、石菖蒲分清利湿化浊为君。黄柏、车前子清利下焦湿热为臣药。白术、茯苓健脾益气渗湿;莲子心清心热,共为佐药。全方配伍,共奏清热利湿化浊之效。

31. 龟鹿二仙胶(《医便》)

【组成】鹿角50g、龟板25g、人参4.5g、枸杞子9g

【功效】滋阴填精,益气壮阳。

【主治】真元虚损,精血不足证。腰膝酸软,形体瘦削,两目昏花,发脱齿摇,阳痿遗精,久不孕育。

【临床应用】适用于阳痿、早泄、遗精、男性不育症、男性更年期综合征等证属肾阴阳两虚者。

【方解】方中鹿角胶甘咸微温,温肾壮阳,益精养血;龟板胶甘咸而寒,填精补髓,滋阴血,二味俱为血肉有情之品,能补肾益髓以生阴阳精血,共为君药。人参大补元气,补气生精以助滋阴壮阳之功;枸杞子补肾益精,养肝明目,共为臣药。四药合用,阴阳气血并补,先后天兼顾,共成填精补髓,益气壮阳之功。

32. 二至丸(《中国药典》)

【组成】女贞子、墨旱莲,各等分。

【功效】补益肝肾,滋阴养血。

【主治】肝肾阴虚证。眩晕耳鸣,咽干鼻燥,腰膝酸痛,月经量多。

【临床应用】适用于阳痿、早泄、遗精、男性不育症、良性前列腺增生症、前列腺癌、男性更年期综合征等证属肝肾阴虚者。

【方解】方中女贞子甘平,少阴之精,补益肝肾;墨旱莲甘寒,入肾补精,益下而荣上,强阴而黑发。两者合用,共奏补益肝肾,滋阴养血之功。

33. 二仙汤(《妇产科学》)

【组成】仙茅9g、仙灵脾9g、巴戟天9g、当归9g、黄柏6g、知母6g。

【功效】温肾阳,补肾精,泻肾火,调冲任。

【主治】主妇女月经将绝未绝,周期或前或后,经量或多或少,头眩耳鸣,腰酸乏力,两足欠温,时或怕冷,时或烘热,舌质淡,脉沉细者。

【临床应用】适用于阳痿、早泄、遗精、男性不育症、良性前列腺增生症、前列腺癌、男性更年期综合征等证属肾阴阳两虚者。

【方解】该方以仙茅、仙灵脾为君,巴戟天为臣,黄柏、知母为佐,当归为使。其中仙茅、仙灵脾、巴戟天温补肾阳、益精血;知母、黄柏泻相火而存肾阴;当归补血和血柔肝、调理冲任。诸药合用,具有辛温与苦寒共用、壮阳与滋阴并举、温补与寒泻同施之特征,尤其以温肾阳、补肾精、泻相火、滋肾阴、调理冲任、平衡阴阳见长。

34. 导赤散(《小儿药证直诀》)

【组成】生地、木通、生甘草梢、竹叶,各等分。

【功效】清心养阴,利水通淋。

【主治】心经火热证。心胸烦热,口渴面赤,意欲饮冷,以及口舌生疮;或心热移于小肠,小便赤涩刺痛,舌红,脉数。

【临床应用】小便赤涩刺痛之泌尿系感染、前列腺炎、附睾炎等热移小肠者。

【方解】方中生地凉血滋阴以制心火;木通上清心经之火,下导小肠之热,共为君药。竹叶清心除烦,淡渗利水,导心火下行,为臣药。生甘草用梢者,取其清热解毒,直达茎中而止痛,并能调和诸药,为佐使之用。四药配伍,共收清热利水养阴之功。

35. 五味消毒饮(《医宗金鉴》)

【组成】金银花 20g,野菊花、蒲公英、紫花地丁、紫背天葵子各 15g。

【功效】清热解毒,消肿散结。

【主治】疔疮初起,发热恶寒,疮形如粟,坚硬根深,状如铁钉,以及痈疡疖肿,红肿热痛,舌红苔黄,脉数。

【临床应用】泌尿系感染、前列腺炎、附睾炎、睾丸炎、阴囊感染等热毒炽盛者。

【方解】方中重用金银花清热解毒,消散痈疮疔肿,为君。蒲公英、紫花地丁、紫背天葵子、野菊花皆为清热解毒、消肿散结之品,共为臣药,诸药合用,共奏清热解毒、消散疔疮之功。

36. 鹿茸丸(《三因极一病证方论》)

【组成】鹿茸(去毛,切,炙)9g,麦冬 60g,熟地、黄芪、鸡内金、肉苁蓉、山茱萸、补骨脂、怀牛膝、五味子各 9g,茯苓、玄参、地骨皮各 15g,人参 9g。

【功效】益气养阴,调补肝肾,温阳利水,化瘀降浊。

【主治】治肾虚消渴,小便无度,肝血亏虚,四肢抽搐。

【临床应用】阳痿、遗精、早泄、男性不育症、尿频等证属肾阴阳两虚兼气虚者。

【方解】鹿茸为血肉有情之品,长于补肾壮阳益精,为君药。补骨脂、肉苁蓉温肾助阳,熟地、山茱萸、怀牛膝滋补肝肾,共为臣药,黄芪、人参、茯苓益气健脾,五味子酸甘养阴收敛,鸡内金涩精止遗,麦冬、玄参滋阴,地骨皮清虚热,共为佐药。全方共奏阴阳双补,益气养阴之效。

37. 秃鸡散(《医心方》)

【组成】肉苁蓉 10g,五味子 10g,菟丝子 15g,炙远志 10g,蛇床子 10g。

【功效】温肾助阳,敛精安神。

【主治】肾阳不足、精亏心神失养所致男子五劳七伤,阴痿不起,为事不能,兼有心悸,怔忡,失眠,舌淡,脉虚细。

【临床应用】性欲低下、阳痿、早泄、遗精、男性更年期综合征等证属肾阳亏虚、心神失养者。

【方解】方中肉苁蓉补肾助阳,五味子酸甘敛阴,补肾宁心,两者合为君药。菟丝子滋补肝肾固精,蛇床子温肾壮阳,助君药温肾阳之功效,共为臣药。远志专于安神宁心为佐药。全方以温肾助阳为主,辅以安神宁心之品,共奏补肾宁心之效。

38. 菟丝子丸(《普济方》)

【组成】菟丝子9g,萆薢9g,补骨脂1g,防风1g,硫黄1g,续断15g,巴戟天15g,细辛1.5g,蜀椒30g。

【功效】温补肾阳。

【主治】肾脏虚冷,阳道痿弱,呕逆多唾,体瘦精神不爽,不思饮食,腰脚沉重,脐腹急痛,小便频数。

【临床应用】阳痿、遗精、早泄、良性前列腺增生症、小便频数、腰膝酸冷等证属肾阳亏虚者。

【方解】方中菟丝子平补阴阳,补肾阳,益肾精,固精缩尿;硫黄入肾经,大补命门之火而助元阳,两者合用,温补肾阳之功力专,共为君药。续断、巴戟天、补骨脂温补肾阳,共为臣药。川椒、细辛、防风温中散寒,萆薢利湿去浊,防阳盛之弊,共为佐药。全方共奏温补肾阳之功。

39. 斑龙丸(《医学正传》)

【组成】鹿角胶250g,鹿角霜250g,菟丝子250g,熟地黄125g,柏子仁125g,白茯苓125g,补骨脂125g。

【功效】温补肾阳。

【主治】真阳不足,腰膝疼痛,阳痿早泄,或小便增多,耳鸣,体倦心烦,或老年阳虚,时常畏寒,气力衰微。

【临床应用】男性不育症之无精、少精、精子活动力差及阳痿、遗精、早泄、良性前列腺增生症、尿频等属肾阳不足之证。

【方解】方中鹿角胶、鹿角霜大补元阳为君药。熟地、补骨脂、菟丝子阴阳并补,温肾填精。柏子仁、白茯苓养心安神。全方肾阴、肾阳并补,温中有润,取"阴中求阳"之意,共奏温补肾阳之效。

40. 生髓育麟丹(《辨证录》)

【组成】人参、麦冬、肉苁蓉各180g,山茱萸、山药各300g,熟地、桑椹子各500g,鹿茸1对,龟甲胶、枸杞子各240g,鱼鳔、菟丝子各120g,当归150g,北五味子90g,紫河车2个,柏子仁60g。

【功效】益肾补髓,填精种子。

【主治】男子精少,不能生子。

【临床应用】伴神疲乏力,腰膝酸软,阴囊湿冷;阳痿伴头晕耳鸣,腰膝酸软,遗精。

【方解】方中重用熟地滋阴补肾,填精益髓;鹿茸补肾阳、益精血,二药合用,阴阳并补,添精益髓,为君药。龟甲胶、紫河车血肉有情之品,善补肝肾之阴,峻补精髓;山茱萸养肝滋肾;山药补脾益阴,滋肾固精;枸杞子补肾益精;菟丝子平补阴阳,固肾涩精;鱼鳔、肉苁蓉补肾助阳,以上诸药为臣药。人参大补元气,益气健脾;当归养血活血;麦冬、五味子、桑椹子养阴生津;柏子仁养心安神,共为佐药。诸药配伍,肾阴、肾阳、气、血、津液并补,共奏阴阳并补,益气养血,填精补髓之功。

41. 秘传十子丸(《摄生众妙方》)

【组成】槐角子120g,覆盆子120g,枸杞子120g,桑椹子120g,冬青子120g,菟丝子60g,柏子仁60g,没石子60g,蛇床子60g,五味子60g。

【功效】平补肝肾，益精种子。

【主治】男子肾精不坚，女子肝血不足，及五劳七伤，心神恍惚，梦遗鬼交，五痔七疝，诸般损疾。

【临床应用】男性不育症、阳痿、早泄、遗精、男性更年期综合征、腰膝酸软等证属肝肾亏虚者。

【方解】覆盆子益肾固精，枸杞子滋补肝肾益精，共为君药。菟丝子补肾益精；冬青子即女贞子，滋补肝肾；蛇床子温肾壮阳，共为臣药。槐角子、桑椹子、五味子、柏子仁、没石子即无食子，清热养血生津，共为佐药。全方药物，皆用其子，取其种子之意，共奏补肾填精之效。

42. 水陆二仙丹（《洪氏集验方》）

【组成】芡实、金樱子，各等分。

【功效】补肾涩精。

【主治】治男子遗精、白浊，女子带下。

【临床应用】遗精、早泄、滴白、小便频数等证属肾虚不摄者。

【方解】方中芡实甘涩，能固肾涩精；金樱子酸涩，能固精缩尿。两药配伍，能使肾气得补，精关自固。芡实生长在水中，金樱子则长于山上，虽只有两味药，但其效如仙方，故称之为水陆二仙丹。

43. 清肾汤（《医学衷中参西录》）

【组成】知母12g、黄柏12g、生龙骨12g、生山药12g、生杭芍12g、生牡蛎9g、海螵蛸9g、茜草6g、泽泻4.5g。

【功效】清热利湿，泻浊固精。

【主治】治小便频数涩疼，遗精白浊，脉洪滑有力，确系实热者。

【临床应用】泌尿系感染、前列腺炎、遗精、早泄、滴白等证属肾虚湿热证者。

【方解】方中知母清热泻火，黄柏清热燥湿泻火，两者合用，专泻肾火，为君药。山药补肾涩精；白芍养血敛阴；泽泻渗湿泻热；龙骨、牡蛎固精止遗，收敛固涩力强，但其敛正气而不敛邪气，共为臣药。海螵蛸收敛涩精；茜草清热凉血共为佐药。全方清泻与收敛共用，祛邪不伤正，固精不留邪，共奏清利湿热，补肾固精之效。

44. 三才封髓丹（《卫生宝鉴》）

【组成】天冬、熟地、人参各15g，黄柏90g，砂仁45g，炙甘草22.5g。

【功效】泻火坚阴，固精封髓。

【主治】治阴虚火炎，梦遗失精，头晕目眩，腰膝无力，嗌干咽燥，舌红苔少，脉细数。

【临床应用】性欲亢盛、遗精、早泄等证属阴虚火旺者。

【方解】《医方集解》云："此手足太阴少阴药也。天冬以补肺生水，人参以补脾益气，熟地以补肾滋阴。以药有天、地、人之名，而补亦在上、中、下之分，使天地位育，参赞居中，故曰三才也。"故天冬、熟地、人参为君药。黄柏泻肾火，砂仁化湿行气，为臣药。炙甘草健脾益气，调和诸药，为佐药。

45. 清心莲子饮（《太平惠民和剂局方》）

【组成】黄芩、麦冬、地骨皮、车前子、炙甘草各15g，莲肉、茯苓、黄芪、人参各22g。

【功效】清心火，益气阴，止淋浊。

【主治】治心火妄动，气阴两虚，湿热下注，遗精白浊，男子五淋，妇人带下赤白；肺肾亏虚，心火刑金，口舌干燥，渐成消渴，睡卧不安，四肢倦怠，病后气不收敛，阳浮于外，五心烦热。

【临床应用】早泄、遗精、前列腺炎、淋证等属心肾阴虚火旺者。

【方解】方中莲肉,清心火、交心肾,为君。车前子、茯苓淡渗利湿,使心热从小便而解;黄芩、麦冬清热润肺、泻火养阴,为臣药。人参、黄芪益气生津、收敛浮阳;地骨皮入肾与三焦经,清三焦之火,而退虚热,为佐药。炙甘草益气,调和诸药,为使药。

46. 启阳娱心丹(《辨证录》)

【组成】人参30g,远志60g,茯神75g,石菖蒲15g,甘草15g,橘红15g,砂仁15g,柴胡15g,菟丝子120g,白术120g,生枣仁60g,当归60g,白芍90g,山药90g,神曲45g。

【功效】宣通心阳,安神起痿。

【主治】抑郁忧闷,早泄,阳痿不举,举而不刚。

【临床应用】阳痿、早泄、遗精、男性不育症、男性更年期综合征等证属心气郁结者。

【方解】方以远志、茯神、石菖蒲、生枣仁为主药,安神定志;柴胡疏肝解郁理气;橘红、砂仁、神曲宣畅气机;人参、白术、甘草、白芍、当归益气养血;山药、菟丝子滋补肝肾,壮阳兴痿。该方以补益安神为主,兼以畅达气机之品,宣通郁结,共奏安神定志,兴阳起痿之功。

47. 桂枝加龙骨牡蛎汤(《金匮要略》)

【组成】桂枝15g,芍药15g,生姜15g,甘草10g,大枣12枚,龙骨15g,牡蛎15g。

【功效】平补阴阳,调和营卫,交通心肾,固精止遗。

【主治】遗精、早泄、滴白等证属虚劳阴阳两虚者。

【临床应用】男子失精,早泄,女子梦交,自汗盗汗,遗尿,少腹拘急,阴部寒冷,头晕目眩,舌质淡,苔薄白,脉细紧。

【方解】该方为桂枝汤加龙骨牡蛎而成,桂枝汤为发汗解肌、调和营卫之效。加用龙骨、牡蛎,突出重镇安神,收敛固涩之效;将炙甘草易为生甘草,增加清热生津,调和诸药之功。

48. 沉香散(《三因极一病证方论》)

【组成】石韦15g,沉香15g,滑石15g,王不留行15,当归15g,冬葵子23g,白芍23g,橘皮7.5g,甘草7.5g。

【功效】理气活血,通淋止痛。

【主治】主气淋。因五郁内结,气不得舒,所致小腹胀满,小便不通,舌黯红,苔薄黄,脉弦。

【临床应用】泌尿系感染、前列腺炎、附睾炎、良性前列腺增生症等证属气滞血瘀湿热者。

【方解】沉香辛温行散,善行气止痛,为君药。石韦、滑石利尿通淋;王不留行活血通经,利尿通淋,共为臣药。当归养血活血;白芍养血敛阴,柔肝止痛;冬葵子清热利尿通淋;橘皮增强沉香理气行气之功,共为佐药,甘草益气健脾,防苦寒伤胃之弊,并调和诸药,为使药。

49. 枸橘汤(《外科全生集》)

【组成】枸橘(全枚)10g,川楝子10g,秦艽10g,防风10g,泽泻10g,陈皮10g,赤芍15g,炙甘草15g。

【功效】行气化湿,活血软坚。

【主治】子痈。舌黯红,苔黄,脉弦。

【临床应用】前列腺炎、附睾炎、睾丸炎、精索静脉曲张等证属湿热瘀阻证者。

【方解】方中全枸橘、川楝子疏肝理气,行气分之郁滞,为君药。赤芍活血通瘀,行血分之瘀邪;防风祛风胜湿止痛;秦艽清湿热、止痹痛;泽泻渗湿泄热,共为臣药。炙甘草健脾益气,调和诸药,为佐药。

50. 通关丸(《兰室秘藏》)

【组成】黄柏、知母各 30g,肉桂 3g。

【功效】清下焦蕴热,助膀胱气化。

【主治】治热在下焦血分,小便不通,口不渴,舌红苔黄腻,脉细数。

【临床应用】前列腺炎、良性前列腺增生症、前列腺癌等下焦湿热、膀胱气化不利者。

【方解】知母、黄柏泄肾火,滋肾阴,为君药。用肉桂在于"引阳入阴",一者,引黄柏、知母入肾而滋肾之体;再者,温中散寒,引火归原,为臣药。该方在苦寒清热泻火之中少加辛温大热之肉桂,既可防苦寒之弊,亦有温阳以助膀胱气化之功,配伍精妙。

51. 前列腺汤(《中医外科学》)

【组成】丹参 20g,赤芍 15g,乳香 10g,没药 10g,桃仁 10g,红花 9g,泽兰 15g,青皮 10g,川楝子 12g,蒲公英 30g,败酱草 30g,王不留行 30g,小茴香 6g,白芷 6g。

【功效】活血化瘀,行气导滞。

【主治】慢性前列腺炎症见会阴部、肛门、小腹及腰骶部呈间歇性胀痛或酸痛不适,有时疼痛可放射至阴茎、睾丸、腹股沟区、大腿根部内侧等处。

【临床应用】前列腺炎、附睾炎、良性前列腺增生症、前列腺癌、精索静脉曲张、阳痿、血精、血尿等证属气滞血瘀证者。

【方解】方中桃仁破血行滞,红花活血祛瘀以止痛,为君药。赤芍、丹参、王不留行、泽兰活血祛瘀,乳香、没药活血行气止痛,皆为臣药。青皮疏肝破气行滞;川楝子行气止痛;小茴香、白芷散寒止痛;蒲公英、败酱草利尿通淋,共为佐药。全方重用活血化瘀止痛之品,兼以行气、利尿通淋,共奏活血化瘀,行气导滞,利尿通淋之效。

(张春和)

参考文献

1. 王琦. 王琦男科学 [M]. 2 版. 郑州:河南科学技术出版社,2007.

2. 何清湖,秦国政. 中西医结合男科学 [M]. 北京:人民卫生出版社,2005.

3. 贾金铭. 中国中西医结合男科学 [M]. 北京:中国医药科技出版社,2005.

4. 戴西湖. 男科辨病专方专药治疗学 [M]. 北京:军事医学科学出版社,2007.

5. 戴西湖. 男科中西方药辑要 [M]. 北京:军事医学科学出版社,2008.

6. 秦国政. 男科病特色专科实用手册 [M]. 北京:中国中医药出版社,2007.

7. 李曰庆. 实用中西医结合泌尿男科学 [M]. 北京:人民卫生出版社,1995.

8. 胡璘媛,林亚明. 国医特效方治百病 [M]. 2 版. 北京:化学工业出版社,2015.

9. 秦国政. 中医男科学 [M]. 北京:中国中医药出版社,2012.

10. 高学敏. 中药学 [M]. 北京:中国中医药出版社,2002.

11. 邓中甲. 方剂学 [M]. 北京:中国中医药出版社,2003.

12. 李海松. 常见病中成药临床合理使用丛书男科分册 [M]. 北京:华夏出版社,2015.

13. 李世文. 当代男科妙方 [M]. 北京:人民军医出版社,2003.

第七章　男科疾病的预防

| 第一节 | 概述

　　中医学早在《黄帝内经》中就系统的构建出了"治未病"这一预防思想的理论基础。《素问·四气调神大论》谓："圣人不治已病治未病,不治已乱治未乱,此之谓也。夫病已成而后药之,乱已成而后治之,譬犹渴而穿井,斗而铸锥,不亦晚乎!"唐代医家孙思邈把疾病分为:未病、欲病、已病,并指出"上医医未病之病,中医医欲病之病,下医医已病之病","消未起之患,治未病之疾,医之于无事之前。"朱震亨在《丹溪心法》中说:"与其救疗于有疾之后,不若摄养于无疾之先;盖疾成而后药者,徒劳而已。是故已病而不治,所以为医家之法;未病而先治,所以明摄生之理。"

　　西医学发展至今虽说取得了长足的进步,但对于多数疾病仍然缺乏根本的解决办法,因此,如何预防疾病的发生就显得意义重大。随着经济的发展,环境污染,生活方式及思想观念的变化,社会压力造成的身心负担,种种因素对人类健康造成的损害越来越显现,各种流行病、传染病、多种慢性病、亚健康人群的增加,使得原来的生物医学模式,即单纯的修补医学思维逐渐转向生物 – 心理 – 社会模式,人们对健康和疾病的了解不仅仅局限于对疾病的生理解释,而是同时关注于患者的心理因素、患者所处的环境因素,包括自然和社会因素。人们在积极地探索如何通过早期改变这些不良因素的影响,从而达到预防疾病的目的。正因此,治未病的重要性日益凸显出其价值。

　　男科学是一个古老的学科,其发展源远流长,但由于长期受思想意识的禁锢,男性的性与生殖健康问题不能得到正面积极的对待,随着社会的发展进步,人们对性健康的需求不断增强,男科学作为一个独立的学科得到迅速的发展,对于男科疾病的研究也不断深入。人们逐渐认识到,很多男科疾病并不是一个独立的疾病,不是一个局部的疾病,它是很多全身疾病和心理疾病的局部反映。比如性功能就是反映男性生理状况及心理状态的一个敏感的风向标,很多内科疾病如糖尿病、高脂血症、高血压以及其他内分泌疾病等,在还没有出现明显症状的时候,可能早已经出现勃起功能障碍。这是因为勃起障碍的发生其实是全身多系统疾病的早期表现与伴随症状,并且也反映了心理状态的失衡。《马王堆汉书·十问》曰:"何故而阴与人俱生而先身去? 舜曰:饮食弗以,谋虑弗使,讳其名而匿其体,卞使甚多,而无宽礼,故兴身俱生而先身死",这是在说性功能的丧失先于躯体疾病的出现。又曰:"教而谋之,饮而食之,使其题祯坚强而缓事之,必盬之而勿予,必乐矢而勿泻,材将积,气将储,行年百岁",这是在说接受适当的性教育、合理的饮食以及注重性保健方法可以起到养生防病的作用。可以说,积极地去预防男科疾病的发生,就是在预防全身疾病的发生,结合合理的养生保健方法,最终才能达到延年益寿的目的。

第二节 | 男科疾病的预防原则

一、疾病预防基本原则

预防男科疾病的基本原则是心身同修,调心为先。

汉代医学家华佗说:"是以善医先医其心,而后医其身"。疾病的发病有标本两个层面,标是指身体,本是指心神。一个人患病,虽然表现为身体功能障碍,其发生的背后却有其原因和基础。这个原因就是思想意识的差异,就是心神之别。思想意识对身体心理的影响是巨大的。正面的、合理的、积极的思想观念会避免很多不良因素对身体的影响,反之则会造成疾病丛生。《素问·经脉别论》曰:"勇者气行则已,怯者则著而为病也",这说明了同样的处境,不同的心理状态对身体造成截然不同的影响。很多男科疾病实际上与性格偏颇、心理失衡、行为方式不当有很大关系。新安医家程履新在《山居本草》中云:"古哲云心病还将心药医,又岂草木金石之所能代治哉! 伤于曲蘖者断酒方瘥,纵于淫荡者戒欲许安,窒于忧郁者潇洒方起,若不原其情而求其本,虽坐扁鹊于堂,无有裨也"。临床上常常看到,自卑怯懦者,性功能障碍的发生概率要明显增高,这是心理状态及性格对性功能的影响;纵欲过度者则易出现虚劳早衰,这是意志薄弱,缺乏自控,贪图淫乐对身体造成的影响;不洁身自好者,泌尿生殖系感染发病的机会无疑也是大大增多的,这是不健康的行为方式对男科疾病的影响。所以说引导患者认识到不合理的、不健康的、负面消极的思想观念,从源头上去杜绝可能致病的因素,才是预防男科疾病的根本方法,可以说,防病胜于治病,治心胜于治身。

男科疾病虽有诸多方面的原因,而正不虚则邪不能入,外因是通过内因而致病。《素问·上古天真论》曰:"虚邪贼风,避之有时,恬惔虚无,真气从之,精神内守,病安从来",只有"志闲而少欲",才能"心安而不惧","清净则肉腠闭拒,虽有大风苛毒,弗之能害",只有五脏正气充沛,平和静谧,才能不为外邪所扰。若要养身,先要养心,只有培养高尚的道德情操,追求内心的安宁,坚持正确的价值观,养成健康的生活方式,才能规避种种不良因素对身体造成的负面影响,从而从根本上达到却病全形的目的。

二、疾病预防四个阶段

多数男科疾病都属于慢性疾病,病程日久,顽固迁延,反复难愈。在未病之时,要有预防疾病的发生的意识;在欲病之时,要做到防微杜渐;在已病之后,应该早期采取积极的措施,不任其发展变化;在病情控制之后,要预防其复发加重。这是男科疾病预防的四个阶段。

第三节 | 男科疾病的预防措施

一、普及性知识,重视性教育

孔子云:"饮食男女,人之大欲存焉。""食、色,性也。"(《孟子·告子上》)性心理与性生理是人的本能,早在秦汉时期《马王堆帛书》就详论了男女性活动中的生理、心理与行为,对两性活动的实施方法、如何顺从天地、阴阳、四时变化,以及房中养生保健等方面均提出了精辟的阐述。然而,在之后的社会发展中,受封建思想的影响,对"存天理,灭人欲"的误解误用,人们的思想受到严重禁锢而谈性色变,这种影响甚至一直延续至今。由于对性与生殖知识缺乏了解,在实践过程中出现男科问题时则困惑难解,但又羞于启齿,讳疾忌医,严重影响生活工作以及家庭和睦,在治疗时又不得其径而贻误了诊断治疗时机。正常的性生理及性心理受到压抑,性知识的匮乏,也影响了身心的健康成长,造成性行为方式的不当而出现很多社会问题,为男科疾病的发生埋下隐患,无形中增加了男科疾病的发病率。因此,在伦理道德及法律法规范围内讨论与普及性知识及开展性教育应该受到鼓励和支持。

在儿童和青少年成长过程中,要通过合理的,有尺度的方式去引导他们了解男女两性的差异和简单的生殖知识,不要逃避和错误地回答孩子们对性别、生殖、性行为等问题的困惑与好奇。鼓励男女生健康有度的交往,引导他们认识到不健康的性心理、不合理的性行为对身心造成的危害。对于青少年在生长发育过程中出现的生理及心理变化要多关心,多沟通交流,帮助他们平稳度过青春发育期。另外,在这个过程中也要仔细观察异常的身体发育变化,以便早期发现潜在的男科疾病而早期干预。婚后,要通过规范的途径了解正确的、健康的性保健知识和生殖知识,一方面可以预防男科及妇科疾病的发生,另外可以避免因为相关知识的缺乏而导致性与生殖行为方式的错误,造成心理障碍以及夫妻关系不和。随着年龄的增长,心脑血管疾病、糖尿病以及很多增龄性疾病发病率逐年增高,这些疾病很多情况下都会并发男科疾病的出现,因此也要通过科普宣传教育,引起人们对男科疾病的重视,从局部疾病早期发现潜在的全身疾病,或者通过控制全身疾病的病情而预防诸多男科疾病的发生。

二、重视婚育前检查,强调夫妻同查同治

婚前检查很重要,可以检查出很多不适宜结婚以及不适宜生育的疾病,对于预防后代发病,促进优生优育有重要意义。唐代孙思邈《求子论》:"凡人无子,当为夫妻俱有五劳七伤,虚羸百病所致,故有绝嗣之患"。如我国婚姻法就明确规定,麻风病未经治愈不应当结婚,禁止近亲结婚等。另有多种情况不适宜生育,包括婚配双方均患有重度智力低下者;精神病久治不愈且症状逐渐加重或精神异常频繁发作者,精神分裂症、躁狂抑郁症和其他精神病发病期间;性传播疾病未经治愈者;各种法定报告传染病规定的隔离期;男女任何一方患有严重的常染色体显性遗传病以及隐性遗传病,婚配的任何一方亲属即其父母或兄弟姐妹中有一人或多人同时患同种遗传病者,包括精神分裂症、躁狂抑郁症以及先天性心脏病。还有多种疾病需要限制生育,包括 X 连锁显性遗传病,如抗维生素 D 佝偻病、先天性高氮血症(I型)、遗传性慢性胃炎等,男胎保留、女胎终止妊娠;X 连锁隐性遗传病,如脑炎肾综合征、血友病、进行性肌营养不良(假肥大型),肾性尿崩症、红绿色盲等,根据不同疾病遗传特征选择保留不同性别胎儿;Y 连锁遗传病,如刺猬皮病,只有男子发病,配偶受孕后保留女胎,终止男胎。这些都是需要在婚前检查中详细筛查的。

孕育前检查诊断可以帮助人们了解生殖学及性保健方面的知识,选择合适的孕育年龄和时机,发现影响生育的潜在疾病,最大可能避免孕产风险。《妇人大全良方·求嗣门》认为:"凡欲求子,当先察夫妇,有无劳伤痼疾,而依方调治,使内外和平,则有子矣。"《证治准绳·女科》强调:女子"求子之法莫先调经",男子欲求子者,宜重视聚精之法,"一曰寡欲,二曰节劳,三曰息怒,四曰戒酒,五曰慎味"。中医学很早就认识到欲要后代健康聪慧,夫妻双

方的身体健康同等重要,如同土地与种子的关系,只有土地肥沃并且种子优良,禾苗树木才能孕育发芽、苗壮成长。

随着辅助生殖技术的发展,很多以前生育无望的患者也有机会生育,但是随之而来则是子代遗传疾病风险增大的问题。因此,产前诊断技术作为一项预防技术应该引起足够的重视,以保证优生优育。

需要注意的是,在婚育前的检查诊断过程中,医生对患者要言语慎重,不能将男科疾病的危害扩大化,也不能干预过早及过度医疗,以免增加患者的心理和经济负担,加重病情甚至激化夫妻矛盾而引发家庭纠纷或医患纠纷。

三、注重病因预防

凡病有果必有因,要有效的预防男科疾病的发生,就要积极去探索致病因素与发病之间的联系,只有明确病因,在未病之时,尽量避免各种不良因素,才能做到防患未然,邪无所附。男科疾病的发生与其他疾病相同,有先天禀赋因素及后天调摄失常之不同,也可以分为外因、内因、不内不外因三个方面,外因是指风、寒、火(热)、暑、湿、燥六淫和疫疬邪气,内因包括劳逸失度,情志过激,饮食不调等,不内不外因是指外伤药毒之类。

(一)注重孕产期保健及性保健,预防先天疾病

明代万全《幼科发挥·胎疾》云:"夫男女之生,受气于父,成形于母,故父母强者,生子亦强;父母弱者,生子亦弱"。很多新生儿疾患如五迟、五软、鸡胸、龟背都与先天禀赋不足有关。父母体弱多病,近亲婚配,高龄生育,或母亲孕期多病,用药不慎等,均可引起多种泌尿生殖系疾病,临床可见无睾、隐睾等先天畸形;也可见后天体质羸弱,不胜病灾。清代沈金鳌《幼科释谜·初生诸病》曰:"由在母腹,感受淫汗,或伤冷热,或被惊哗,烹包燔炙,酒醴纷奢,乱气狡侪,阴血周遮,酿灾蕴毒,贻害婴芽"。也有禀赋偏盛,后天形成痰湿、湿热、气滞血瘀等体质而诱发多种男科疾病者。因此,为了预防先天因素对后代的不良影响,尤其要注意性生活保健及孕期保健。《妇人大全良方》提到:"凡欲要儿子生,吉良日交会之,日常避丙丁及弦望晦朔、大风、雨雾、大寒、大暑、雷电、霹雳、天地昏暗、日月无光、虹霓地动、日月薄蚀……此时受胎,非止百倍损于父母,生子或暗哑、聋聩、顽愚、癫狂、挛跛、盲眇、多病短寿,不孝不仁。夫交会如法,则有福德大智善人降托胎中,仍令父母性行调顺,所作和合,家道日隆,祥瑞竞集。"适龄结婚对于保证优生优育很重要,南齐《褚氏遗书·求嗣门》提出:"合男女必当其年,男虽十六而精通,必三十而后娶;女虽十四而天癸至,必二十而嫁,皆欲阴阳充实而交合,则交而孕,孕而育,育而为子,坚壮强寿"。关于近亲结婚与优生的关系,早在《左传·僖公二十年》就有论述:"男女同姓,其生不蕃"。《国语·晋语》又称:"同姓不婚,恶不殖也"。这些说明近期结婚对后代影响很大,要严格杜绝。孕期用药不慎也会对胎儿的正常发育造成严重影响,因此要注重孕期的疾病防护,治疗用药均应谨慎。产后如果发现有先天性畸形者,要尽早诊断治疗。如隐睾症患者要在出生后1岁左右进行药物干预并在2岁之前行睾丸下降固定手术,这样可以尽可能避免生精功能的损伤和预防睾丸肿瘤的发生。包茎患者尽早手术治疗。外生殖器畸形者早期手术纠正。对于有些先天性性腺功能减退的患者,要早期诊断治疗,避免对第二性征的正常发育和生育功能造成影响。

(二)慎避六淫,居处适宜

外感因素中,风、寒、暑、湿、燥、火(热)六气触而伤人,则为六淫。在六淫外邪之中,寒

邪、湿邪、火(热)邪、风邪与男科疾病均有密切关系。因此要慎避六淫邪气,预防男科疾病的发生。

寒为阴邪,易袭阴位。寒性凝滞而收引,易阻气机,易伤阳气。《素问·举痛论》曰:"寒气客于厥阴之脉,厥阴之脉者,络阴器系于肝,寒气客于脉中则血泣脉急,故胁肋与少腹相引痛矣。厥气客于阴股,寒气上及少腹,血泣在下相引,故腹痛引阴股";《灵枢·终始》曰:"病痛者阴也,痛而以手按之不得者阴也";《素问·痹论》:"胞痹者,少腹膀胱按之内痛,若沃以汤,涩于小便,上为清涕。""痛者,寒气多也,有寒故痛也"。临床上,寒邪致病常见畏寒肢冷,少腹拘急,睾丸挛缩,寒疝腹痛,腰酸冷痛,精冷不育,尿频清长,性欲冷淡,阳痿不举,遗精早泄等。

《素问·生气通天论》:"凡阴阳之要,阳密乃固","阳气者若天与日,失其所则折寿而不彰,故天运当以日光明。"《类经图翼·求正录》"天之大宝,只此一丸红日,人之大宝,只此一息真阳"。因此说,阳虚而寒入不仅仅是男科疾病发病的重要原因,更是全身疾病发病的重要原因。男性虽属阳性,却具有"阳常不足"的特点,因此更易为外寒所伤。着衣居处不慎,容易感受外寒;贪凉饮冷,损伤脾阳中气;素体阳虚而不知顾护,肾阳渐损而百病纷起;病后本虚,复用寒凉药物过度,平人则损伤阳气,而阳虚者更会加重病情。因此,临床用药应详查病机,不可犯虚虚实实之错,嘱咐患者日常调摄等均应详细周密,时时处处要扶助保护阳气,避免寒邪入侵,可以很大程度上预防男科疾病的发生。

湿邪重着黏滞,趋于下行,易袭阴位,阻遏气机,与男科疾病有密切的关系。《灵枢·百病始生》谓:"清湿则伤下。"《素问·太阴阳明论》谓:"伤于湿者,下先受之。"湿邪可从寒而化成寒湿之邪,可从热而化成湿热之邪,所以临床表现复杂多变,最常见到阴囊潮湿,小便混浊,尿道滴白等症状,前列腺炎、尿道炎、包皮龟头炎、附睾炎、阴囊湿疹、睾丸鞘膜积液都是湿邪为病的表现。《素问·生气通天论》曰:"因于湿,首如裹,湿热不攘,大筋緛短,小筋弛长,緛短为拘,弛长为痿",可以看出,湿邪也是引起阳痿的重要病因。另外,精液稠厚,液化延长而引起男子不育也是湿邪发病的典型特点等。

气候失常,湿气弥漫淫溢,自上感受湿邪,此一也;常处潮湿之地,自下感受湿邪,此二也;脾胃虚弱,而贪食肥甘滋腻之品,湿自内而生,此三也。因此,日常居处要避免失常天气的伤害,保持居室的干燥,脾胃虚弱者,要少吃滋腻难消化的食物。这些可以避免湿邪的侵犯,减少男科疾病的发生。

暑热火邪,其性炎上,耗气伤阴,迫血妄行,腐肉成脓。火热之邪为病,临床上常表现为急性的炎症反应而出现红、肿、热、痛的症状,如急性的尿路感染、前列腺脓肿、急性附睾炎出现尿黄灼痛,尿道溢脓,阴囊红肿疼痛,发热烦渴。热邪留恋,耗伤精血,出现腰膝酸困,骨蒸潮热,盗汗遗精等症。

《素问·生气通天论》:"阳气者,烦劳则张,精绝,辟积于夏,使人煎厥,目盲不可以视,耳闭不可以听,溃溃乎若坏都,汩汩乎不可止",这是感受暑热之邪使人阴精耗绝而出现的危重证候;也有因火热之邪耗气伤阴,而导致虚热内扰,出现烦躁不眠,乏力腰酸等虚劳疾患;火热之邪可炼液成石,日久而发为尿路结石;长期处于高温工作环境,会严重影响到睾丸正常的生精功能,甚至导致无精子症等严重的问题,这些是热邪对男科疾病造成的影响。因此在日常生活中要注意避免高温工作环境和天气对身体的影响,饮食上,辛辣炙煿之品及饮酒过度均会加重热邪对机体的危害,都要尽量避免。

风邪为百病之长,其性开泄,易夹寒热而外袭,易引动痰湿而内动。《素问·阴阳应象大论》："风气通于肝"，风邪是引起很多男科疾病的重要因素。很多房中病的发病都是因为素体虚弱，行房不慎，感受风邪，或引动风痰，或肝风内动而致病，如"房事感冒"、"房事眩晕"、"房事腹痛"、"房事腰疼"、"房事茎痛"等诸疾均不离乎风邪侵扰。《医学衷中参西录·医方·治淋浊方》载有医案："治小便遗精白浊，因受风寒者，其脉弦而长，左脉尤甚"，自拟疏风和肝之"舒和汤"数剂而治愈本病。风温毒邪侵犯少阳胆经，郁而不散，结于腮部，引起病毒性腮腺炎，少阳风热传至厥阴，下注肾子，引起睾丸疼痛肿胀，发生"卵子瘟"，对生殖功能造成很大损伤。"中风"是中医学对急性脑血管疾病的统称，而阴茎也会"中风"，它的临床表现就是指阴茎疲软不举、举而不坚或坚而不久，不能进行正常的性生活，"阴茎中风"与脑中风之间不仅临床表现有着相似之处，发病机制也有着密切的联系，勃起功能障碍本身就是脑血管疾病非常常见的一个并发症。因此，要预防风邪造成男科疾病的发生，就要采取合理的养生保健方法，增强机体抵抗力。注重性保健，在身体情况欠佳时，避免同房。《景岳全书·妇人规》提到："凡交会下种之时……惟天日晴明，光风霁月，时和气爽，及情思安宁，精神闲裕之况，则随行随止，不待择而人人可办。""但觉神魂不安之处皆不可犯"。此外，要积极预防脑血管疾病等全身疾病，避免并发性功能障碍等，尤其是素体肝火亢旺，痰湿内盛者尤其要注意预防。

（三）预防性病，保护家庭社会和谐健康

性传播疾病是男科疾病的一个分支，很多男科疾病均与性生活密切相关。性传播疾病属于中医疫疠之邪的范畴。这些疾病往往通过不洁净性生活而染病，也有密切接触病患和病原携带者，接触病原体污染的衣物用具，医疗过程的不规范操作，通过母婴垂直传播等多种途径而引发性传播疾病。男科常见的如淋病、衣原体感染性尿道炎、梅毒、尖锐湿疣、生殖器疱疹、传染性软疣、艾滋病等，另有滴虫、真菌、细菌感染而引起相应疾病也往往与性活动有关。《外科真诠》曰："有因嫖妓恋童，沾染秽毒，其肿紫暗，上有黄衣，溺管必痛，小便淋沥"。《本草纲目·草部·土茯苓》有关于梅毒的描述："男女淫猥，湿热之邪积蓄既深，发为毒疮，遂致互相传染"。流行性腮腺炎也属于传染病，虽说主要通过呼吸道传播，但容易继发睾丸炎而导致不育，《冷庐医话·杂病》说："痄腮之症，初起恶寒发热，脉浮数，耳前后肿痛，隐隐有红色，肿痛将退，睾丸忽胀"。慢性前列腺炎是男科常见病，虽有研究表明非细菌性前列腺炎约占慢性前列腺炎的90%以上，但临床上因为不洁性接触等感染性前列腺炎的患者实际上非常多见，不容忽视。1981年6月美国首次报告第1例艾滋病，我国也在1985年发现第1例患者，中国HIV/AIDS的传播速度惊人，截至2015年，中国近50万人感染艾滋病病毒。因为本病对身体危害巨大，至今无有效的治疗方法，被称为"超级癌症"。

性传播疾病不仅仅引起泌尿生殖系统的局部病变，很多时候会造成全身病变，有些会对生育能力造成严重危害，甚至危及生命，这些不仅仅对患者的身心健康造成巨大的摧残，也对家庭和谐健康和社会发展造成恶劣的影响，必须要严格预防。新中国成立初期，由于大力整顿旧有的不良社会习俗，性传播疾病一度得以有效遏制。然而，随着改革开放的出现，西方不良思潮的影响，现代社会性生活方式的开放和混乱，婚外性生活的泛滥，国际旅游交流的发展，以及同性恋、吸毒、性犯罪等原因，都造成了性传播疾病和男科疾病的迅猛增长，对性与生殖健康造成了很大威胁。

对于性传播疾病，预防的意义和价值要远远超过治疗。加大性病危害的宣传和预防措施，告诫人们洁身自好，提高个人修养，提高认知能力。重视婚育前检查，可以避免某些性传

播疾病对子代的影响。医务人员在医疗活动中要注意规范操作,避免引起医源性感染。在已患性传播疾病之后要及时检查治疗,防止传染给他人,也能预防疾病进一步发展,或变生他病而影响治疗。在日常的性生活过程中要养成良好的卫生习惯,同房前后注意清洗外阴,内衣内裤要单独清洗。同房要避开女性月经期、孕期等特殊时期,夫妻双方患泌尿生殖感染性疾病未能治愈之前最好不要行房事,以避免交叉感染。在患病以及大病初愈身体免疫力低下的时候,应避免性交,防止泌尿生殖系统感染性疾病的发生。

(四)宁神定志,避免情志过激

生理与心理的关系,中医称之为形与神,形为神之体,神为形之主,形与神俱则为健康之人。形盛则神旺,形衰则神离,这是在说神志的旺盛有赖于形体的健康。同时,思想意识对身体具有支配统御作用,《灵枢·本脏》曰:"志意者,所以御精神,收魂魄,适寒温,和喜怒者也"。《淮南子·诠言训》曰:"神贵于形也,故神制则形从,形胜则神穷"。《淮南子·原道训》曰:"以神为主者,形从而利;以形为制者,神从而害"。这说明精神意志对形体除了具有统御作用之外,还会对身体的生理功能产生显著影响,而且精神因素的作用力属于更高层面,先使"神制",才能"形从",只有"志意和则精神专直,魂魄不散,悔怒不起,五脏不受邪矣"。(《灵枢·本脏》)所谓"专直"者,宁静专一,正直无邪之义也。故而思想清净则身体安宁,七情过度则疾病迭起。

《素问·阴阳应象大论》曰:"人有五脏,化五气,以生喜怒悲忧恐",五志及七情是人体对客观世界各种生理反应,控制得当则不能为病。然而,当喜、怒、忧、思、悲、恐、惊七情过激,则会发生疾病。《素问·经脉别论》曰:"生病起于过用"。《素问·举痛论》特别指出:"怒则气上,喜则气缓,悲则气消,恐则气下……惊则气乱……思则气结"。《素问·阴阳应象大论》更加明确地说"怒伤肝,悲胜怒""喜伤心,恐胜喜""思伤脾,怒胜思""忧伤肺,喜胜忧""恐伤肾,思胜恐"。

情志致病是男科疾病的一个特点,尤其现代社会,持续的工作生活压力而造成焦虑抑郁,是导致性功能障碍等多种男科疾病高发的一个重要因素。《慎斋遗书》论述"阳痿"时曰:"少年贫贱之人犯之,多属于郁"。思欲过度易发阳痿、滑精之病,《素问·痿论》:"思想无穷,所愿不得,意淫于外,入房太甚,宗筋弛纵,发为筋痿,及为白淫。"恐则气下而伤肾,《灵枢·本神》曰:"恐惧而不解则伤精,精伤则骨酸痿厥,精时自下"。长期劳心积虑,忧思太过则损伤心脾,气血之海亏虚,精室空虚,或见阳痿不举,或见精少不育。另外怒则肝火过盛而变生诸病,《血证论·淋浊》有论:"前阴属肝,肝火怒动,茎中不利,甚则割痛,或兼血淋"。这些都是情志过极在男科疾病中的体现。前列腺炎、性功能障碍、不育症、睾丸疼痛、疝气等男科常见病,往往都会并发心理失常,而精神心理症状则会进一步加重躯体症状,脏腑阴阳失调更甚,使得病情顽固难解。

因此,调节精神情志对于预防疾病有重要的意义。一方面,对不良思想意识要有控制能力、要保持思想的清净,所谓欲不可纵、傲不可长、乐不可极。另一方面,对不良情绪要善于节制,善于化解调整,才能保持百病不生。《素问·宝命全形论》就提出:"凡刺之真,必先治神。"作为患者而言,要避免七情过激,应该不断提高自身修养,具有广阔的胸怀和高尚的情操,保持善良平和的品质与心态——这是治心之大法。而作为医生,在临床治疗过程中,处方用药治疗躯体疾病的同时,更重要的是善于明辨患者暗藏的"心病",巧妙使用各种心理治疗方法,达到"治病除根"的目的,这样才能预防并遏止病情的发展变化而防患于未然。

(五)合理饮食

民以食为天,饮食五味是供养身体,维持脏腑功能正常运转的营养物质,是化生气血、津液、精神的物质基础。然而,饮食失宜,又是导致疾病发生的重要原因。《素问·生气通天论》曰:"阴之所生,本在五味,阴之五宫,伤在五味。"很多男科疾病与饮食不当有关,尤其现代社会,物质丰富,饮食伤人多起于太过。《素问·痹论》就指出:"饮食自倍,脾胃乃伤"。如嗜食肥甘甜美之物,贪凉饮冷,暴饮暴食等均属于不良的饮食习惯。《素问·生气通天论》曰:"味过于酸,肝气以津,脾气乃绝。味过于咸,大骨气劳,短肌,心气抑。味过于甘,心气喘满,色黑,肾气不衡。味过于苦,脾气不濡,胃气乃厚。味过于辛,筋脉沮弛,精神乃央。"这就是饮食偏嗜对身体造成的多系统损害。"是故谨和五味,骨正筋柔,气血以流,腠理以密,如是则骨气以精。谨道如法,长有天命。"(《素问·生气通天论》)则明确了合理饮食对养生防病的重要性。

《诸病源候论·淋病诸候》曾曰:"饮食不节,喜怒不时,虚实不调,则脏腑不和,致肾虚而膀胱热也",这说明饮食不慎也是引起很多男科疾病的重要因素。嗜食辛辣炙煿,内热蕴结,湿热下注,可见淋浊、子痛、血精、血尿、癃闭不通,热扰精室,可见遗精早泄;过食肥甘滋腻,脾胃受损,运化无力,清阳不升,浊阴不降,湿浊流注,可见阴囊潮湿瘙痒,或见宗筋废痿,滑精流浊等;过食生冷寒凉,损伤脾肾阳气,可出现畏寒肢冷,寒疝腹痛,腰酸冷痛,精冷不育,尿频清长,性欲冷淡,阳痿不举,遗精早泄等。

因此说,要预防男科疾病的发生,合理饮食非常重要。《素问·脏气法时论》曰:"五谷为养,五果为助,五畜为益,五菜为充,气味合而服之,以补精益气"。《灵枢·师传》则云:"食饮者,热无灼灼,寒无沧沧。寒温中适,故气将持。""无食一切生物"(《素问·刺法论》)。故饮食当有度,不可过饱,饮食当均衡,不可过偏,饮食当清淡,味不可重,饮食当规律,不可误时,饮食当清洁,不可粗劣。另外饮食调摄应该遵循三因制宜,即因四季不同气候和天气,因不同地理环境,因不同体质和年龄而区别对待,要讲求辨证施膳指导,维持身体气血阴阳平衡,达到预防男科疾病的目的。

(六)劳逸适度

一张一弛乃阴阳之道,张弛有度,劳逸结合是人体思想活动和行为活动的准则,过劳及过逸均不符合这个原则,从而会对身体造成损伤。过劳包括三个方面,劳心、劳形、房劳,过逸包括两个方面,神逸和形逸。劳逸失度的五个方面对男性的健康会造成很大危害。

劳心者,是指心神过劳,思虑纷杂。随着现代社会的迅速发展,人们快节奏、高压力的工作生活方式,以及苦于追名逐利而劳心过度者比比皆是。元代罗天益《卫生宝鉴·中风门》:"心乱则百病生,心静则万病息"。神贵乎静,劳心过度,则耗伤心血,日久亏及肾精。尤怡《金匮翼·梦遗精滑》:"动于心者,神摇于上,则精遗于下也"。《景岳全书·杂证谟·阳痿》:"若以忧思太过,抑损心脾,则病及阳明冲脉,而水谷气血之海必有所亏,气血亏而阳道斯不振矣"。清代金缨《格言联璧》:"心不欲杂,杂则神荡而不收;心不欲劳,劳则神疲而不入"。所以说劳心劳神太过,会损伤五脏气血阴阳,尤其暗损肾精,男科常见阳痿早泄,遗精便浊,失眠不寐,盗汗虚烦等疾病。

劳形者,是指身体过劳。身体适当的疲劳是有益的,所谓"劳而不倦"就是一个合适的尺度。然而过度劳累则有损健康。《素问·举痛论》说:"劳则气耗","久立伤骨,久行伤筋"(《素问·宣明五气》)。劳累过度可以损伤气血,形疲消瘦,筋骨受累,气力衰退。另外还可发为膏淋、劳淋、疝气、筋痿等多种男科疾病。现在有很多人起居无常,以夜继日,或耽于玩乐,或夜间劳作，完全违背了"日出而作，日落而息"的自然规律，长期睡眠不足，为身体健康埋下很大隐患，轻者导致乏力疲倦，烦躁易怒，失眠多梦，性功能减退等亚健康状态，严重者会诱发各种心脑血管疾病、内分泌失调，也增加了肿瘤等很多慢性疾病的发病几率。这些都是劳形过度对身体带来的危害。

房劳是指性生活不节。或长期手淫无度，意淫于声色，或纵欲放荡，堕落腐朽，更有贪恋美色，婚外乱交者。这些不仅仅对身体健康造成严重损害，也危害了家庭社会，增加性传播疾病的发生。男科多种疾病的发生多数都与房劳过度或不洁性交有关，如阳痿、早泄、前列腺炎、不育症、泌尿生殖系感染、性病等。明代汪绮石《理虚元鉴》："肾为性命之根"。纵欲过度，肾阴肾精亏虚，气耗神散，常常出现神疲乏力，头晕耳鸣，腰膝酸软，畏寒肢冷，或五心烦热，失眠多梦，脱发，遗精滑泄，记忆力减退，思维呆滞，焦虑抑郁，严重的会丧失正常的工作和生活能力等。

过逸包括神逸和形逸，也就是思想精神和四肢形体的过度懒逸。神逸者常不思进取，颓废懒惰，形逸者常少劳懒动，终日坐卧。《素问·宣明五气》云："久卧伤气，久坐伤肉。"长期缺乏锻炼，造成形体肥胖，脏腑经络气血瘀滞，代谢缓慢，临床上很容易出现高脂血症、高血压、高血糖以及高尿酸等代谢综合征的表现。近年来，社会经济的发展，男性的精子质量反而整体下降，这也和现代人缺乏劳动，过于安逸不无关系。另外，久坐过逸也常常容易造成泌尿生殖系炎性疾病的发生，很多前列腺炎、附睾炎往往都在久坐后加重，活动后则明显缓解。由于脏腑功能活动降低，全身血管神经功能、内分泌功能及肌肉骨骼系统不能得到充分的锻炼调节，也会进一步影响到男性的性功能而导致勃起功能障碍及早泄等。另外，焦虑抑郁等不良的精神心理疾患也和缺乏锻炼有密切关系。

因此，要预防男科疾病的发生，保持身心健康，应该要求少欲静心以养神，适度劳作以养形，戒淫保肾以养精。生活规律，按时起居，不妄劳作，适当锻炼，戒除手淫，提高修养，杜绝不洁性生活及混乱的性行为方式。能做到这些可以避免很多男科疾病及全身疾病的发生。

（七）防止药毒和外伤损害

治疗其他疾病的很多药物会引起某些男科疾病，所以在临床用药过程中因要有预防意识，合理用药。比如很多药物会导致勃起功能障碍，包括利尿剂、β受体拮抗药、抗心律失常药、抗雄激素药、雌激素类药、三环类抗抑郁药、H_2受体拮抗药、5-HT再摄取抑制剂等。对精子质量造成损害而影响男性生育能力的药物也很多，包括抗肿瘤药物、呋喃类、磺胺类药物、柳氮磺吡啶、秋水仙碱、激素、螺内酯、5-羟色胺、西咪替丁、单胺氧化酶抑制剂、抗阿米巴类药物、尼立达唑、阿司匹林、雷公藤等。因此对于有生育要求的患者在治疗前要注意保护患者的生育能力，必要时要冻存精子。另外食用粗制棉籽油也会对生殖功能造成严重损害。

由于男科疾病的特殊性，很多患者讳莫如深，未经医生诊断就在市场上及网络上自行购买药物，尤其是补肾壮阳药物的滥用，会造成病情的进一步加重。医生在临床用药时，也应当详查病机，辨证施治，不可一味补肾或清利。过用苦寒药物易损伤脾肾，导致遗精滑泄等病证。现在抗生素的使用非常泛滥，长期的使用会出现多种副作用和不良反应、过敏反应，使很多虚损性疾病迁延难愈。另外在治疗男科疾病时，会经常用到蜈蚣等虫类药物和此类的中成药，这使过敏反应的概率增加；某些男科常用的中药有一定毒性，如附子、半夏、川楝子、木通、防己、仙茅、蛇床子、苦参、蜈蚣、水蛭等，因此在临床用药过程中均应谨慎为宜。

　　跌打损伤、强力性交会造成阴茎睾丸的损伤,影响到正常的性功能和睾丸生精功能;过度负重,会加重疝气、精索静脉曲张的病情;剧烈运动可能诱发睾丸精索扭转,治疗不及时会造成睾丸坏死。泌尿外科及男科常见的手术会造成医源性损伤,比如前列腺癌根治术会损伤性神经从而引起勃起障碍;输精管结扎会引起附睾功能的破坏,以及血液中产生抗精子抗体,即使输精管再次吻合接通后仍可能不育;疝修补术、睾丸固定术、精索静脉曲张手术会造成输精管道的瘢痕和梗阻,引起不育;在检查及治疗过程中,各种器械的侵入会造成泌尿道及生殖道的损伤,造成继发的感染和炎症,以及造成生殖器官的畸形等。所以在日常生活中要注意保护相对脆弱而暴露的外生殖器官,免致外伤的损害。性生活要注意方法技巧,不可用力过猛及粗鲁莽撞。对于有疝气、精索静脉曲张,如有发作倾向及出现相关症状者,要早期治疗,日常活动要注意防护,避免病情加重和复发。既往有睾丸疾病及发现睾丸位置异常者,要及时检查,日常活动要避免剧烈运动,扭转急性发作后应及时就诊治疗,以防对睾丸造成不可逆的损伤。在医疗过程中的检查、治疗及手术要权衡利弊,选择合理方案,尽量避免医源性的损伤,尽量保护患者的性功能和生育功能。

(八)戒除不良嗜好,避免不良习惯,注意防护保健

　　吸烟危害健康已是众所周知的事实,它引起多种心脑血管疾病、呼吸系统疾病,危害孕妇及儿童健康,烟草已被国家确定为一级致癌物。同样,对于男科疾病,吸烟百害而无一利,它是勃起功能障碍的危险因素,可以导致男性精子数量的下降和活力不足,还与精索静脉曲张有密切的关系。因此自觉养成不吸烟的个人卫生习惯,不仅有益于健康,而且也是一种高尚公共卫生道德的体现。酒,水谷之精,其气彪悍温通,行气活血,祛风杀虫,被称作百药之长。然而,酒性偏味厚,过饮则为害人之物,经常饮酒,损伤脾胃,化湿生痰,或化热伤阴,或寒化伤阳,是引起男科疾病的一个常见病因,常见的如急慢性前列腺炎、附睾炎、尿道炎、阴囊湿疹等疾病就与饮酒有关。酗酒无度,可以造成精液质量的下降而久难生育以及各种性功能障碍等。因此,饮酒要适度,嗜酒成瘾者要设法戒除。毒品的吸食会造成全身各系统的损害,精神失常,这其中当然对性功能、生殖功能造成严重危害,必须要严格杜绝和戒除。除了戒除不良嗜好之外,日常生活应避免对男性健康有害的不良习惯,如长期熬夜、不洁性接触、长期穿紧身裤、骑车久行、经常泡洗桑拿浴、不注意外生殖器卫生等。

　　在工作以及生活环境中有很多影响男性性与生殖功能的不良因素,也应该引起重视,加以预防。①环境污染如水质、空气、食品污染、有毒的装饰材料和油漆涂料、汽车废气;②电、磁、光、辐射(射频、微波、红外线、紫外线、超声、激光、X射线和 γ 射线);③金属工业危害:如铅、砷、铜、硼、镉、汞、镍、钴、锰、石墨等;④化学制剂:农药、杀虫剂、除草剂、氯乙烯、二硫化碳、某些有机溶剂等;⑤环境激素:动物快速增肥的饲料、各种塑料器皿、化学稀释剂、多氯联苯、双酚A、烷基苯酚、邻苯二甲酸盐或者雄激素拮抗药;⑥睾丸高温损伤:包括工作生活环境及生活方式等如厨师、消防员、锅炉房、桑拿浴、长途驾驶、穿紧身衣裤等;⑦长期噪音环境;⑧某些职业如电焊工、油漆工、印刷工等;⑨放射线损伤:包括医源性、职业性X照射。

(李晓阳)

125

参考文献

1. 郭应禄,胡礼泉.男科学 [M].北京:人民卫生出版社,2004.

2. 李宏军,黄宇烽.实用男科学 [M].2 版.北京:科学出版社,2015.

3. 普莱西.男性不育:对生活方式和环境因素的全面指导 [M].李宏军,陈斌,刘继红,译.北京:
北京大学医学出版社,2015.

4. 李海松,马健雄,王彬,等.阴茎中风探讨 [J].中医杂志,2015,56(23):2064-2066.

5. 秦侠,李洁雪,胡志.中国艾滋病防治督导与评估现状与问题分析 [J].中国艾滋病性病,2008,
14(4):345-347.

6. 查淑玲.2012—2015 年中国艾滋病流行现状分析 [J].渭南师范学院学报,2016,31(8):25-30.

第八章　男性的养生保健

养生保健的目的是要保持身心健康,是中医治未病思想的体现,其重要性不言而喻。根据世界卫生组织给出的解释:健康是一种在身体上、精神上的完满状态,以及良好的适应力,而不仅仅是没有疾病和衰弱的状态,还是指一个人生理上、心理上和社会上的完好状态。也就是说,一个人在躯体健康、心理健康、社会适应良好和道德健康、智力健康、环境健康等多方面都健全,才是完全健康的人。世界卫生组织据此制定了健康的十条标准:

(1)精力充沛,能从容不迫地应付日常生活和工作的压力而不感到过分紧张。

(2)处事乐观,态度积极,乐于承担责任,事无巨细不挑剔。

(3)善于休息,睡眠良好。

(4)应变能力强,能适应环境的各种变化。

(5)能够抵抗一般性感冒和传染病。

(6)体重得当,身材均匀,站立时头、肩、臂位置协调。

(7)眼睛明亮,反应敏锐,眼睑不发炎。

(8)牙齿清洁,无空洞,无痛感;齿龈颜色正常,不出血。

(9)头发有光泽,无头屑。

(10)肌肉、皮肤富有弹性,走路轻松有力。

男性自古以来就被赋予更多的责任和义务,是坚强、健壮的象征。男性属阳而主外,但外在的各种事务与劳作却使得男性更容易受到各种不利于健康因素的打击,饥饿、疲劳、外伤、恶劣的自然环境、过度的精神压力等常常是影响男性健康长寿的不良因素。现代社会的快节奏、高压力、过度负荷、不良的饮食起居习惯等对于男性来说也更为常见。越来越多的研究数据表明男性的患病几率要高于女性,男性的寿命也比女性要短。因此说,男性的养生保健是一个意义重大的课题,积极采取合理的保健措施,让男性真正的保持强健的体魄,名副其实的担负起家庭与社会所赋予的责任,是广大男科医师的义务和为之奋斗的目标。王琦教授从医学角度,对男性健康的标准和特征做了八条概括:

(1)力壮气足,不易感冒。

(2)骨坚牙固,腰腿灵便。

(3)耳目聪明,面发润泽。

(4)呼吸均匀,语声洪亮。

(5)纳化正常,二便通调。

(6)不胖不瘦,脉象缓匀。

(7)情绪稳定,记忆力良好。

(8)良好的性功能。

这八条标准可以对男性健康做一个综合评估,用于指导男性的养生保健。

关于养生保健的原则和方法,在《素问·上古天真论》中就做了详细的概括。书中从真人、至人、圣人、贤人四个境界,对追求长寿健康的养生方法做了纲领性论述,提出了"提挈天地,把握阴阳,呼吸精气,独立守神,肌肉若一","淳德全道,和于阴阳,调于四时,去世离俗,积精全神","适嗜欲于世俗之间,无恚嗔之心,行不欲离于世……举不欲观于俗,外不劳形于事,内无思想之患,以恬愉为务,以自得为功,形体不敝,精神不散"等养生理论。另外还提出了"食饮有节,起居有常,不妄作劳"、"虚邪贼风,避之有时,恬恢虚无,真气从之,精神内守……志闲而少欲,心安而不惧,形劳而不倦,气从以顺……美其食,任其服,乐其俗,高下不相慕"等目标与具体方法。据此总结的基本的养生原则和方法可以归纳为:

(1)遵从阴阳法则,顺应自然规律,按四时昼夜消长变化而调养身心活动。

(2)遵从生、长、壮、老、已这一生命变化规律,根据不同年龄阶段、不同体质采取相应的养生保健方法。

(3)饮食有度,忌偏嗜,适寒温,节饥饱等。

(4)起居有常,生活工作要有规律。

(5)劳逸结合。

(6)精神内守,恬恢虚无,调养神情意志。

(7)慎避外来伤害。

(8)先天重在调养父母,强壮禀赋,后天重在调养肾脾,强身防病,预防早衰。

这些是适用于男女老少养生保健的普遍法则,对于男性来说,可着重分为四个方面:包括心理保健、身体保健、性保健、生育保健。其中心理、身体保健,在传统文化中称作"性命双修",身心健康则性保健及生育保健自在其中。

一、心理保健

养生,归根到底,核心是"养心"二字。而养心之要旨,无非一个字:"静"。要做到静的方法,也可用一个字括之:"节"。要追求长寿,先要做到恬淡虚无,精神内守,也就是说,思想宁静,形体才能不受劳役之苦,气血精神方得保全,从而脏腑坚固,经络通利。这就要求要节制我们的欲望,减少内心的消耗和形体的损耗,最终才能达到尽终天年的目的。魏晋时期养生学家嵇康曾提出了"养生五难"之说:"养生有五难,名利不去为一难,喜怒不除为二难,声色不去为三难,滋味不绝为四难,神虑精散为五难……此养生之大旨也",其重点强调的都是情志对养生的决定性作用,追求的是内心的安宁,反对追名逐利、情绪过激、过度劳神、声色过度、饮食不节。《道家养生学概要》中曾有天玄子高论:"养心之大法有六,曰:心广、心正、心平、心安、心静、心定。心广所以容万类也,心正所以诚意念也,心平所以得中和也,心安所以寡怨尤也,心静所以绝攀缘也,心定所以除外累、同大化也"。《淮南子》说:"神清志平,百节皆宁,养性之本也;肥肌肤,充肠腹,供嗜欲,养性之末也。"这说明养生保健应该把养心神、调情志作为养生寿老之本法,防病治病之良药,而后续之健康饮食、运动健身以及药食进补都只是养生的具体方法。

养心落在实处,主要在于调整情志。人有五脏化五气,以生喜怒悲忧恐。五志七情过激,则损人气血精神,折人寿命,因此男性心理保健首先要强调精神修养,善于节制不良情绪。《吕氏春秋》说:"欲有情,情有节,圣人修节以止欲,故不过行其情也",使情绪反应"发之于情,止之于理"。具体而言,当节嗜欲以养肾保精,节烦恼以宁心养神,节忿怒以养肝,节悲哀以养肺,节思虑以养脾。

当情绪不佳时,要采用"郁而发之"的方法,将不良及过激的情绪通过合理的方式释放出去以求得精神心理解脱。在平时,可培养广泛的兴趣爱好,在活动中获得幸福和满足感,可驱除心中烦恼,比如多参加旅游、摄影、琴棋书画、运动锻炼等活动。古人早就认识到琴棋书画具有影响人的情感,转移情志,陶冶性情的作用。《北史·崔光传》说:"取乐琴书,颐养神性";《理瀹骈文》说:"七情之病也,看花解闷,听曲消愁,有胜于服药者矣";《备急千金要方·妇人方》亦说:"弹琴瑟,调心神,和性情,节嗜欲"。另外,多交朋友,互相帮助,相互交流也是解忧消愁,克服不良情绪的有效方法。运动是改善不良情绪,使人精神愉快的又一法宝,运动可以使人保持愉悦的心情,可以锻炼坚强的品质和毅力,以及坚韧的心理承受能力,适当的运动可以有效地把苦闷、烦恼、愤怒等不良情绪发散出去,调整机体平衡,如打球、散步、爬山、游泳等活动,传统的运动健身法如太极拳、太极剑、导引吐纳、八段锦、易筋经等都是很好的选择。传统的体育运动锻炼主张动中有静,静中有动,动静结合,能使形神舒畅,松静自然,心神安合,达到阴阳协调平衡。此外,适当的体力劳动和家务劳动,可以消除精神的紧张,使人心情愉快,精神饱满。

另外《内经》倡导情志相胜疗法,即怒伤肝,悲胜怒;喜伤心,恐胜喜;思伤脾,怒胜思;忧伤肺,喜胜忧;恐伤肾,思胜恐。这对临床治疗以及养生保健做出了原则性指导,正如吴昆《医方考·情志门》所言:"情志过极,非药可愈,须以情胜……《内经》一言,百代宗之,是无形之药也"。张从正更加具体地指出:"以悲制怒,以怆恻苦楚之言感之;以喜治悲,以谑浪戏狎之言娱之;以恐治喜,以恐惧死亡之言怖之;以怒制思,以污辱欺罔之言触之;以思治恐,以虑彼思此之言夺之"。总之,情志过激虽可致病,但利用五情相胜的方法,在心理保健上却有特殊意义。

心理保健更重要的是要树立远大的理想,做一个有目标、有追求的人,不断提高自身修养,具有宽阔的胸怀和高尚的情操,保持善良平和的品质与心态,这才能更好地促进身心健康。培养仁爱之心,便是其中重要法门。孔子早就提出:"德润身""仁者寿"的理论,也是这一理论的践行者。另外要做到清净恬恢,少私寡欲,《素问·上古天真论》指出"志闲而少欲,心安而不惧,形劳而不倦,气从以顺,各从其欲,皆得所愿……所以能年皆度百岁而动作不衰";如果能做到性格开朗,精神乐观,心理平衡,则更加有利于身心健康与事业顺利。现代社会高节奏高压力的竞争环境中,容易产生焦虑抑郁等各种心理失衡,要培养良好的心理承受力和坚强的毅力,要做到在竞争与压力下能心平气和,怡然自得,宠辱不惊和对理想持之以恒的追求,这样才能够尽可能保证旺盛的精力和健康的体魄,自如地应对各种压力。《医钞类编》说:"养心在凝神,神凝则气聚,气聚则形全。若日逐攘扰烦,神不守舍,则易于衰老"。对待事业与理想要做到精神静谧,排除杂念,专心致志,这样不仅有利于学习和工作,而且能使整体协调,生活规律,有利于健康长寿。孔子在《论语》中说:"发奋忘食,乐以忘忧,不知老之将至"。很多伟大的科学家和医学大家都是长寿者,也正是因为他们一生都在为理想而孜孜以求,勤奋不倦,不图名利,虽则身体操劳,实则思想专精,心无杂念,故而能尽可能接近人类的寿数极限。

总而言之,心理健康对于健康长寿的意义是巨大的,根本性的,可以做一歌诀概之:光明磊落,多行善事,淡泊名利,乐观常笑,宽容忍让,从容温和,知足常乐,宠辱不惊,排除杂念,驱逐烦扰,专心致志,精神静谧。十二句诀,心安寿长。

二、身体保健

身体保健的重要性比心理保健更容易为人所认识,但很少有人真正能做到合理养身并持之以恒。故此嵇康《养生论》中曾有"夫悠悠者既以未效不求,而求者以不专丧业,偏恃者以不兼无功,追术者以小道自溺。凡若此类,故欲之者万无一能成也"的感慨。

(一)顺应四时阴阳,调摄神志与起居

在春夏两季顺应"生""长"之气,以养人身之阳气,在秋冬两季顺应"收""藏"之气,以养人身之阴精。通过顺应四时特点,调节形体活动和起居作息,调节神情意志以养五脏之气,使之与自然界的阴阳变化有序消长,万物生长收藏相互统一,达到补养真气,增强体质,预防疾病的目的。具体而言,春季,包括立春、雨水、惊蛰、春分、清明、谷雨六个节气,是推陈布新的季节,人们应当夜卧早起,舒缓形体,使神定而志生(淡泊明志,宁静致远),行为处事,养生治病等应该顺应春季生发舒展、畅达宣散的特征,不该杀伐遏制。夏季,包括立夏、小满、芒种、夏至、小暑、大暑六个节气,人们应当夜卧早起,精神不宜懈惰,多进行室外活动和体育锻炼,行为方式要顺应夏季阳气生长发散向外的特点,精神外向,意气舒展,积极进取。秋季,包括立秋、处暑、白露、秋分、寒露、霜降六个节气,人们应当早睡早起,顺应秋气内降之性,收敛神气,不使情志向外展现,避免秋季的肃杀之气。冬季,包括立冬、小雪、大雪、冬至、小寒、大寒六个节气,人们应该早睡晚起,不应扰动阳气,不要过度出汗,使意志隐伏,精神内守,避免寒冻,保持身体的温暖。违背这些自然规律就容易生病,以冬季为例,气候寒冷凝滞,很容易出现雾霾难散的天气,过度的户外活动和触冒严寒雾霾就会导致呼吸道疾病的发病明显升高,年老幼弱和阳气虚弱之人尤其要谨慎避免。

《灵枢·顺气一日分为四时》说:"以一日分为四时,朝则为春,日中为夏,日入为秋,夜半为冬",所以在一日之中,也要根据阴阳消长而安顿起居规律,"平旦人气生",应随日出而起,劳作学习,"日西而阳气已虚,气门乃闭",因随日暮而按时休息,不应过晚在外活动。现代生活方式,多数人睡眠均偏晚,或贪图玩乐,或熬夜工作,天长日久会对身体造成严重影响,很多研究表明睡眠不足与肿瘤、精神系统疾病、内分泌疾病等全身多系统疾病有很大关系,在男科疾病中,熬夜也是诱发性功能减退和引起精子质量下降的一个重要因素。

(二)饮食有节,谨和五味

饮食是人赖以生存的物质基础,摄入得当则能充养形体,不当则会滋生百病,饮食调摄的原则是:饮食当有度,不可过饱,饮食当均衡,不可过偏,饮食当清淡,味不可重,饮食当规律,不可误时,饮食当清洁,不可粗劣。饮食调摄应该遵循三因制宜,即因四季不同气候和天气,因不同地理环境,因不同体质和年龄而区别对待,要讲求辨证施膳指导,维持身体气血阴阳平衡。

元代丘处机《摄生消息论》是一部养生学专著,在卷一中针对春、夏、秋、冬四时的防病调摄原则与方法分别做了详细的论述,其中关于饮食调摄论述甚细:"当春之时,食味宜减酸益甘,以养脾气……饭酒不可过多,米面团饼,不可多食,致伤脾胃,难以消化。老人切不可以饥腹多食,以快一时之口,致生不测。"《修龄要旨·四时调摄》也说:"春三月……少饮酒以防逆上之火。"春季营养要全面,多吃些富含蛋白质的食物,如蛋、奶、鱼、肝、豆制品等,少食动物脂肪性食物,多食新鲜蔬菜和水果等甘淡凉润之品,能生津润燥,防止阳热过亢,应多饮水补充水分,促进新陈代谢。"夏三月……当夏饮食之味,宜减苦增辛以养肺",三伏天内不宜贪凉饮冷,老人尤其应当小心护养,饮食要温暖,不要吃得太饱,宜少食多餐,对于肥腻

的食品应当戒除。"当秋之时，饮食之味，宜减辛增酸以养肝气……不宜吃干饭炙煿……浊酒陈臭，咸醋黏滑难消之物，及生菜、瓜果、炸酱之类"，秋气燥，宜食麻以润其燥，禁寒饮及穿寒湿内衣；《千金方》曰："三秋服黄芪等丸一、二剂，则百病不生"。"冬季饮食之味，宜减酸增苦以养心气，早起，服醇酒一杯以御寒，晚服消痰凉膈之药以平和心气，不令热气上涌，不可多食炙煿肉面馄饨之类"。这就是饮食调摄三因制宜的因时制宜。

《素问·脏气法时论》提出了营养应均衡："毒药攻邪，五谷为养，五果为助，五畜为益，五菜为充，气味合而服之，以补精益气"。此外还对补养五脏的食物做了归类："肝色青，宜食甘，粳米牛肉枣葵皆甘。心色赤，宜食酸，小豆犬肉李韭皆酸。肺色白，宜食苦，麦羊肉杏薤皆苦。脾色黄，宜食咸，大豆猪肉栗藿皆咸。肾色黑，宜食辛，黄黍鸡肉桃葱皆辛"。这五类食物，各有辛、酸、甘、苦、咸的不同气味，或散、或收、或缓、或坚、或软，各有它的作用，所以要根据春、夏、秋、冬四时和五脏之气的偏盛偏衰，各随其宜而服用，以补养五脏，颐养人体，却病延年。

现代很多研究表明，多种食物对保持男性的性功能和生殖功能有重要作用，这些食物包括有：坚果类、腰果、核桃、松子、榛子、花生、板栗、开心果、莲子等；海鲜类、鱼虾蟹、贝类活鲜等；新鲜的水果蔬菜；豆类；枸杞子、山药、木耳、银耳、芝麻、葡萄干、南瓜子、牡蛎等。国外有研究表明，比较西方饮食模式者(大量摄入红肉、精制谷物、匹萨、小吃、高能量糖果)和谨慎饮食模式者(大量摄入鱼、鸡、水果、蔬菜、豆类、五谷杂粮)的精液分析结果后发现，谨慎饮食模式有助于提升精子活力，进一步研究证实摄入水果、蔬菜、家禽、脱脂牛奶和海产品越多，弱精子症的风险越低，而摄入加工肉类和甜食越多，风险越高。因此男性饮食调摄，尤其是对中国男性而言，要求五谷杂粮，营养全面，多食蔬果，适当肉奶。

(三)坚持合理体育锻炼

欧美国家高度重视体育锻炼，将体育锻炼当成是日常生活不可或缺的组成部分，与家庭、工作、生活放在同等重要的位置上，而不是可有可无的或者处于辅助地位。缺乏身体活动是全球第四大死亡高位因素，男性的肿瘤、冠心病、代谢病、中风、高血压、糖尿病、骨质疏松、抑郁症、阳痿、肥胖等全身多系统疾病都与缺乏锻炼有着密切的关系。科学而持之以恒的体育锻炼不仅可以预防以上疾病，而且可以让男性更加强壮而充满活力，保持充沛的体能，旺盛的性功能和生育能力。

体育锻炼要讲求方法技巧和科学性，比如不能空腹运动，及时补充水分，防护措施到位等，应该选择一两种自己喜欢的运动以保证可以长久坚持，根据不同的年龄和体能、体质选择适当的运动方式和适度的运动强度是很重要的原则。青少年要保证每天1小时以上的中高强度身体活动，这对孩子的生长发育非常重要；中年男性每周应该从事2~3次不少于半小时的锻炼，这非常有助于增强心肺功能、消化功能，调节内分泌系统，强健肌肉关节，舒缓心情、保持体重等；65岁以上老年人应该在身体情况允许的范围内积极参加运动，运动强度和时间都不应太大，要预防摔倒和运动损伤。

中国传统文化以及医学养生理论源远流长、方法众多，其中精妙，难以尽述。《吕氏春秋·尽数》说："流水不腐，户枢不蠹，动也。形气亦然，形不动则精不流，精不流则气郁"。中国传统养生锻炼方式多种多样，源远流长，包括导引养生术、吐纳术，医疗体育如易筋经、八段锦、五禽戏、太极拳等。中国古代的运动养生观念强调形体中正安适，动作轻柔和缓，顺应机体自然，配合呼吸调整，动静结合，动以养形，静以养神，动中求静，强调养神为主，形体为辅，行气血、养形体、乐精神、强五脏、补精益气，不但强身健体，也有助于精神素养的提高，与现代健身理论和方法有一定不同。与西方的肌肉男相反,传统体育强调的"性命双修、动静结合"等观念和方法,不仅可以延缓衰老,而且能提高记忆力,使人变得智慧而长寿。

(四)慎避外邪及外伤损害

《素问·上古天真论》曰:"上古圣人之教下也,皆谓之虚邪贼风,避之有时",《素问·至真要大论》曰:"夫百病之生也,皆生于风寒暑湿燥火,以之化之变也"。自然界六种气候变化,太过或不及,或非其时而有其气,或气候急骤变化能成为异常气候,侵犯人体而致病,所以要顺应四时气候的变化而调节饮食起居,气候突变时要多加防范,在极端天气环境中要加强自我防护。平时要积极通过各种方式,提高抗病能力,所谓"正气内存,邪不可干",即使有六淫邪气侵袭也不至为害。在感受外邪之后要早期就诊治疗,以免病情深入,酿成顽疾。此外,居室环境要保持适宜的温度和湿度,保证新鲜空气的流通,室内采光要良好,居室宜安静,切忌嘈杂喧嚣,要避免有害气体和物质的污染,尽量减少各种电磁辐射的接触。由于男性常常要负担起很多危险或特殊的工作,更容易遭受到有毒有害、高温、寒冷、高辐射等恶劣的环境,以及遭受更多的外伤,因此要尤其强调严格的职业防护。

(五)体质养生

体质是人类的个体在功能、形态、结构上相对稳定的特殊性,它在生理上表现为个体的生理反映的特征,在病理上则表现为个体的发病倾向性。因此不同体质者养生健体的方式方法也存在一定差异。

体质既突出了个体形体结构和生理功能的特征,又强调了心理、性格、精神面貌、道德品质等方面的特征。体质的形成首先取决于先天禀赋,《灵枢·寿夭刚柔》记载:"人之生也,有刚有柔,有弱有强,有短有长,有阴有阳",另外还与后天因素包括地理环境、饮食习惯、受教育程度、社会因素、劳逸状况、精神状态、年龄、性别以及疾病用药等多方面因素有关。由于体质反映了不同个体的阴阳、气血、肥瘦、虚实、寒热等偏盛偏衰的程度,因此,对于男性的养生保健而言就要求采取不同的个体化摄生方法,以达到阴阳平衡的中和状态,保证身心的健康安宁。《内经》中对体质类型就有不同分类,其中五行分类法最为全面,另外还包括阴阳分类法、肥瘦分类法、勇怯分类法等。王琦教授经过大量临床观察分析,借鉴各家之长,结合男性身心特点,将男性分为平和质、阳虚质、阴虚质、湿热质、痰湿质、气虚质、血瘀质、气郁质、特禀质九种类型,是目前最为常用的体质分型方法,对于男性的养生保健有重要的指导意义。

五行体质的摄生保健:

木形之人,面色青,头小面长,肩背宽大,身直,手足小,多有才能,多劳心思虑,体力不强,多愁善感,心胸狭隘。木行男子摄生重在开阔心胸,多与人交流,培养开朗豪爽的性格,切忌压抑情绪、不要有嫉妒心理。饮食宜多服温通辛散之品,如葱姜蒜之类,可适量饮酒。

火形之人,面色赤,脊背宽广,颜面瘦小,头小,肩背髀腹各部的发育均匀美好,手足小,步履稳健,心性急躁,走路时身体摇晃,肩背部肌肉丰满,办事时有气魄,轻钱财,但又少守信用,多思虑,分析问题明快、透彻,面部颜色红润健康,性情急躁,无忧无愁,乐观、怡然自得。火行之人宜宁心安神,遇事冷静,培养心平气和的性格。居室环境宜清净素雅,可培养琴棋书画等多种爱好以清心宁神,饮食要清淡而忌辛辣刺激,忌过量饮酒,多食水果蔬菜,少吃肉食等。

土形之人,面色黄,脸圆,头大,肩背部发育匀称美好,腹大,下肢股胫修长健美,手足小,肌肉丰满,全身上下都很匀称,步履稳健而行走时脚步落地也很轻,人也安静,做事慎重,乐意帮助别人,不喜欢权势,善于团结人。土行之人重在调理脾胃,饮食切忌生冷油腻肥甘,宜多食芳香温燥之物,如柑橘、佛手、大麦、豆豉、花椒葱姜之类,居室要保持干燥,坚持锻炼,保持适当的体重,预防肥胖等。

金形之人,面色白,面部呈方形,头小,肩背瘦小,腹小,手足小,足跟坚硬,行动轻快,禀性廉洁,性情急躁,静则安,动则悍猛。金形之人应常参加锻炼,增加抗病能力,提高心肺功能,避免外感风寒,饮食宜阴柔滋养,切忌温燥辛辣食物,不要吸烟。

水形之人,面色黑,面不平,头大,颊部较宽广,肩部瘦小,腹大,手足好动,行走时身体摇晃,尻尾部较长,脊背部也较长。水形之人,养生重在温阳益气,饮食上宜多服温补之品,如狗肉、羊肉、韭菜等,切忌生冷。居室宜明快温暖。行为思想要积极进取,多参加锻炼和增强交际。

王琦教授九种体质学说有关男性养生保健的具体方法在《王琦男科学》一书中有详细论述,其根据不同体质分别在养生原则、饮食居处、房事、体育锻炼、心理调摄、保健手法、药物调理等诸多方面均有具体记载。男性常见的体质如阳虚质男子,养生重在培补阳气,慎避寒邪,注意背部、足部、丹田部位的保健防寒,适当服食羊肉、狗肉、核桃、附子粥等食物,可练习回春功、铁裆功等壮阳气功,经常按摩腰背睾丸,可选用金匮肾气丸、鹿茸酒、三鞭酒等药物调理身体;再如湿热质男子,重在调理脾胃,注重饮食调摄,饮食清淡,不宜过饱,饮食不宜过晚,可常服扁豆粥、薏米粥等清利湿热,少食肥甘厚腻生痰及辛辣燥热之物,可适量饮茶,戒除烟酒等;又如气郁质男子,常常发生阳痿、慢性前列腺炎、附睾炎、男性更年期综合征等疾病,养生尤其要注重情志调摄,培养乐观欢乐的情绪,好动易怒者,加强心性修养和意志的锻炼,树立科学的人生观,大度处事,宽以待人,培养广泛的兴趣爱好和良好的性格,做到"发之于情,至之于理",饮食上宜多吃大麦、刀豆、豆豉、柑橘、萝卜、洋葱、菊花、玫瑰花等,药物调理可用逍遥散、越鞠丸等。另外如血瘀质、痰湿质、气虚质等多种体质在男性中也并不少见,书中也有相应的保健细节,可藉以参考。

《灵枢·逆顺肥瘦》和《灵枢·卫气失常》中还将体质按外表分为肥瘦、壮弱等不同类型。瘦质男子多阴精亏虚,容易出现阴虚火旺的表现,因此饮食摄入应富含蛋白质、脂肪类的食物,包括肉类、乳类、蛋类、豆制品及新鲜的蔬菜水果,可多食银耳、枸杞子等补益之品。肥质男子多见痰湿过盛,阳气亏虚,饮食摄入不可过饱,宜清淡为主,多食薏米粥、扁豆粥等,经常参加体育锻炼控制体重。

(六)不同年龄阶段男性的养生保健

年龄段不同,身体功能及心理状态随之有自然差异。不同年龄段养生保健重点各有不同。《内经》以百岁为限,十岁为一个阶段论述了各段的表现及生理心理特征,《灵枢·天年》曰:"人生十岁,五脏始定,血气已通,其气在下,故好走;二十岁,血气始盛,肌肉方长,故好趋;三十岁,五脏大定,肌肉坚固,血脉盛满,故好步;四十岁,五脏六腑,十二经脉,皆大盛以平定,腠理始疏,荣华颓落,发鬓斑白,平盛不摇,故好坐;五十岁,肝气始衰,肝叶始薄,胆汁始灭,目始不明;六十岁,心气始衰,苦忧悲,血气懈惰,故好卧;七十岁,脾气虚,皮肤枯;八十岁,肺气衰,魄离,故言善误;九十岁,肾气焦,四脏经脉空虚;百岁,五脏皆虚,神气皆去,形骸独居而终矣"。

《素问·上古天真论》以八岁为一个阶段论述了男子的生长发育与生殖功能的盛衰过程:"丈夫八岁,肾气实,发长齿更。二八,肾气盛,天癸至,精气溢泻,阴阳和,故能有子。三八,肾气平均,筋骨劲强,故真牙生而长极。四八,筋骨隆盛,肌肉满壮。五八,肾气衰,发堕齿槁。六八,阳气衰竭于上,面焦,发鬓颁白。七八,肝气衰,筋不能动,天癸竭,精少,肾脏衰,形体皆极。八八,则齿发去。肾者主水,受五脏六腑之精而藏之,故五脏盛,乃能泻。今五脏皆衰,筋骨解堕,天癸尽矣,故发鬓白,身体重,行步不正,而无子耳"。由于生命过程各阶段的生理、心理和病理特点的差异,决定了男性在养生保健上要遵循不同年龄阶段相应的养生原则和方法。

婴幼儿及少年期:从出生至 16 岁之前,这一时期生机蓬勃,发育迅速而生理功能尚未成熟,大脑发育最快,运动功能发展旺盛。患病易虚易实,易寒易热,因此既可见外感、伤食,也可见脾肾亏虚,并且病情变化迅速。这些特点要求在养生保健上要注重合理饮食,营养均衡而全面,不可挑食,不可过饱,注重各种营养物质的摄入,包括优质蛋白和脂肪、多种维生素和矿物质以保证身体和大脑的正常发育。由于在此阶段患病后传变较快,因此要强调未病先防,已病防变,早期诊断,早期干预。另外,多参加体育锻炼和户外运动,以增强抗病能力。

青壮年期:二三十岁,是为青壮年阶段,脏腑成熟,气血盛壮,神气健全,疾病虚少实多。男子在这个时期性功能成熟,性欲旺盛,这一时期是人生观和性格形成的重要阶段,心智也处于尚未成熟而趋于成熟稳定的时期。这些特点要求在养生保健上应更加注重心理保健,要指导青年男子培养高尚的道德情操,树立远大的理想,坚持正确的价值观,养成健康的生活方式,将精力投入到工作学习中,不要沉溺于玩乐,不要过度纵欲,不要频繁手淫。要培养高尚而健全的人格,锻炼强大的意志力和勇于接受失败、克服困难的优秀心理素质,为人生道路的顺利发展做好铺垫,这样才能够尽可能规避种种不良因素对身体和心理造成的负面影响,从而从根本上达到却病全形的目的。

中年期:男性四十岁,生长发育盛极而衰,是生命过程中盛衰转折阶段,这个时期正是男人外有事业,内有家庭,上有老人,下有子女的高压力阶段,思想心智已经成熟稳定,工作更具有责任感和竞争意识,这些都对男性的身体和心理造成了很大的挑战和压力,是男性积劳成疾的高发阶段,以往所受的病理损伤也由隐伏而显现出来,新疾旧患,虚实夹杂。这个时期的养生要求劳逸结合,调整心态,避免不良习惯等,工作上要避免过劳,思想上避免过虑,性事上避免纵欲,要适当锻炼,多与家人、朋友交流,采取适当的方法缓解压力,颐养心神,这样能尽最大可能避免各种慢性病和男科疾病的发生。

老年:五六十岁以至死,男性从退休前后开始,由于受到"天癸竭"的影响,首先是内分泌调节系统出现紊乱,表现为更年期综合征的各种症状,情绪波动,烦躁易怒,心慌心悸,五心烦热,睡眠不佳,性功能减退等,随后人体生机进一步衰退,脏腑功能逐渐衰退,饭量下降,肌肉骨骼系统的运动能力和平衡能力减退等,处于一个低水平的平衡状态。这个时期男性的养生保健应注意调摄精神情志,注意饮食起居,锻炼有度,节制房事,药物补养。要享受退休后的宁静生活,培养兴趣爱好,充实生活,不要压抑独居,保持愉悦的心情;饮食规律,少食多餐,营养均衡,清淡易于消化;起居要慎避外邪,尤其要避免受寒受风,常晒太阳,锻炼要适度,避免外伤和摔倒。性生活可根据自身的身体状况适当进行,不强调绝对禁欲,当然更不能纵欲。平素可根据不同体质选择适当的中成药服用,可起到补肾填精,调养脏腑,通经活血,以达到平衡阴阳,延年益寿的作用。

(七)地理环境与养生保健

我国幅员辽阔,地域环境差异巨大,这对男性的体质和生理病理造成了不同的影响。《素问·异法方宜论》载:"故东方之域……鱼盐之地,海滨傍水,其民食鱼而嗜咸……皆黑色疏理……。西方者,金玉之域,沙石之处……其民陵居而多风,水土刚强,其民不衣而褐荐,其民华食而脂肥,故邪不能伤其形体,其病生于内……。北方者,天地所闭藏之域也,其地高陵居,风寒冰冽,其民乐野处而乳食,脏寒生满病……。南方者,天地所长养,阳之所盛处也,其地下,水土弱,雾露之所聚也,其民嗜酸而食胕,故其民皆致理而赤色,其病挛痹……。中央者,其地平以湿,天地所以生万物也众。其民食杂而不劳,故其病多痿厥寒热……故圣人杂合以治,各得其所宜,故治所以异而病皆愈者。"《灵枢·阴阳二十五人》指出木形人象东方地区之人,火形人象南方地区之人,土形人象中央地区之人,金形人象西方地区之人,水形人象北方地区之人。这说明五方之人的生活习惯及体质特点的形成直接受地理、环境、气候等因素的影响。

《素问·五常政大论》云:"地有高下,气有温凉,高者气寒,下者气热,故适寒凉者胀,之温热者疮。"《素问·痿论》云:"有渐于湿,以水为事,若有所留,居处相湿,肌肉濡渍,痹而不仁,发为肉痿。故《下经》曰:肉痿者,得之湿地也。"这说明不同的地域环境容易遭受不同的外邪而造成相应的病理损害。

随着现代社会的经济发展,环境污染扰乱、破坏了生态系统和人类的正常生产和生活,对健康的危害也已经越来越显现,污染物对人体的危害是多方面的,表现为呼吸系统受损、消化系统紊乱、神经系统异常、生殖系统损伤、智力下降、致癌、致残等。这些都说明了环境因素对人体的影响是非常显著的。

这些环境因素对机体的影响决定了男性的养生保健应该把握趋利避害的大原则,还应做到顺应不同环境的气候变化,调节饮食起居,避免外邪对人体的影响。《吕氏春秋·尽数》有云:"轻水所,多秃与瘿人;重水所,多尰与躄人;甘水所,多好与美人;辛水所,多疽与痤人;苦水所,多尪与伛人",因此说要获得健康长寿,居所的选择非常重要,唐代孙思邈的《千金翼方》中有"山林深远,固是佳境……背山临水,气候高爽,土地良沃,泉水清美……若得左右映带岗阜形胜最为上地,地势好,亦居者安",还说"居处不得绮靡华丽,令人贪,目禁无厌,乃患害之源","衣食寝处,皆适能顺时气者,始尽养生之道"(《备急千金要方》)等的说法,大意是说具有洁净而充足的水源,新鲜的空气,充沛的阳光以及良好的植被绿化等环境因素对人体能起到健康有益的作用,居所不宜奢华,生活环境尽量要避开噪音污染、空气污染、生态污染,虽然说现代城市生活很难做到以上的要求,但对居住环境的选择上也讲究"闹"与"静"的相互平衡。

三、性保健

性活动是动物的本能,也是人的本性,与饮食一样自然。"饮食男女,人之大欲存焉","食、色,性也"。这些先贤之言都是在说明这个道理。首先性生活是种族繁衍,传宗接代的先决条件,人类社会的进化和发展,与性健康、生殖健康是息息相关的,其次和谐的性生活是维护夫妻关系、家庭和睦的纽带和润滑剂。"娱乐之要,务在持久,苟能持久,女乃大喜,亲之兄弟,爱之父母,凡能此道者,命曰天士",这是《天下至道谈·七损八益》中的论述。现代越来越多的研究证明,和谐的性生活对于延年益寿和预防疾病有很关键的作用,对于男性而言,规律而健康的性生活有益于心脏和血管、前列腺的健康,可以缓解精神压力和疼痛,改善睡眠质量和不良情绪,可以调节睾酮水平和血压,并且能使男性精液质量更健康等,适度的性生活能让男性生活充满乐趣,工作保持活力,夫妻关系融洽,身体少病而长寿。充沛的性功能和生殖功能也是男人保持雄性特征的重要标志,可以维护男子的自尊心和进取心。性功能及生殖功能的减退或丧失,对男性身心健康的打击与其他疾病比较,其危害尤为严重,所以说,男性的性保健和生殖保健意义重大。

性生活作为生活乐趣的一部分,容易出现两种极端:禁欲与纵欲。古人云"年少之人,血气未充,戒之在色"即是对青少年容易纵欲伤身的警示;而"存天理,灭人欲"的严格禁欲造成的内在冲突其实比造成的身心损害更为深远。男性性保健的主要原则是适度原则,所谓适度原则既指不可纵欲,不可滥淫,也包括不能过度节制和杜绝性生活,性生活还要根据不同年龄、身体条件、不同的气候环境、生活习惯、心理因素、居住条件等做出适度的选择和调整,这些也是适度原则的具体体现。

首先,不可以极情纵欲。《马王堆汉书·十问》曰:"何故而阴与人俱生而先身去? 舜曰:饮食弗以,谋虑弗使,讳其名而匿其体,其使甚多,而无宽礼,故与身俱生而先身死",又曰:"教而谋之,饮而食之,使其题祯坚强而缓事之,必盬之而勿予,必乐矣而勿泻,材将积,气将畜,行年百岁",这说明适度而和谐的房事生活可以保证"行年百岁"的养生观念,早在先秦时期就有了。《天下至道谈》说:"为之弗得,过在数已","损生者色也,是以圣人合男女必有则也",意思是指,交合时不能勃起,是由于房事不节所致,而且认为贪图女色的人,没有节制的性生活,会损害自己的健康,所以性事要符合法度。清代《养生保命论》有专论纵欲之害的篇章,书中提出"好色必不寿,好色必精神衰弱而不能成事,好色必多疾病,好色则子孙必不蕃昌,得意时不可不节欲,失意时不可不节欲"等详细的论述,对于年轻男子,书中还提出了"男子十六而精通,必三十而后娶……近世子弟婚期过早,甚至非法之淫……伐其根本,不数年精血消亡,奄奄不振"等,还对男子提出了三条避免纵欲的要求:"一曰劝职业以劳其心,二曰别男女以杜其渐,三曰慎交游以绝其诱"。不可纵欲还包括要抵制滥淫。滥淫是指婚外性生活,随着现代社会经济发展和思想开放,性生活方式多元化和混乱复杂,造成婚外性生活日益泛滥,这不仅违背了伦理道德,影响了家庭和睦和社会安定,也增加了性传播疾病和男科疾病的发生,同时会对男性的身体健康、心理健康造成危害,这就要求人们特别是男性要提高修养,加强自我约束,洁身自好,规避不道德和不洁的性生活。

由于受道家思想保精养生学说及宋明理学"灭人欲"思想的影响,很多人从另外一个极端去过分地强调纵欲的危害,从而提出绝欲的观点。如果个人修为以及人生境界高远,可以做到心中不动色欲而自得其乐,当然值得敬仰,自然可以绝欲。而作为生活于俗世的普通人,禁欲行为往往伴随着剧烈的内心冲突与压力,禁欲本身会消耗更多的身心资源,而且会以扭曲的形式重新表达出来,自然是不可取的做法。因为这是不符合常人的生理、心理及社会属性的需求水平的拔苗助长之举。既然对于常人性生活和饮食一样自然而然,对男性的健康有诸多益处,自然不宜强行禁止。葛洪在《抱朴子》中说:"阴阳不交,伤也"。西晋向秀《难养生论》中提出:"生之为乐,以恩爱相接,天人之所宜、三王所不易也",又说"去滋味,窒情欲,未敢许也"。另外性功能和身体其他功能一样也符合用进废退的原则,长期禁欲会导致勃起障碍的发生。《冯氏锦囊秘录·杂症大小合参·方脉阳痿》说:阳痿"有因于久旷,脉道闭绝,盖流水不腐,户枢不朽,物之常也……犹道路之愈亲愈近,日远日疏也"。国外还有研究表明,一周至少有两次正常性生活的男性,比一个月性生活少于一次的男性寿命更长。另外,瑞典研究人员分析了70岁人群的性生活状况,发现75岁以前死亡的人正是很早就停止性生活的人。过度节欲还会大大减少受孕的几率而影响生育。由于性生活可以调节神经精神系统、内分泌系统,禁欲也会诱发各种精神系统疾病,如焦虑抑郁等,而过度节欲之人也多见于思想偏执,性格缺陷之人,这些都对正常的恋爱婚姻会造成严重的影响。禁欲也会使正常的性欲需求通过不合理的方式得以宣泄,比如嫖娼、特殊的性癖好、过度手淫等,这些都不利于男性的身心健康和养生保健。

那么性行为以何为度才叫节制呢?

关于性事的节度,多种古籍均有论述。《素女经》一书是中国古代重要的性学著作,书中所记如下:"人年二者,四日一泄;年三者,八日一泄;年四者,十六日一泄;年五者,二一日一泄;年六者,即当闭精,勿复更泄也。体力犹壮者,一月一泄。凡人气力自相有强威过人者,亦不可抑忍久而不泄"。唐代医学家、养生学家孙思邈在所着《备急千金要方·养性·服食法》说:"人年四十以下多有放恣,四十以上即顿觉气力一时衰退。退衰既至众病蜂起,久而不治,遂至不救。"他告诫青年人千万不能凭借年轻力壮就极情纵欲,他指出:"年未满四十者,不可与论房中之事,欲心未止,兼饵补药,倍力行房,不过半年,精髓枯竭,唯向死近。"总之,性生活还应根据不同年龄、不同体质、营养、健康状况而做出适当调整,以保证同房后达到愉悦心情,松弛身体,同时又无疲劳感,不影响工作为尺度。

我国有很多古代文献有关于如何增强性生活质量,进而有益于身体健康,预防疾病的养生保健方法。《马王堆汉墓帛书》是迄今为止最早的相关文献,包括有医学著作共15种,其中5种就是泌尿男科及性医学文献,分别是《十问》《合阴阳》《天下至道谈》《养生方》《杂疗方》,这些论著详论了男女性活动中的生理、心理与行为,尤其重要的是,对两性活动的实施方法及如何顺应天地、阴阳、四时变化及房中保健方面均做了系统的、完备的、精辟的阐述,其中《养生方》《杂疗方》还介绍了房中补益用药和按摩方法,并首创了治疗男性性功能障碍的方药。其他相关书籍还有《备急千金要方》《三元延寿书》《妙一斋医学正印种子篇》《摄生总要》《福寿丹书》《紫闺秘书》《素女经》《秘本种子金丹》《吕纯阳方术秘诀》等著作,均值得有兴趣的专业人士及爱好者进一步研修。

《天下至道谈》谈到的"七损八益"是目前最早的也是相对系统的性保健方法,这是指在房事生活中,要防止七种有损于人体健康的做法,而善于采用八种对身体有补益的做法,其核心思想体现的是房中养生,也就是性养生。要求懂得性养生的人,遵守男女交合的规则和法度,使性生活成为一种增进健康、延年益寿的养生活动,而不会为了单纯追求性满足,从而导致未老先衰、折损寿命的后果。所谓"七损",一曰闭。患有疾病的男女不可同房,若不禁戒可伤五脏。也指交合之时阴茎疼痛或精道闭塞不通,甚至无精可泄,又称内闭。二曰泄。指交合之时男子精液早泄;因汗液也是精气,故交合时如大汗淋漓,或正当汗出之时交合,就会从两路走泄精气,因而又称为外泄。后世房中著作,也把身体流汗和汗出如雨,视为交媾禁忌。三曰竭。因交合太过频繁,致交合时精液耗竭。四曰勿。性器官不能勃起的人,不能勉强行房,为之则废。五曰烦。凡患有气短喘促或心慌意乱、烦躁不安者不可交媾,为之则会使病情加重。六曰绝。男女一方不愿同房而强行交接,对一方的身心健康非常有害,犹如陷入绝境一般。或指阴茎举而不坚硬要行房,中途泄精,精气衰竭。七曰费。指交合时过于急速图快,徒然耗费精力。所谓"八益",是指八种对性事有补益作用的做法,能从中获得促进健身长寿的效果。一曰治气。指平日操练呼吸吐纳,调理气息,以巩固精关,蓄积精气。二曰致沫。致沫即致其津液,指平时习练导引行气时,不断服食舌下津液。三曰智时。智即知,知时就是掌握交合的适当时机,知其时而为之。四曰畜气。畜通蓄,指积蓄精气后再行交合。五曰和沫。指男女双方互相亲吻而吸其津液,又指交合动作舒缓而阴液不绝。六曰窃气。指交合行将退出阴茎尚能勃起时即行退出,有利于积聚精气。七曰寺赢。寺,持也,指经常保持精气赢满。八曰定顷。顷同倾,指平日节制房事,交合时就会气定神闲,阴茎无倾倒(按指阳痿早泄)之虞。《养生方》也说:"善用八益去七损,耳目聪明,身体轻利,阴气益强,延年益寿,居处乐长。"

《素女经》在男女性保健方面,提出了较系统的论述,强调了性交和人的身体强弱是相互影响的,"凡人之所以衰微者,皆伤于阴阳交接之道尔"。书中提出了初步的优生道理,同时也提出了如何易于怀孕,强调了"爱乐"是两性交合的目的,也是为要生育"贤良而长寿"的子女。本书还首先提出"九殃"之说,即在九种情况下不宜性交。《素女经》首次提出了为后世道家大力倡导的所谓"延年益寿"之法,即巩固精关,"莫数泄精",又提出了性交应使男女双方同享快感,共同受益,必先有"爱乐"然后行,做到"相感而相应",最忌讳的是"男欲接而女不乐,女欲接而男不欲,二心不和,精气不感"。因此,提倡"男欲求女,女欲求男,情意合同,俱有悦心",在男权社会中,这实在是一个了不起的思想,在某种程度上承认了女性的性权利。该书有些方面还涉及性心理,强调男子在性交时要有自信心,"当视敌如瓦石,自视若金玉",即要破除现代性科学所提出的"操作焦虑"。这些都是非常宝贵的性保健的方法和观念。

四、男性生殖保健

多数情况下,男子身心健康及性健康,生殖功能则自然正常。

《秘本种子金丹》提出了男性在性交过程的正常勃起反应和病态勃起反应,并说明了勃起功能与脏腑功能之间的关系,为临床诊断用药和保健提供了指导思路:"男女未交之时,男有三至者,谓:阳道奋昂而振者,肝气至也;壮大而热者,心气至也;坚劲而久者,肾气至也。三至俱足,女心之所悦也。若痿而不举,肝气未至也,肝气未至而强合,则伤其筋,其精流滴而不射矣;壮而不热者,心气未至也,心气未至而强合,则伤其血,其精清冷而不暖矣;坚而不久者,肾气未至也,肾气未至而强合,则伤其骨,其精不出,虽出亦少矣。求嗣者,所贵寡欲清心,以养肝心肾之气也"。这就要求在同房过程当中,男性要等待阴茎振奋壮热,三气同至再行交接,这样才能避免五脏精血受损。在优生优育方面,书中也有精辟见解:"生人之道,始于求子。而求子之法,不越乎男养精、女养血两大关键","种子必先养精,养精须寡欲,养精须节劳,养精须息怒,养精须戒酒,养精须慎味"等原则。此外,还提出了子嗣有无之责,不能专主妇人,且要注重男性的养生保健:"无论老少强弱,俱要神足,神足全凭寡欲,寡欲则不妄交合,积气储精,待时而动,一举而成。世人不察,以小产专责之母,不育专付之儿,寿夭专诿之数,不亦谬乎"。另外本书在种子时机、交合避忌、预防暗产等理论均有详细阐述,多与现代育产学理论相符而且预防保健特色更为突出。

现代人工作忙碌,生活快节奏,但在生育方面应该提高保健意识,严格加强保健方法,夫妻双方都要注意养生,男重养精女重补血,戒烟戒酒,加强营养和锻炼,规律作息,远离各种污染源,避免过劳和不良情绪,以尽最大可能利于怀孕。在生育保健方面,作为丈夫在日常生活中应该注重生活调摄,为生育提供一个优良的先决条件。

1. 纠正影响精子质量的不良生活习惯 如吸烟、酗酒、长期熬夜、不洁性接触,长期穿紧身裤、骑车久行,经常泡洗桑拿浴,不注意外生殖器官卫生等。

2. 避免影响精子质量的工作生活环境 高热环境如锅炉房、桑拿房、饭店操作间;电焊操作;高辐射环境如 X 线工作者,实验室和原子能工作者;水下作业者;长期噪音环境;长期接触有害化学物质或有毒物质比如油漆、甲醛、苯、农药、杀虫剂等;重金属如汞、镉、铅等。

3. 避免长期服用影响男子生育的药物 肿瘤化疗药物、皮质类固醇、西咪替丁、柳氮磺吡啶、螺内酯、呋喃妥因、尼立达唑、秋水仙碱、雷公藤制剂。

4. 适当增加摄入有利于精子质量的饮食 富含精氨酸的食物：山药、鳝鱼、墨鱼、核桃、花生、紫菜等；富含维生素 A、维生素 E 的食物：动物肝、植物油、胡萝卜、西红柿、南瓜、扁豆、大枣等；富含微量元素锌和镁的食物：鱼虾、牡蛎、蛤、蚌、海带、蛋类、木耳、核桃、蜂蜜、大豆、红糖等。

五、孙思邈养生方和男性养生保健

孙思邈是我国著名的医药学家，隋唐时人，幼年体弱多病，他自幼聪明过人，通百家之说，崇尚老庄学说，兼通佛典，在医药、食疗、养生、养老方面做出了巨大贡献。孙思邈成就辉煌，生前就受到了人们的崇敬，人称"药王""真人""药圣"，他崇尚养生，并身体力行，故能寿逾百岁高龄而视听不衰。其中很多养生理论对于男性养生保健有很多借鉴学习之处。

陕西省耀县是孙思邈的故乡，当地药王庙前立有一面石碑，上刻孙思邈所作《养生铭》，其言诚谛，其理通达，铭文如下："怒甚偏伤气，思多太损神。神疲心易疫，气弱病来侵。勿使悲欢极，当令饮食均。再三防夜醉，第一戒晨嗔。亥寝鸣天鼓，寅兴漱玉津。妖邪难侵犯，精气自全身。若要无诸病，常当节五辛。安神宜悦乐，惜气保和纯。寿夭休论命，修行在本人。倘能遵此理，平地可朝真"。《养生铭》全文强调了情志对养生保健的决定性作用，告诫人们不能发怒，不能忧思太过，不可过分的悲伤和过喜，应该节欲保精，宁心养神，避免耗气伤精，培养正气，强身防病。同时，孙思邈还强调了饮食调摄对养生的重要性，应该"节五辛、饮食均"，即饮食应该清淡而有规律，营养均衡，要"再三防夜醉"，提示了过度饮酒对健康的危害。他还反对宿命论，强调了主动进行养生保健和强身健体对于延年益寿具有积极的意义。在《养生铭》中还谈到了一些用于养生保健的方法，如"亥寝鸣天鼓，寅兴漱玉津"，在《千金方》中提出了用于养生的十三种保健手法：发常梳，目常运，齿常叩，漱玉津，耳常鼓，面常洗，头常摇，腰常摆，腹常揉，摄谷道（即提肛），膝常扭，常散步，脚常搓。这些简单易行的小方法，对于调节全身很多系统功能具有很好益处，经常练习，非常有助于健康。

孙思邈对于饮食保健尤为重视，强调饮食调摄应该节俭："勿使脯肉丰盈，常令约俭为佳"；应该多素少肉："所有资身，在药菜而已。料理如法，殊益于人"；饮食要新鲜，不能饮食生冷腥臭之物："若得肉，必须新鲜，似有气息，则不宜食""食忌生冷，鱼脍、生菜、生肉、腥冷物多损于人"，饮食不能过量，味道不能过于厚重："菹酱而已，其人少病而寿"，"若贪味伤多，人肠胃皮薄，多则不消，彭亨短气，必致霍乱"，"食忌咸酸，咸则伤筋，酢则伤骨"等。关于衣着起居，孙思邈在他的《备急千金要方》和《千金翼方》中也有相应的说法："衣服但粗缦，可御寒暑而已，第一勤洗浣，以香薷之"，"湿衣及汗衣，皆不可久着，令人发疮及风瘙。大汗能易衣佳，不易者急洗之，不尔令小便不利。凡大汗勿偏脱衣，喜得偏风、半身不遂。春天不可薄衣，令人伤寒、霍乱、食不消"等。可以看出，孙思邈反对衣着华丽，但应该勤换洗，也可适当用些香料，汗出及湿衣服时要及时更换，防止受风吹，春天要注意保暖，不能衣着单薄等。关于居处环境，孙思邈强调要"山林深远，固是佳境……背山临水，气候高爽"，"衣食寝处，皆适能顺时气者，始尽养生之道"。因此说居住环境对于健康长寿有很大的关系，居室选择上应该尽量接近自然环境，远离污染，空气清新等。

在性保健方面，孙思邈认为男女性事"非欲务于淫佚……幸女色以纵情，意在补益以遣疾也"，还说："男不可无女，无女则意动，意动则神劳，神劳则损寿"，这是在说对于健康长寿而言，性生活是必不可少的，但是同时又强调："人年四十以下多有放恣"，因此"四十以上即顿觉气力一时衰退……众病蜂起"，所以要求人们"年至四十，须识房中之术"，实质上这是在说明纵欲对健康的危害非常重大，应该注重性保健以达到预防疾病的目的。对于房中之术的要则，孙思邈要求"闭固而已，此房中之术毕矣，兼之药饵，四时勿绝，则气力百倍，而智慧日新"。这是说交合多次而一泻有助于健康长寿，能使人"精气随长而不能使人虚也"。在性事禁忌上，要求情绪不宁，发怒烦躁时不能同房，不能忍小便而交合，身体疲劳不能同房，配偶月事未毕不能同房等，这些不当的性交时机容易导致疾病，应该避免。

六《诸病源候论》导引法与男性保健

"导引"一词始见于《庄子·刻意》："吹呴呼吸，吐故纳新，熊经鸟伸，为寿而已，此导引之士，养形之人，彭祖寿考者之所好者也"。"导引"是华夏先民在长期的生活劳动中，在与疾病衰老作斗争的实践过程中，逐渐认识和创造的一种养生术、治疗术。《诸病源候论》是我国现存最早的病因证候学专著，其书中的养生方、养生导引法内容丰富，多是前人所创，隋代巢元方把它们大量收入医书，使不少内容得以保存，对中医养生学的发展起着承前启后的作用。导引法通过调整形体姿势、调整气息、调整意念达到舒筋通络，柔身健骨，和气养神的目的，起到保健强身、延年益寿、防治疾病的作用。现代证明，导引法对心血管系统、神经系统、呼吸系统、消化系统、泌尿生殖系统等均有良好的调节作用，对治疗许多慢性疾病亦有较好的康复效果。

《诸病源候论》在男科及泌尿生殖系统疾病的导引养生中，就有非常详实的内容，包括虚劳候、阴痛候、阴下痒湿候、腰痛候、胁痛候、诸淋候、石淋候、气淋候、小便数候、遗尿候、肾病候、膀胱病候、寒疝候、无子候养生方导引法等。这些疾病及症状在男科非常多见，同时《诸病源候论》又有针对每种疾病的导引方法。例如书中卷十四小便病候第二候，小便数候养生导引法云："以两踵布膝，除数尿；又云：偃卧，令两手布膝头，斜踵置尻下，口纳气，振腹自极，鼻出气，七息，去小便数"。这条养生导引方法，重在下肢，尤其取足踵，是着意调理肾与膀胱功能，并有散气，散邪的意义，行气口纳鼻出，还要振腹自极，含有闭气攻病的作用，合而用之，可以治疗小便频数，也可以治疗淋病诸症。再比如书中卷十四小便病候第六候，遗尿候养生方导引法云："蹲踞高一尺许，以两手从外屈膝内入，至足跌上，急手握足无趾，极力一通，另内曲入，利腰髋，治遗尿"。这条导引法，着意斡旋肾气，调整开合功能，肾气恢复，自能固肾而止遗尿。

《诸病源候论》总结了前人很多日常保健方法，如理发：包括栉头（梳头）、摩发、沐发等，可以流通血脉，清醒头脑，通利孔窍，令人不病，耳目聪明，头脑不痛；啄齿：能牢牙固齿，治齿痛，"召身内神，令其安之"；漱醴泉，即咽唾，可以"调五脏，令人延年长生，除口苦干燥，恒香洁，食甘味和正"；按摩面目耳鼻、按摩胸胁、按摩腰腹等手法。《诸病源候论》还总结了"六字气诀"的调息方法，即根据不同季节、不同脏腑功能特点、不同的病变进行吹、呼、嘻、呵、嘘、呬六种气息吐纳练习。这些方法对男性的养生保健都有学习借鉴意义。

总之，养生、导引的方法有其自身的特殊性，可以不服用或使用药物，不必借助各种仪器，却可以充分激发人体自身的免疫功能，提高预防疾病的能力，增强身体素质。对于男性健康而言，这些导引方法对于预防男科疾病，维持男性泌尿生殖功能、正常性功能等方面都有非常积极的意义和价值，应该加以重视，开发利用，为临床治疗及男性的养生保健服务。

（李晓阳）

参考文献

1. 王琦. 王琦男科学 [M].2 版. 郑州:河南科学技术出版社,2007.

2. 普莱西. 男性不育:对生活方式和环境因素的全面指导 [M]. 李宏军,陈斌,刘继红,译. 北京:北京大学医学出版社,2015.

3. 世界卫生组织. 关于身体活动有益健康的全球建议 [M]. 世界卫生组织,2010.

4. 刘文仲. 环境与健康系列谈(一)环境污染危害健康 [J]. 开卷有益:求医问药.2008,(1),50-51.

5. 陈学文. "房中"史话 [J],中国性科学,2007,16(1),38-39.

下　篇

第九章 男科常见症状的辨治

| 第一节 | 排尿异常

一、尿频

【概述】

尿频是指排尿次数增多。正常人排尿,白天 4~6 次,夜间 0~1 次,每次尿量约 200~300ml。尿频者 24 小时排尿大于 8 次,夜尿大于 2 次,每次尿量小于 200ml。生理情况下如饮水增多或天气寒冷时,排尿次数会相应增加。中医学称为小便频数、小便数、溲数等。

【西医病因病理】

尿频的病因主要是由于膀胱后尿道炎症刺激、膀胱容量减少和膀胱的神经功能失调所致。①膀胱及后尿道炎症:当膀胱及后尿道发生炎症时,黏膜充血、水肿、浸润,膀胱的传入神经感应性增高,而出现尿频。炎症所致的尿频常伴有尿痛、尿急,临床上合称为膀胱刺激征。②膀胱容量减少:膀胱容量减少可分为膀胱绝对容量减少和相对容量减少前者,如膀胱结核患者因膀胱挛缩使其容量缩小,而发生尿频,严重者可出现每日几十次的极度尿频。后者如前列腺增生症的患者,因出现残余尿使膀胱的有效容量减少,而发生尿频。③神经源性膀胱:由于膀胱逼尿肌反射亢进引起尿频。④其他:精神紧张、焦虑也可使排尿次数增加。此外,糖尿病、尿崩症等内科疾病造成总尿量增加,也会发生尿频。

【中医病因病机】

中医认为肾主水、膀胱贮存和排泄尿液、肺主行水、脾主运化水液、肝主疏泄促进水液代谢,故它们均参与了小便的代谢与排泄过程,故任一脏腑功能失常,都可能导致小便频数。故小便频数与肾、膀胱、肺、脾、肝密切相关,但病位在肾与膀胱。先天不足或素体阳虚或久病伤阳,肾阳亏虚,肾气不固,封藏失职,不能制约;过食生冷,劳累过度,寒邪伤阳,致肺脾气虚不能制下,固摄无力,膀胱气化失司,不能约束;嗜食辛辣肥甘厚味或饮酒,湿热下注,蕴结下焦,影响膀胱气化功能,以致膀胱约束不利。

【诊断要点】

1. **病史** 临床表现为每日排尿次数增多,或者以夜尿频多为主要表现,24 小时排尿次数大于 8 次,夜尿大于 2 次可诊断为尿频。详细了解患者每日排尿情况及特点,重点询问患者既往史,是否伴有糖尿病、肾病等相关疾病。

2. **辅助检查** 尿频致病因素众多,既要排查泌尿男科常见病,亦要筛查糖尿病、肾病等内科疾病。尿常规明确是否存在感染;泌尿系超声明确是否有结石、前列腺增生等;尿动力学评估膀胱功能;精神心理测评明确是否存在焦虑、抑郁等精神障碍;肾功能、血糖、内分泌相关激素测定等筛查内科疾病。

【鉴别诊断】

1. **泌尿系感染**　一般均伴尿急、尿痛等症状,如为上尿路感染还可伴有腰痛、发热、寒战等,血常规中白细胞计数升高,下尿路感染一般不伴有发热,血常规可正常,尿常规检验提示白细胞升高。

2. **膀胱过度活动症**　膀胱过度活动症是一种以尿急症状为特征的综合征(包括多种疾病,如男性中青年不明原因尿频等),常伴有尿频和夜尿症状,可伴或不伴急迫性尿失禁;尿动力学上可表现为逼尿肌过度活动,以及其他形式的尿道、膀胱功能障碍。

3. **前列腺增生**　大多在老年人群中发病,尿频主要表现为夜尿增多,且伴有排尿困难,尿线变细,残余尿增多,超声、直肠指检可进行鉴别。

4. **神经源性膀胱**　有的膀胱刺激症状明显,表现尿频、尿急、夜尿次数增多,甚至急迫性尿失禁;有的排尿梗阻症状明显,表现尿潴留、上尿路积水。不过,神经源性膀胱患者多有明显的神经损害病史、体征,往往伴有下肢感觉和(或)运动障碍、肛门括约肌松弛和反射消失。确诊依赖于神经系统检查和尿流动力学评估。

【辨证论治】

1. **肾气亏虚证**

证候:小便频数,夜尿增多,或小便清长,尿失禁,伴身倦乏力,头晕目眩,腰膝酸软,舌淡白、苔薄黄,脉沉细无力。

治法:温补肾气,固摄尿液。

方药:金匮肾气丸加减。

2. **肾阳虚证**

证候:小便频数清长,夜尿频多,腰膝酸冷疼痛,面色㿠白,头晕目眩,精神萎靡,畏寒肢冷,舌淡胖,苔白,脉沉弱。

治法:温补肾阳,固精缩尿。

方药:右归丸加减。

3. **肺脾气虚证**

证候:小便频数清长,咳吐涎沫,头眩气短,神疲乏力,纳差便溏,舌淡苔白,脉弱。治法:补中益气。

方药:补中益气汤加减。

4. **湿热下注证**

证候:小便频数短赤,滴沥涩痛,或尿浑浊而有热感,伴心烦口苦,大便黏腻不畅。舌红,苔黄腻,脉弦滑数。

治法:清热利湿通淋。

方药:八正散加减。

【辨治要点】

1. **明确诊断**　尿频是临床中的一个常见症状,泌尿科、男科、内科多种疾病都可导致尿频的出现,故临床辨治,首先需要明确尿频原因,明确诊断,方能更具针对性的治疗。另外,临床中部分患者主诉的尿频其实更多的是主观认为的尿频或者就是生理性尿频,事实上都是正常的,对于此类患者要进行相关知识科普,其次要重视患者精神心理状态评估。

2. **辨病辨证相结合**　中医治疗尿频要辨病与辨证相结合,辨病论治为前提,辨证论治为核心。青年人尿频多见于泌尿系感染、前列腺炎等,中医病机主要为湿热下注,故治疗当以清热利湿为主,必要时需要联合抗生素治疗;中老年人尿频多见于前列腺增生、神经源性膀胱、膀胱过度活动症等,病机则以肾虚气虚为主,治疗又当以温阳益气为主,如合并膀胱出口梗阻或尿道平滑肌痉挛等表现,需要联合 α 受体拮抗药或 M 受体拮抗药。

【预防与调护】

  1. 规律排尿,不憋尿。

  2. 适度运动,增强体质。

  3. 避免过度关注病情,转移注意力。

二、尿急

【概述】

  尿急是指一有尿意时就迫不及待地需要立即排尿,即排尿时有一种急迫感。是泌尿系统疾病的常见症状之一。

【西医病因病理】

  正常人的排尿是一种高级神经中枢与脊髓排尿中枢协调反应,并受人体自主意识控制的生理活动,当膀胱内尿液充盈到一定程度时,膀胱伸张刺激引起的排尿信息反射到大脑中枢,由大脑中枢发出的神经信息经盆神经传递至膀胱,解除副交感神经对逼尿肌的抑制作用,并使后者收缩,而出现排尿活动。如果情况不允许排尿,高级中枢能暂时抑制排尿。但如果参与排尿的神经及膀胱、尿道、前列腺等处发生病变时,则可出现一种不能控制的排尿急迫感,这就是尿急症状。引起尿急的常见原因主要有以下两方面:

  1. **精神心理因素** 精神紧张,受惊吓,情绪激动、害怕排尿等精神刺激因素出现迫不及待需要立即排尿,但无尿痛伴随症状。临床各项理化检查多无异常。

  2. **器质性因素** 尿急主要是膀胱、尿道的神经末梢受到较强烈的刺激,脊髓排尿中枢的兴奋性超过了脊髓之上排尿中枢的抑制作用,或脊髓之上排尿中枢对脊髓中枢的抑制作用出现了障碍。常见于以下病因:

  (1)炎症刺激:多见于膀胱炎,尿道炎,前列腺炎等炎性病变。

  (2)下尿路梗阻:如前列腺增生,膀胱尿道结石等造成逼尿肌反射亢进。亦见于膀胱癌或其他异物刺激等,多伴有尿痛症状同时出现。

  (3)神经病变:如神经源性膀胱,逼尿肌反射亢进造成尿急。或脊髓损伤病变引起脊髓中枢抑制作用出现障碍。

【中医病因病机】

  尿急多由于情怀不悦,肝气郁结,三焦壅遏,不得宣通;湿热下注,膀胱气化失宣,水道运行不利;病久不愈,或过用苦寒,脾胃受损,气虚下陷,摄纳无权。多种原因引起,既有正气不足之虚证,又有邪气有余之实证。病位主要涉及肾和膀胱。

【诊断要点】

  尿急指患者突然有强烈尿意,不能控制需立即排尿,否则可能发生尿失禁。尿急常与尿频、尿痛同时发生,单因尿急就诊者少见。不同疾病伴随症状也不同,临床上应根据伴随症状及理化检查进行鉴别。

【鉴别诊断】

  1. **泌尿生殖系感染** 以膀胱炎、尿道炎、前列腺炎多见。除尿急症状外,多伴有尿频、尿痛等膀胱刺激症状,尤其是急性期,症状更为明显,且耻骨上区明显压痛,严重时还可出现血尿、脓尿、尿常规检查可发现有脓球或白细胞,尿培养细菌计数 >10 万 /ml 以上。

2. 下尿路梗阻 以前列腺增生症为多见。患者多为 55 岁以上,初期以尿频、尿急、夜尿增多为主,进而则表现排尿迟缓、排尿无力、尿细如线、分叉等。肛门指检可发现前列腺肿大,中央沟变浅或消失,表面光滑,有时可扪及结节。超声波检查可明确诊断。其次是结石引起的尿急,通常是下尿路结石,如膀胱尿路结石,此时多有尿痛、血尿等症状,经 X 线及 B 超即可确诊。

3. 神经系统病变 主要是排尿中枢神经或周围神经受到损害而引起的神经源性膀胱或脊髓损伤。见有逼尿肌反射亢进一类症状,尿频、尿急、紧迫性尿失禁等,且病史可有手术、外伤史,糖尿病神经病变,以及神经系统检查阳性体征。

4. 精神因素 多有精神紧张、害怕排尿等诱因,临床各项理化检查多无异常。症状可因专注于某事而改善,熟睡后症状消失。

【辨证论治】

1. 下焦湿热证

证候:小便频急,量少而色黄,或短赤灼热,或淋涩不尽,伴胸胁苦满,心烦口苦。舌质红,苔黄腻,脉数。

治法:清热利湿,通利小便。

方药:方选八正散、五淋散、萆薢分清饮等加减。

2. 肝气郁结证

证候:尿急而频,滴沥不爽,少腹满痛,胸闷胁胀,舌淡紫,苔薄白,脉沉弦。

治法:疏肝理气,通利小便。

方药:沉香散加减。

3. 肾气不固证

证候:小便急迫,甚则尿失禁,尿少而清,尿后余沥,遇劳则甚。伴腰膝酸软,身倦乏力,面色少华,少腹坠胀,空痛喜按。舌质淡而胖大,边有齿痕,脉沉细无力。

治法:补肾益气、固元涩尿。

方药:选金匮肾气丸、缩泉丸、补中益气汤等加减。

【辨治要点】

尿急首当辨虚实。属邪实者,湿热当以清利湿热为主,并防止伤正;属正虚者,当以补虚固涩为主,扶正兼以祛邪。可配合艾灸关元、水分等穴;对心理因素引起的,可加用除烦解郁之药物。由尿路梗阻引起的,急则治其标,当首选现代医疗手段如膀胱镜进行诊治,辅以治以软坚散结,利石通淋。

【预防与调护】

1. 治疗期忌食辛辣食物、忌酒。

2. 生活规律,起居有常,防止过度疲劳或受凉感冒。

3. 前列腺炎患者平时适当多饮水,多排尿,保持大小便通畅,以帮助前列腺分泌物排出。

4. 不宜长时间骑车或久坐,不憋尿。

5. 适当性生活,避免过度房劳。

6. 坚持适当锻炼,合理饮食,增加营养,增强免疫功能,防止复发。

7. 若发现兼有其他泌尿生殖系统炎症,应同时治疗,去除复发诱因。

三、尿痛

【概述】

尿痛是指排尿时膀胱区及尿道疼痛,甚则整个会阴部位出现疼痛。是泌尿系常见症状之一,常见于膀胱和尿道的炎症、结核、结石、膀胱肿瘤等。中医属"淋证"范畴,如《医学入门·淋》曰:"淋,小便涩痛",《景岳全书·杂证谟·淋浊》亦曰:"淋之为病,小便痛涩滴沥"。

【西医病因病理】

尿痛因其在排尿时出现或加重,故与参与排尿的组织器官发生病变有关。造成排尿疼痛的常见原因有泌尿系统感染、结石、结核、肿瘤和异物等。

1. 膀胱炎、尿道炎引起的尿痛最为多见,主要由于感染刺激膀胱或尿道黏膜,甚则深层组织,引起膀胱或尿道的痉挛性收缩及神经反射所致。排尿时,膀胱尿道等处肌肉收缩,刺激炎症部位以及尿液本身的刺激,可出现排尿时疼痛加重。另外,前列腺炎多伴发尿路感染,也常造成尿痛。

2. 尿路梗阻引起的疼痛,主要有结石、异物、肿瘤压迫、先天畸形等。由于尿路不通,排尿时压力增加,肌肉痉挛收缩而出现尿痛。梗阻日久,则易并发感染而加重疼痛。

3. 晚期的膀胱癌肿瘤侵及膀胱深肌层及周围组织,可出现持续性膀胱区疼痛。

【中医病因病机】

尿痛属中医"淋证"范畴。淋证的病因可归结为外感毒邪、饮食不节、情志失调、禀赋不足或久劳病伤四个方面。张仲景在《金匮要略·五脏风寒积聚病脉证并治》中称其为"淋秘",将其病机归为"热在下焦"。《中藏经》根据淋证临床表现表现不同,提出了淋有热、冷、气、劳、膏、砂、虚、实八种,乃为淋证分类的雏形。巢元方在《诸病源候论·诸淋病候》中对淋证的病机进行了高度概括:"诸淋者,由肾虚膀胱热故也",指出淋证的病机以肾虚为本,膀胱热为标,同时他还对诸淋不同的病机特性进行了探讨。如:"热淋者,三焦有热,气搏于肾,流入于胞而成淋也""石淋者,淋而出石也,肾主水,水结则化为石,故肾客砂石,肾虚为热所乘"。张介宾在《景岳全书·淋浊》中提出:"然淋之初病,则无不由乎热剧,无容辩矣。"尿痛基本病机为湿热蕴结下焦,或久病脏腑功能失调,引起肾与膀胱气化不利,而致淋证。热重则刺痛,痛愈剧烈则热愈重,湿重则胀痛。如石淋、血淋多为刺痛,膏淋多为胀痛。尿痛偶见于虚证,如劳役过度而发"劳淋",其痛隐隐,尿后空痛。病位在膀胱与肾,与肝脾相关。病变初期,实证热证多见;久病不愈,则多见虚证寒证。

【诊断要点】

尿痛指排尿时膀胱区及尿道疼痛。在排尿过程中尿路或尿道口不适感,包括疼痛感、烧灼感以及酸胀感,个别患者会有小腹不适,包括疼痛感、烧灼感、酸胀感及下坠感。

【鉴别诊断】

1. 膀胱炎 尿痛多在排尿终末时加重,在会阴部或耻骨上区亦有痛感,伴有尿频、尿急等膀胱刺激症状,严重感染时类似尿失禁,可出现脓尿、终末血尿或全血尿。单纯膀胱炎多无全身症状,急性期可有发热。尿培养细菌计数 >10 万 /ml 有临床意义,但不足 10 万 /ml 并不说明无感染。尿常规检查可见脓、白细胞。

2. 尿道炎 尿痛常伴尿频、尿急等膀胱刺激症状,尿道口常有分泌物,甚则脓性分泌物。尿常规检查,可见脓白细胞。尿道分泌物检查和尿培养可明确诊断。

3. 前列腺炎 临床亦常出现尿痛,尤其是并发膀胱炎时。急性前列腺炎多起病急,全身症状可表现为发热、恶寒、乏力等;局部表现尿痛、尿频、尿急,排尿困难,终末血尿。腰骶部或耻骨上区疼痛及直肠刺激症状等。直肠指诊可触及前列腺肿大,压痛,表面光滑规则。慢性前列腺炎多无全身症状,局部有轻度排尿不适,尿痛、尿频、尿急,会阴不适,性功能障碍等。前列腺液化验卵磷脂小体减少,白细胞每高倍视野 >10 个。

4. 泌尿系结石 膀胱、尿道结石引起的尿痛,痛向尿道外口放射,疼痛剧烈,并伴有排尿困难,尿流中断或血尿等,经膀胱、尿道 X 线造影可明确诊断。

另外,泌尿系结核、肿瘤等也常引起排尿疼痛,结合临床表现、体征、理化检查等多可确诊。

【辨证论治】

1. 湿热蕴结证

证候:小便灼热涩痛,伴尿频尿急,小便混浊,赤涩不爽,心烦口苦,或口渴不欲饮,舌质红,苔黄腻,脉滑数。

治法:清热泻火,利湿通淋。

方药:萆薢分清饮、龙胆泻肝汤、八正散等加减。

2. 气滞血瘀证

证候:小便涩痛、胀痛或刺痛,疼痛较剧烈,甚则尿血,可伴胸胁胀满、易怒。舌质黯红或有瘀点瘀斑,脉沉细涩。

治法:行气活血,化瘀散结。

方药:血府逐瘀汤、少腹逐瘀汤、抵当汤、代抵当丸等加减。

3. 肾气亏虚

证候:小便隐痛,伴小便无力,或数或清长,劳则加重,身倦乏力,腰膝酸软,病程较久。舌淡苔薄,脉沉细无力,尺脉弱。

治法:温阳补肾,化气行水。

方药:补中益气汤,金匮肾气丸、济生肾气丸等加减。

【辨治要点】

尿痛在临床中多作为泌尿男科某些疾病的症状而出现,故临床辨治需辨病与辨证相结合。辨病论治为前提,辨证论治为核心。既有实证也有虚证,或虚实夹杂之证。其病机有湿热蕴结,气滞血瘀,肾气亏虚等。临床多见于泌尿系感染或泌尿系结石。起病初期,实证热证多见;久病不愈,则多见虚证寒证。治疗当以实则泻之,虚则补之为原则。临床上还要注意根据不同病机,结合体质、季节、气候环境等因素,针对具体病情,采取相适应的治疗方法。如由结石引起者,首当考虑止痛及碎石,后予中药排石通淋,可加金钱草、海金沙、鸡内金等排石之品,如梗阻严重,应考虑手术解除梗阻,而不宜一味排石。急性炎症引起者,当以清热解毒消炎为主,加蒲公英、紫花地丁、败酱草等清热解毒之品。

【预防与调护】

1. 积极锻炼身体,提高抵抗力。

2. 忌辛辣饮食,保持心情舒畅,切忌七情过极。

3. 消除外邪及各种诱发因素,如憋尿、过劳、纵欲等。

四、尿等待

【概述】

尿等待指排尿时不能畅快排出,需要等待,既可见于下尿路梗阻,也可见于神经性疾病引起的膀胱排尿功能障碍。中医属"癃闭、精浊、精癃、淋证"等范畴。

【西医病因病理】

尿等待主要由于排尿机制出现障碍或功能不协调造成。故脊髓排尿中枢以下损伤、膀胱括约肌过度收缩、下尿路狭窄梗阻、副交感神经功能障碍以及精神心理因素均可成其病因。

1. 尿路梗阻 前列腺增生、肿瘤或结石下移堵塞膀胱颈口(尿道内口)影响排尿,随之出现尿等待。

2. 炎性疾病 前列腺炎、膀胱炎等炎症引起尿道管腔感染、损伤,尿道狭窄而出现排尿困难,未能及时治疗逐渐加重出现排尿等待。

3. 精神心理因素 因过度紧张或恐慌,精神压力过大导致副交感神经系统受到抑制。

其他如脊髓损伤,手术尤其是腹部手术打击等,均可造成尿等待。

【中医病因病机】

尿等待属中医的"癃闭、精浊、精癃、淋证"等范畴。人体小便的通畅有赖于三焦气化的正常,而三焦气化主要依靠肺的通调,脾的转输,肾的气化来维持,又需要肝的疏泄来协调。肺、脾、肾、肝功能失调,都可导致癃闭。或外邪侵袭,下阴不洁,湿热秽浊,膀胱气化不利,则为癃闭;或饮食不洁、久嗜食肥甘、醇酒、辛辣,脾胃运化失常,湿热阻滞于中,膀胱气化不利,发为癃闭;或情志内伤,惊恐、忧思、怒、紧张,肝气郁结,影响三焦水液运送及气化,水道通调受阻,水蓄膀胱,发为癃闭;或瘀浊内停,瘀血败精,痰瘀积块,尿路阻塞则成癃闭;或体虚久病,年老体弱,肾阳不足,命门火衰,膀胱气化无权,溺不得生,发为癃闭。

【诊断要点】

起病急骤或逐渐加重,主症为排尿等待,小便不利,点滴不畅,甚或小便闭塞,点滴全无。每日尿量明显减少。可伴有小腹膨隆等症状,或查膀胱内无尿液,而伴有水肿、头晕、喘促等肾源衰竭证候。

【鉴别诊断】

1. 膀胱乳头状瘤或结石下移,堵塞膀胱颈口(即尿道内口),影响排尿。常于正常排尿中途突然感到会阴深部发胀不适,随之出现尿等待。或滴出血性尿,经卧床休息,或翻身侧转之后又可恢复小便畅通。B超、CT及膀胱镜检查均可协助诊断。

2. 后尿道结石引起者,多为膀胱结石,排尿过程中由于腹压增高、结石掉入后尿道阻塞造成。其特点为小便中途突然发生,会阴部及尿道剧痛、排尿等待,或仅有少量血性尿滴出,男性多见。

3. 由前列腺疾病、尿道狭窄及后尿道、膀胱三角区急性炎症引起的排尿困难,先有尿频,轻度尿痛,未能及时治疗,症状便迅速加重病出现排尿等待、血尿。

【辨证论治】

1. 阴虚湿热证

证候:尿前踌躇,小便涩痛,小腹胀满,发热口渴,心烦不眠,舌红苔薄黄腻,脉细滑数。

治法:养阴清热,利湿通淋。

方药:猪苓汤加减。

2. 肝气郁结证

证候:排尿不畅,尿前等待,小腹及胸胁胀满,烦躁易怒,舌红苔薄白,脉弦。

治法:疏利气机,通利小便。

方药:沉香散加减。

3. 肾阳虚损证

证候：排尿无力，失禁或遗尿，点滴不尽；面色㿠白，神倦畏寒，腰膝酸软无力，四肢不温，舌淡，苔白，脉沉细。

治法：补肾温阳，化气行水。

方药：济生肾气丸加减。

【辨治要点】

本病属中医"癃闭"范畴，当先辨病之虚实。实证当辨湿热、浊瘀、肝郁之偏胜；虚证当辨脾、肾虚衰之不同，阴阳亏虚之差别。其次要了解病情之缓急，病势之轻重。水蓄膀胱，小便闭塞不通为急证；小便量少，但点滴能出，无水蓄膀胱者为缓证。其病无外膀胱气化失司，故常加用桔梗、橘核、乌药、沉香等芳香行气之品，又可予桂枝、茴香等助阳化气。心因性尿等待除疏肝降气外要注意心理疏导。

【预防与调护】

1. 对于急性泌尿生殖系感染，如急性前列腺炎、急性附睾炎、急性精囊炎等，应给予积极彻底地治疗原发病，防止其转为慢性前列腺炎。

2. 调节性生活，禁忌手淫，并应注意性生理卫生，以防止前列腺过度充血及生殖器官感染。

3. 注意生活起居，养成良好的生活习惯，防止过分疲劳，预防感冒，并坚持进行适当的身体锻炼。

4. 忌烟酒、辛辣刺激性食物。

5. 多饮水，不憋尿，以保持尿路畅通，并尽快排出前列腺分泌物。

6. 对于已治愈的慢性前列腺炎的患者，可每晚用热水坐浴，以改善前列腺的血液循环，防止炎症复发。

五、尿线细

【概述】

尿流变细指排尿时尿线较平时细。成年男子的尿道直径一般为 7~8mm，女性尿道比男性略宽。当尿道有病变时，或膀胱颈挛缩，尿流会变细，相当于中医"癃闭"范畴。

【西医病因病理】

前列腺增生、结石、肿瘤占位等引起的下尿路狭窄或梗阻；或尿道管腔的损伤或严重感染后引起尿道狭窄；或有膀胱颈挛缩；或有精囊腺液凝结造成的尿道口假性粘连等。少见先天性尿道囊肿及狭窄。

【中医病因病机】

本病多为劳伤肾精，感受外邪或内外因素交织，以致三焦水液的运行及气化失常而发生。过度劳累，饮食不节，易伤中焦脾胃之气；或中焦气虚，乃至清气不能升，浊阴难以下降，小便因而不利；先天不足，年高体弱，肾元亏虚；外感或饮食不节，湿热下注；情志不畅，肝郁气滞，外伤或砂石致尿道阻塞。

【诊断要点】

尿流变细是下尿路梗阻常见症状，临证需结合病史、临床表现及实验室相关检查，明确诊断。

【鉴别诊断】

1. 膀胱乳头状瘤或结石下移，堵塞膀胱颈口（即尿道内口）影响排尿。常于正常排尿中途突然感到会阴深部发胀不适,随之出现尿流中断或滴出血性尿,经卧床休息,或翻身侧转之后又可恢复小便畅通。B 超、CT 及膀胱镜检查均可迅速确诊。

2. 后尿道结石引起者,多为膀胱结石,排尿过程中由于腹压增高结石掉入后尿道阻塞造成。其特点为小便中途突然发生,会阴部及尿道剧痛、排尿等待,或仅有少量血样尿滴出,男性多见。

3. 由前列腺疾病、尿道狭窄及后尿道、膀胱三角区急性炎症引起的排尿困难,先有尿频,轻度尿痛,未能及时治疗,症状便迅速加重病出现排尿困难、血尿。

【辨证论治】

1. 肾气不足证

证候:尿线变细,尿流分叉,精神倦怠,腰膝酸软,怕冷,溲清,舌淡,苔薄白,脉细弱。

治法:温肾益气。

方药:癃闭汤加减。

2. 肾阴亏虚证

证候:尿流变细,淋沥不尽,头晕目眩,腰膝酸软,失眠多梦,咽干,舌红,苔薄,脉细数。

治法:滋肾养阴。

方药:左归丸加减。

3. 气滞血瘀证

证候:尿线变细,会阴、小腹胀痛,偶有血尿或血精,舌紫黯或有瘀斑,脉沉涩。

治法:活血祛瘀,通气利水。

方药:桂枝茯苓丸加减。

【辨治要点】

尿流变细属“癃闭”范畴。首当辨病,明确下尿路梗阻之原因,总以去除病因为要。辨证则分清虚实,权衡轻重缓急,结合伴随症状施治。整体治疗采用补肾益气、活血化瘀、祛痰通络为法。肾阴虚选用知母、黄柏,滋阴清热,壮水之主。肾阳不足、命名火衰者,选用附子、肉桂,温肾助阳,益火之源。气虚者,首选黄芪,帅气运行。血瘀者选用穿山甲,行血散结。痰浊明显者,选用陈皮、浙贝母,化痰散结,调畅气机。

【预防与调护】

1. 注意精神调养,保持心情舒畅,避免忧思恼怒,经常锻炼身体。

2. 忌烟酒、咖啡、肥甘厚味、辛辣刺激性食物。多食含纤维素性食物。

3. 节制房事,不要长时间憋尿,保持大便通畅,保持阴部清洁卫生。

4. 有前列腺增生病史的患者,要注意及时排尿,避免膀胱过度充盈。

六、尿中断

【概述】

尿流中断指排尿过程时尿流会突然中断。根据其不同的临床表现归属于中医“砂淋”“石淋”“腰痛”“腹痛”及“血淋”范畴。

【西医病因病理】

1. **炎性疾病** 尿道炎或膀胱炎,因膀胱收缩或尿液刺激,机体保护性地终止排尿机制。

2. **尿路梗阻** 膀胱结石、肿瘤或有血块及输尿管囊肿,或前列腺增生,尿道不完全梗阻等。

3. **储尿和排尿神经调控障碍** 控制排尿功能的中枢神经系统或周围神经受到损害而引

起的膀胱尿道功能障碍,如神经源性膀胱。

【中医病因病机】

尿流中断有湿热蕴结、尿路阻塞、肾元亏虚三种情况。湿热蕴结由于过食辛辣肥腻,酿湿生热,湿热不解,下注膀胱,或湿热素盛,肾热下移膀胱,或下阴不洁,湿热侵袭,膀胱湿热阻滞,气化不利所致。尿路阻塞由于瘀血败精,或肿块结石,阻塞尿道,小便难以排出。《景岳全书·癃闭》所说:"或以败精,或以槁血,阻塞水道而不通也。"肾元亏虚由于年老体弱或久病体虚,肾阳不足,命门火衰,气不化水,是以"无阳则阴无以生",而致尿不得出;或因下焦炽热,日久不愈,耗损津液,以致肾阴亏虚,水府枯竭。

【诊断要点】

主要表现为尿流突然中断伴剧烈疼痛且放射至会阴部或阴茎头,改变体位后又能继续排尿或重复出现尿流中断。结石、肿瘤损伤膀胱黏膜可引起终末血尿,合并感染时出现脓尿。

【鉴别诊断】

1.输尿管囊肿　是输尿管末端的囊性扩张,其外层是膀胱黏膜,内层是输尿管黏膜,两者之间为薄弱的肌纤维及结缔组织。其原因是输尿管口狭窄或功能性挛缩所致。胚胎发育期输尿管与尿生殖窦之间的隔膜未吸收消退,形成输尿管口不同程度的狭窄,也可是输尿管末端纤维结构薄弱或壁间段的行径过长、过弯等因素引起,经尿流冲击后形成囊性扩张突入膀胱。

2.后尿道结石　多为膀胱结石,排尿过程中由于腹压增高结石掉入后尿道阻塞造成。其特点为小便中途突然发生,会阴部及尿道剧痛、排尿等待,或仅有少量血样尿滴出,男性多见。

3.由前列腺疾病、尿道狭窄及后尿道、膀胱三角区急性炎症引起的排尿困难,先有尿频,轻度尿痛,未能及时治疗,症状便迅速加重病出现排尿困难、血尿。

4.神经源性膀胱　神经源性膀胱等临床症状多样。除尿频尿急、急迫性尿失禁及反射性尿失禁外,亦可表现为排尿困难、尿潴留等。若同时伴有尿意、膀胱膨胀等感觉的明显减退或丧失,考虑为本病。有些人还伴有大便功能紊乱如便秘、大便失禁等。残余尿量测定有残余尿但无下尿路机械性梗阻可考虑为本病。神经系统检查或脊髓电刺激反射试验可协助诊断。

【辨证论治】

1.湿热蕴结

证候:尿流中断,突发一侧或两侧腰痛,少腹剧痛,伴尿频,尿急,尿痛,尿黄,口干苦,舌红,苔白或黄,脉弦数或滑数。

治法:清热利湿,排石通淋。

方药:石韦散加减。

2.尿道阻塞证

证候:尿流中断,小便色黄,短涩不利,腰腹隐痛,局部有压痛及叩击痛,活动劳累后加重,面色萎黄,舌黯或有瘀斑,苔薄白,脉涩。

治法:活血行气,化瘀通淋。

方药:代抵当丸加减。

3.肾气不足证

证候:尿流中断或小便不利,一侧或两侧腰酸坠胀,尿线变细,四肢欠温,夜尿多,大便溏薄,精神疲倦,舌淡,苔薄白,脉沉弱。

　　治法:补益肾气。

　　方药:金匮肾气丸加减。

【辨治要点】

　　尿中断的辨证要点在分辨虚实。实者水湿留于膀胱,或气血郁于水道;虚者虚火结于膀胱,或气虚阻塞水道,皆可导致气化失司,水道不利。实则导水湿,散瘀血,利气化以通水道,切勿妄投补益之剂;虚者滋肾水、益脾肾以调水道,不可滥用通利之品。标本同病,虚实夹杂者方可消补兼施。

【预防与调护】

　　1.调节性生活,不要频繁手淫,并应注意性生理卫生,防止前列腺过度地充血及生殖器官感染。

　　2.忌烟酒、咖啡、肥甘厚味、辛辣刺激性食物。

　　3.注意生活起居,养成良好的生活习惯,防止过分疲劳,预防感冒,并坚持进行适当的身体锻炼。

　　4.多饮水,不憋尿,保持二便通畅。

七、尿滴沥

【概述】

　　尿滴沥是指排尿后仍有尿意,或尿液不能完全排尽,点滴不已,每次尿量极少,甚则数滴或无尿液排出,而尿后仍有尿意,无正常膀胱排空后的舒适感。该症中医称为余沥不尽、小便余沥、尿后余沥等。

【西医病因病理】

　　该症状多因膀胱、尿道、前列腺的炎症刺激引起,尤其是膀胱三角区和后尿道出现炎性水肿时,本症状表现最为明显。其次是膀胱或尿道结石的刺激也可引起排尿不尽。此外,前列腺增生时,由于膀胱残余较多尿液,也可刺激膀胱引起尿滴沥的症状。

【中医病因病机】

　　肾亏于下,封藏失职。凡败精瘀浊,湿热下注,精室被扰,精关不固,皆可形成本病。或肾阴亏虚,虚火自炎,阳无以化,水液不能下注膀胱;或肾气不充,气化不及州都,膀胱传达无力;或湿热素盛,湿热下移膀胱,膀胱积热,气化不利;或脾气虚弱,中焦运送无力,影响下焦气化,或痰浊、败精、瘀血内停,阻塞膀胱,经络闭塞气化不利,水道不通,皆可形成本症。

【诊断要点】

　　临床表现多为尿频或点滴不尽,每次尿量极少,甚则数滴或无尿液排出,而尿后仍有尿意,无正常膀胱排空后的舒适感。该症状多见于泌尿生殖系统炎症,如膀胱炎、前列腺炎等,泌尿系统结石,前列腺增生等。

【鉴别诊断】

　　尿滴沥多见于膀胱、尿道、前列腺等部位的病变之中,其中以炎症刺激为主。临床上应注意根据各种疾病不同症状、体征及理化检查进行鉴别诊断。

　　1.泌尿生殖系统炎症　膀胱炎症除可出现尿滴沥外,多以尿频、尿急、尿痛,甚则出现脓尿、血尿为主要症状,耻骨上区有压痛,尿常规可见脓白细胞和红细胞,尿培养可有细菌生长。尿道炎引起的尿滴沥,多同时伴有尿频、尿痛、尿道烧灼感和痒感,尿道口常有分泌物,耻骨上或会阴部钝痛,尿常规可见白细胞或脓细胞。

前列腺炎引起的尿滴沥,在急性期可出现高热、寒战、乏力,同时伴有尿频、尿急、尿痛等尿路刺激症状,尿后有滴白浊现象,会阴或耻骨上坠胀不适;慢性期多无发热、寒战等全身症状。直肠指诊,前列腺可有压痛;前列腺液检查,可见卵磷脂小体减少;尿检白细胞每高倍视野在 10 个以上。

2. 泌尿系统结石　临床多伴有疼痛、排尿困难、尿血,尿路 X 线检查、B 超可明确诊断。

3. 前列腺增生　一般多发生在 50 岁以上,并伴有尿频、夜尿增多,排尿困难,尿流缓慢、变细、射程短,膀胱残余尿增多。前列腺 B 超或直肠指诊可见前列腺增大。

【辨证论治】

临床治疗重点在肾与膀胱,应分清虚实寒热之不同,实证热证重在清利,虚证寒证则重在温补。结石者治以利尿排石,气机郁滞者又当行气解郁。

1. 下焦湿热证

证候:尿滴沥,尿频而尿急,色黄而短少,或排尿疼痛,甚则尿血或小便浑浊,心烦口苦。舌红,苔黄腻,脉滑数。

治法:清热利尿。

方药:八正散、石韦散、导赤散、萆薢分清饮加减等。

2. 气机郁闭证

证候:尿滴沥,尿出不爽,淋沥不畅,少腹胀满或会阴胀痛,情志烦躁或抑郁。舌淡,苔薄白,脉弦。

治法:调畅气机,行气开郁。

方药:沉香散、五磨饮子等加减。

3. 肾气亏虚证

证候:尿滴沥,尿出无力,甚则排尿困难,点滴不尽,腰膝酸痛,身重足肿,头晕目眩,舌质淡,苔白滑,脉沉细无力。

治法:温肾益气,化气行水。

方药:金匮肾气丸、济生肾气丸等。

【辨治要点】

尿滴沥在临床中多作为泌尿男科某些疾病的症状而出现,故临床辨治需要辨病与辨证相结合,辨病论治为前提,辨证论治为核心。青年人尿滴沥多见于泌尿系感染、前列腺炎等,中医病机主要为湿热下注,故治疗当以清热利湿为主;中老年人尿滴沥多见于前列腺增生、神经源性膀胱、膀胱过度活动症等,病机则以肾虚为主,治疗又当以补虚温阳益气为主,如合并膀胱出口梗阻或尿道平滑肌痉挛等表现,需要联合 α 受体拮抗药或 M 受体拮抗药。

【预防与调护】

1. 规律排尿,不憋尿;

2. 适度运动,增强体质;

3. 保持心情舒畅,避免过度关注病情,转移注意力。

八、排尿困难

【概述】

排尿困难是指膀胱有尿而不能畅快排出,出现排尿费力、尿线变细、射程短、排尿时间延长,甚则点滴而出等不同程度的症状。其中以小便不利,点滴而短少,病势较缓者称为"癃";以小便闭塞,点滴全无,病势较急者称为"闭"。

【西医病因病理】

排尿困难的病因主要分为梗阻性和非梗阻性两大类。

1. 梗阻性排尿困难 主要由膀胱颈部以下梗阻引起。

(1)膀胱颈部病变:多见于膀胱内结石、异物、血块、有蒂肿瘤或膀胱颈部邻近器官等造成尿液不能顺利排出。

(2)后尿道病变:多见于前列腺增生、前列腺脓肿、前列腺癌或炎症性水肿,先天性尿道瓣膜、结石或异物等梗阻尿道,造成排尿困难。

(3)前尿道病变:尿道损伤、血块、结石、异物、包茎、阴茎异常勃起等,造成前尿道梗阻或尿道口狭窄不畅,引起排尿困难。

2. 非梗阻性排尿困难 由于神经源性膀胱功能障碍,如脊髓病变、直肠或会阴部位手术后以及药物影响,造成膀胱的功能障碍,出现排尿困难。

【中医病因病机】

湿热蕴结,过食辛辣肥腻,酿湿生热,湿热不解,下注膀胱,或湿热素盛,肾热下移膀胱,或下阴不洁,湿热侵袭,膀胱湿热阻滞,气化不利,小便不通,或尿量极少,而为癃闭。

肺热气壅,肺为水之上源。热邪袭肺,肺热气壅,肺气不能肃降,津液输布失常,水道通调不利,不能下输膀胱;又因热气过盛,下移膀胱,以致上下焦均为热气闭阻,气化不利而成癃闭。

脾气不升,劳倦伤脾,饮食不节,或久病体弱,致脾虚清气不升,则浊气难以下降,小便因而不通,则成癃闭。

肝郁气滞,七情所伤,引起肝气郁结,疏泄不及,从而影响三焦水液的运行和气化功能,致使水道通调受阻,形成癃闭。

尿路阻塞,瘀血败精,或肿块结石,阻塞尿道,小便难以排出,因而形成癃闭。

【诊断要点】

1. 以排尿困难,全日总尿量明显减少,点滴而出,或小便闭塞不通,点滴全无为临床特征。

2. 多见于老年男性,手术后患者。常有淋证、水肿病病史。

3. 凡小腹胀满,小便欲解不出,触叩小腹部膀胱区明显胀满者,是为尿潴留。若全日小便总量明显减少或不通,无尿意,无小腹胀满,触叩小腹部膀胱区亦无明显充盈征象,则多属肾衰竭。

【鉴别诊断】

排尿困难可出现于多种泌尿系疾病之中,其中以尿道、前列腺及膀胱颈部疾病最为常见。临床上还需根据各种疾病的临床特点、伴随症状及理化检查进行鉴别诊断。

1. 尿道损伤 患者多有会阴部的外伤史,排尿困难多伴有血尿、疼痛,与排尿无关的尿道出血,会阴部可见肿胀、瘀斑或血肿等体征,可做尿道造影以协助诊断。

2. 尿道狭窄 多为尿道损伤后引起的尿道狭窄,慢性尿道炎(多为淋菌性尿道炎)亦可引起尿道狭窄,少数为先天性尿道狭窄。外伤性尿道狭窄多有尿道损伤史。如狭窄在前尿道,多在会阴部可触及尿道的瘢痕硬结。损伤性尿道狭窄的排尿困难多发生在尿道损伤后3~6个月。由炎症造成者,多有慢性尿道炎病史。尿道造影可明确诊断,并可了解狭窄的程度和部位。

3. 前列腺疾病 主要为前列腺增生、纤维化和癌。其中以前列腺增生最为常见。多发生在 50 岁以上,早期表现尿频、夜尿增多,进而出现不同程度的排尿困难,并逐渐加重。后期可出现尿潴留、肾功能损害。直肠指诊可触及肿大的前列腺。如指诊发现前列腺硬结不平,坚硬、固定而边界不清,疑为前列腺癌时,可进一步做活检。B 超、膀胱镜检查有助诊断。

4. 尿道结石 尿道结石多为膀胱或上尿路结石排出时嵌顿于尿道内,多表现为突然发生排尿困难、疼痛,甚则尿潴留。检查尿道局部可触及结石,有时经尿道口即可直接见到。如并发感染,则可有脓性分泌物从尿道流出。B 超、尿道造影可明确诊断结石大小、梗阻部位等。

5. 神经源性膀胱功能障碍 由于控制排尿的中枢或周围神经受到损伤,使逼尿肌失去神经支配,引起排尿困难。患者多有神经系统损伤史,表现为排尿困难、尿潴留、充溢性尿失禁、压力性尿失禁、大量残余尿等,严重时则可引起肾积水及肾功能障碍。

【辨证论治】

1. 湿热蕴结证

证候:小便困难,点滴而下,甚则疼痛,小便黄赤而短少,或出现血尿,口苦心烦,大便干结。舌质红,苔黄腻,脉滑数。

治法:清热利尿。

方药:八正散、导赤散、萆薢分清饮加减等。

2. 气滞血瘀证

证候:小便不利,淋沥不尽,或尿细如线,尿出血块,小腹憋胀,烦躁易怒,两胁胀痛。舌质黯红或有瘀斑,脉弦细或细涩。

治法:行气活血,通利水道。

方药:抵当汤、沉香散、血府逐瘀汤等加减。

3. 砂石异物结聚

证候:排尿艰涩不畅,尿细,尿痛,甚则突然尿闭不出,或尿中夹有砂石,或见血尿。舌质红,脉弦数。

治法:利尿通淋排石。

方药:八正散、石韦汤加减。

4. 肾气亏虚证

证候:排尿无力,尿有余沥甚则尿闭不出,身倦乏力,腰膝酸软,面色无华。舌淡胖大,脉弦细无力。

治法:温肾益气。

方药:济生肾气丸、金匮肾气丸、右归丸等。

5. 肺热失宣证

证候:小便不畅或点滴不出,咽干口燥,胸闷,呼吸不利,咳嗽咳痰。舌红苔薄黄,脉数。

治法:清热宣肺,通调水道。

方药:黄芩清肺饮加减。

【辨治要点】

排尿困难在临床中多作为泌尿男科某些疾病的症状而出现,故临床辨治需要辨病与辨证相结合,辨病论治为前提,辨证论治为核心。中老年人排尿困难多见于前列腺增生、神经源性膀胱、膀胱过度活动症等,病机则以肾虚为主,治疗又当以补虚温阳益气为主,如合并膀胱出口梗阻或尿道平滑肌痉挛等表现,需要联合α受体拮抗药或 M 受体拮抗药。

【预防与调护】

1. 规律排尿,不憋尿。
2. 适度运动,增强体质。
3. 避免过度关注病情,转移注意力。

九、尿潴留

【概述】

尿潴留以膀胱充盈,小腹胀痛,尿液不能自行排出为特点。中医学称之为"尿闭",若发病急,尿液突然不能排出称之为急性尿潴留;若长期膀胱内尿液不能自行排出,即残余尿大于 60ml 时,为慢性尿潴留。多发生在产后、盆腔手术尤其是根治性手术后、骨科脊柱术后、前列腺增生的中老年男性患者中。

【西医病因病理】

西医学将本病的致病因素归纳为机械性与动力性两类,前者是由于膀胱、尿道本身出现病变,或受周围邻近病变器官压迫,导致器质性的梗阻而出现排尿障碍。后者膀胱、尿道无器质性梗阻病变,为多种原因损伤神经及神经传导通路所致。

1. 机械性梗阻

(1) 膀胱、尿道外机械性压迫膀胱、尿道邻近器官的异常均会导致膀胱、尿道受压而出现尿潴留。如:①前列腺疾病:前列腺增生症、急性前列腺炎、前列腺脓肿、前列腺肿瘤;②骨盆骨折压迫尿道;③直肠病变:直肠肿瘤、直肠内粪块;④子宫和阴道的病变:妊娠子宫后倾、宫颈癌、子宫肌瘤、处女膜闭锁的阴道积血。

(2) 尿道内机械性受阻:如尿道损伤、尿道结石、尿道异物、尿道狭窄、尿道炎症、尿道肿瘤、先天性精阜增生、后尿道瓣膜病、膀胱颈部梗阻等。

(3) 膀胱内病变:如膀胱三角区和膀胱颈部肿瘤、膀胱颈挛缩、膀胱结石、膀胱内异物、膀胱内大量凝血块等堵塞膀胱颈和尿道。

2. 动力性梗阻 主要见于中枢以及周围神经的损伤对逼尿肌、尿道内括约肌、外括约肌功能和膀胱功能的改变而影响排尿功能。如各种原因引起的脊髓受压,如肿瘤、硬脑膜外脓肿、中心型椎间盘突出等。由于骶反射弧被阻断,膀胱的充盈感消失,致使逼尿肌过度伸张,肌无力,存有大量残余尿,引起尿潴留。或糖尿病、带状疱疹、广泛的盆腔手术,损伤腹下神经和阴部神经的节前纤维导致尿潴留的发生。另外脑血管的病变以及某些药物如中枢神经抑制剂、一些抗胆碱能药物也可能导致尿潴留的发生。

【中医病因病机】

中医认为小便不通的基本病机和病理变化为膀胱与三焦的气化失常。如《素问·宣明五气》:"膀胱不利为癃,不约为遗溺。"《灵枢·本输》称:"三焦……实则闭癃,虚则遗溺。"此外,膀胱与三焦的气化还有赖于肺、脾、肾三脏的调节。具体多因情志不遂,肝气郁结,疏泄失司,影响三焦水液的运送及气化功能,水道通调受阻,形成癃闭;或饮食不节,内湿自生,蕴湿生热,阻滞中焦,下注膀胱,气化不利,乃成癃闭;瘀血或败精等阻塞于内,水道不通,导致小便难以排出,即成癃闭;肾与膀胱有热,热结胞中,影响膀胱气化功能而发生癃闭。并且因热的程度不同,分别表现为癃或闭,其中热甚为癃,热微为闭。

【诊断要点】

诊断时根据病史、膀胱胀满的症状及体征,而尿不能排出或不能完全排空时可确定为尿潴留。通过耻骨上部的视诊和叩诊等发现尿潴留后,再进一步通过 B 超检查和导尿来证实。

【鉴别诊断】

1. **前列腺增生**　一般发生于老年男性,表现为进行性排尿困难。开始为夜间尿频,逐渐发展为白天小便次数增多、尿流变细、排尿无力,而受凉、劳累、饮酒等是导致尿潴留的常见诱因。一般 B 超、CT、膀胱镜检查可明确诊断。

2. **无尿**　一般指上尿路梗阻或肾衰竭时,膀胱中无尿液,B 超可以鉴别。

3. **泌尿系结石**　主要为膀胱和尿道结石,一般会出现尿道疼痛、排尿困难、血尿等,一般 B 超、膀胱镜检查可以鉴别。

另外神经源性膀胱功能障碍、糖尿病、一些脑血管疾病都会出现尿潴留,一般多发于老年人,此类疾病的鉴别需要详询病史,了解各类疾病本身的特点的同时配合辅助检查进行鉴别。

【辨证论治】

1. **肺热失宣证**

证候:小便点滴而出或闭塞不通,咽干口燥,胸闷,呼吸急促,咳嗽咳痰,舌质红,苔薄黄,脉数。

治法:清热宣肺,通利水道。

方药:清肺饮、麻杏石甘汤等加减。

2. **湿热下注证**

证候:小便点滴不畅,甚至尿闭,小腹憋胀难忍;口渴不欲饮,发热或大便不畅伴黏腻不爽;舌红苔黄腻,脉滑数。

治法:清热利湿,通利小便。

方药:八正散、萆薢分清饮等加减。

3. **浊瘀阻塞证**

证候:小便不通,少腹胀痛,口干不渴,口唇黯红,舌质黯有瘀斑,脉沉涩。

治法:祛瘀散结,通利小便。

方药:代抵当汤、少腹逐瘀汤等加减。

4. **中气亏虚证**

证候:小腹坠胀,小便量少不畅或点滴不出,神疲乏力,食欲不振,气短而语声低微,舌淡苔薄,脉细。

治法:补中益气,化气行水。

方药:补中益气汤、升陷汤加减。

5. **肝郁气滞证**

证候:小便不畅或点滴不通,情志抑郁,或多烦善怒,胁腹胀满,舌红,苔薄黄,脉弦。

治法:疏肝理气,通利小便。

方药:沉香散、柴胡疏肝散加减。

【辨证要点】

尿潴留是一种症状,可由多种因素导致,因此它的治疗包括对症和纠正原发病两个方面。

急性发作时往往需要迅速解除尿潴留状态,此时多采用药物或留置导尿管引流的方法,病情稳定后再进一步纠正原发病,使患者恢复自行排尿。另外针对梗阻性尿潴留患者,如泌尿系统结石和前列腺增生症,一般采取手术方法,后者目前公认的"金标准"手术方法为经尿道前列腺切除术。中医辨证以虚实为主,治疗方面以通利为要,实证可以清湿热,散瘀结,通利小便;虚证可以补脾肾,助气化,气行则水运,而小便得通。另外,小便的排泄,不仅与肾的气化有关,尚依赖肺的通调,脾的转输,所以在急性尿潴留时,常可在原方的基础上稍加开宣肺气,提升中气的药物,如桔梗、杏仁、柴胡、升麻等,量不宜大,此为提壶揭盖,升清降浊法。

【预防与调护】

    1. 锻炼身体,保持心情舒畅,起居有规律,避免久坐少动,增强抵抗力。

    2. 减少外邪侵袭或内生邪气的因素,如受凉、憋尿、过食肥甘厚腻等。

    3. 积极治疗可导致尿潴留的相关疾病,如结石、尿道肿瘤等。

    4. 若出现尿潴留时,要严格按照操作规范,实行无菌操作,并鼓励患者多饮水,当患者可自行排尿时,要及时拔除尿管。

十、尿失禁

【概述】

    尿失禁,是由于膀胱括约肌损伤或神经功能障碍而丧失排尿自控能力,使尿液不自主地流出。一般按照病因的不同,可分为充溢性尿失禁、无阻力性尿失禁、急迫性尿失禁、反射性尿失禁和压力性尿失禁,属于中医"小便失禁""遗溺"的范畴。

【西医病因病理】

    压力性尿失禁在中老年女性中,是一种常见的疾病。我国女性压力性尿失禁患病与年龄、流产次数、会阴损伤、阴道分娩、高体重指数、高血压、便秘等有关其中与年龄、会阴损伤、高体重指数、便秘等因素密切相关,年龄越大发病率越高。尿道功能是否良好与尿道黏膜血供、人体激素水平以及神经肌肉的影响有关,随着患者年龄的增长,人体内的激素水平(尤其是雌激素)明显减少,使尿道及膀胱三角区黏膜下静脉变细,血供减少,导致尿道黏膜上皮逐渐退化,尿道及盆底肌肉、筋膜松弛,而对盆腔脏器的支持功能减弱;此外阴道分娩容易造成盆底创伤性改变,使膀胱颈部下垂,削弱了盆底组织对尿道的支托功能,控尿能力下降,故发为本病。另外,前列腺手术、尿道狭窄手术以及一些先天的解剖异常如尿道上裂等也会出现尿失禁。

【中医病因病机】

    中医认为本病的病位在膀胱,其发生与肾关系最为密切,与肺、脾、心、肝、三焦、督脉也密切相关,病性为本虚标实,其中以肺脾不足,心肾亏虚,下元不固为本,湿热、瘀血蓄积膀胱为标。肺气虚弱,不能制约下焦,致膀胱失约,开阖不固;脾气不足,中气下陷,则小便自遗;肾气亏虚,下元不固,或肾阳虚衰,气化失司,不能温化水液,制约膀胱,而小便出不自知;心气不足,小肠传导失度或心肾不交,下元亏虚,膀胱失约,故小便不禁;肝失疏泄,不能调节尿道开启或肝郁化火,火灼真阴,虚热内扰,膀胱失约而遗尿;湿热蕴结中焦,下注膀胱,气化失司,故小便不禁;三焦决渎失职,则小便自遗。此外,他病病程日久,正气不足,脏腑虚损,痰湿内生,痰湿之邪侵及太阳之腑,膀胱气化不利,小便无所约束,亦可导致遗尿。

【诊断要点】

    压力性尿失禁的诊断主要根据临床症状和理化检查,并除外其他引起尿失禁的疾病。

凡符合下列指标三项以上者,可诊断为本病。

(1)病史排除难产、盆腔手术后尿失禁。

(2)诱发试验及尿道抬举试验皆为阳性。

(3)功能性尿道长度和尿道实际长度均小于正常。

(4)最大尿道压力概于正常。

(5)尿流率测定:2秒流率偏高。

(6)膀胱测压:未出现无抑制性收缩,残余尿阴性。

尿失禁的严重度分级:

Ⅰ级:咳嗽、大笑、跑步时偶尔出现尿失禁;Ⅱ级:屏气或使劲时出现尿失禁;Ⅲ级:直立时出现尿失禁;Ⅳ级:卧床时也有尿失禁。

【鉴别诊断】

1.充溢性尿失禁　是由于下尿路有较严重的机械性或功能性梗阻引起尿潴留,如老年人前列腺增生、尿道狭窄、尿道的恶性肿瘤等,当膀胱内压上升到一定程度并超过尿道阻力时,尿液不断地自尿道中滴出,此类患者的膀胱呈膨胀状态。

2.急迫性尿失禁　可由部分性上运动神经元病变或急性膀胱炎等强烈的局部刺激引起,患者有十分严重的尿频、尿急症状。由于强烈的逼尿肌无抑制性收缩而发生尿失禁。

【辨证论治】

1.肝肾阴虚证

证候:小便不禁,小便短赤、灼热,头晕耳鸣,腰膝酸软,五心烦热,胁肋隐痛,口干咽燥,遗精早泄,盗汗,舌红少苔,脉弦细数。

治法:滋养肝肾

方药:知柏地黄丸、大补阴丸、一贯煎等加减。

2.脾虚气陷证

证候:小便失禁,尿意频频,滴沥难尽,面色㿠白,少气无力,肢体困倦,纳少便溏,少腹时有坠胀,劳累或剧烈咳嗽后诸证加重,舌淡苔白,脉虚弱无力。

治法:补中益气

方药:补中益气汤加减。

3.膀胱湿热证

证候:小便不禁,小便短赤灼热,淋沥涩痛,腰脊酸痛,口干口苦,烦热口渴,渴不欲饮,大便秘结,或有发热,舌红苔黄腻,脉滑数。

治法:清热利湿

方药:八正散、萆薢分清饮加减。

4.肾气不固证

证候:小便不禁,小便清长,或量少频数,畏寒肢冷,腰膝酸软或冷痛,阳痿早泄,遗精滑精,女子白带清稀量多,舌淡苔白滑,脉沉细无力或迟缓。

治法:固肾温阳

方药:桑螵蛸散加减。

【辨治要点】

一般压力性尿失禁患者根据症状的严重程度可以考虑手术与非手术方法,保守治疗无效或者症状严重的患者应考虑手术治疗,目前认为该病主要是由于各种因素引起的尿道活动度增加或膀胱内括约肌功能缺陷所致,所以采用各种材料悬吊尿道,可以达到固定尿道和增加尿道闭合压的目的。常用悬吊方法有经闭孔无张力尿道中段悬吊术或阴道无张力吊带尿道悬吊术等。非手术方法中医优势明显,本症以脾肾气虚者为多,治疗多以益气升陷、温肾固涩为主。在辨证论治、审证求因的基础上,亦可用滋阴润燥、清热泻火法治之。另外可配合电针或针灸疗法直接兴奋阴部神经诱发盆底肌节律性收缩,从而增强盆底肌肉力量以改善控制尿液能力。

预防和调护

1. 保持乐观的心情,加强体育锻炼,积极治疗各种慢性疾病,同时要进行适当的体育锻炼和盆底肌群锻炼,可以明显改善尿失禁症状。

2. 防止尿道感染,保持有规律的性生活,注意保持阴部卫生。

3. 妇女生小孩后要注意休息,不要过早负重和劳累,每天应坚持收缩肛门 5~10 分钟,平时不要憋尿,还要注意减肥,如果有产伤要及时修复。

4. 早发现,早治疗,平时不要憋尿,有尿意时,应立即排出。

第二节 尿液异常

一、尿浊

【概述】

尿浊是以小便混浊,白如泔浆,尿时无涩痛不利感为主症的疾患。西医学中的乳糜尿多属本病范围。

【西医病因病理】

尿浊常见于泌尿系感染。但应该排除一过性的尿液浑浊,过量进食高蛋白饮食,或饮水过少,排除乳糜尿等因素。一般需要进行尿常规、乳糜试验、尿培养、肾功能测定等相关实验室检查。

【中医病因病机】

中医认为本病的病机不外乎湿热下注,脾肾亏虚。多由过食肥甘油腻食物,脾失健运,酿湿生热,或某些疾病(如血丝虫病)病后,湿热余邪未清,蕴结下焦,清浊相混,而成尿浊。或热盛灼络,络损血溢,则尿浊伴血。如久延不愈,或屡经反复,湿热邪势虽衰,但精微下泄过多,导致脾肾两伤,脾虚中气下陷,肾虚固涩无权,封藏司职病情更为缠绵。此外,脾肾气虚阳衰,气不摄血,或阴虚火旺,伤络血溢,还可引起尿浊夹血。多食肥腻(动植物脂肪、蛋白类)食物,或劳累过度,可使本病加重或复发。

1. **湿热下注证** 平素过食肥甘厚味,过量饮酒,酿生湿热,湿性重浊,蕴结下焦,下注阴器,湿热蕴结,热迫血溢,故出现尿浊。

2. **脾虚气陷证** 忧思过度,伤心耗血,饮食不节,劳伤脾胃,脾气不足,固摄精微无权,精微下流尿道而成为尿浊。

3. **肾气不固证** 年老体衰或久病卧床,肾气亏虚,肾司二便,主管前后阴启闭,肾气不固,精尿固摄失司,出现尿浊。

本病初起以湿热为多,属实证,治宜清热利湿。病久则脾肾亏虚,治宜培补脾肾,固摄下元。虚实夹杂者,应标本兼顾。

【诊断要点】

尿液浑浊称为尿浊,一般尿时无明显疼痛感,男女皆可发生,有明显感染者不在此列,目前多采用尿浊和精浊两大类的分类方法,每类中又分赤浊和白浊,因男性尿道和精液排出是一个途径,如经常流出少量浑浊精液或败精者称精浊。病变部位在精室。

【鉴别诊断】

1. **泌尿系感染** 一般均伴尿急、尿痛等症状,对于上尿路感染还可伴有腰痛、发热、寒战、恶心、呕吐、食欲不振等,常伴有血白细胞计数升高,尿常规可发现脓细胞,中段尿培养多可明确致病菌。若为泌尿系结核,多伴有消瘦、低热、盗汗、血尿。

2. **泌尿系结石** 一方面结石刺激可出现尿频,尿痛,另一方面结石可继发感染而出现尿浊,常伴有腰痛、血尿,表现可因结石的位置、大小、数目等而不同,可通过 B 超、腹部 X 线平片、静脉肾盂造影等明确。

【辨证论治】

1. 湿热下注证

证候:小便浑浊,色白或黄或红,或夹凝块,上有浮油,或伴血块,或尿道有灼热感,口苦,口干,舌质红,苔黄腻,脉濡数。

治法:清热利湿,分清泄浊。

方药:程氏萆薢分清饮加减。

中成药:四妙丸,五淋丸。

2. 脾虚气陷证

证候:尿浊反复发作,日久不愈、状如白浆,小腹坠胀,神疲无力,面色无华,劳累或进食油腻则发作加重,舌质淡白,脉虚软。

治法:健脾益气,升清固摄。

方药:补中益气汤加减。

中成药:补中益气丸。

3. 肾虚不固证

证候:尿浊日久不愈,小便乳白如脂膏,精神萎靡,消瘦无力,腰膝酸软,头晕耳鸣。偏于阴虚者,烦热,口干,舌质红,脉细数;偏于阳虚者,面色㿠白,形寒肢冷,舌质淡红,苔白,脉沉细。

治法:偏肾阴虚者,宜滋阴益肾。偏于阳虚者,宜温肾固摄。

方药:偏肾阴虚者,用知柏地黄丸加减。偏于阳虚者,用鹿茸固摄丸加减。

中成药:左归丸、右归丸。

【辨治要点】

浊证是以尿道流出浑浊尿液或精液为主要特征的疾病。流出浑浊尿液为尿浊,尿后流精或流出血性,脓性等浑浊的精液等称精浊,以流出液的颜色又分白浊和赤浊。尿浊的实证以湿热下注为主,虚证以脾肾两虚为主,精浊的实证以痰浊下注为主,虚证以心肾两虚为主。

【预防与调护】

1. 少吃或不吃油腻食品,不进食过于温热的食物和调料。

2. 适度运动,增强体质,宜劳逸结合。

3. 多饮水,保持小便的通畅,防止尿路阻塞。

二、血尿

【概述】

血尿是指尿中出现血液。正常的尿液含有极少量的红细胞,未经离心的尿液在显微镜下每个高倍视野可有红细胞 0~2 个,如果超过此数,即为血尿。其可见于泌尿生殖系统的多种疾病。中医对于本病分类根据是否兼有疼痛,若兼疼痛者称为血淋,无痛者称为血尿。

以往所谓血尿,一般是指肉眼血尿。随着现代检查手段的提升,在显微镜高倍视野下发现≥3 个红细胞,成为"镜下血尿"。

尿血是一种比较常见的病症,西医学所称的尿路感染、肾结核、肾小球肾炎、泌尿系统肿瘤,以及全身性疾病,如血液病、结缔组织疾病等出现的血尿,可参考本节辨证论治。

古代中医文献对于本病有所记载,朱震亨述:"痛者谓之淋,不痛者谓之溺血"。

【西医病因病理】

1. 泌尿系统疾病　血尿 95% 以上是由于泌尿系本身疾病所致,其中以肾小球疾病(急性肾炎,急进性肾炎,膜增殖性肾炎,系膜增生性肾炎,局灶性肾小球硬化症等),肾囊肿,结石(肾,输尿管,膀胱,尿道结石),前列腺增生,尿路感染性疾病(结核,肾盂肾炎,膀胱尿道炎,前列腺炎)及肿瘤(肾,输尿管,膀胱,前列腺肿瘤)最为多见。

2. 凝血异常的疾病　特发性或药物性血小板减少,血友病,坏血病等。

3. 全身性疾病　再生障碍性贫血,白血病,系统性红斑狼疮,皮肌炎,钩端螺旋体病,流行性出血热等也可引起血尿。

【中医病因病机】

1. 下焦湿热证　平素过食肥甘厚味,过量饮酒,酿生湿热,湿性重浊,蕴结下焦,下注阴器,湿热蕴结,热迫血溢,故出现血尿。

2. 肾虚火旺证　素体阴虚或热病伤阴,或劳倦过度,耗损真阴,或房事不节,色欲过度,竭其阴精,阴虚火炽,虚火灼伤阴络,故出现血尿。

3. 脾不统血证　忧思过度,伤心耗血,饮食不节,劳伤脾胃,脾气不足,统血无权,血溢脉外而致尿血。

4. 肾气不固证　年老体衰或久病卧床,肾气亏虚,肾司二便,主管前后阴启闭,肾气不固,精血多不能固摄,出现血尿。

血尿的基本病机为血不循经,络伤血溢,流于尿道。病理性质有虚实之分。当详辨虚实以施治。

【诊断要点】

1. 血尿是重要的症状,一旦发生应进行全面彻底检查,包括尿常规、细菌培养、X 线造影,B 超检查及系统的泌尿外科检查和内科检查,仍未查明血尿原因者,必须坚持定期复查。

2. 血尿的定位分析

(1) 初血尿:血尿仅见于排尿的开始,病变多在尿道。

(2) 终末血尿:排尿行将结束时出现血尿,病变多在膀胱三角区,膀胱颈部或后尿道。

(3) 全程血尿:血尿出现在排尿的全过程,出血部位多在膀胱,输尿管或肾脏。

以上三种血尿,可用尿三杯试验加以区别。

【鉴别诊断】

1. 尿浊　尿浊是尿道流出浑浊液体,或流出尿液当时不浑浊,停放一段时间后便出现明显浑浊沉淀,以小便浑浊不清而溲时并无尿道淋沥涩痛为主要特征。

2. 此外要排除女性月经期等因素干扰。实验室检查尽量选择经净后。

【辨证论治】

1. 下焦湿热证

证候:小便黄赤灼热,尿血鲜红,心烦口渴,面赤口疮,夜寐不安,舌质红,舌质红,脉数。

治法:清热利湿,凉血止血。

方药:小蓟饮子加减。

中成药:四妙丸、五淋丸。

2. 阴虚火旺证

证候:小便短赤带血,头晕耳鸣,神疲,潮热盗汗,五心烦热,腰膝酸软,舌红苔少,脉细数。

治法:滋阴降火,凉血止血。

方药:知柏地黄丸加减。

中成药:知柏地黄丸、金水宝胶囊。

3. 脾不统血证

证候:久病尿血,甚或兼见齿衄、肌衄,食少,神疲体倦,面色少华,或自汗纳呆,便溏,舌质淡苔白,脉细或弱。

治法:补中健脾,益气摄血。

方药:归脾汤加减。

中成药:归脾丸、补中益气丸。

4. 肾气不固证

证候:久病尿血,血色淡红,头晕耳鸣,精神困惫,腰脊酸痛,舌质淡,苔白,脉沉弱。

治法:补益肾气,固摄止血。

方药:无比山药丸加减。

中成药:金锁固精丸、右归胶囊、复方玄驹胶囊。

【辨治要点】

明代王肯堂认为:"初起之热邪不一,其因皆得传于膀胱而成淋,若不先治其所起之本,止从末流胞中之热施治,未为善也。"说明治病必求其本,不能光见血止血,要四诊合参,结合西医学检测去分析,徐大椿指出:"治淋之法,有通有塞,当要分别。"

血尿的治疗原则为治血、治火、治气。血尿临床上以火热居多,不宜长期用苦寒药,中病即止或中病即减,临证当注意虚实的联系和转化,采取相应的处理。如离经之血蓄积为瘀者,治应祛瘀止血,不宜单纯用苦寒或止敛,对于长时间治疗无效者,一定要予以重视,中西医结合,取长补短。

【预防与调护】

1. 注意补充水分,多饮水。

2. 控制含糖饮料的摄入。

3. 食品忌过咸,少饮或不饮酒,宜食新鲜水果。

4. 注意劳逸结合,注意锻炼身体,增强体质,适当控制性生活。

三、滴白

【概述】

滴白指在排尿前或后,或解大便时,尿道口流出的少量白色分泌物,这种分泌物叫做前列腺液,也可称之为前列腺溢液,多见于前列腺炎患者。

【西医病因病理】

滴白是慢性前列腺炎的常见症状,根据 1995 年 NIH 的分类,慢性前列腺炎分为慢性细菌性前列腺炎(Ⅱ型)、炎症性慢性骨盆疼痛综合征(Ⅲ A 型)、非炎症性慢性骨盆疼痛综合征(Ⅲ B 型);是泌尿外科最常见而又充满困惑的一种疾病,多发于成年男性,发病率约为 9%~16%,患者占泌尿外科门诊患者的 25%~33%,慢性前列腺炎的复发率为 25%~50%,大约 50% 的男性在一生中的不同时期曾有过慢性前列腺炎症状。该病常表现为局部疼痛,排尿异常、尿道滴白,性功能障碍以及全身症状如精神症状等,可导致男性不育,是 50 岁以下男性人群泌尿外科门诊就诊的最常见原因之一。

传统的理论关于"尿道滴白"产生机制认为成年男性的前列腺不断地产生前列腺液,并定期或不定期地通过手淫、性生活或遗精等性活动将其排出体外,当前列腺受到炎症刺激分泌增多或前列腺液排出不畅时,则具有"满则溢"的倾向,在排尿或增加腹压(大便)后,由于前列腺平滑肌的被动收缩,很容易造成前列腺液的溢出;尤其在夜间的阴茎不自主性地勃起后,更容易刺激前列腺液的分泌,以致于在晨起或大便后排尿时出现"尿道滴白"现象。尿道滴白实质上是尿道及周围腺体的分泌物,造成其异常流出的因素众多。当前,便秘、宫颈炎、前列腺炎等疾病通过神经反射因素导致排尿异常、盆底会阴部疼痛的机制已为实验所证实。

徐福松称本病为"前列腺溢液",有以下特点:①本病多发于分泌腺比较旺盛的青壮年时期;②本病特征尿道口溢出乳白色液体,但并不是漏出的精子,且化验检查正常;③由于患者的误解,得病后常有思想负担,伴有神经衰弱。

【中医病因病机】

中医认为肝主疏泄,肾主封藏,二脏皆主相火。中青年相火亢盛,欲火易动,加之酗酒、手淫、纵欲等因素,其肾必伤,肾亏精关不固,故有白淫白浊。或长期禁欲,欲火扰动精室,精满自溢。或热结肠燥,大便秘结,努责时挤压精室,精液外溢。或肝有湿热,助其相火,火动乎中,必摇其精,而成滑精。

【诊断要点】

凡尿道口溢出前列腺液,即可诊断为本症。

滴白主要表现为大小便后有乳白色黏稠液体自尿道口滴出,甚则不分昼夜,自流不止,部分患者感觉会阴部及腰骶部坠胀不适。

【鉴别诊断】

1. **泌尿系感染** 一般均伴尿急、尿痛等症状,对于上尿路感染还可伴有腰痛、发热、寒战、恶心、呕吐、食欲不振等,常伴有血白细胞计数升高,尿常规可发现脓细胞,中段尿培养多可明确致病菌。若为泌尿系结核,多伴有消瘦、低热、盗汗、血尿。

2. **前列腺增生** 发生于老年男性,表现为进行性排尿困难。多在夜间尿频明显,排尿费力,尿线变细或分叉,甚至可发生尿潴留,腹股沟疝、肾积水等。直肠指检:前列腺多增大,中央沟变浅。B超检查可提示前列腺增生。

【辨证论治】

对滴白的治疗,当根据初期、后期进行论治,切忌一味补涩。属邪实者,当以清利为主,并防伤正;属正虚者,当以补虚固涩为主。

1.肝经湿热证

证候:小便滴白无度,口干口苦,渴而能饮,小溲黄热,大便干结。舌质红,苔黄腻,脉弦滑数。

治法:泻肝清热。

方药:龙胆泻肝汤合封髓丹等加减。

中成药:龙胆泻肝丸、四妙丸。

2.阴虚火旺证

证候:滴白无度,午后低热,面部生火,头晕无力,口干,溲黄。腰酸脚弱,舌质红少苔,脉细数。

治法:滋阴降火,固摄精微。

方药:知柏地黄汤合二至丸、封髓丹加减。

中成药:知柏地黄丸、二至丸。

【辨治要点】

滴白多见于急性和慢性的前列腺炎,经中西医积极规范的治疗,多愈后良好。

【预防与调护】

保持规律性生活。

不吃辛辣刺激性食物。

多食蔬菜,保持二便通畅。

四、脓尿

【概述】

脓尿是指尿液中含有大量的脓细胞即白细胞,临床上指的脓细胞就是变性的白细胞,故该病又称白细胞尿。白细胞和脓细胞在尿中出现其临床意义相同。

脓尿是中西医共同病名,尚可归属于"浊病、淋证"范围。临床上有虚实之分,但以实证居多。常见证型有毒流少阴证、湿热蕴结证、正虚毒恋证等。由于抗生素的广泛应用,一般经正规治疗,并去除病因均能获效,预后良好。

【西医病因病理】

正常人尿中允许出现少量白细胞和(或)脓细胞。尿沉渣显微镜检查,未离心尿、白细胞每高倍视野超过 5 个,离心尿每高倍视野超过 10 个列为异常,若白细胞或脓细胞成堆,堪称脓细胞满视野,以上情况出现在尿路感染时。感染在肾盂肾乳头称上尿路感染;感染在膀胱、尿道称下尿路感染,临床上一时分辨不清具体部位时笼统称尿路感染或称泌尿系统感染。

出现脓尿泌尿生殖系统疾病包括如下 6 类:

1.肾脏疾病 肾盂肾炎、肾脓肿、肾乳头坏死、肾结核、肾结石、肾肿瘤、髓质海绵肾、肾小球肾炎、各种继发性肾病等。

2.输尿管疾病 输尿管结石、肿瘤、巨大输尿管、结核、炎症等。

3.膀胱疾病 膀胱炎症、结核、结石、肿瘤、异物等。

4. 尿道疾病 尿道炎症、结石、肿瘤、异物、憩室、狭窄、尿道旁腺炎或脓肿、龟头炎、包茎炎等。

5. 前列腺疾病 前列腺炎症、脓肿、肿瘤等。

6. 精囊疾病 精囊炎症、脓肿等。

泌尿生殖系统邻近器官和组织疾病包括:肾周围蜂窝组织炎或脓肿、输尿管周围炎或脓肿、阑尾脓肿、输卵管及卵巢炎或脓肿、结肠憩室脓肿、盆腔脓肿等。

【中医病因病机】

《素问·至真要大论》:"诸转反戾,水液浑浊,皆属于热。"

清代林珮琴《类证治裁·淋浊论治》:诸淋"皆肾虚膀胱生热,故小水涩而不利也。"

由上可知,脓尿既可是局部感染、不洁性交、淋毒热邪、外伤等,热邪湿毒内侵尿窍,熏蒸膀胱,正邪相搏,气血壅滞,化腐为脓,又可是肝肾两伤,肾亏气化失司,湿浊不化,久蕴成脓,正虚邪恋,亦可由他处感染湿热毒邪,热毒伤络,循经瘀滞尿道,流于膀胱。加之劳累、外感等因素引触。本病虽然有虚实之分,但以实证、热证居多。

【诊断要点】

尿沉渣显微镜检查,女性尿离心沉渣镜检查 WBC<5 个 / 高倍镜(HP)为正常,男性 WBC<1~2 个 /HP 为正常。超过以上标准称为脓尿。

就临床资料分析,脓尿有以下特点:①年龄不限;②有急性和慢性之分;③近年来淋球菌性尿道炎发病率高;④医源性不少见;⑤一般预后良好。

【鉴别诊断】

1. 前列腺增生 发生于老年男性,表现为进行性排尿困难。多在夜间尿频明显,排尿费力,尿线变细或分叉,合并有感染甚至可发生尿潴留,腹股沟疝、肾积水等。直肠指检:前列腺多增大,中央沟变浅。B 超检查可提示前列腺增生。

2. 泌尿系结石 一方面结石刺激可出现尿频,另一方面结石可继发感染而出现尿频,常伴有腰痛,合并有细菌感染可出现脓尿,表现可因结石的位置、大小、数目等而不同,可通过 B 超、腹部 X 线平片、静脉肾盂造影等明确。

【辨证论治】

中医认为本病的病位在膀胱和肾,性质有虚有实,急性期以实证、热证为主;慢性期为本虚标实为主。临床应详细辨证属虚属实,并分期为治。治疗基本和菌尿相同。

1. 毒流少阴证

证候:一般都有明显的全身毒血症状,如寒战高热,皮肤瘀斑等,口渴喜饮,出汗多等,尿道灼热感或瘙痒感,小便黄赤或浑浊,舌红苔黄,脉弦滑数。

治法:凉血解毒。

方药:犀角地黄汤合黄连解毒汤加减。

中成药:三金片。

2. 湿热蕴结证

证候:尿道红肿,尿频尿急,灼热疼痛,尿色黄赤或尿液浑浊,或恶寒或发热,口中干黏而苦,腰腹疼痛如折,阴囊潮湿,会阴部胀痛。舌质红,舌苔黄腻,脉濡而数。

治法:清利湿热。

方药:八正散、程氏萆薢分清饮等加减。

中成药:四妙丸,复方金钱草颗粒。

3. 正虚毒恋证

证候:素体虚弱,病程较长或经过不正规的抗生素治疗。有细菌尿,尿滴沥不尽,尿道有蚁走感,遇劳加重,伴腰酸痛,阴部有坠胀感,小腹隐痛或射精痛。舌质红,舌苔黄腻,脉细弱。

治法:扶正化毒。

方药:四妙汤合知柏地黄汤加减。

中成药:四妙丸、玉泉丸。

【辨治要点】

由于实验室检查项目的增加,抗生素的广泛应用,给药途径的多样化,以及中西医结合治疗,一般来说,患者的疗效较好,绝大多数能治愈,预后好。极少数患者转变成慢性后,易发生慢性前列腺炎或肾盂肾炎等疾病。

【预防与调护】

1. 做尿培养时,以清晨第一次尿为标准,并要求清洗会阴、尿道口,留中段尿检查。

2. 注意前阴部清洁卫生,尤应避免医源性细菌感染。

3. 尽可能早期诊断患者,并及早防治,抗生素要足量,足疗程应用。

五、菌尿

【概述】

正常尿中是无菌的,若尿中有细菌存在即为菌尿。菌尿主要靠实验室检查的结果来确认。菌尿的发生主要是由于泌尿生殖系感染、结石、梗阻性疾病或创伤性及临近泌尿道脏器的感染及波及尿道所致。

【西医病因病理】

引起女性菌尿的最常见的单一致病菌是大肠埃希菌,其次还有肠杆菌科细菌(如肺炎克雷伯菌)和其他细菌(包括凝固酶阴性葡萄球菌、肠球菌、B群链球菌和阴道加德纳式菌)等;对于男性菌尿患者,除了革兰阴性杆菌和肠球菌外,凝固酶阴性葡萄球菌也是常见致病菌。泌尿生殖系统异常患者的单一致病菌,女性以大肠埃希菌最为常见,而在男性中奇异变形杆菌更多见。长期留置导尿管的患者,其尿液中通常会培养出多种细菌,包括铜绿假单胞菌(绿脓杆菌)和产脲酶的细菌,如奇异变形杆菌、斯氏普鲁威登斯菌和摩氏摩根菌。

【中医病因病机】

中医认为本病的病位在膀胱和肾,性质有虚有实,急性期以实证、热证为主;慢性期为本虚标实为主。主要证型有毒流少阴证、湿热蕴结证、正虚毒恋证。

【诊断要点】

菌尿的诊断完全依靠实验室检查。收集标本应注意无菌,尽量取清洁中段尿。可行细菌培养加药敏试验以确定敏感的抗生素。

【鉴别诊断】

1. **前列腺增生**　发生于老年男性,表现为进行性排尿困难。多在夜间尿频明显,排尿费力,尿线变细或分叉,甚至可发生尿潴留,腹股沟疝、肾积水等。直肠指检:前列腺多增大,中央沟变浅。B超检查可提示前列腺增生。

2. **泌尿系结石**　一方面结石刺激可出现尿频,另一方面结石可继发感染而出现尿频,常伴有腰痛、血尿,表现可因结石的位置、大小、数目等而不同,可通过B超、腹部X线平片、静脉肾盂造影等明确。

【辨证论治】

中医认为本病的病位在膀胱和肾,性质有虚有实,急性期以实证、热证为主;慢性期为本虚标实为主。临床应详细辨证属虚属实,并分期为治。

1. 毒流少阴证

证候:一般都有明显的全身毒血症状,如寒战高热,皮肤瘀斑等,口渴喜饮,出汗多等,尿道灼热感或瘙痒感,小便黄赤或浑浊,舌红苔黄,脉弦滑数。

治法:凉血解毒。

方药:犀角地黄汤合黄连解毒汤加减。

中成药:三金片、清火栀麦片。

2. 湿热蕴结证

证候:尿道红肿,尿频尿急,灼热疼痛,尿色黄赤或尿液浑浊,或恶寒或发热,口中干黏而苦,腰腹疼痛如折,阴囊潮湿,会阴部胀痛。舌质红,舌苔黄腻,脉濡而数。

治法:清利湿热。

方药:八正散、程氏萆薢分消饮等加减。

中成药:四妙丸,复方金钱草颗粒。

3. 正虚毒恋证

证候:素体虚弱,病程较长或经过不正规的抗生素治疗。有细菌尿,尿滴沥不尽,尿道有蚁走感,遇劳加重,伴腰酸痛,阴部有坠胀感,小腹隐痛或射精痛。舌质红,舌苔黄腻,脉细弱。

治法:扶正化毒。

方药:四妙汤合知柏地黄汤加减。

中成药:四妙丸,大补阴丸、玉泉丸。

【辨治要点】

由于现代诊断手段的提高,抗生素的广泛应用,给药途径的多样化,以及中西医结合治疗,一般来说,患者的疗效较好,绝大多数能治愈,预后好。极少数患者转变成慢性后,易发生慢性前列腺炎或肾盂肾炎、附睾炎等疾病。

【预防与调护】

1. 做尿培养时,以清晨第一次尿为标准,并要求清洗会阴、尿道口,留中段尿检查。

2. 注意前阴部清洁卫生,尤应避免医源性细菌感染。

3. 尽可能早期发现无症状性细菌尿患者,并及早防治,抗生素要足量,足疗程。

第三节 疼痛

一、腰痛

【概述】

腰痛是以腰部单侧或双侧疼痛为主要症状的一种症状。古代文献早有腰痛一症的论述。《素问·脉要精微论》指出"腰者肾之府,转摇不能,肾将惫矣",说明了肾虚腰痛的特点。《素问·刺腰痛》根据经络,阐述了足三阴,足三阳以及奇经八脉为病所出现的腰痛病证。《诸病源候论》和《圣济总录》认为腰痛原因和少阴阳虚,风寒着于腰部,劳役伤肾,坠堕伤腰及寝卧湿地五种情况有关。《丹溪心法·腰痛》篇指出"腰痛主湿热、肾虚、瘀血、挫闪、有痰积"。腰痛是因外感、内伤或挫闪导致腰部气血运行不畅,或失于濡养,引起腰脊或脊旁部位病变而疼痛。腰痛与肾密切关系,肾藏精是脏腑导致腰痛的理论基础,肾与命门学说是气化理论的根本。其发病常以肾虚为本,感受外邪、跌仆挫闪为标。治疗时实证重在祛邪通脉活络,虚证重在扶正、补肝肾、强腰膝、健脾气。腰痛日久,虚实夹杂,治疗应掌握标本虚实,选用祛邪和扶正的方法。治疗本病,除内治外,尚可配合针灸、按摩、理疗、拔火罐、膏贴、药物熏洗等方法综合治疗,疗效较好。

【西医病因病理】

西医学的肾脏疾病、风湿病、腰肌纤维炎、强直性脊柱炎、腰椎骨质增生、腰椎间盘病变、腰肌劳损等腰部病变等,凡以腰痛为主要症状者,可参照本病辨证论治。

举重抬物或暴力扭转,跌打损伤,或体位不正,用力不当,屏气闪挫,导致腰部疼痛。

【中医病因病机】

腰为肾之府,乃肾之精气所溉。肾与膀胱相表里,足太阳经过之。此外,任、督、冲、带诸脉,亦布其间,故腰痛病变与肾脏及诸经脉相关。

肾虚是导致腰痛的根本原因,风寒湿热是导致腰痛的主要原因。腰痛的病因为内伤、外感与跌仆挫伤,基本病机为筋脉痹阻,腰府失养。内伤多责之禀赋不足,肾亏腰府失养,外感为风寒湿热诸邪痹阻经脉,或劳力扭伤,气滞血瘀,经脉不通而致腰痛。外感腰痛的主要发病机制是外邪痹阻经脉,气血运行不畅;内伤腰痛多因肾精气亏虚,腰府失其滋润、濡养、温煦。

1. 外邪侵袭 多由居处潮湿,或劳作汗出当风,衣着单薄,或冒雨着凉,或暑夏贪凉,腰府失护,风寒湿热之邪乘虚侵入,阻滞经脉,气血运行不畅而发生腰痛。湿性黏滞,最易侵犯腰部,所以感受外邪所致腰痛多离不开湿邪为患。

2. 体虚年衰 先天禀赋不足,加之劳役负重,或久病体虚,或年老体衰,或房事不节,以致肾精亏损,腰府失养而发生腰痛。

【诊断要点】

1. 急性腰痛,病程较短,轻微活动即可引起一侧或两侧腰部疼痛加重,脊柱两旁常有明显的按压痛。

2. 慢性腰痛,病程较长,缠绵难愈,腰部多隐痛或酸痛。常因体位不当,劳累过度,天气变化等因素而加重。

3. 本病常有居处潮湿阴冷、涉水冒雨、跌仆挫闪或劳损等相关病史。

【鉴别诊断】

1. **腰痛与背痛、尻痛、胯痛** 腰痛是指腰及其两侧部位的疼痛,背痛为背脊以上部位的疼痛,尻痛是尻骶部位的疼痛,胯痛是指尻尾以下及两侧胯部的疼痛。疼痛的部位不同,应予以区别。

2. **腰痛与肾痹** 腰痛是以腰部疼痛为主;肾痹是指腰背强直弯曲,不能屈伸,行动困难而言,多由骨痹日久发展而来。

【辨证论治】

1. 寒湿证

证候:久住寒冷潮湿地方,或涉水冒雨,劳汗当风,衣着湿冷,都可感受寒湿之邪。寒邪黏聚不化,致腰部经脉受阻,气血运行不畅,因而发生腰痛。证见后背、腰部疼痛发凉,行动受阻,缓慢加重,静卧病痛不减,寒冷和阴雨天则加重。舌质淡,苔白腻,脉沉而迟缓。

治法:散寒行湿,温经通络。

方药:甘姜苓术汤加减。

2. 湿热证

证候:夏秋湿热行令,或长夏之际,湿热交蒸,或寒湿蕴积日久,郁而化热,转为湿热。人感此邪,阻遏经脉,引起腰痛。证见腰部疼痛,重着而热,暑湿阴雨天症状加重,活动后或可减轻,身体困重,小便短赤。苔黄腻,脉濡数或弦数。

治法:清热利湿,舒筋止痛。

方药:四妙丸加减。

3. 气滞血瘀证

证候:跌打外伤,损伤经脉气血,或因久病,气血运行不畅,或体位不正,腰部用力不当,摒气闪挫,导致经络气血凝滞不通,均可使瘀血停留腰部而发生疼痛。证见腰痛如刺,痛有定处,痛处拒按,日轻夜重,轻者俯仰不便,重则不能转侧。舌质黯紫,或有瘀斑,脉涩。

治法:活血化瘀,通络止痛。

方药:身痛逐瘀汤加减。

4. 肾精亏虚证

(1)肾阴虚证

证候:腰部隐隐作痛,酸软无力,缠绵不愈,心烦少寐,口燥咽干,面色潮红,手足心热。舌红少苔,脉弦细数。

治法:滋补肾阴,濡养筋脉。

方药:左归丸加减。

(2)肾阳虚证

证候:腰部隐隐作痛,酸软无力,缠绵不愈,局部发凉,喜温喜按,遇劳更甚,卧则减轻,常反复发作,少腹拘急,面色白,肢冷畏寒。舌质淡,脉沉细无力。

治法:补肾壮阳,温煦经脉。

方药:右归丸加减。

【辨治要点】

腰痛病因主要分为外感、内伤与跌仆闪挫。外感者,多起病较急,腰痛明显,常伴有外感症状;内伤者,多起病隐袭,腰部酸痛,病程缠绵,常伴有脏腑症状,多见于肾虚;跌仆闪挫者,起病急,疼痛部位固定,瘀血症状明显,常有外伤史。

【预防与调护】

1. 预防腰痛,应注意在日常生活中要保持正确的坐卧行姿势,劳逸适度,不可强力负重,避免腰部跌仆闪挫。避免坐卧湿地,暑季湿热郁蒸之时应避免夜宿室外、贪冷喜凉。涉水冒雨或身汗出后应换衣擦身,或服用生姜红糖茶,以发散风寒湿邪。

2. 急性腰痛,应及时治疗,愈后注意休息调养,以巩固疗效。

3. 慢性腰痛除药物治疗外,注意腰部保暖,或加用腰托固护,避免腰部损伤。避免劳欲太过,防止感受外邪,经常活动腰部,或进行腰部自我按摩。打太极拳等医疗体育活动,有助于腰痛的康复。

二、耻骨膀胱区疼痛

【概述】

耻骨膀胱区疼痛是令男科医生伤脑、令患者困惑的一种疾病。包括慢性非细菌性前列腺炎和前列腺痛。是以盆腔部位疼痛不适为主要症状,伴有各种排尿症状和性功能障碍,而不能证实前列腺感染的临床综合征。发病既可能是由于目前还未确定的致病微生物引起的,或是一种非感染性疾病,也可能是由于与前列腺本身无关的骨盆紧张性肌痛所致。慢性非细菌性前列腺炎是前列腺炎各种类型中最多见的一种,占前列腺炎的50%以上,多见于青年人。前列腺痛主要是指有前列腺炎症状,但无泌尿系统感染病史,微生物检查未发现致病菌,前列腺液检查也正常的患者,其发病率也较高。

耻骨上区也称膀胱区。当膀胱有疾病时,该部位通常会出现疼痛和不适,有时还会放射到会阴部及阴茎。疼痛的性质常呈烧灼感、刀割样感、钝痛、胀痛等,程度因病变的严重程度而异。急性尿潴留时膀胱区可有胀痛的感觉。膀胱有炎症时,特别在急性期,排尿时膀胱区会有疼痛,患膀胱结石时,结石撞击尿道内口可引起括约肌痉挛而产生疼痛,并造成尿流中断。在前列腺或膀胱手术后,由于瘀血、血液的刺激或膀胱冲洗不当,会引起膀胱痉挛,同样会导致耻骨上区疼痛。

【西医病因病理】

耻骨膀胱区疼痛可能是由于目前还未确定的致病微生物引起的,或是一种非感染性疾病,也可能是由于与前列腺本身无关的骨盆紧张性肌痛所致。急性尿潴留时膀胱区可有胀痛的感觉。膀胱有炎症时,特别在急性期,排尿时膀胱区会有疼痛,患膀胱结石时,结石撞击尿道内口可引起括约肌痉挛而产生疼痛,并造成尿流中断。晚期膀胱肿瘤侵犯膀胱深肌层时也可引起类似症状。膀胱外疾病如慢性前列腺炎等由于神经反射,膀胱区可有隐痛。

【中医病因病机】

本病病位在膀胱和肾,且与肝脾有关。病机主要是湿热蕴结下焦,导致膀胱气化不利。若病久,可伤及阴阳,膀胱气化受阻,由实转虚可见虚实夹杂。

【诊断要点】

诊断方面主要是依据临床症状,耻骨痛可以作为辅助性的诊断工具。体格检查有时耻骨上有不适,但无腰部压痛。男性并发附睾炎或尿道炎。女性并发盆腔炎并易反复发作。慢性膀胱炎的症状与急性膀胱炎相似,但无高热,症状可持续数周或间歇性发作,使病者乏力、消瘦,出现腰腹部及膀胱会阴区不舒适或隐痛,有时会出现头昏、眩晕等弱症状。

常规体检和神经系统检查无异常发现,但多数患者直肠指诊可发现肛门括约肌较紧及前列腺可有压痛、前列腺周围组织紧张,膀胱镜检查可见轻、中度膀胱颈梗阻及不同程度膀胱小梁形成。

1. 前列腺液常规的显微镜检查和培养仍然是前列腺炎诊断的金指标。

2. 四杯试验是鉴别慢性细菌性前列腺炎与慢性非细菌性前列腺炎、炎症性与非炎症性前列腺炎最可靠的方法。

3. 耻骨膀胱区疼痛的影像尿流动力学检查影像尿流动力学研究表明,NBP和前列腺痛患者多数表现为膀胱颈及前列腺尿道即内括约肌的"僵直"性功能失调,从而使尿流率下降,并使膀胱颈及接近尿道外括约肌处的前列腺部尿道不能完全松弛,最大尿道闭合压在静止期也出现异常增高。在排尿时,尿道外括约肌的电沉默(正常松弛)是这类患者的典型表现,膀胱无抑制性收缩也不正常。

4.许多学者认为,慢性盆腔疼痛综合征没有必要鉴别 NBP 和前列腺痛,因为前列腺痛患者的前列腺液中也有过量的白细胞,而且 NBP 和前列腺痛的尿流动力学检查结果相似,治疗方法也基本相似。

【鉴别诊断】

1.前列腺炎 主要表现为耻骨膀胱区慢性疼痛,或伴有尿频等下尿路症状,病程日久或伴有焦虑等精神障碍表现,病程较长,缠绵难愈。

2.膀胱炎 以尿频、尿急、尿痛膀胱刺激征为主要表现,同时伴有耻骨膀胱区的胀痛不适,多为细菌感染所致。

【辨证论治】

主张综合治疗,注意调护。临床以辨证论治为主,注重考虑肾虚,也应兼顾湿热瘀滞,围绕三个基本病理环节,分清主次,权衡施治。

1.湿热蕴结证

证候:少腹坠胀疼痛,同时伴有会阴、腰骶、睾丸附睾部位隐痛;尿黄,尿道灼热;舌苔黄腻,脉滑数。

治法:清热利湿。

方药:八正散加减,或龙胆泻肝丸加减。

2.气滞血瘀证

证候:病程较长,少腹部、会阴部、睾丸附睾、腰骶部坠胀不适、疼痛,时有排尿不净感,舌黯或有瘀斑,舌苔白或薄黄,脉沉涩。

治法:活血祛瘀,行气止痛。

方药:血府逐瘀汤加减。

3.阴虚火旺证

证候:耻骨上膀胱区疼痛,多为隐痛,排尿或大便时偶有尿道浊白,尿道不适,遗精或血精,腰膝酸软,五心烦热,失眠多梦,舌红少苔,脉细数。

治法:滋阴降火。

方药:知柏地黄汤加减。

4.肾阳虚损证

证候:多见中老年人,耻骨上膀胱区疼痛,排尿不净,尿清长,腰膝酸痛,阳痿早泄,形寒肢冷,舌淡、苔白,脉细沉。

治法:补肾助阳。

方药:济生肾气丸加减。

【辨治要点】

本病有湿热下注、气滞血瘀、肾虚等证候,证情单一者,辨证不难,治疗也比较奏效。

【预防与调护】

1.不要用有香味的沐浴剂,以避免化学物质刺激膀胱及尿路组织。

2.男女双方性交前后都要注意清洁。

3.性交前及性交后注意排空膀胱。

4.拥有多名性伴侣或刚更换性伴侣的人,患病率较高,须加倍注意。

5. 一般而言,女性排尿时间间隔短属正常现象,尤其在饮水量增多的情况下。需要注意的是,勿长时间憋尿,保证每次排空膀胱,避免残留尿液。

6. 多喝水,最好每天 2000ml。

7. 不要穿紧身的衣物、牛仔裤、T-back 等的衣物。

8. 安坐在厕板上会比半蹲容易排清尿液。

9. 过度疲劳也是病发原因之一。

三、会阴痛

【概述】

会阴痛是躯体与交感系统的疼痛综合征,患者常有会阴部的功能失常,伴有不同程度的心理疾病,甚至抑郁表现。会阴部疼痛,可呈烧灼样疼痛、刺痛、抽痛等不同表现形式。临床上既要考虑会阴部局部病变,也应注意其他部位的病变放射至会阴部,出现会阴部疼痛。可因外感湿热毒邪,饮食不节,湿浊内生,不洁房事致湿热毒邪蕴结下焦;或因外伤、瘀石阻滞、频繁手淫或忍精不射,郁怒伤肝致下焦脉络瘀滞不畅;或情志紊乱、淫欲不节而劳伤脾肾或阴虚火旺。会阴部也包括外生殖器部位,所以广义上的会阴部疼痛,包括睾丸痛和肛周疼痛。

【西医病因病理】

会阴痛以会阴部局部病变为主,泌尿生殖系统病变以及其他部位如下消化道病变也可引起会阴部位的疼痛。

1. **前列腺病变**　前列腺炎、前列腺结石、前列腺肿瘤均可引起会阴部位疼痛。

2. **泌尿道结石**　尿道结石、膀胱结石、输尿管下端结石等。

3. **泌尿生殖系统感染**　尿道炎、膀胱炎、精囊炎等。

4. **会阴部局部受伤**　如外伤等。

5. **其他**　直肠癌、直肠肛门脓肿等。

【中医病因病机】

会阴疼痛的病机在下焦,与肝、脾、肾关系较为密切。其病因病机大致如下:

1. **湿热蕴结**　外感湿热之邪,误用热药,嗜食辛热肥甘之品或饮酒过度,中焦受损,脾失健运而生内湿,湿热相合蕴结下焦;或外阴不洁,湿浊污秽之邪沿精道上犯蕴结下焦,气化不利;或湿热蕴结日久,尿液受其煎熬,日积月累,尿中杂质成为结石,阻碍下焦气机。

2. **气滞血瘀**　频繁手淫或忍精不射,致败精滞留,郁阻气机;或机体调节失衡,三焦气化不利或因恼怒伤肝,气滞不宣,郁而化火,气火郁于下焦;或因外力损伤阴器,膀胱脉络气血瘀滞,运行不畅。

3. **阴虚火旺**　青壮年人群,相火偏盛,色欲过度,又恐失精伤身而忍精不射,则欲火不及时泄泻,相火妄动,致阴精暗耗,或扰动精室,或病程迁延,邪毒未尽,阴虚火旺,灼伤精室脉络。

4. **脾肾亏虚**　先天禀赋不足,或淫欲不节,房劳伤肾,或忧思过度,病久体虚,而致脾失健运,肾气虚弱,肾精亏损,无以濡养经脉,蕴结下焦。

【诊断要点】

会阴痛有多种病因,此综合征的诊断没有统一的标准可循。常用的有效诊断技术如超声、CT、MRI 等,在大多数会阴痛患者的诊断结果常是阴性。虽然没有特征性的诊断标准,但根据某些疾病引起的会阴部位的灼痛、刺痛、抽痛等临床特征可以做出诊断。

【鉴别诊断】

会阴部疼痛鉴别诊断很广泛。因其缺少阳性体征及实验室检查指标,故请有关科室会诊并实施相关检查。既要考虑局部病变如肛周及肛门直肠原发疾病,也应注意其他部位的病变如慢性前列腺炎等疾病反射至会阴部。分析疼痛的性质、程度、持久性、局部或放射等,有助于鉴别诊断。

【辨证论治】

1. 湿热下注证

证候:会阴、少腹、睾丸及腰骶部疼痛不适,尿频尿急,淋沥涩痛,或尿道口流浊,或血尿血精,甚则余力不尽,点滴不出;或尿中夹砂石,腰腹绞痛难忍;或伴发热,恶寒,口苦而黏,渴不欲饮,脘痞纳呆,肛门灼热,阴囊潮湿,大便干结或溏;舌质红苔黄腻,脉濡滑数。

治法:清利湿热,泻浊通淋。

方药:八正散或龙胆泻肝汤加减。

2. 气滞血瘀证

证候:会阴、少腹、睾丸及腰骶部持续性固定性刺痛或胀痛,或有血精、血尿,或尿频、尿痛、尿不尽;或伴忧思焦虑,烦躁不安,失眠多梦;舌质偏黯,或有瘀斑,脉弦涩。

治法:活血化瘀,理气止痛。

方药:前列腺汤或血府逐瘀汤加减。

3. 阴虚火旺证

证候:会阴、睾丸肿胀痛不适,排精后减轻。尿频、尿急、尿痛,遗精或血精,阳事易兴,尿道常有乳白色分泌物流出,五心烦热,多梦,盗汗,大便干结,溲黄赤,舌质红少苔、脉弦数或细数。

治法:滋阴补肾,凉血活血。

方药:知柏地黄汤加减。

4. 脾肾亏虚证

证候:会阴或睾丸坠胀疼痛,劳则症状加重,病程较长,反复发作,尿道不适,尿有余沥,尿失禁或尿末有白浊;腰膝酸冷、阳痿、早泄,大便溏结不调,小便不利或清长;舌淡胖苔白滑或白腻,脉沉细无力。

治法:益肾健脾。

方药:补中益气汤合菟丝子丸加减。

【辨治要点】

多种疾病和多种病因均可导致会阴痛,故临床辨治首先要明确是局部病变还是由其他疾病所致,明确诊断,辨明病因;中医认为会阴痛多虚实夹杂,以实为主,治疗时需根据其他兼见病症合理辨证论治。

【预防与调护】

1. 避免久坐,并注意保暖,防止受凉及久坐卧阴凉潮湿之地。

2. 手淫习惯者,应尽量减少,慢慢解除。

3. 保持稳定情绪,心情舒畅,精心调养。

4. 房事有节,避免纵欲过度。

5. 合理运动,劳逸结合。

6. 忌辛辣刺激食物,控酒戒烟。

四、阴茎痛

【概述】

排尿时或平时感到尿道、阴茎疼痛，中医学称之为小便疼痛、茎痛或茎中痛。《灵枢·经筋》有"阴器纽痛"的记载。《儒门亲事》指出"茎中痛者，先宜清剂夺之，后以淡甘剂分之。"

阴茎痛多见于阴茎局部病变，其他邻近组织的病变疼痛也可放射至阴茎引起疼痛。多因感染刺激尿道黏膜或其深层组织，或因前列腺炎诱发所致。疼痛程度有轻有重，常隐痛或烧灼样疼痛，重者痛如刀割。阴茎痛常见于尿道炎、前列腺炎、前列腺增生症、膀胱炎、尿路结石等。

【西医病因病理】

阴茎疼痛常见于以下疾病：

1. **泌尿系感染**　起病大多数急骤，常有尿痛、尿频、尿急，伴有寒战或畏寒、高热、全身不适、头痛、乏力、食欲减退、时有恶心呕吐。排尿开始时尿痛明显，或合并排尿困难者病变多在尿道，常见于急性尿道炎。排尿终末疼痛且合并尿急者，病变多在膀胱，常见于急性膀胱炎。排尿后仍感疼痛，或平时疼痛，病变多在尿道或邻近器官，如膀胱三角区炎、前列腺炎等。尿液分析可见白细胞或脓细胞。

2. **泌尿系结石**　尿痛、尿频、尿急和终末血尿，常有排尿中断现象，伴有腰腹部间歇性、持续性或阵发性疼痛，可排出大小、形状、数量及色泽不一的结石。泌尿系 B 超和静脉肾盂造影有助于诊断并确定结石位置，但应注意排除隐性结石的可能。

3. **前列腺炎**　尿痛、尿频、尿急、排尿困难，腰骶部、会阴部和耻骨上取疼痛，同时睾丸附睾疼痛，尿道外口可有分泌物溢出，急性期患者可有发热、恶寒、厌食、乏力等症状。前列腺液常规白细胞增多、卵磷脂小体减少。

4. **淋病**　起病初期尿道口黏膜红肿刺痛、发痒和异物感。尿道口分泌少量稀薄的乳白色黏液，排尿不适。红肿可继续发展到尿道全部，阴茎肿胀，尿道排出大量深黄色脓液。此时尿道灼热感明显，排尿困难、尿痛，夜间阴茎痛性勃起，往往难以入睡。尿道分泌物涂片可见大量多形核白细胞，可见革兰阴性淋球菌。

5. **非淋菌性尿道炎**　症状与淋病相似，但程度较轻，可有尿道刺痒、烧灼感和排尿疼痛。尿道口有轻度红肿，分泌物稀薄、量少，为浆液性或脓性，部分患者无症状，经过尿道分泌物的支原体和衣原体培养可明确诊断。

另外，阴茎硬结症、泌尿系结核、肿瘤等也常常引起阴茎疼痛。

【中医病因病机】

中医认为不通则痛。阴茎疼痛主要与阴茎海绵体和尿道气血瘀滞相关。常见的病因有寒凝痰阻、气滞血瘀、湿热蕴结、房劳损伤、脾肾亏虚。

【诊断要点】

在排尿时，性交时，或其他任何时候出现阴茎疼痛症状即可诊断。

【鉴别诊断】

阴阜疼痛：是指耻骨联合部区域经常或反复出现酸胀疼痛等不适感觉。阴阜痛可见剧烈房事或饮酒辛辣过度后出现。引起阴阜疼痛常见于剧烈性交中阴茎以外的深部软组织损伤。

【辨证论治】

1. 寒凝痰阻证

证候:阴茎疼痛,阴部发冷,或见阴茎有痰核结聚,遇寒加重,得热减轻。舌淡苔白。脉弦紧。

治法:温经散寒,化痰散结。

方药:温胆汤、暖肝煎等加减。

2. 气滞血瘀证

证候:阴茎疼痛、紫黯或瘀斑,痛如针刺,勃起时加重。舌质黯红或有瘀斑,脉细涩。

治法:行气活血,通络止痛。

方药:桃红四物汤、身痛逐瘀汤、桃核承气汤等加减。

3. 湿热蕴结证

证候:阴茎红肿疼痛,会阴潮湿,甚则尿道口流出浊物,烦热口渴,小便黄赤,或小便不利。舌质红,苔黄腻脉滑数。

治法:清热泻火,解毒利湿。

方药:龙胆泻肝汤、黄连解毒汤、八正散等加减。

4. 肾虚茎痛证

证候:阴茎隐痛,多有房劳史。性欲低下,勃起不坚,甚则阳痿早泄。舌淡胖大,脉沉细无力。

治法:补肾益精。

方药:金匮肾气丸、右归丸等加减。

【辨治要点】

多种疾病都可以引起阴茎痛。阴茎痛的诊断并不困难,对顽固难愈者,需做进一步检查,以明确诊断,判定诱发原因、性质,选择恰当的治疗方法。阴茎痛多虚实夹杂,治疗时需根据其他兼见病证合理辨证论治。

【预防与调护】

1. 注意泌尿生殖系统卫生,防治感染。行尿道器械操作时严格遵循无菌操作规范。

2. 注意精神心理调护,劳逸结合,节制房事,戒除手淫,避免没有排精的性刺激。

3. 及时就诊,及时明确诊断和处理。

4. 控酒戒烟,加强营养,忌辛辣刺激性食物。

5. 泌尿系结石引起者,宜多饮水,调整饮食规律。

6. 避免感冒、劳累,不宜久坐、长时间骑车和过分用力。

五、尿道疼痛

【概述】

尿道疼痛指发生于尿道的疼痛,可以分为排尿时的疼痛和静息时的疼痛,但多见排尿时加重或为排尿时疼痛。排尿疼痛相当于中医的淋证,症状上主要是疼痛,排尿时加重或为排尿时疼痛,可伴有尿频、尿急等症状,也可能因为害怕疼痛而表现尿无力、尿不尽、尿潴留等。按位置分,可以有前尿道疼痛和后尿道疼痛,后尿道病变的疼痛可反映在前尿道和阴茎上,前尿道病变可发生在尿道外口处。

【西医病因病理】

尿道疼痛主要是由于炎症、结石或者其他异物刺激尿道黏膜或深层组织,引起膀胱、尿道痉挛而产生的尿道疼痛。其常见原因有尿道本身病变或其他病变反射到尿道。

尿道疾病:尿道炎、尿道周围炎、尿道结石、尿道肿瘤、尿道异物。

其他:输尿管、膀胱结石引起的疼痛放射到尿道,前列腺炎、前列腺脓肿所引起的疼痛也可放射至尿道。

【中医病因病机】

排尿时的疼痛相当于中医的淋证。本病病位在肾和膀胱,与肝脾有关。病机主要是湿热蕴结下焦,导致膀胱气化不利。若病久可伤及气机,内损脏腑,致使脾肾两虚,膀胱气化无权,甚至伤及肾阴肾阳。

【诊断要点】

尿道疼痛,多见排尿时加重或排尿时疼痛。疼痛性质上可有灼痛、刺痛、隐痛等多种性质。一般具有原发病的症状,可伴有排尿症状如尿频、尿急、尿无力、尿不尽、尿潴留等。

【鉴别诊断】

1. 尿道炎症　为烧灼样疼痛。伴有尿痛尿急,排尿时加剧尿道口可见红肿,或有黏液性、脓性分泌物。尿液中可有大量的白细胞、脓细胞。

2. 尿道肿瘤　多伴有血尿和血性分泌物,排尿困难,尿线变细,并发感染可发生尿频、尿急、尿道灼烧感,甚至尿道周围脓肿。尿道造影、活检可明确诊断。

3. 尿道结石或异物　多伴有排尿困难,尿线细、尿分叉、甚至尿潴留。尿道损伤时可出现终末血尿,或尿初血尿。尿道感染时可伴尿频、尿急、尿痛。B超或尿道造影可明确诊断。

4. 前列腺炎、前列腺脓肿　疼痛可以放射到尿道,出现尿道痛。在急性期多有发热恶寒、尿频尿急尿痛等尿路刺激症状,还可以出现排尿困难,终末血尿。前列腺化验可见卵磷脂小体减少,白细胞高倍视野上 10 个以上。前列腺囊肿形成,B超可以帮助诊断。

【辨证论治】

1. 湿热下注证

证候:尿道灼烧样疼痛,兼有尿急尿频、尿急、尿痛,小便黄赤,甚至小便浑浊尿血,烦热口渴、或发热恶寒,大便黏而不爽。舌红苔黄腻,脉滑数。

治法:清热利湿,利尿止痛。

方药:八正散加减。

2. 肝郁气滞证

证候:小便涩痛,淋沥不畅,两胁不适,性急易怒,少腹满痛,苔白脉弦紧。

治法:利气疏导,利尿止痛。

方药:沉香散加减。

3. 脾肾亏虚证

证候:尿痛不甚,隐隐作痛,或尿后空痛,遇劳则发,时作时止。伴腰膝酸软,神疲乏力,舌质淡,脉虚弱。

治法:健脾益肾。

方药:无比山药丸加减。

【辨治要点】

本病多见实证,久病可以致虚,则见虚实夹杂。疼痛性质上可有灼痛、刺痛、隐痛等多种性质。实证:由邪热或湿热之邪阻塞尿道所致。热重则灼痛,湿重则胀痛,有瘀则刺痛,越痛则表明实邪越重。石淋、血淋多为刺痛,膏淋多为胀痛。虚证:尿道痛偶见虚证,如劳淋即由过劳引起,其痛隐隐,尿后空痛。

【研究进展】

本病常常作为其他疾病的症状,与泌尿系疾病关系密切,或继发于使用导尿管之后。现在研究多见于因使用导尿管导尿后引起的尿道痛,尿道布满交感副交感神经,导尿管压迫尿道和前列腺部位引起充血血肿,刺激尿道黏膜和前列腺组织使其释放炎性前列腺素和其他炎性介质刺激神经末梢,导致尿道和膀胱平滑肌痉挛导致疼痛,治疗上可以使用吲哚美辛以抑制前列腺素的合成,缓解疼痛,并且可改为栓剂减少胃肠刺激和肝脏的首关效应,增加血药浓度。也可以使用利多卡因局部麻醉。对于导尿后尿道疼痛的预防和护理也有一定研究,可通过熟练规范操作、充分润滑、适当麻醉、患者心理疏导、减少膀胱冲洗、适当给予热敷,预防感染等方面减少导尿后的尿道疼痛。

【预防与调护】

1. 调节饮食,少食辛辣、油腻、刺激的食物,忌酒。
2. 节制房事,切记恣情纵欲。保持心情愉悦,静心调养,避免生气动怒。
3. 适量锻炼,小心着凉,勤换内裤,保持前阴清洁,预防感染。
4. 积极治疗原发病及并发症。
5. 不要憋尿、久坐。

六、阴囊疼痛

【概述】

阴囊疼痛是指由于外伤、感染等原因导致阴囊皮肤及内容物病变所引起的疼痛,是男科临床常见的病证之一。引起阴囊疼痛的常见病因有睾丸炎、睾丸损伤、附睾炎、阴囊坏疽、阴囊损伤等。

本病中医称之为"卵痛""子痛""肾子痛"。《灵枢·五色》说:"男子色在于面王,为小腹痛;下为卵痛。"《外科全生集·阳症门》:"子痛,肾子作痛而不升上,外观红色者是也。迟则成患,溃烂致命;其未成脓者,用枸橘汤一服即愈。"

【西医病因病理】

睾丸炎常由化脓性致病菌如葡萄球菌、链球菌或腮腺炎病毒引起。发生本病时,睾丸明显肿大、充血、坚硬,有小脓肿形成。显微镜下可见结缔组织增生、水肿及广泛中性粒细胞浸润,间质细胞无明显病变。

附睾炎常由大肠杆菌多见,其是变形杆菌、葡萄球菌、肠球菌及铜绿假单胞菌等引起,致病菌多经输精管逆行进入附睾。此外,细菌侵入附睾也可经淋巴管或经血行感染引起附睾炎,但少见。患侧阴囊胀痛、沉坠感,急性期可突然高热。慢性附睾炎临床上较多见,可有急性附睾炎迁延而成。

阴囊坏疽常见泌尿生殖系统感染者有并发尿外渗的尿道狭窄、尿路结石等明确病因,糖尿病是继发性阴囊坏疽的主要原因。细菌侵入后阴囊迅速水肿,呈急性炎症表现,最常见的致病菌是大肠杆菌、多形性杆菌、链球菌和葡萄球菌等。早期症状为阴囊红、肿、热、痛,伴有全身畏寒、发热。

睾丸及阴囊损伤分为闭合性损伤和开放性损伤。闭合性损伤多因阴囊部位被踢伤、撞击伤、挤压伤和骑跨伤等所致。阴囊内的组织疏松故损伤后易出血且不易停止从而形成较大的血肿。轻者有阴囊皮肤的瘀斑和疼痛,重者因出血使阴囊迅速肿大,并伴有剧烈的胀痛、压痛,整个阴囊呈黯紫色。阴囊开放性损伤包括切割伤、刺伤、撕裂伤等。因阴囊壁皮肤的划伤、撕裂、撕脱甚至广泛的剥脱导致疼痛。

【中医病因病机】

1. **湿热下注**　久居湿热之地,感受湿热邪气,或饮食不节,恣食肥甘辛辣炙煿之味,酿生湿热,蕴结于肝,下注阴囊,发为本病。

2. **寒湿凝滞**　久处寒湿之地,或冒雨涉水,或过食寒凉之品,感受寒湿之邪,寒邪侵犯肝之经脉,经络气机不利,气血瘀阻,结毒而发。

3. **肝气不舒**　长期忧思忿怒,情志不舒,肝气郁结,疏泄不利,气郁化热,邪热郁结肝经;或外感风热之邪,侵犯肝经,致疏泄功能失常,热郁络阻,发为本病。

4. **毒盛酿脓**　瘟毒下注,经络阻塞,气血凝滞于局部,热盛肉腐化脓而成

5. **跌仆损伤**　因跌仆外伤,睾丸血络受损,血瘀气滞,络脉空虚,复感邪毒而生。

【诊断要点】

发生在阴囊的不同性质和不同程度的疼痛,如有胀痛、坠痛、刀割样疼痛等疼痛即可诊断。

【鉴别诊断】

1. **应鉴别不同部位疼痛**　阴囊皮肤疼痛:阴囊皮肤因感染、坏疽或外伤导致的病变;阴囊内容物疼痛:如睾丸、附睾、精索阴囊段的病变。

2. **应鉴别不同病因疼痛**　感染:如非特异性感染的睾丸炎、附睾炎、结核感染、精索炎等都可引起阴囊部位疼痛;损伤:如因外伤导致睾丸损伤、附睾损伤和阴囊损伤等引起的疼痛。

【辨证论治】

1. **湿热下注证**

证候:阴囊肿胀疼痛,阴囊潮湿,质地硬,小便赤涩,大便干,舌红苔黄腻,脉弦滑数。

治法:清利湿热,化浊止痛。

方药:龙胆泻肝汤加减。

2. **寒湿凝滞证**

证候:阴囊疼痛,牵及下腹,遇寒加重,得热痛减,会阴冷汗出,阴囊外观无红肿,自觉阴囊、睾丸、小腹寒冷,小便清。舌质淡,苔白滑,脉沉弦。

治法:温肝散寒,化湿理气。

方药:暖肝煎加减。

3. **肝气不舒证**

证候:阴囊胀痛、刺痛,可见阴囊脉络曲张,触痛明显,或可触及肿块。胁痛胸闷,舌黯苔薄黄,脉弦涩。

治法:行气止痛、疏肝解郁。

方药:橘核丸加减。

4. **毒盛酿脓证**

证候:阴囊灼热,肿大光亮,疼痛加剧,时有跳痛或按之有波动感,身热恶寒,小便短赤,舌红苔黄,脉弦数或滑数。

治法:清热解毒,透脓止痛。

方药:清瘟败毒饮加减。

【辨治要点】

阴囊疼痛可由多种原因、多种疾病引起,诊断并不困难,但应明确诱发原因及发病部位。对于非器质性原因引起者中医药治疗效果较好,一般预后较好。由于肝之经脉循行于前阴,且主疏泄而藏血,故中医认为阴囊疼痛与肝的关系最为密切。急性期以邪盛正不衰的实热证候为主,慢性期以正虚邪恋,本虚标实的证候为主。若急性子痈失治误治,日久不愈,导致气血不足,可转为慢性子痈;慢性子痈若复感湿热之邪也可转为急性子痈。

【研究进展】

现代研究表明阴囊疼痛多由于其内容病变导致,临床治疗时应分析不同发病原因,从而进行有针对性的治疗。

1. **感染** 非特异性感染的睾丸炎、附睾炎,患者睾丸疼痛较剧烈,甚则如刀割样,可伴有发热恶寒等全身症状,阴囊红肿,睾丸附睾肿大,触痛明显。结核感染者,多有泌尿系或其他部位的结核病史,多为隐痛、坠痛,阴囊肿胀,以后可破溃流脓,可触及睾丸或附睾有不规则的局限性结节,质硬,有明显触痛,可与阴囊皮肤粘连。由此类原因导致者应加强抗感染治疗,中医对此类原因引起的阴囊肿痛往往多辨为湿热下注,结合中药清热利湿解毒剂具有较好的效果。

2. **损伤** 睾丸损伤、附睾损伤和睾丸扭转,有外伤或剧烈运动史。睾丸疼痛剧烈,疼痛可向下腹、腰部放射,甚则引起痛性休克,并可伴有恶心、呕吐,阴囊肿胀,皮肤青紫血痕,睾丸肿胀坚硬,触痛明显,可出现鞘膜积血或积液,穿刺可抽出血液。后期出现睾丸萎缩时,睾丸小而软。睾丸扭转者,可触及精索呈麻绳状扭曲,托起阴囊时,疼痛减轻。治疗时根据损伤程度考虑中药保守治疗还是手术止血、修复,或对睾丸扭转进行手术复位。

【预防与调护】

1. 节制房事,切忌恣情纵欲。

2. 清淡饮食,忌食辛辣。

3. 避免久坐,并注意会阴部保暖,防止受凉及坐卧冷湿之地,以利恢复。

4. 注意休息,平卧休息时候可以抬高阴囊以利血液回流,减轻肿痛。

七、睾丸疼痛

【概述】

睾丸疼痛是男科临床常见的病证之一。常由于外伤、急慢性睾丸炎、睾丸肿瘤、损伤及扭转等引起。延误失治者可引发男性不育。

【西医病因病理】

急性睾丸炎常由化脓性致病菌如葡萄球菌、链球菌或腮腺炎病毒引起。多发生于一侧,患侧睾丸肿大疼痛。

睾丸肿瘤为原发于睾丸生殖细胞或其附属组织的肿瘤,绝大多数为恶性肿瘤。一般不疼痛,仅在较大时有胀痛或下坠感。在我国发病率及死亡率均在 1/10 万左右,占男性全部恶性肿瘤的 1%~2%,占泌尿生殖系统恶性肿瘤的 3%~9%。尽管其发病率低,但恶性肿瘤发生的比例在 95% 以上,且多发生于性功能最活跃的时期,25~45 岁患者约占 60%。

睾丸扭转的主要病因是睾丸和精索先天畸形。常发生于剧烈活动后,表现为睾丸突然发生剧痛,严重者可引起休克。临床还偶见睾丸附件扭转,扭转后可引起局部疼痛。睾丸外伤引起的睾丸疼痛,视损伤的程度而疼痛轻重不一。

【中医病因病机】

睾丸炎又称"子痈"。最早见于《外科全生集·阳症门》:"子痈,肾子作痛而不升上,外观红色者是也。迟则成患,溃烂致命;其未成脓者,用枸橘汤一服即愈。"肝脉循会阴,络阴器,睾丸又称"肾子",属肾。故而子痈的发病主要与肝肾有关。

1.湿热下注　外感六淫,或坐卧湿地,郁化湿热;或过食辛辣炙煿,湿热内生,湿热下注肝肾之络,结于肾子,阻隔经络,凝滞气血,郁久则热胜肉腐。或因房事不洁,外染湿热秽毒,郁滞化火成脓,脓腐肉溃,经精道逆传肾子,浊毒壅结而成。亦有跌仆挫闪,肾子受损,络伤血瘀,瘀久化热,腐化血肉,终致酿脓,发为本病。

2.时毒发颐　时毒发为痄腮,瘟毒下注,从胆经传入肝经,郁结肾子而发。

3.气滞痰凝　情志不畅,郁怒伤肝,肝失疏泄,肝郁气滞,气滞血瘀,血瘀痰凝,结于肾子,形成包块,则发为慢性子痈。

睾丸肿瘤多因先天禀赋不足或先有脏腑功能失调,后为外邪入侵而发病,病之初期未必气血俱虚,病久者多属本虚标实。

1.肝经郁热　肝气不舒,郁结体内,气郁日久化火,导致肝经郁热。热毒郁结甚者,窃之正气虚弱,不能透毒外出,以致热毒郁结难出,积聚不去,久而久之,发为本病。

2.阴虚毒聚　肝肾之阴耗损过多,阴虚火旺,酿生热毒,炼液为痰,痰凝毒聚,或久病、重病伤阴或情志内伤,郁久化火,阴液耗损,虚火炽盛而生热毒。热毒互结,内蕴生痰。均可发为本病。

3.痰瘀互结　跌仆碰撞,损伤肾囊,气滞血瘀,日久不散,酿生热毒,瘀毒互结,发为本病。

【诊断要点】

急性子痈为睾丸肿大疼痛,突然发作,轻者仅有不适,重者痛如刀割,行动或站立时加重。疼痛范围可限于局部,也可沿输精管放射至腹股沟、直肠及下腹部。常伴有恶寒发热或寒热往来、食欲不振、口干口苦、尿黄便秘等全身症状。疼痛拒按,常传导至患侧精索附近的下腹部。化脓性急性子痈溃脓后疼痛程度减轻,但脓毒波及阴囊,可引起阴囊红肿,甚至化脓,脓肿自溃或切开引流后,脓出毒泄,症状消退迅速,疮口容易愈合。

因外伤瘀血引起者,有明显外伤史,初起肿痛较剧,但全身症状不显,以后仅有睾丸肿硬隐痛。若继发感染,则会出现阴囊红肿和全身发热等症状。

痄腮并发的子痈(腮腺炎性睾丸炎),多在痄腮消退后又突然发热,同时睾丸肿痛,一般不会化脓,病程多为 7~10 天。

慢性子痈临床较多见。大部分慢性子痈无急性子痈病史,但常伴有邻近性腺的慢性感染,如慢性前列腺炎、慢性精囊炎等。患者常有阴囊疼痛、发胀、下坠感,疼痛可放射到下腹部及同侧的大腿根部。检查时可触及附睾增大,变硬,有结节,伴轻度压痛,同侧输精管增粗。

睾丸肿瘤临床可见局部肿块、鞘膜积水、睾丸下坠感,在跳跃、跑步时或劳累后明显。患者可有不同程度的疼痛,偶可引起诸如男性乳房发育、性早熟或女性化等内分泌失调的症状,多见于滋养叶细胞癌、间质细胞癌及胚胎性癌的患者。男性不育多见于自幼有双侧隐睾的睾丸肿瘤患者。

其他检查手段:

1.组织学诊断　是决定睾丸肿瘤自然病史的主要因素,65%~85% 的精原细胞肿瘤,临床局限于睾丸,而 60%~70% 的非精原细胞瘤的患者,往往伴有转移性病灶。

2. B 超检查 能直接而准确地测定睾丸大小、形态、有无肿块。还可探测腹膜后肿块、肾蒂转移性淋巴结、腹腔脏器转移灶,有助于肿瘤分期和疗效观察。也是探查性腺外生殖细胞瘤和睾丸肿瘤筛选诊断的重要手段。由于睾丸的位置特殊,超声检查具有简便、灵活和准确的特点,故应作为检查睾丸肿瘤的首选影像学检查方法。晚期癌肿患者可有远处转移,故胸部平片和腹部 CT 有助于转移灶的发现。

3. 实验室检查 肿瘤标记物在睾丸肿瘤的诊断、鉴别诊断、分期、疗效评估、肿瘤残留和病情监测等方面具有重要价值,其在不同时间段的变化对再发肿瘤诊断有重要意义。甲胎蛋白(AFP)和绒毛膜促性腺激素 β 亚单位(β-HCG)在 3 年内升高者,多为肿瘤复发或转移,而 3~5 年后升高,多提示再发对侧睾丸肿瘤。AFP 增高常比临床症状及体征要早几个月出现。

睾丸扭转患者常有剧烈运动或阴囊部损伤史。发病时常为突发性阴囊部剧烈疼痛,可向下腹部或股内侧放射,伴恶心、呕吐等症状。局部可见阴囊肿大,皮肤红肿,睾丸肿大上移呈横位,触痛明显,精索呈麻绳状扭曲并缩短,有时伴有鞘膜积液。普雷恩氏征(Prehn 征)阳性,即托起阴囊或睾丸时疼痛加重;罗希氏征阳性,即因精索扭转而缺血,使睾丸附睾均肿大,界限不清,难以辨别。超声多普勒显示病侧血流减少或消失,放射性核素扫描显示扭转侧睾丸血流灌注减少,呈放射性冷区。

【鉴别诊断】

1. 子痰 附睾有痛性肿块,但自觉疼痛轻微,仅有触摸时感觉隐痛。同时,子痰一般为慢性病程,常有结核病史,易出现局灶性冷性脓肿,溃破,窦道形成,病灶与阴囊壁层粘连,输精管增粗,或形成串珠状结节。

2. 腹股沟斜疝 斜疝嵌顿也可见阴囊部剧烈疼痛等症状,但一般有可复性阴囊或腹股沟部肿物的病史,伴有腹部疼痛、恶心呕吐,肛门停止排气排便、肠鸣音亢进等肠梗阻的症状,触诊检查肿物与睾丸有一定界限,睾丸形态正常无触痛,普雷恩氏征和罗希氏征阴性。

3. 水疝(睾丸鞘膜积液) 本病透光试验阳性,容易与睾丸肿瘤鉴别。

【辨证论治】

(一)子痈

1. 湿热下注

主证:发热恶寒,睾丸肿胀疼痛,质地硬,小便赤涩,大便干,舌红苔黄腻,脉弦滑数。

治法:清利湿热,解毒消痈。

方药:龙胆泻肝汤加减。

2. 时毒发颐

主证:睾丸肿大疼痛,一般不化脓,伴恶寒发热,舌红苔黄,脉数。

治法:清热解毒。

方药:普济消毒饮合金铃子散加减。

3. 气滞痰凝

主证:睾丸逐渐肿大,扪之坚硬,疼痛轻微,舌黯边有瘀斑,苔薄白,脉弦滑。

治法:行气活血,祛痰散结。

方药:橘核丸加减。

(二)睾丸肿瘤

1. 肝经郁热

主证:平素性情抑郁或急躁易怒,睾丸肿硬胀痛,伴胁肋或少腹串痛,遇情志不畅或恼怒则加重,心烦失眠,口干口苦,舌边尖红,苔薄黄或黄腻,脉弦滑。

治法:清肝泄热,解毒散结。

方药:龙胆泻肝汤加减。

2. 阴虚毒聚

主证:有外感温毒史或隐睾史,睾丸逐渐增大,质地变硬,有下坠感或疼痛感,可伴午后低热、腰背酸软、失眠多梦、口干咽燥等症,小便黄,大便干,舌质红,苔薄黄或少苔,脉细数或弦细。

治法:滋阴清热,解毒散结。

方药:六味地黄汤合滋阴内托散加减。

3. 瘀毒结聚

主证:睾丸肿块,疼痛重坠,少腹疼痛,阴囊皮色青紫,甚或腹股沟或腹部结块,舌质紫黯或有瘀点瘀斑,苔薄黄,脉涩。

治法:活血化瘀,解毒散结。

方药:少腹逐瘀汤加减。

【辨治要点】

子痈临床可见附睾与睾丸肿胀和疼痛,疼痛可放射,痄腮并发的子痈多于痄腮消退后出现,可能影响男性生育。

睾丸肿瘤多以睾丸肿大、疼痛、转移症状为主要表现。在早期多属实证,病机主要表现为瘀血、痰核阻滞;后期病性属本虚标实,可见饮食乏味,形瘦神疲等症。睾丸肿瘤病位在睾丸,与肝、脾、肾关系密切。以先天肾气不足或后天阴阳失调为本,阴虚毒聚、经脉壅滞、瘀毒结聚、痰瘀互结或痰凝毒聚为标。随着病情的变化,各证型之间可发生转变,亦可出现证型相互交错的情形,辨证施治时要灵活变通。《外科正宗·下部痈毒门》云:"初宜龙胆泻肝汤,稍久滋阴内托散,外敷如意金黄散……如肿痛日久……内服十全大补汤加山茱萸、牡丹皮、泽泻治之,间以六味地黄丸服之"。

睾丸扭转的主要治疗方法是尽快手术复位并加以固定。一旦诊断明确,应立即手术,争取复位,挽救睾丸。如不能确诊,只要临床症状较剧,有睾丸扭转可能者,亦应按急性阴囊症对待,进行探查,不可延误时机,以免酿成睾丸坏死。

【预防与调护】

1. 外生殖器部位有包茎、龟头炎、尿道狭窄,以及炎性疾患,应及时治疗。

2. 急性子痈患者,应卧床休息,抬起阴囊。对已切开排脓者,要注意引流通畅。

3. 在运动或劳动时注意保护阴囊,避免外伤。

4. 加强体育锻炼。

5. 饮食清淡,忌烟禁酒。

八、射精痛

【概述】

是指男性在射精过程中发生的阴茎、尿道、睾丸、会阴部、下腹部或阴囊上方等处任何一个部位出现疼痛。这种疼痛一般表现为酸痛或隐痛,少数患者疼痛剧烈。射精过程结束后,这种疼痛随之缓解或消失。由于引起射精痛的疾病常存在器质性病变,如不及时治疗或治疗不当,可使病情加重,出现性欲减退、勃起功能障碍等。另外,射精痛会使男性产生不同程度的恐惧心理,以致害怕性交,出现不安或焦虑的情绪。如果射精痛长时间得不到缓解,则可能引发精神因素的性功能障碍。

【西医病因病理】

射精过程是精液(包括精子和由附属性腺分泌的精浆)由生殖道经尿道口排出体外的过程,是男子在性高潮阶段.在神经支配和性腺内分泌激素作用下,由内生殖器官主要包括附睾、输精管、精囊、精阜、前列腺和尿道等从内相继出现节律性收缩而发生的。男性因局部组织器官的节律性收缩而产生主观的欣快感,不会产生疼痛和不适。如果参与射精过程的上述组织器官发生病变时,则有可能引起射精痛。一般而言,它本身并不是独立的疾病,而是许多疾病所发生的一个共同的临床表现。由于射精动作是一个整体活动,是由神经、性腺、肌肉等相互协调而完成的,因此当上述组织或器官发生病变时,会通过释放痛性介质引起躯体的痛性反应,痛觉作为人体的一种保护性反射,可引起人们的注意而发现潜在疾患。

【中医病因病机】

中医认为,射精痛以精道痹阻不通为主要病机,其病位在下焦,多为湿热蕴结、气滞血瘀、肾虚精亏,以致精道不利而成。中医文献中无"射精痛"病名的记载,多归于"阴痛""阴茎痛"中。如隋代巢元方在《诸病源候论·虚劳病诸候》中说:"肾气虚损,为风邪所侵,邪气流入于肾经,与阴气相击,真邪交争,故令阴痛。但冷者唯痛,挟热则肿,其汤熨针石,别有正方,补养宣导。"清代唐宗海《血证论·淋浊》中提出"前阴属肝,肝火怒动,茎中不利,甚则割痛"。

1. **下焦湿热** 饮食不节,嗜食肥甘厚味,致水湿痰浊停滞;或交接不洁致湿邪内侵,滞留精道,郁而化热,湿热阻滞,气血不畅,不通则痛。

2. **气滞血瘀** 淫思无度,或所欲不遂,致肝气郁结,气机阻滞,血行随之不畅;恃强纵欲,或跌仆损伤,致瘀血阻隔,不通则痛。

3. **肝肾阴虚** 肝之经脉循少腹,绕阴器。淫欲无度,施泻太过,致耗伤肾精,精血亏虚,以致经脉失于濡养,不荣则痛。

【诊断要点】

1. **临床表现** 性交过程中,当男子性欲达到高潮产生射精动作的前后,外阴连至小腹部出现阵发性的隐痛、酸痛或绞痛。

2. **病史判断** 因房事过频而引起的射精痛,主要靠询问病史诊断;由尿道炎所致者,常伴有尿频、尿急、尿痛;由前列腺炎所致者,可做直肠指诊,前列腺B超尿三杯试验等;因精囊炎所致者,多有血精;尿道结石,可作B超或X线检查确诊;阴茎或其他生殖器官肿瘤常通过体检可触及,必要时做病理切片检查。

【鉴别诊断】

性交疼痛(房事茎痛):性交疼痛是指性交时发生的阴茎部疼痛,多发生于性交中及性交后,疼痛多局限于阴茎,往往影响性快感,不易达到性高潮,多与情志不畅.遇冷感寒、房事过度所致盆底肌群功能紊乱、提睾肌痉挛等有关;也可为阴茎表面炎症,包皮过长、包茎、阴茎硬结症、阴茎外伤遗留的瘢痕等的伴发症状。临床上应根据病史,临床表现及辅助检查予以鉴别。

【辨证论治】

1. **下焦湿热证**

证候:性兴奋时,下腹部、腹股沟、会阴部疼痛,射精时更甚,或伴有尿频、尿急、尿后淋沥不尽或茎中刺痛,舌质红苔黄腻,脉弦滑数。

治法:清利湿热,行气止痛。

方药:四妙汤合八正散加减。

2. 肝气郁结证

证候:会阴部,或外生殖器区,或下腹部,或耻骨上区,或腰骶及肛周坠胀不适,隐隐作痛,小便淋沥不畅,常伴胸闷、善太息、性情急躁、焦虑抑郁等,症状随情绪波动加重。舌淡红,苔薄白,脉弦。

治法:疏肝解郁,行气止痛。

方药:柴胡疏肝散或逍遥散加减。

3. 精道瘀滞证

证候:射精时疼痛,伴有少腹、会阴、睾丸、腰骶、腹股沟坠胀隐痛或痛如针刺,时轻时重,在久坐、受凉时加重,舌黯或有瘀点瘀斑,脉多沉涩。

治法:活血化瘀,行气止痛。

方药:血府逐瘀汤加减。

4. 肝肾阴虚证

证候:性冲动时,下腹部、腹股沟、会阴部隐痛,尤以射精时为甚,神疲,腰膝酸软,头晕耳鸣,健忘失眠,舌质红,苔少而干,脉细数。

治法:滋阴降火,理气止痛。

方药:知柏地黄丸合左归丸加减。

【辨治要点】

射精痛症可见于输精管炎、前列腺炎、精囊腺炎、附睾炎等疾病中,部分患者无明确病因。临床上应辨病与辨证相结合,由原发疾病引起的,如生殖系统感染、精索静脉曲张、输精管结扎术后结节等,在积极治疗原发病的基础上射精痛多可随之痊愈;由精神心理因素导致的,应转移其在性生活上的注意力,缓解紧张、焦虑、不安等心情,也可根据需要,对夫妻双方同时进行心理疏导。

【预防与调护】

1. 调节情志,避免不良精神刺激,保持心情舒畅;正常有规律地性生活,注意劳逸结合,加强身体锻炼,增强体质。

2. 注意调节饮食,不宜过食肥甘厚味及辛辣之品,忌烟酒。

3. 积极治疗生殖器官的炎症等器质性疾病。

4. 不久坐,不熬夜,不憋尿,不压抑,不着凉,不泡澡。

(周春宇　商建伟　王本鹏　杨阿民　耿金海　董雷　姚泽宇　代恒恒)

参考文献

1. 李曰庆.实用中西医结合泌尿男科学[M].北京:人民卫生出版社,1995.

2. 李曰庆,何清湖.中医外科学[M].北京:中国中医药出版社,2012.

3. 王琦.王琦男科学[M].2版.郑州:河南科学技术出版社,2007.

4. Nieschlag E, Behre H M, Nieschlag S. 男科学——男性生殖健康与功能障碍 [M]. 李宏军,李汉忠,译.3 版 . 北京 :北京大学医学出版社,2013.

5. 徐福松 . 徐福松实用中医男科学 [M]. 北京 :中国中医药出版社,2009.

6. 何清湖,秦国政 . 中西医结合男科学 [M]. 北京 :人民卫生出版社,2005.

7. 吴阶平 . 吴阶平泌尿外科学 [M]. 山东 :山东科学技术出版社,2009.

8. 郭应禄,胡礼泉 . 男科学 [M]. 北京 :人民卫生出版社,2004.

9. 张元芳,孙颖浩,王忠 . 实用泌尿外科和男科学 [M]. 北京 :科学出版社,2013.

10. 周岱翰 . 临床中医肿瘤学 [M]. 北京 . 人民卫生出版社 .2003.

11. 陈实功 . 外科正宗 [M]. 上海 :上海科学技术出版社 .1989.

12. 王洪绪 . 外科全生集 [M]. 上海 :上海卫生出版社,1956.

13. 双卫兵,章慧平 . 男性生殖道疾病与生育调节技术 [M]. 北京 :人民卫生出版社,2015.

14. Mimeault M, Batra S K. Development of animal models underlining mechanistic connections between prostate inflammation and cancer[J]. World Journal of Clinical Oncology, 2013, 4(1): 4–13.

15. 那彦群,叶章群等 . 中国泌尿外科疾病诊断治疗指南 [M]. 北京 :人民卫生出版社,2011 :88–122.

16. 张凯,王晓峰 . 中国前列腺炎研究和诊治现状 [J]. 中华男科学杂志,2013,19(2):99 –101.

17. 邱明星,熊国兵,龚百生,等 . 中医药治疗前列腺炎随机对照试验的系统评价 [J]. 中国循证医学杂志,2010,10(1):56–72.

18. 陈鸿杰,杨宁刚,张居杰,等 . 慢性前列腺炎与前列腺结石的相关性 [J]. 中华男科学杂志,2011,17(1):43–46.

19. 高佃军,郭永顺,于海易,等 . 青年人群中前列腺炎样症状及其相关因素的调查 [J]. 中华男科学杂志,2007,13(12):1087–1090.

20. 何渊,夏春玲,刘步平 . 针刺治疗慢性前列腺炎 Meta 分析 [J]. 中华中医药杂志,2015,30(1):226–227.

21. 刘安国,严兴科,阚丽丽 . 基于红外热成像技术对慢性前列腺炎患者的临床评价研究 [J]. 中华男科学杂志,2016,22(1):22–27.

22. 吴伟力,沈华,廖凯,等 . 良性前列腺增生患者残余尿量与膀胱出口梗阻和逼尿肌收缩力的相关性研究 [J]. 中华男科学杂志,2015,21(8):729–732.

23. 中国中西医结合学会男科专业委员 . 慢性前列腺炎中西医结合诊疗指南(试行版)[J]. 中国中西医结合杂志,2007,27(11):1052–1056.

24. 刘朝东,胡钢,马笑光,等 . 慢性前列腺炎与膀胱出口梗阻的临床观察 [J]. 中国男科学杂志,2007,21(9):26–28.

25. 罗建辉,蔡铜山 . 慢性前列腺炎排尿异常的研究进展 [J]. 现代中西医结合杂志,2013,22(23):2617–2619.

26. 张春和,李焱风 . 中医药治疗前列腺增生所致尿潴留概况 [J]. 云南中医药杂志,2006,27(2):54–55.

27. 陈婷婷,夏滨祥 . 中医对尿失禁分虚、实论治的理法分析 [J]. 吉林中医药,2012,32(1):22–23.

28. 李龙骧 . 从虚痰瘀论治良性前列腺增生症 [J]. 河北中医,2012,34(4):567–568,590.

29. 张彦生 . 慢性前列腺炎患者的尿动力学研究进展 [J]. 中国综合临床,2010,26(6):668–669.

30. 陈思达,李静,李深情,等.生物反馈治疗慢性前列腺炎的应用与思考[J].中华男科学杂志,2016,22(1):57-62.

31. 米华,陈凯,莫曾南,等.中国慢性前列腺炎的流行病学特征[J].中华男科学杂志,2012,18(7):579-582.

32. 李曰庆.慢性前列腺炎临床研究应注意的几个问题[J].世界中医药,2007,01:32-33.

33. 李海松.中医男科疾病研究述评[J].中医杂志,2005,46(11):809-811.

34. 李兰群,李海松,郭军,等.慢性前列腺炎中医证型临床调查[J].中华中医药杂志,2011,03:451-454.

35. 吴春磊.中国人群中慢性盆腔疼痛症状与前列腺炎症的关系的流行病学研究[D].南宁:广西医科大学,2014.

36. 卢菁,郭海清.复方利多卡因乳膏对腹腔镜术后男性患者尿道痛及躁动的影响[J].齐鲁护理杂志,2013,19(20):152-153.

37. 赵玉仙.吲哚美辛栓治疗胸科术后男性患者尿道痛的临床观察[J].临床麻醉学杂志,2011,27(10):1023-1024.

38. 杨小燕.前列腺增生患者留置导尿后尿道疼痛及漏尿原因分析及护理对策[J].医学信息,2015,(10):211-212.

39. 孙旭震.留置尿管减轻尿道疼痛的护理措施[J].临床合理用药杂志,2014,7(4B):156.

40. 范长梅,梁晓兰,陈雪丽,等.盐水回注法对减轻留置尿管患者拔管时尿道疼痛的临床观察[J].中国医药指南,2013,11(27):142-143.

41. 马莉.盐酸利多卡因胶浆在无痛导尿术中的临床应用[J].中国当代医药,2014,21(2):110-112.

42. 高美丽,王桂红.手术患者留置尿管尿道舒适度影响因素的研究进展[J].中华现代护理杂志,2014,20(31):4031-4033.

43. 严泽承,王群红.蟾蜍煎汁治疗术后转移性睾丸胚胎癌1例[J].中医杂志.1984,(6):51.

44. 李曰庆,李海松,秦国政,等.慢性前列腺炎中医诊治专家共识[J].北京中医药,2015,34(5):412-415.

第十章　性功能障碍疾病

第一节 性欲亢进

【概述】

性欲亢进是指性欲过盛超过正常性交欲望,表现为频繁的性兴奋,性行为要求异常迫切,频次增加,表现为对性的不满足感。正常中青年人性生活频率,每周平均1~5次,新婚夫妇或夫妻久别重逢,频次稍有增加,属于正常。性欲的产生比较复杂,除了个体因素外,还受到文化背景、社会因素、心理因素的影响。人与人之间性欲的强弱各不相同;同一个体在不同年龄和条件下,其性欲程度也大不相同。一般来说,正常人性生活频率随年龄增长而逐步下降。

【西医病因病理】

引起性欲亢进的原因可分为器质性和功能性两类。前者包括下丘脑－脑垂体－性腺轴病变、肾上腺皮质功能亢进、睾丸肿瘤、甲亢等。功能性者可见于某些强迫症、躁狂症、精神分裂症及偏执性精神病,也可见于并无精神疾病,但具有潜意识心理变态的人。另外,药物因素,如长期使用促性腺激素类、睾酮类药物,毒品成瘾,均可引起性欲亢进。

【中医病因病机】

中医认为性欲亢进主要与心肝肾三脏有关。

1.心火亢盛　青壮年素体阳盛,性欲亢奋;或耽于酒色,泄欲不能;或操劳过度,劳伤心神,心火亢盛,耗伤阴津,心肾不交,而引发性欲亢进。

2.肝郁化火　青壮年思慕色欲,五志过极皆可化火,木火相煽,引起君火妄动,性欲亢进。

3.阴虚火旺　素体阴虚,恣情纵欲,手淫频繁,耗伤肝肾阴精,阴不制阳,君相火旺,而致性欲亢进。

【诊断要点】

1.表现为频繁的性兴奋或性行为要求异常迫切、过频、过强,同房时间延长;性冲动很难抑制,甚至见异性即有性兴奋,性交后不满足感,常有焦虑,失眠。

2.可有甲亢、内分泌失调、脑部外伤、肿瘤或精神疾病史,或服用某些特殊药物。

【鉴别诊断】

临床须与性欲旺盛鉴别。性欲旺盛是正常生理现象,但性欲亢进则是一种病理状态。有专家认为,性欲亢进可能跟基因有关,即它的发生有其生物学基础;性欲亢进的主要机制是性中枢兴奋过程增强,绝大多数由于精神心理失调或对性知识认识不足而产生的焦虑所导致。

1.阴茎异常勃起　是指在非刺激条件下引起的阴茎持续勃起,或性高潮后也不疲软,这种状态持续时间常达数小时,常伴有疼痛感。异常勃起可发生于任何年龄段,包括新生儿。年轻患者发病多数与镰形细胞病或肿瘤有关,老年患者大多为特发性。多发生在睡眠阴茎勃起时,一些发生在性行为时间过长后,属于一种急症,若处理不及时,可因局部淤血而坏死。

2. 性欲旺盛　多见于年轻力壮、精力旺盛之人,表现为一天能多次性交,特别是新婚燕尔或久别重逢,随着时间推移,这种性生活过频会变得克制,和谐。

【辨证论治】

1. 心火亢盛证

证候:青壮年素体阳盛,性欲亢奋,阴茎易勃起,性交频繁,心烦失眠,口干咽燥,小便短赤,大便干燥,舌红绛,脉数。

治法:清心宁神。

方药:黄连清心饮加减。

中成药:朱砂安神丸,乌灵胶囊。

2. 肝郁化火证

证候:性欲亢进,急躁易怒,面红目赤,口苦咽干或胸闷胁痛,舌红,苔薄黄,脉弦数。

治法:疏肝泻火。

方药:丹栀逍遥散加减。

中成药:丹栀逍遥丸,柴胡舒肝散。

3. 阴虚火旺证

证候:性欲亢进,阳强易举,五心烦热,盗汗,头晕耳鸣,腰膝酸软,小便黄赤,大便秘结。舌质红,苔少,脉细数。

治法:滋阴补肾。

方药:大补阴丸加减。

中成药:左归丸,知柏地黄丸。

【辨治要点】

基本病机:热扰心神为其基本病机,但火分虚实。实火者,火扰心神,性欲亢进,宜清心降火,方选黄连清心饮加减,常用药有黄连、生地、麦冬、竹叶、莲子心、远志、琥珀等;虚火者,肝肾阴虚,致君相火旺,方选大补阴丸,常用药有知母、黄柏、黄连、牡丹皮、生地、龟甲、生龙骨、生牡蛎、酸枣仁等。

【预防与调护】

1. 青春期性欲旺盛,须从心理上加以引导疏导,掌握正确的性知识或进行心理治疗。

2. 忌食辛辣刺激食物。

3. 避免接触色情刺激读物或影视作品,转移注意力。

4. 如服用抑制性欲的中西药物,宜暂不宜久,以免抑制过度,引起性欲减退。

第二节 性欲减退

【概述】

性欲减退,是指在有效的性刺激情况下,没有性交欲望或者厌恶房事,表现为对性生活要求明显减少的现象,持续至少 3 个月。

正常人的性欲要求常因各自的体质强弱和所处环境不同而有很大的差异。所以,判断性欲减退与否,只宜与自身以往的性欲做纵向比较,不宜与他人进行横向比较。患者大多既往性欲正常,因各种原因出现与年龄不相符的性欲减退或丧失。性欲减退往往与其他男科疾病互为因果,如勃起功能障碍、慢性前列腺炎等。

【西医病因病理】

西医学认为引起性欲减退的原因是多方面的,包括器质性的和精神心理性的,临床中最常见的引起男性性欲减退的因素还是非器质性因素。

器质性因素主要有卡尔曼综合征(常伴嗅觉异常)、克兰费尔特综合征(小睾丸症)、慢性活动性肝炎、肝硬化、库欣病、结核和生殖系统肿瘤等。或长期服用某些药物,导致性欲减退。

精神心理因素多与伴侣之间的感情、不良情绪、不良嗜好、药物、年龄、健康状况和居住环境等有关。长期性欲减退不但影响夫妻感情,而且往往是身体及精神状况的具体反映,所以要引起足够重视。另外,中老年已婚夫妇随着年龄的增长,精力体力的下降,性欲要求逐渐下降,是生理必然趋势,一般不认为是病态。

【中医病因病机】

1. **禀赋不足,肾精亏虚**　先天不足,天癸不充;或房劳过度,损伤肾气;或久病耗伤阴血;或年老体弱、脏腑亏损,命门火衰而不思房事。

2. **思虑过度,心脾两虚**　思虑过度,暗耗阴血致脾胃损伤,化源不足,肾气不充而致性欲减退。

3. **心虚胆怯**　素体虚弱,胆怯易惊,心胆气虚,进而畏惧房事,性欲丧失。

4. **肝气郁结**　夫妻感情不和,或情志抑郁,肝气不舒,肾阳不振而性欲低下。

5. **痰湿内阻**　素体肥胖,嗜食肥甘厚味,痰湿内生,气机不达而致性欲减退。

【诊断要点】

1. 表现为性欲突然降低,有正常强度性刺激亦无性欲。

2. 性生活主动性差,表现为被动应付,与其年龄和健康状况不符。

3. 内分泌检查可发现雄激素水平下降,雌激素或催乳素升高,如垂体病变、甲减、肝硬化等。

【鉴别诊断】

1. **勃起功能障碍**　两者均属于男性性功能障碍范畴,但程度不同,勃起功能障碍程度相对较重,多虽有性交欲望,但勃起困难,难以完成性生活。性欲减退多有无性交欲望的勃起,能完成性生活。

2. **性厌恶**　是患者对性活动或性活动思想的一种持续性憎恶反应。想到会与伴侣发生性关系,就产生强烈的负性情绪,由于极度的恐惧或焦虑,个体会回避性活动。男女均可罹患,但以女性为多。而性欲低下属于对性行为缺乏兴趣,并无对性生活的恐惧或焦虑。

【辨证论治】

1. 肾阳不足证

证候:性欲淡漠,伴面色㿠白,腰膝酸软,畏寒肢冷,头晕耳鸣,小便清长,夜尿多,舌淡苔白,脉沉弱。

治法:温补肾阳。

方药:赞育丹加减。

2. 肾精亏虚证

证候:性欲淡漠,伴见精神倦怠,肢体乏力,头晕,心烦,自汗或盗汗,遗精,口干舌燥,舌红少苔,脉细数。

治法:补肾填精。

方药:左归丸加减。

3. 肝气郁结证

证候:性欲低下,伴胸胁苦满,不思饮食,情绪低落,善太息,头晕失眠,焦虑易怒,舌黯苔少,脉弦。

治法:疏肝解郁。

方药:逍遥散加减。

4. 心脾两虚证

证候:性欲低下,伴失眠健忘,心虚胆怯,面色无华,头晕神疲,食欲不振,大便稀溏,舌淡,脉细弱。

治法:补益心脾。

方药:归脾汤加减。

5. 痰湿内蕴证

证候:性欲下降,伴形体肥胖,痰涎壅盛,胸闷纳呆,肢体困重,小便黄,苔黄腻或白腻,脉滑。

治法:理气化痰。

方药:二陈汤加减。

【辨治要点】

1. **筛查睾酮水平**　睾酮是男性性欲的生理基础,临床中对于性欲低下的患者,要常规查男性激素水平,评估睾酮水平,如果明确存在睾酮水平低下,没有药物禁忌证,要补充睾酮治疗。

2. **重视心理因素**　影响性欲的因素众多,其中精神心理占重要地位,因此要重视心理治疗。改善夫妻性生活关系,改变对性生活的错误认知,在医生指导下,开展性感集中训练,增进夫妻情感,达到良好的性生活体验,增强信心,患者性欲往往能明显好转。

3. **关注性功能**　男性性心理比较脆弱,一旦出现阳痿、早泄等性功能障碍,甚至只是一次不和谐、不理想的性生活,都可能会导致男性性自信下降,出现逃避性生活的现象,进而表现出一种假性性欲低下。因此临床中要关注男性的性功能问题,这类患者,只要性功能改善,逐步恢复性自信,性欲自然恢复正常。

【预防与调护】

1. 夫妻之间应关心体贴,一方患该病,另一方要给予鼓励和安慰,努力建立起和谐的夫妻性关系。

2. 学习性知识,夫妻性生活中交流彼此感觉,改善性体验。

3. 注意饮食调理,可以同时药食并用。选择具有补肾填精作用的海参、麻雀、鸽肉、骨髓、甲鱼等,辅助治疗。

第三节 阳痿

【概述】

阳痿是男科的常见病、多发病,属于男性性功能障碍的一种。由于"阳痿"一词被认为带有一定的歧视意义,该诊断可能给患者带来一定的心理压力而影响其就诊或治疗,故现在统称为勃起功能障碍(erectile dysfunction,ED)。1993 年美国国立卫生研究院将 ED 诊断定义为:阴茎持续至少 6 个月不能达到和维持充分的勃起以获得满意的性生活。研究显示,随着年龄的增长,ED 的发病率逐渐增高,全球约有 1.5 亿男性受 ED 的困扰,预计到 2025 年全球 ED 患者将超过 3.2 亿,我国城市男性的 ED 总患病率为 26.1%,而 40 岁以上男性 ED 的患病率为 40.2%~73.1%。勃起功能障碍按其程度可以分为轻、中、重三度,按其病因可以分为心理性勃起功能障碍、器质性勃起功能障碍、混合性勃起功能障碍三大类。

中医对阳痿的认识较早,本病最早见于《内经》,称为"阴痿""阴器不用""筋萎"。《武威汉代医简》将本病归于男子七伤之中。《诸病源候论》认为该病由肾虚不荣阴器而致。《丹溪手镜》则将本病责之"肝热",《医学准绳六要》将其责之于"精怯",《医学纲目·肝胆部》认为是"耗散过度,伤于肝经"。明代医家张介宾在《景岳全书·杂证谟》中最先使用"阳痿"病名,并将阳痿作为一个独立的病证列出,对此病论述最详。其后,《医镜》《辨证奇闻》《临证指南医案》等对本病均有论述。历代医家对于阳痿一病的论述较为全面,治疗经验也相当丰富,但各家论述和治疗又有偏颇和不足之处。

【西医病因病理】

按阳痿的病因可分为心理性和非心理性,以往认为心理性阳痿占本病的 90% 以上,但随着实验研究和检查手段的不断深入和完善,器质性 ED 的比例逐渐增多,据国外研究人员统计,器质性 ED 的比例已达到 60%,但需要注意的是,器质性 ED 的患者往往伴有不同程度的精神心理因素。除此之外,某些药物也可以导致 ED 的发生。

1. 心理性 ED 多因夫工作压力较大,夫妻感情不和,家庭矛盾、纠纷、离异等因素而产生忧郁、焦虑、恐惧情绪,或因初次性交失败(新婚 ED),思想压力过大,使大脑皮质对性兴奋抑制过强,而导致阳痿。

2. 血管性 ED

(1)动脉性 ED:髂内动脉 – 海绵体动脉 – 螺旋动脉树的硬化或外伤性阻塞能降低海绵体灌注压和血供减少,而阴茎勃起需要阴茎动脉血流明显增加。因此,任何动脉血管疾病都影响血流速度增加,使阴茎海绵体供血不足都可以导致 ED 发生。常见的血管疾病有冠心病、心肌梗死、动脉粥样硬化及高血压等,临床也证实随年龄增加,动脉粥样硬化加重,其 ED 发病率也上升。

(2)静脉性 ED:海绵体静脉闭锁不全是血管性 ED 常见病因。静脉闭锁不全可由白膜退化改变、纤维弹性结构改变、小梁平滑肌松弛缺陷和静脉分流等病理生理过程引起。

3. 内分泌性 ED 许多内分泌方面的疾病与 ED 的发生密切相关,如:性腺功能低下,高催乳素血症,甲状腺功能亢进与减退,糖尿病,皮质醇增多症,肾上腺功能低下,女性化肿瘤等。

4. 神经源性 ED 任何影响大脑、脊髓、海绵体和阴茎神经功能的疾病都可以引起 ED。如:帕金森病、脑卒中、脑炎、颞叶癫痫、脑瘤、阿尔茨海默病等。另外,脊髓损伤的性质、部位、程度也与勃起功能的状况有密切关系,95% 的高位截瘫患者有反射性勃起,而仅有 25% 的低位损伤者有反射勃起。

5. 药物性 ED 临床上许多药物都能够引起 ED,但具体机制尚不明确,一般可能干扰神经中枢的内分泌功能或影响阴茎平滑肌血管或神经的药物可导致 ED。如:部分抗高血压药物、抗前列腺增生症药物、抗抑郁药、抗雌激素药等。

6. 其他病因性 ED　阴茎解剖或结构异常,如小阴茎、阴茎弯曲等可能导致 ED。肿瘤患者常因焦虑、抑郁或因肿瘤伴随疼痛、发热等症状,以及部分肿瘤能分泌激素从而影响内分泌代谢导致 ED。慢性肾功不全可致性腺功能失调致 ED。阻塞性睡眠呼吸暂停低通气综合征进一步引起间歇低氧血症和睡眠片段化,长期可导致机体多个靶器官的损害,如高血压、缺血性心脏病、脑卒中等,而这些也是 ED 的原发危险因素,提示两者之间在发病上可能存在一定的联系。

7. 混合性 ED　ED 大多是多种疾病不同病理过程中的一种表现,即 ED 可由一种或多种疾病和其他因素引起。常见的如糖尿病、高血压、心脑血管疾病、外伤、手术损伤等原发疾病,以及药物、生活习惯、社会环境因素等。各种疾病及致病因素通过各自不同的或共同的途径导致 ED 的发生。

【中医病因病机】

古代医家论治阳痿一病多责之于肾,认为肾虚在阳痿的发病中起重要作用,辨证多为肾阳虚衰,常用补肾壮阳之法治之。如隋代巢元方在《诸病源候论·虚劳病诸候》中提出:"肾开窍于阴,若劳伤于肾,肾虚不能荣于阴器,故痿弱也。"认为阳痿属于虚劳之候,肾虚不荣为发病主因。明代张介宾在其著作《景岳全书·杂证谟·阳痿》中记载:"凡男子阳痿不起,多由命门火衰,精气虚冷;或以七情劳倦,损伤生阳之气,多致此证",认为房劳、惊恐伤肾,肾之阳气亏虚是阳痿发病的主要原因,并指出:"火衰者十居七八,而火盛者只有之耳。"清代林珮琴所著《类证治裁·阳痿论治》言:"伤于内则不起。故阳之痿,多由色欲竭精,或思虑劳神,或恐惧伤肾"。

但随着社会环境的变迁,人们的生活水平不断提升,医学知识的大力普及以及现代中医对阳痿病因病机的深入研究,多数医家认为房劳伤造成的肾虚已不再是阳痿发病的主要原因。很多人由于生活和工作压力较大,容易产生抑郁、焦虑等不良情绪,长期不能得到排解,日久郁怒伤肝,肝失疏泄条达;或过食辛辣肥甘厚腻,伤及脾胃,内生痰浊、湿热、瘀血等病理产物。因此,阳痿的病因也由虚证因素向实证因素发生了转化,病机中虚寒证逐渐减少,实热证逐渐增多。阳痿的病机已转变成以肝郁、血瘀、湿热、肾虚为主的病理变化。其中,"湿热、痰浊常作为疾病的启动因素,肝郁为病理特点,肾虚为变化趋势,而瘀血阻络则贯穿疾病始终。"

从病位来看,阳痿的发病与心、肝、肾、脾四脏功能失调密切密切相关。心居上焦,为神明之主,所行房事受心神支配,君火为欲念所动,则心气下行于肝肾,肝肾相火起而应之,心肝肾协同作用,阳道自然振奋。喻昌在《医门法律·一明络脉之法》中提到"心为情欲之府"。若心气虚,神用不专导致阳痿,或思虑无穷,精神内伤或痰热扰心,均可影响心神下交肝肾而导致阳痿。肝为刚脏,性喜条达,主疏泄,通气机;肝主宗筋,为"罢极之本",前阴为宗筋之所聚,《灵枢·经脉》云:"肝者筋之合也,筋者聚于阴气。"若肝血亏虚,血不归肝,则阴茎疲惫而松弛;情志失调,肝气郁结,则宗筋失用;若肝经湿热下注,阻遏肾气,宗筋则弛缓不收。肾藏精,主生殖及前后二阴,肾精充足,可司作强,伎巧出焉。若房事不节,纵情肆欲,肾精亏虚,阳气不化,则命门火衰,精气虚冷而阳事不振,或因肾阴亏损,化源不足,精力疲惫而终致阳痿。脾居中焦,主运化水谷,为气血生化之源,宗筋聚于阳明。宗筋得脾胃气血温煦濡养,方能强而有力。若脾胃失运,中气不足,化源不足,则宗筋失用。《临证指南医案·阳痿》云:"阳明虚则宗筋纵,盖胃为水谷之海,纳食不旺,精气必虚,况男子外肾,其名为势,若谷气不充,欲求其势之雄壮坚举,不亦难乎?"

因此,阳痿基本病机多与心肝脾肾四脏功能失调,造成气血阴阳亏虚,内生湿热、痰浊、瘀血阻络,密切相关。此外,阳痿的发病尚与先天禀赋不足,年高体衰,鳏夫孤居或夫妻长期两地分居,久旷房事有关。青年时期以肝郁、血瘀等实证为主,中年时期多见肝郁、湿热、血瘀之候,年老后则虚实夹杂证为主,虚多实少。

1. 瘀血阻络 肝郁、湿热、肾虚日久导致瘀血阻滞阴茎脉络,或体弱气虚血行不畅,或阴部有跌仆损伤、金刃所伤史,引起气血瘀阻阴茎,宗筋失养,脉络不通,导致阴茎痿软不用。《张聿青医案·阳痿》言本病"皆由络隧之中,为湿所阻,则无形之气、有形之血不能宣畅流布"所致。

2. 肝气郁结 《杂病源流犀烛·前阴后阴病源流》云:"又有失志之人,抑郁伤肝,肝木不能疏达,亦致阴痿不起"。情志不畅,多愁善感,或郁怒伤肝,肝气郁结,肝木不能疏泄条达,宗筋失养而痿软不用。

3. 肝胆湿热 过食肥甘厚味,酿湿生热,或外感湿热之邪,内阻中焦,郁蒸肝胆,下注宗筋,致使宗筋弛纵不收发生阳痿。

4. 肾阳亏虚 房事不节,恣情纵欲,肾精亏虚,阴损及阳;或元阳不足,素体阳虚,致命门火衰,精气虚冷,阳事不兴而渐成阳痿。《医述·杂症汇参·阳痿》引王节斋论:"经曰:肾为作强之官,伎巧出焉:藏精与志者也。"

5. 惊恐伤肾 房事之中突发意外,卒受惊恐,恐则气下;或初次性交时惧怕不能成功,顾虑重重;或未婚做爱,担心女方怀孕等,均可导致阳痿不举。如张介宾所言:"阳旺之时,忽有惊恐,则阳道立痿,亦其验也"。

6. 心脾两虚 思虑过度,劳倦伤心,致心气不足,心血亏耗,神用不专,或大病久病之后元气大伤,气血两虚,形体衰弱,宗筋痿软,阳事不兴。《景岳全书·杂证谟·阳痿》说:"凡思虑焦劳忧郁太过者,多致阳痿。盖阴阳总宗筋之会……若以忧思太过.抑损心脾,则病及阳明冲脉……气血亏而阳道斯不振矣。"

【诊断要点】

勃起功能障碍的主要症状为不能达到和维持充分的勃起以获得满意的性生活,并持续至少6个月。因此,对本病的诊断应从病史、临床表现、体格检查、实验室和影像学检查几方面进行全面细致的评估,还因从心理学、神经病学、血管外科学及内分泌学等领域内对本病进行全面的分析和评价。

1. 病史分析 详细了解患者的病史,对ED的诊断和鉴别诊断有着重要的意义。如询问ED的病程,严重程度,如何发病和进展情况,是间断还是持续发作,在什么情况下能会加重,勃起硬度、角度,能维持多长时间,有无夜间勃起或晨勃;同时追溯患者既往有无精神创伤,是否患过冠心病、糖尿病、脑卒中(包括腔隙性脑梗死),以及其他慢性病如动脉粥样硬化、高血压、高脂血症、慢性前列腺炎、睾丸炎、附睾炎或精囊炎;有无施行过盆腔手术、绝育手术等,有无外伤史,既往用药史,有无手淫习惯、吸烟或酗酒嗜好,家庭教育方式,与配偶的感情如何等,都十分重要。

2. 临床表现 男性有正常性欲,受到女方有效性刺激,阴茎不能勃起或勃起不坚,勃起时间短促,很快疲软,以致不能进行与完成性交,获得满意的性生活,并持续6个月以上。本病须除外精神紧张或工作劳累引起暂时的性功能障碍。本病常伴有神疲乏力,腰膝酸软,畏寒肢冷,或失眠多梦,抑郁焦虑,胆怯多疑,或小便不畅,滴沥不尽等症。

3. 体格检查 体格检查应突出乳房、神经系统、睾丸及外生殖器方面的检查。注意患者的第二性征发育情况(如有无睾丸、睾丸的大小和质地;阴茎有无畸形、包茎、龟头炎、包皮炎)及有无男性乳房发育和乳头分泌;注意肛门括约肌的张力,以了解球海绵体反射是否正常;注意下肢有无感觉减退、运动障碍、异常深腱反射或异常巴宾斯基反射,以排除任何明显的神经异常;是否做过包皮手术;观察尿道外口的位置,仔细触摸阴茎海绵体有无硬结或阴茎弯曲等。

4. 实验室及辅助检查 西医学认为阳痿有功能性与器质性之别,除常规检查尿液、性激素外,还可做夜间阴茎勃起试验(NPT);或进行阴茎多普勒超声、阴茎动脉测压、阴茎海绵体内注射试验(ICI)、阴茎海绵体造影等检查,确定有无阴茎血流障碍。此外,还需要查肝肾功、血糖、甲状腺功能排除相关疾病。

【鉴别诊断】

1. 早泄 阴茎勃起正常,但射精快,一般性交时间不足1分钟精液即排出,甚至阴茎尚未插入阴道即泄精。

2. 性欲低下 性欲低下指男性的性交欲望降低,性交次数减少,也可间接影响阴茎的勃起,但在性生活时阴茎却能正常勃起。

3. 阳缩 多突然发病,以阴茎抽痛,伴少腹拘急,疼痛剧烈,畏寒肢冷为主要表现,也可以影响性交。但阳痿的特点是阴茎疲软,不能勃起,不出现阴茎内缩、疼痛等症。

【辨证论治】

1. 瘀血阻络证

证候:多有动脉硬化、糖尿病或阴部外伤及盆腔手术史,以致瘀血阻络,阳事不兴或勃起不坚,性欲淡漠;或有固定刺痛,或见紫斑、肿块,或见出血色黯,舌紫黯或有瘀斑、瘀点,脉沉涩或弦涩。

治法:活血化瘀,通络振痿。

方药:桃红四物汤加减。

中成药:活血通脉胶囊、前列通瘀胶囊等。

2. 湿热下注证

证候:阴茎痿软,阴囊潮湿,瘙痒腥臭,睾丸坠胀疼痛;小便色黄,尿道灼痛,胁腹胀闷,肢体困倦,泛恶口苦;舌红苔黄腻,脉滑数。

治法:清利湿热。

方药:萆薢渗湿汤加减。

中成药:龙胆泻肝丸、四妙丸、癃清片等。

3. 肝气郁结证

证候:阳事不兴,或举而不坚;心情抑郁,烦躁易怒,咽干口苦,胸胁胀满,善太息;舌淡红,苔薄白,脉弦。

治法:疏肝解郁。

方药:逍遥散加减。

中成药:舒肝颗粒、柴胡舒肝颗粒、逍遥颗粒等。

4. 心脾两虚证

证候:阳痿不举;伴有心悸,失眠多梦,神疲乏力,面色少华,食少纳呆,腹胀便溏;舌淡红,苔薄白,脉细弱。

治法:补益心脾。

方药:归脾汤加减。

中成药:归脾丸、人参养荣丸等。

5. 惊恐伤肾证

证候:阳痿不振;心悸易惊,惊惶不定,胆怯多疑,夜多噩梦,遗精滑泄,二便失禁,常有被惊吓史;苔薄白,脉弦细。

治法:益肾宁神。

方药:启阳娱心丹加减。

中成药:乌灵胶囊、安神定志丸等。

6. 命门火衰证

证候:阳事不举,或举而不坚,精薄清冷;神疲倦怠,畏寒肢冷,腰膝以下尤甚,面色㿠白或黧黑,头晕耳鸣,腰膝酸软,小便清长,夜尿频多,舌淡胖,苔薄白,脉沉细弱。

治法:温肾助阳。

方药:右归丸加减。

中成药:右归胶囊、复方玄驹胶囊、强肾片等。

【西医治疗】

1. 5 型磷酸二酯酶(PDE₅)抑制剂　PDE₅ 抑制剂使用方便、安全、有效,易被多数患者接受,目前作为治疗 ED 的首选疗法。目前常用的 PDE₅ 抑制剂包括西地那非(万艾克)、伐地那非(艾力达)和他达拉非(希爱力)。3 种 PDE₅ 抑制剂药理作用机制相同,口服后有足够性刺激才能增强勃起功能,对 ED 患者总体有效率 80% 左右。近年有研究表明,PDE₅ 抑制剂长程治疗可改善血管内皮功能,提高血管弹性,有助于促进患者勃起功能"正常化"。迄今为止,还没有多中心双盲或三盲的比较三种药物的研究。应让患者了解各种药物的效果(短效或长效)和可能出现的副作用。以患者性交的频率和医生个人的经验来决定使用哪种药物。

2. 雄激素　各种原因所致的原发性或继发性性腺功能减退症患者往往合并 ED,对此类患者给予雄激素治疗除可增强性欲,亦可改善勃起功能。睾酮水平较低的 ED 患者,雄激素补充治疗能改善初次对 PDE₅ 抑制剂无反应患者的勃起功能,与 PDE₅ 抑制剂合用有一定增效作用。用于 ED 治疗的雄激素主要有:十一酸睾酮胶丸、注射剂和贴剂等。

3. 海绵体内注射　对于口服药物治疗无效的 ED 患者,可以采用海绵体内注射疗法,其有效率高达 85%。常用的注射药物有前列地尔、罂粟碱、酚妥拉明等。

4. 真空勃起装置　真空装置通过负压将血液吸入阴茎海绵体中,然后在阴茎根部套入缩窄环阻止血液回流以维持勃起。该方法适用于 PDE₅ 抑制剂治疗无效,或不能耐受药物治疗的患者,尤其适用于偶尔有性生活的老年患者。不良反应包括阴茎疼痛、麻木、射精延迟等。

5. 阴茎静脉漏手术　阴茎静脉漏的手术治疗静脉闭塞功能障碍(静脉漏)性 ED 的血流动力学基本明确,但是较难鉴别功能性异常(平滑肌功能障碍)和解剖结构缺陷(白膜异常)。目前,对于静脉闭塞功能障碍性 ED,没有明确的标准化诊断程序,随机对照的临床研究结果并不充分,其手术的有效性尚待待验证。

6. 阴茎动脉重建术　血管性 ED 的手术治疗已经有 30 多年的历史,手术方式多种多样,但是由于选择标准、疗效评价并未统一,其效果尚存争议,而显微外科技术的应用也未实现标准化,仅作为可选择的方法之一。

7. **阴茎假体植入**　适应证:口服药物及其他治疗无效的患者;不能接受或不能耐受已有治疗方法的。阴茎假体通常可分为2种类型,非膨胀性和可膨胀性。非膨胀性假体通常也指半硬棒状柱体。非膨胀性阴茎假体适合于严重肥胖或不能灵活操作者,或难以负担可膨胀性假体费用者,以及性交频率较低的老年人。可膨胀性假体适合于年龄较轻、社交活动多、性生活频繁的患者,或阴茎硬结症患者,二次假体植入者,以及合并神经病变的患者。阴茎假体通常通过三种路径植入:冠状沟下、耻骨下和阴茎阴囊交界部,路径的选择通常由假体类型、患者解剖条件、手术史和术者习惯决定。

【辨治要点】

1. **基本病机**　基本病机为瘀血阻络。阳痿病机虽然有血瘀、肾虚、肝郁、湿热等不同,但一般来说,湿热为启动病机,常兼夹合并存在;肝郁为病机特点,发病过程常伴有肝郁,但中老年可不存在;肾虚为病机趋势,但未婚新婚者不一定必备;血瘀为病机核心,阳痿必备因素,贯穿疾病始终。

2. **明辨病位**　病位在宗筋。阴茎的勃起主要受宗筋控制,但阳痿的发生与多脏腑的功能失调密切相关,故其病位在宗筋,涉及多个脏腑。因郁怒等情志所伤者,病位涉及肝;猝然惊恐或长期处于慢性惊恐者,其病位多涉及胆、肾;湿热内盛者,常困阻中焦,伤脾碍胃,又能聚于肝经,下注宗筋;纵欲过度、房劳损伤、命门火衰者,则病位涉及肾。故临床上可单一脏腑发病,亦可累及多个脏腑经络。

3. **分清虚实**　本病有虚实之分,肝郁气滞、湿热下注、痰浊阻络者属实证;肾阳亏虚,命门火衰,心脾气血两虚则属虚证,但无论虚实均应考虑瘀血阻络因素,以活血化瘀,通络起痿为基本治则。另外,按发病年龄划分,青壮年男性多见肝郁血瘀,本质上肾虚不明显,但常因偶然状态不佳或新婚过度紧张,勃起功能未达到理想程度而出现较重的抑郁、焦虑情绪,常以"疏肝解郁活血"之品为主治疗此类 ED;中年男性多见湿热瘀血,因嗜酒无度,喜食肥甘,临房痿而不举,举而不坚,并有局部湿热明显,伴有排尿不适,灼热疼痛等症,常以"清热利湿活血"之品为主治疗此类 ED;中老年男性多见肝肾亏虚,不能濡养宗筋,性欲下降,同房频率减少,临房痿而难举,举而不坚,常伴有乏力、尿频(或小便不利)、筋骨痿软、腰膝痹痛、舌质黯淡、苔面水滑感等表现,常以"补肾助阳,活血化瘀"之品为主治疗此类 ED。

4. **重视瘀血**　无论肝郁、湿热、痰浊或是肾虚等病理因素都可以导致阴茎气血运行不畅,甚或瘀血阻滞于阴茎脉络,阴茎失去气血濡养则难以奋起,气滞血瘀,既可阻塞精道使其不通,又可阻碍血液的运行与化生,日久引起络风内动,而成阳痿之症,故瘀血在 ED 的发病过程中既是病理产物,也是致病因素。因此,ED 的核心病机是"瘀血阻络,络风内动",多表现为阴茎痿软不用,病情时好时坏,发病突然而善行数变,治疗时应"从瘀、从络、从风"论治阳痿,以"活血化瘀,通络息风"为基本治则,同时针对不同兼夹证候佐以疏肝、清热、利湿、化痰、益肾等方法。

5. **整体辨证**　治疗上应牢记整体辨证。阳痿虽然是一个局部症状,但究其内因往往牵涉到全身多个系统,许多患者的 ED 症状是其基础疾病的并发症;此外,ED 的出现常涉及夫妻双方的感情问题,甚至影响家庭幸福,无论何种 ED 都会有心理上的较大波动,产生不良情绪且难以排解倾诉。因此,应当将 ED 作为一个反映男性健康的窗口看待,重视局部症状与全身健康的关系,以及身体疾病与心理问题的关系,治疗应"整体辨证,身心同治,男女同调",分清标本主次,先后缓急,采取个体化的治疗方案。注重通过有效的沟通来调整患者的心理状态,帮患者走出疾病痛苦的阴影。治疗目的不仅仅在于阴茎勃起功能的恢复,保持和谐的性生活才是终极目的。

6. 沟通技巧 通过大量临床研究可以发现多数 ED 患者都对疾病的认识不足,缺乏对勃起的自信心,并且在治疗的过程中存在不按医嘱和疗程用药的现象,这对于医生的治疗和疗效评价产生了不小的影响。因此,对于 ED 患者,在就诊之初就应该明确告知患者如下:"①阳痿是可以治疗的;②部分患者是可以临床治愈的;③阳痿是不能除根的;④自信是疗效的前提;⑤疗程是疗效的保障。"通过这五句话,使患者正确认识阳痿,消除误区,增强治疗信心,提高依从性。

7. 计划治疗 阳痿的治疗是一个长期的过程,需要有计划、按疗程的治疗。因此,在阳痿患者就诊之初,应根据患者的病情轻重及其特点制定治疗方案,进行有计划、按疗程、逐步推进的治疗。①疗程要有计划。目前一致认为 ED 治疗的短期目标是恢复勃起功能,长期目标是建立性自信。ED 的疗程至少需要三个月。在治疗之初,以恢复勃起功能为主要目标。随着疗程推进,勃起功能逐步恢复,要在巩固勃起功能的同时,以帮助患者建立性自信为目标。②药物使用要有计划。PDE$_5$ 抑制剂是治疗 ED 的一线药物,此类药物的使用要有计划,早期以按需服用和小剂量长期服用(推荐他达拉非)为主,随着勃起功能的逐步改善,改为小剂量长期服用为主,后期根据病情改变有计划的减量,直至停药。

8. 身心同治 男性性心理非常脆弱,只许成功不许失败是男性对自己性功能要求的典型心理特征。一旦男性出现性功能障碍,其负面的心理情绪会长期困扰着他,而勃起功能障碍患者表现得更为明显。因此,ED 患者普遍存在心理压力大、性自信下降、焦虑抑郁等精神障碍的表现。在对 ED 患者进行治疗的时候,恢复勃起功能是首要的,通过勃起功能的恢复使其逐步建立性自信,解除过大的心理压力和焦虑抑郁等负面情绪。另外,心理疏导必不可少。ED 会导致男性负面情绪的出现,而负面情绪的长期困扰也会加重 ED 的发生,不利于ED 的治疗和恢复。所以,对 ED 患者采取相应的心理疏导方法显得尤为重要。

9. 性命双修 ED 不仅仅是局部血管病变引起的一个迟发结果,现在人们开始认为 ED是全身广泛血管疾病的一个早期表现,即 ED 是血管疾病的一个预警信号。大量流行病学研究显示 ED 与高血压、心脑血管病、糖尿病、高脂血症等有密切相关性。因此,对于中老年ED 患者,在临床关注勃起的同时,要重视 ED 对全身血管疾病的预警作用,积极筛查心脑血管疾病等。另外,对于 ED 伴有心脑血管病、糖尿病等疾病的患者,要强调积极治疗 ED 及伴随疾病是互惠互利的。高血压、心脑血管病、糖尿病等伴随疾病的积极治疗可以显著提高ED 治疗的有效率,而积极的治疗 ED 尤其是使用血管扩张药物或者活血化瘀通络中药有益于心血管疾病的预防与治疗。

【研究进展】

1. 中医证候学研究进展 历代医家多认为阳痿由肾虚导致,与劳欲过度有关。治疗上也以温燥的补肾壮阳药为主。但随着社会的快速发展,工作压力的增加,饮食结构和生活方式的改变,现代人的体质类型已经发生变化,准确地说是人体的内伤基础发生了明显的变化,肾虚特别是肾阳虚逐渐减少,而血瘀、湿热、痰浊、肝郁等证候呈增多趋势。

临床诊疗的过程中发现,阳痿的基本病机是"瘀血阻络,络风内动",表现为多突然发病,与情绪波动密切相关;阴茎痿软不用,时好时坏;其发病特点符合风邪"善行而数变"的特点。通过比较发现阳痿在临床表现、病因病机、现代研究以及治疗策略上都与"心、脑中风"本质更加相似,只是部位不同,据此提出了"阴茎中风学说",从而进一步将将局部症状与整体健康相联系,将男科专病与内伤杂病相联系,延伸了阳痿在疾病预防、疗效评价中的意义。主张"阳痿从瘀、从络、从风论治",治疗应以"活血化瘀,通络息风"为主,佐以疏肝、清热、利湿、化痰、益肾等方法,临床疗效可观。

以活血化瘀药物为主的"通络熄风起痿汤"与补肾益阳为主的"苁蓉益肾颗粒"进行疗效对比。结果显示,相较传统的补肾益阳中药试验组疗效显著提高,总有效率可达87.3%(其中对照组总有效率为61.2%),试验组治疗后较治疗前,试验组与对照组(苁蓉益肾颗粒)相比勃起功能评分(IIEF-5)、中医证候评分均有明显改善($P<0.05$),同时试验组在缩短起效时间和停药后疗效维持上作用明显。

2. 中药治疗学研究进展 现代药理学在完善中药治疗阳痿的机制研究方面发挥了巨大作用,除发现传统治疗 ED 的补益中药(如淫羊藿、巴戟天、人参、刺五加、蛇床子)大多具有兴奋神经中枢、性激素样及促性腺激素样作用外,还发现治疗阳痿常用的水蛭、蜈蚣、土鳖虫、九香虫、地龙等虫类活血药多能降低血液的流变性、全血黏度和血浆黏度,加速微循环血流,改善血管阻塞状态,改善血管内皮功能,从而增加阴茎海绵体血流量,促使阴茎充分勃起,从药理学角度证实虫类药可活血化瘀,通络息风起痿。

3. 基础研究进展 阳痿发生的病理基础与血管内皮功能紊乱受损密切相关,冠心病、糖尿病等皆是通过影响血管内皮功能而导致阳痿的,而通过改善血管内皮功能的治疗方法能够改善阴茎勃起功能。Foresta 等研究发现,阴茎血管内皮损伤引起的 NO 减少、利用率降低是引起 ED 的常见因素,内皮功能障碍存在于不同程度的 ED 患者中。此外研究表明,ED 患者血液大多呈高凝状态,血液较正常人黏稠,局部血流缓慢,微循环障碍,组织缺氧,活血化瘀法可改善血管壁的活性和弹性。

许多导致血管内皮损伤的诱因,诸如高血压、糖尿病、高脂血症等多种疾病以及过量吸烟、缺乏运动等不良生活方式都是 ED 与心、脑血管疾病的共同危险因素。国外学者提出,大约 50% 的 ED 患者均存在不同程度的全身血管性病变,并认为 ED 可能不是衰老的标志,而是心血管疾病的信号。Cheitlin 甚至认为 ED 是无特征性临床表现的血管疾病的早期症状之一,Jackson 更进一步指出 ED 是预防某些血管疾病的时机窗。

同时,大量研究表明,中医的血瘀证与血管内皮损伤有密切关系,并指出血管内皮功能紊乱,即血瘀的病理变化。上述研究反应出血管内皮损伤后引起的反应是诱发瘀血阻络的本质,不仅是脑中风、"心脏中风"的致病因素和病理产物,同时也是 ED 发生的重要病理基础。

4. 阳痿从络论治 古代医家多数认为阳痿的发病原因是多方面的,但绝大多数认为阳痿发病只与肾有关或肾在发病中起主要作用,肝、脾胃功能障碍及湿、郁火也是其因。随着社会的发展变迁,人类生活环境的改变,饮食结构调整,阳痿的发病规律也发生了改变。现代中医学对阳痿发病学的认识逐渐深化并呈多样化,突破了传统以阳痿病位在肾及病性多虚、多寒为主流的围剿,认识到五脏功能失常均可导致阳痿的发生,有虚证也有实证,有寒证也有热证,有阳虚也有阴虚,情志不畅、血瘀、痰湿、热等已成为当今阳痿发病的主要原因。其基本病机可以概括为肝郁肾虚,湿热血瘀。其中血瘀在阳痿的发病中占有很重要的地位。

《证治概要》指出"阴茎以筋为体,宗筋亦赖气之血涌,而后自强劲有力"。阴茎在气的推动下受血而振奋,阳兴用事,若气血运行障碍,则阴茎血少而难充,或真阳难达阴茎以致其势难举。《张聿青医案·阳痿》又言阳痿"皆由络隧之中,为湿所阻,则无形之气、有形之血不能宣畅流布"。肝郁、湿热、肾虚等因素都可以导致阴茎气血运行不畅,甚或瘀血阻滞于阴茎脉络,阴茎失去血液濡养则难以奋起,气滞血瘀,既可阻塞阳道使其不通,又可阻碍血液的运行与化生,而成阳痿之症,血瘀可以看做阳痿的终极病机。

络脉隶属于经络系统,具有支横别出,逐层细分;络体细窄,网状分布;络分阴阳,循行表里的特点。在组织结构方面:由阴茎动脉、海绵体窦、阴茎静脉形成的纵横交错、自由交通血管网络与络脉中血络的组织结构极其相似。在气血运行方面:络脉具有气血运行缓,面性弥散,末端连通,双向流动的特点,阴茎疲软时只有少量血液经过,维持基本的营养供给。络脉又有满溢贯注的特点,阴茎勃起时血液涌入海绵体,维持阴茎的勃起状态。在病理变化方面:络脉具有易滞易瘀,易入难出,易积成形,病理特点,这与多种难治性包括 ED 在内的血管病变中的病理状态相一致。近年来,有学者提出"脉络 - 血管系统病"和"气络 - 神经 - 内分泌 - 免疫(NEI)"网络概念。上述理论指出络脉系统包括运行血液的脉络和运行经气的气络,前者与阴茎螺旋动脉、海绵体动脉具有同一性,后者则与调控勃起的 NEI 网络高度相关。基于气血相关的中医理论特色,气血可分不可离,气为血之帅,气络病变可引起脉络舒缩功能及血液运行障碍。阳痿的发病早期多与气络病变相关,此时病变相对较轻,治疗也相对较为容易,气络病变久而不愈侵及血络,造成气血同病,此时的治疗相对比较困难。"气络 –NEI"网络概念的提出进一步使我们从更广泛的视角去认识神经、内分泌、免疫各系统及其调控失常对阳痿的影响。由此可见络脉的发病与 ED 的发生有着密切联系,值得我们更深一步的挖掘。

"络主血",血液运行于络脉中,故血瘀与络脉关系密切。任何原因导致的络脉郁滞、络脉空虚以及络脉损伤均可引起络中血行不畅而致血瘀证发生,而血瘀证的产生又可影响络脉生理功能的实现,从而加重血瘀状态,由血行迟缓进行性发展形成瘀血,由血瘀轻症变生瘀血重症。

脉络瘀阻作为阳痿的终极病机,其典型的临床表现,例如:舌质紫黯或有瘀斑、瘀点,脉涩等较为少见,治疗时多在其他证型的辨证治疗的基础上,联合应用活血化瘀通络法,并把活血化瘀通络法贯穿阳痿治疗的始终。结合络病的病理特点,临床治疗时,选用活血化瘀药时常加用虫类药,例如穿山甲、蜣螂、土鳖虫、地龙、全蝎、蜈蚣、僵蚕、露蜂房等。正如吴鞠通所讲:"且以食血之虫,飞者走络中气分,走者走络中血分,可谓无微不入,无坚不破"。同时,治疗时要注重年龄因素与情志因素,中青年时期以痰热血瘀肝郁为主,肾虚次之;老年时期以肾虚血瘀为主,而肝郁痰热次之。

5. 阳痿从风论治 中医"风"的概念非常广泛,包含多种完全不同的理论概念,但是常见的为外风与内风。外风是自然界流动之气发生变化而生成的风邪,为外感六淫之一;内风主要是机体内部的病理变化所导致的风自内生,亦即机体内部的气血阴阳运行失常。历代医家在《内经》等的基础上,根据临床实践经验及疾病的发展演变特点不断发展着风邪致病的理论,风证理论经历了从外风到内风,由浅入深,从初步认识、不断发展到逐步完善的过程。"内风",又称肝风、肝风内动、风气内动,是机体阳气亢逆变动而形成的一类病理表现。在传统中医基础理论中,对"风气内动"的成因大多概括为"肝阳化风""热极生风""阴虚生风""血虚生风"及现代中医理论发展出来的"瘀血生风"等。

(1)阳痿血瘀生风:阳痿基本病机可以概括为肝郁、肾虚、湿热、血瘀,其中血瘀在阳痿的发病中占有很重要的地位,是其最终的病理趋势。而且肝郁、肾虚、湿热等引起的阳痿在疾病进展过程中也可导致血瘀病机的出现。肝郁气滞,气运行不畅而致血行不畅,或气郁化火,或耗伤阴血,形成瘀血;湿热内生下注,或感受湿热之邪,内阻中焦,宗筋失养而受灼,下焦气化不利则血瘀;肾虚则肾阳无力推动血液运行,则脉道涩滞而成血瘀。西医学研究表明,阳痿发生的病理基础与血管内皮功能紊乱受损密切相关,冠状动脉粥样硬化、糖尿病等引起的阳痿皆是通过影响血管内皮功能而导致。而血管内皮功能紊乱从中医理论来说,即血瘀的病理变化。因此,血瘀是阳痿重要的病机并贯穿疾病的始终,而中风的病理基础即为血瘀。瘀血既是病理产物,又是致病因素。瘀血可以发生在人体的任何部位,当其出现于阴茎部位时,当瘀血加重到阻塞经络,使筋脉失养,影响筋脉功能时,即可产生内风,即阴茎中风。因此,血瘀生风的根本病机在于血液阻滞,阻塞脉络,使筋脉失养,挛急刚劲。

(2)阳痿络风内动:络病理论由清代叶天士提出,即"经主气,络主血""初为气结在经,久则血伤入络"。而阳痿与络病密切相关而有许多相似之处。在生理方面,络脉具有气血运行缓、面性弥散、末端连通、双向流动的特点;阴茎动脉血管非常细,尤其是阴茎疲软时血流更为缓慢,容易出现循环障碍。络脉又有满溢贯注的特点,阴茎勃起时血液涌入海绵体,维持阴茎的勃起状态。在病理变化方面:络脉具有易滞易瘀,易入难出,易积成形的病理特点,而阳痿终极病理趋势为血瘀,血瘀循环受阻,进而导致络脉瘀滞、空虚,进展为络病。因此,李海松等提出阳痿从络论治,认为络脉瘀阻是阳痿发生、发展的关键环节。若遇诱因触动,如情绪过度波动、劳累过度、饮食不节、烟酒过度等不良诱因,可导致气化失常、气血逆乱,破坏机体病理状态下的相对平衡,加之肝郁化热,炼津为痰,阻塞络脉;肾虚阳气无力推动气血运行而致络脉瘀阻;湿热困脾,内生痰湿,湿阻气机,气血运行障碍,而生痰瘀阻滞络脉;血瘀进一步加重瘀血形成,影响到阴茎络脉系统,导致络脉瘀阻程度加重,引发络脉细急痉挛而出现络风内动。

(3)阳痿肝郁化热生风:西医学研究表明,过久的焦虑、抑郁等不良精神刺激可导致大脑皮质、皮质下高级中枢及脊髓低级中枢功能紊乱,失去正常整合、协调作用,大脑皮质对性兴奋抑制加强,导致男性性激素水平下降,引起性欲减退及勃起功能障碍。而出现阳痿的患者又常常伴有抑郁和自尊心的下降,如此反过来又加重了勃起功能障碍。而正常的勃起功能和健康的生活是密切相关的,阳痿既明显影响患者生活质量,也可以影响配偶的生活质量。因此,阳痿患者普遍存在心理压力大、性自信下降、焦虑抑郁等精神障碍的表现。所以,肝郁是阳痿发生、发展过程中重要的关键病机。阳痿患者由于肝郁贯穿疾病始终,多会出现肝郁日久化热,耗伤肝肾之阴,以致阴虚阳亢,水不涵木,浮阳不潜,久之则阳愈浮而阴愈亏,终致阴不制阳,肝之阳气升而无制,亢而化风。因此,肝郁化热生风的根本病机在于热耗津液,阴虚阳亢,阴不制阳而致肝风内动。

南宋陈自明《妇人大全良方·众疾门·妇人贼风偏枯方论》中,其论云:"贼风偏枯者,是体偏虚受风,风客于半身也……夫偏枯者,其状半身不遂,肌肉枯瘦,骨间疼痛……古人有云:"医风先医血,血行风自灭是也"。治之先宜养血,然后驱风,无不愈者。"后朱震亨为突出治疗学上的观点,把医字改为治字,遂成"治风先治血,血行风自灭"。"风"非内风,亦非外风,而是指身体偏枯之中风病;"血"是指瘀血,瘀血得除,经络畅通,中风病自然就会痊愈。阳痿为阴茎痿而不用,属于中风病的范畴,其基本病机为血瘀。因此阳痿的基本治则亦应该"治风先治血,血行风自灭",以活血祛风贯穿治疗始终,再根据不同的临床症状表现辨证论治。

6. 阳痿从气论治　在战国初马王堆汉墓帛书《天下至道谈》中:"怒而不大者,肌不至也;大而不坚者,筋不至也;坚而不热者,气不至也。"也首次提到阳痿的病因病机与气的关系。从中也可以看出气血的关系在阴茎勃起中的重要作用,所以结合现代人的生活、工作环境,李海松教授提出了从气论治的观点,抓住先、后天的关系,着重于补脾气、舒肝气、温肾气来治疗。同时将活血理念贯穿其中。

(1)补脾气以助后天生化:随着生活水平的提高和物质的丰富,人们的生活习惯与先人已经大有不同,肥甘厚味、嗜食辛辣、饮食不节已成为人们生活主要表现。《景岳全书·杂证谟·阳痿》所说:"若以忧思太过,抑损心脾,则病及阳明冲脉……气血亏而阳道斯不振矣。"而其临床表现主要为:阴茎勃而不坚,或坚而不久,面色萎黄无华,精神不振,四肢无力,纳呆便溏,会阴部有坠胀感,舌淡,苔薄白,脉沉细无力。方用补中益气汤加减,黄芪30g、党参30g、炒白术15g、升麻6g、柴胡15g、当归20g、陈皮10g、白芍20g、炙甘草6g、炒王不留行30g。运用补中益气汤加味,使患者大建中气,脾胃运化功能正常,气血化生有源,气血运行自如、筋脉得以渗注、宗筋得以濡养。

(2)疏肝气以升降有司:阳痿患者普遍存在心理压力大、性自信下降、焦虑抑郁等精神障碍的表现。肝气疏泄,体阴而用阳,性喜条达,可调畅全身气机,调节人身各部分血量的供给。肝气畅达"和气"易至。气血和调、流注于玉茎肌肤,则"肌气"至矣。气血和调,流注于玉茎筋脉,则玉茎大而坚,"筋气"至也。此种治法适用的临床表现为:阴茎勃而不坚,时轻时重,情志抑郁,胸胁胀满,急躁易怒,善太息,不愿与人交流,舌红,脉弦细。方用逍遥丸加味,柴胡疏肝解郁,当归、白芍养血柔肝,白术、茯苓健脾益气,薄荷疏肝达郁,甘草调和诸药。加巴戟天、淫羊藿温肾助阳。佐以丹皮、栀子清热泻火,以防温阳太过。全方疏中有补、补中有清,清而不寒,也体现治疗男科疾病的"微调阴阳"的思路。

(3)温肾气以振奋气血:肾气为五脏六腑气之根本,中医学认为,男性从"五八,肾气衰,发堕齿槁"就开始出现生理性肾虚,这类患者多见于中老年。而《素问·上古天真论》云:"七八,肝气衰,筋不能动,天癸竭,精少,肾脏衰,形体皆极。"也说明肾气对男性勃起的重要性,所以只有肾气充足,才能推动全身气血运行、渗注,才能维持身体的各项功能。此种治法的临床表现主要为:阳痿时轻时重,重时萎软不举,轻时举而不坚,性欲下降,精神疲惫、易疲劳,头晕耳鸣,腰膝酸软,舌淡胖,苔白,脉沉细无力。方用赞育丹加减,肉桂、仙茅、淫羊藿、巴戟天补肾助阳,熟地、当归、枸杞、山茱萸滋阴养血,补肝益肾,白术、黄芪健脾益气,韭菜子、肉苁蓉温肾补阳,水蛭、蜈蚣活血通络,黄芩、栀子清下焦火热。该方在温肾阳的基础上,重用一些活血通络之品,使阳道更加通畅,防止火热灼伤血道,以致血瘀形成。同时佐以清下焦火热,以使补而不上火。

7. 阴茎中风探讨 中风是以猝然昏仆,不省人事,半身不遂,口眼㖞斜,语言不利为主症的病证,病轻者可无昏仆而仅见半身不遂及口眼㖞斜等症状。其基本特点是"不遂"的症状较为突出,发病突然,猝不及防。本病多指西医学中的脑梗死、脑出血等脑血管病变。临床研究显示,中风病好发于40岁以上的中老年人群,其中高发年龄段为51~60岁。中风分为中脏腑和中经络,中脏腑与中经络以意识状态为区别点。

阳痿的临床表现依据不同程度也可概括为"阴茎痿弱不起,临房举而不坚,坚挺不能持久"等"不遂"症状,从而难以完成性生活,这与中风类疾病中肢体痿废不用相似;属于"中风中经络"范畴。此外,阳痿多起病突然,与情绪波动密切相关,时好时坏,符合"风善行而数变"的特性。发病年龄上,阳痿虽可发生在任何年龄段,但其高发年龄多在50岁以上,占发患者群的90%,此时男性进入更年期阶段,性腺结构和功能出现由盛至衰的变化。由此可见,阴茎中风既在临床表现上与脑中风相似,而且在整体发病年龄上与脑中风有明显重叠,可以说对中老年男性而言,阴茎中风的发生对预防脑中风有着更加明确的意义。

目前主要认为阳痿的病位在肾,但与心、肝、脾等脏密切相关,其病机除肾虚外,还包括肝郁、湿热、血瘀等证型,其中情志变化是当今阳痿主要发病学基础,而血瘀是阳痿的病理核心。由于肝郁、痰浊、湿热、肾虚等因素都可以导致阴茎气血运行不畅,甚或瘀血阻滞于阴茎脉络,阴茎失去血液濡养则难以奋起;气滞血瘀,既可阻塞阳道使其不通,又可阻碍血液的运行与化生,瘀阻日久则诱发"络风内动",出现宗筋所欲不遂,勃起不坚,时好时坏,终成阳痿之证,因此,瘀血阻络为阳痿的基本病机,并且贯穿于疾病始终。而脑中风的基本病机是瘀血内阻于脑,心脏中风的基本病机为心脉瘀阻,并且其基本病机贯穿于中风整个病程中。由此可见,"阴茎中风"与"脑中风""心脏中风"在中医病机学上均以"血瘀"为主要病机,并贯穿疾病的始终。故可以认为"阴茎中风"与"脑中风""心脏中风"在本质相同,但部位不同,结合其临床表现多见宗筋痿废不用,有"不遂"之症而未致神志变化,故当属于内风之"风中经络"证。

8. 李曰庆教授治疗阳痿思路及经验

(1)调肝补肾:肾藏精,主生殖,《素问·上古天真论》说"丈夫……二八,肾气盛,天癸至,精气溢泻,阴阳和,故能有子。"《诸病源候论·虚劳病诸候》说"肾开窍于阴,若劳伤于肾,肾虚不能荣于阴器,故萎弱也。"所以,肾对男子生殖器官的发育、成熟及性功能的维持有着重要的作用。若劳伤过度,肾精亏虚,不能充养阴器,则痿软不举。明代医家张介宾提出了"凡男子阳痿不起,多由命门火衰,精气清冷……但火衰者十居七八"的著名论断,虽然有其历史的局限性,但强调了阳痿从肾论治的重要性。肝藏血,主疏泄,体阴而用阳,肝经"循股阴入毛中,过阴器"(《灵枢·经脉》),"其病……阴器不用"(《灵枢·经筋》)。肝的功能正常,则气血充盛,宗筋得养,用事自如;反之肝失疏泄,肝经湿热,或精血亏损,使经筋失于濡养,导致阴器不用。肝肾又同居下焦,精血同源,"二脏皆有相火"(《格致余论·阳有余阴不足论》),往往同病同治。导师认为,当今社会竞争激烈,中青年男性往往承受来自工作、家庭等诸方面的压力,长期精神紧张、生活不规律、烟酒过度等,导致肝气不疏,湿热下注,肾精亏虚,而发生阳痿。治宜疏肝养血、补肾兴阳。药用柴胡10g,赤白芍(各)12g,当归10g,淫羊藿15g,熟地15g,山萸肉10g,蜈蚣2条,怀牛膝15g,青皮6g等。方中柴胡、青皮疏肝理气;芍药、当归养血柔肝;蜈蚣疏肝通络,畅行宗筋;熟地、山萸肉补肾填精;淫羊藿温肾壮阳;怀牛膝"治阴痿,补肾填精,逐恶血流结"(《药性论》),又"能引诸药下行"(《本草衍义补遗》)。伴两胁胀满者,加川楝子10g,白蒺藜10g;伴情绪抑郁者,加郁金10g,菖蒲10g;伴急躁易怒者,加龙胆草10g,栀子6g;伴失眠多梦者,加生龙骨30g,远志10g;伴头晕目涩,加枸杞子12g,菊花10g;伴阴囊潮湿,尿频、尿道灼热者,去熟地、山萸肉,加萆薢15g,车前草15g,萹蓄12g。伴腰膝酸软者,加鹿角胶(烊化)10g,杜仲10g;伴腰腿怕冷者,加肉苁蓉15g,巴戟天15g。

(2)健脾固肾:《素问·痿论》说"阳明者,五脏六腑之海,主润宗筋","治痿者,独取阳明",明确指出阳痿的发生与阳明脾胃关系非常密切,为后世从脾胃论治阳痿奠定了理论基础。阳明乃气血生化之源,脾胃健则气血充,宗筋得养方可用事自如。若脾胃虚弱,运化失司,完谷不化,水湿停聚,致气血生化乏源,宗筋失于濡养,则阳事不兴。同时,脾为后天之本,肾为先天之本,脾之健运须借助肾阳的鼓动,而肾精亦有赖于脾胃化生的水谷精微的补养,两者在生理上互根互用,在病理上相互影响,《傅青主女科·女科·妊娠》说:"脾为后天,肾为先天,脾非先天之气不能化,肾非后天之气不能生。"《临证指南医案·阳痿》说:"又有阳明虚则宗筋纵,盖胃为水谷之海,纳食不旺,精气必虚,况男子外肾,其名为势,若谷气不充,欲求其势之雄壮之举,不亦难乎?治唯有通补阳明而已。"治疗阳痿勿忘健脾助运,补脾与温肾并举。患者多有慢性胃病史,纳差食少,体倦乏力,大便溏,阳痿不举,舌淡苔白腻。

治法宜健脾利湿,益肾温阳。药物:党参15g,黄芪15g,白术12g,茯苓15g,山药12g,九香虫9g,露蜂房9g,淫羊藿15g,肉桂6g,泽泻10g,炙甘草6g。方中党参、黄芪、白术、山药健脾益气;茯苓、泽泻健脾利湿;九香虫温阳健脾,兴阳益肾,又可疏肝散滞;露蜂房调补阳明,温运脾阳;淫羊藿、肉桂补肾助阳。伴脘腹畏寒者,加吴茱萸6g;伴脘腹胀满者,加枳壳6g,香附10g;伴腰酸膝冷者,加制附子9g;腹痛则泻,泻后痛止者,加防风6g,白芍10g。

(3)养心益肾:心为火脏,位于上,其性属阳;肾为水脏,位于下,其性属阴。生理上,心火必须下降于肾,肾水必须上济于心,心肾相交,水火共济,共同维持正常的性功能。《景岳全书·杂证谟·遗精》说:"心为君火,肾为相火,心有所动,肾必应之。"《医学实在易》说:"盖精虽藏之于肾,而阳之动与不动,精之泄与不泄,无非听命于心。"在病理情况下,心火不能下降于肾,肾水不能上济于心,心肾之间的协调关系就会遭到破坏,导致阳痿不用。患者多由于过度疲劳,休息不足,逐渐出现性欲下降、阳痿、失眠少寐、头晕乏力、腰腿酸软、注意力不集中等。采用养心益肾法治疗。药物:生熟地(各)10g,山萸肉10g,枸杞子12g,当归10g,酸枣仁20g,远志10g,淫羊藿15g,鹿角胶(烊化)10g,怀牛膝15g,泽泻10g。方中生熟地、山萸肉、枸杞子、鹿角胶补肾填精;淫羊藿温肾兴阳;当归、酸枣仁、远志养心益智安神;泽泻降泻肾浊;怀牛膝苦泄下行,引心火下济肾水。全方养心安神,填精助阳,补泻兼施,使心肾相交,恢复正常性功能。伴心悸,脉结代者,加人参10g,麦冬12g,五味子10g;伴口干多梦,舌尖红者,加黄连3g,肉桂6g。

(4)温肾活血:阳痿多见于老年男性。《素问·上古天真论》说"丈夫……七八……天癸竭,精少,肾脏衰",故老年多肾虚,肾虚无以充养阴器,则痿软不举。同时,阳痿的发生与糖尿病、高血压、动脉硬化、高脂血症、慢性前列腺炎、脊髓损伤、腰椎及盆腔手术后等关系密切,这是由于久病致痿,或经络损伤,瘀血内阻,宗筋失养所致。肾气虚血行无力,肾阳虚血寒凝滞,均可导致血瘀。瘀血既是病理产物,又是致病因素,瘀血阻络,血行不畅,又影响肾精的化生。肾虚必致血瘀,瘀血必归于肾。因此,此类阳痿应温肾祛瘀并治,重用活血化瘀药。药物:川芎15g,丹参15g,红花10g,水蛭6g,三七粉(冲)1.5g,川牛膝15g,蜈蚣2条,淫羊藿15g,雄蚕蛾10g,韭菜子10g,青皮9g。方中川芎、丹参、红花、水蛭、三七活血化瘀;淫羊藿、雄蚕蛾、韭菜子温肾壮阳;川牛膝补肾祛瘀,引药下行;蜈蚣、青皮疏肝通络。阳虚寒盛,腰膝酸冷者,加附子6g,肉桂6g;阳痿日久,性欲淡漠者,加蛤蚧6g,鹿角胶10g,蛇床子9g;伴会阴、小腹疼痛者,加乳香6g,没药6g,元胡10g;伴尿频淋沥者,加海金沙10g,王不留行15g。

(5)关于马钱子的使用:马钱子为马钱科植物马钱子或云南马钱子的成熟种子,入药多炮制,用砂子炒至外面呈棕褐色并鼓起时为止,内服多入丸散,日服0.3~0.6g。此品散结消肿,通络止痛,多用于治疗跌打损伤、痈疽肿痛、风湿顽痹等。过量可中毒,引起肢体震颤、强直性惊厥、呼吸困难,甚至死亡。现代研究证实,马钱子的主要成分为番木鳖碱,作用于脊髓,可兴奋其反射功能,使神经冲动在神经元间易于传导,亦具有兴奋大脑作用,引起各种感觉器官功能的敏感,并调节大脑皮质的兴奋和抑制过程。李曰庆认为,马钱子通络兴痿作用最强,为血瘀阳痿的必用药物,研粉冲服疗效更佳。每日用量0.6g,未发现中毒现象。

(6)辨别病因,综合治疗:阳痿的病因比较复杂,内容广泛,分为心理性和器质性两类。其中心理因素是最常见的致病因素,在阳痿病因中占据重要地位;器质性因素包括解剖异常、药物及心血管、内分泌、神经、泌尿生殖系疾病等。强调辨别病因,根据患者具体情况综合治疗,戒除烟酒,加强体育锻炼。同时,非常重视心理咨询和性行为指导,通过详细询问患者的发病情况、性欲高低、晨起阴茎勃起程度、性交频次及方式、婚姻状况及有无受过精神打击等,充分了解患者的心理状况,解除患者的紧张和恐惧心理,树立信心,纠正对性的误解,促使双方相互配合,常可取得满意的效果。

9. 李曰庆教授从肝肾论治阳痿经验　李曰庆教授认为五脏功能失常均可导致阳痿的发生,有虚证也有实证,有阳虚也有阴虚,有寒证也有热证。情志不畅、肾虚、血瘀、痰阻、湿热是其主要病因。其中尤以肝肾与阳痿的发病最为密切,肾虚肝郁是其主要病机特点。肝郁、肾虚、湿热等因素都可以导致阴茎气血运行不畅,甚或瘀血阻滞于阴茎脉络,阴茎失去气血濡养则难以奋起,气滞血瘀,既可阻塞阳道使其不通,又可阻碍气血的运行与化生而成阳痿之症,血瘀可以看做阳痿的终极病机。

(1)补肾疏肝作为基本治疗原则:针对大多数精神性阳痿患者肾虚肝郁的病机,应用补肾助阳、舒肝解郁的方法进行治疗,常能取得满意的疗效。补肾助阳,李曰庆教授在临床上多喜用血肉有情之品,如狗肾、蛤蚧之类,其他如淫羊藿、巴戟天、鹿角胶、菟丝子、山萸肉、雄蚕蛾等,也可随证选用,以上诸药均入肝、肾二经,具有温肾助阳、益肾填精之功效。疏肝解郁常用柴胡、当归、白芍、陈皮等药。柴胡、当归、白芍为逍遥散中之主药,可疏肝解郁、养血柔肝,且当归能行气缓急,尤为治疗肝郁血虚之要药;陈皮疏肝行气,宽胸畅膈。诸药合用,共奏补肾助阳、疏肝养筋、益肾振痿之功。

(2)活血化瘀通络应用始终:瘀所致阳痿的典型的临床表现有舌质紫黯或有瘀斑瘀点,脉涩等较为少见,因此活血化瘀也必不可少,且早期介入并全程施用,治疗时多在补肾疏肝的基础上,联合应用活血化瘀通络法。结合该病的病理特点,临床治疗时选用活血化瘀药时常加用虫类药,例如穿山甲、蛴螬、土鳖虫、地龙、全蝎、蜈蚣、僵蚕、露蜂房等。正如吴鞠通所讲:"且以食血之虫,飞者走络中气分,走者走络中血分,可谓无微不入,无坚不破"。

(3)重视年龄因素:青年人,阳气充沛,单纯肾虚较为少见,多为肝郁、湿热,多为单纯精神性阳痿,治疗以疏肝解郁为主,多在柴胡疏肝散的基础上佐以补肾、活血通络的药物。中年人,阳气始衰,肾虚与肝郁并重,多为混合性阳痿,治疗时肝肾同治,多用柴胡疏肝散合六味地黄丸佐以活血通络药物,同时兼顾原发病的治疗。老年人,阳气衰退,肾虚为主,多为器质性阳痿,治疗以补肾为主,多在右归丸的基础上佐以补肾、活血通络的药物,同时注重对原发病的治疗。

(4)综合治疗:李曰庆教授认为性功能障碍的病因病机极为复杂,治疗如采用单一方法往往收效较慢,故采取综合治疗。以生物 – 心理 – 社会医学模式为主轴,既要治疗因生物因素导致的病理变化,又要纠正患者不正常的心理状态,同时还要调节好与发病相关的社会问题;辨病治疗与辨证治疗相结合,在辨病治疗的基础上随证治疗;针药合治,针灸是治疗性功能障碍的有效手段,随着男科临床实践的不断深入,针灸技术也在不断发展,针药合治的疗效均优于单用药物或单用针灸治疗者;专方专药的运用,病有专方,药有专攻,应在辨证的基础上对专方专药加以运用,以提高疗效。

10. 李海松教授从风论治阳痿经验　朱震亨认为"治风先治血,血行风自灭"。而现代医家黄淑芬提出"治血先治风,风去血自通",认为在治疗血瘀证时,恰当运用风药,则能让活血化瘀效果增强。阳痿为阴茎痿而不起,属于中风病的范畴,其病机为血瘀。"阴茎中风"之属于内风。中医认为中风有中经络和中脏腑之别,两者区别主要是意识水平,所以"阴茎中风"属于中经络的范畴,使用一些祛风的药物,改善血瘀的状况,就可使风邪自然而去,阳道供血充足,达到正常的勃起状态。因此阳痿的基本治则亦应该把治血和治风结合起来。纵观历代医学对阳痿病机血瘀的认识,李海松认为阳痿的基本治疗思路应为祛风活血,同时根据不同的临床症状表现辨证论治,分而治之。

(1)祛风疏肝,佐以活血:此类阳痿患者多见于中青年,此类患者与情绪变化有密切的关系,在夫妻生活中发生勃起障碍后,患者可因阳痿的发生而认为自己是否身体出现大的问题而导致情志波动,或者给自己戴上"阳痿"的帽子,而反复思考该问题以致出现焦虑、抑郁等情志障碍,进一步影响病情。所以肝郁是阳痿发生的病理特点。此类患者大多肝郁伴随始终,导致郁而化热,耗伤阴液,出现阴虚阳亢,浮阳不潜,久而肝之阳气升而无以抑制,阳亢化风。所以,肝郁生风的病机在于热灼津液,阴不制阳而致风气内动。而风药具有气味轻薄,善于升散,且多入肝胆经,具有宣发郁结、开畅气机的作用,以利于调节气血运行、血脉通畅,以达到消散瘀血、通经活络的作用。李海松教授在治疗此类患者时常常运用柴胡、羌活、防风、川芎、薄荷等祛风药,并佐以活血之品,药如丹参、郁金之品。治疗效果颇佳。

(2)祛风活络,佐以活血:此类阳痿患者以中老年患者多见,由于年龄的问题,多伴有糖尿病、动脉粥样硬化等基础疾病。在临床上主要表现为勃起困难,硬度差,或有肢体活动欠佳等,舌紫黯或有瘀点、瘀斑,脉沉涩。符合中医"久病入络"的学术观点。因此。阳痿的发生与络病有密切的关系,从生理来讲,络脉具有气血运行缓,末端相连通,满溢贯注、双向流动的特点。从病理来讲:络脉易瘀易滞,易入难出,易积成形的特点,而导致阳痿主要病理产物为血瘀。据此,李海松等提出阳痿从络论治。此类患者的病机在血瘀的基础上进一步发展为络脉瘀阻,进而影响到阴茎络脉系统,引发络脉痉挛拘急而出现风动于内。李海松教授在治疗此类患者时一方面要以祛风活络为主,另一方面兼以活血。在药物上常常使用水蛭、蜈蚣、地龙等搜风活络之品,并佐以赤芍、红花、川芎等活血药物,运用此类药物不仅可以改善中老年患者的勃起功能。而且对此类患者的基础病具有一定的辅助治疗之功,具有双向调节作用。

(3)祛风利湿,佐以活血:此类阳痿患者多见于中青年,此类患者与平时的生活、工作习惯有密切的关系,随着经济水平的提高和快节奏的生活方式。嗜食辛辣、久坐熬夜已经成为当今生活的主要方式。这种饮食习惯可以损伤脾胃,以致脾失健运。酿湿生痰,痰为湿邪。湿邪黏滞重浊。易致湿热下注,湿热熏蒸,灼津为痰,痰瘀互阻,易致内风形成。正如《素问·太阴阳明论》所云:"伤于湿者,下先受之"是也。临床表现为勃而不坚,硬度差,维持时间短,舌淡红,苔黄腻,脉濡数。李海松教授对此类患者运用风药主要取其性温燥、味芳香,善于燥湿化痰、祛风胜湿,使气血畅达而解瘀滞之血。李东垣在其《脾胃论·脾胃盛衰论》中有云:"诸风药,皆是风能胜湿也。"在药物上常常使用桂枝、羌活、葛根、升麻等。并佐以活血息风药如水蛭、蜈蚣、川芎等。

11. 李海松教授运用"阴茎中风"理论辨治阳痿经验

李海松教授主张将"活血通络,化瘀息风"作为 ED 的基本治法,并在临床过程中随症加减,其认为祛除瘀血,经络自通,而其内动之风自然就会消除,这一治疗思路改变了"只补肾壮阳,不活血通络"的思维定式,为治疗 ED 提供了新的思维模式。李海松教授主张治疗 ED 应以活血息风通络为主,配合补肾、疏肝综合治疗。在此认识基础上,其自拟"通络熄风起痿汤"作为治疗该病的主方,临证之时根据患者的病情及症状进行适当加减。"通络熄风起痿汤"由当归 15g、川牛膝 15g、柴胡 15g、白芍 20g、水蛭 6g、蜈蚣 3g、蜂房 10g、白蒺藜 20g、郁金 10g、青皮 10g、淫羊藿 10g、巴戟天 15g 组成(所有药物均按照 2010 版《中华人民共和国药典》(一部)剂量规定严格组方)。方中淫羊藿、巴戟天味辛、甘,性温,归肾、肝经,具有补肾壮阳、祛风除湿之效,配合蜂房,共奏温肾阳、祛风之效;同时取柴胡、当归、白芍、白蒺藜、青皮组合疏肝解郁;水蛭、蜈蚣、川牛膝、郁金破血逐瘀、息风通络,为本方精华所在。总之,全方在活血通络基础上,配合补肾、疏肝、祛风,共奏补肾助阳、活血通络、化瘀息风之效。临证之时根据患者的具体病情适当加减用药,可以有效提高临床疗效。

朱震亨指出"治风先治血,血行风自灭",鉴于 ED 的终极病机为"血瘀",李海松教授常根据患者"血瘀"情况,在"通络熄风起痿汤"基础上增加活血化瘀类药物,诸如伴有阴茎、睾丸、小腹及会阴部坠胀疼痛常配伍川芎、延胡索、乳香、没药活血行气止痛,既缓解患者疼痛症状,又增强全方活血之功;对于血行不畅、瘀滞明显的患者往往配伍丹参、红花、王不留行、凌霄花增强全方活血通经之功效;对于血瘀症状严重的患者,多采用三棱、莪术破血逐瘀。此外,李海松教授还多配合虫类药物治疗,除"通络熄风起痿汤"中所列水蛭、蜈蚣外,还常用瓦楞子、土鳖虫、斑蝥、穿山甲增强破血逐瘀之功;多用玄驹、九香虫温肾壮阳,增强助阳起痿的功效;多用地龙、全蝎、僵蚕增加全方息风通络之效。需要指出的是虫类药物临床治疗ED 效果显著,但是虫类药物往往具有一定毒性,临床应用之时一定按照 2010 版《中华人民共和国药典》(一部)剂量规定严格组方,谨慎用之。

12. 活血通络法治疗阳痿的临床研究

(1)方法:共纳入 85 例肝郁肾虚血瘀型轻中度 ED 患者,在对患者进行调整生活方式、控制基础疾病、心理疏导、性生活指导等一般治疗的基础上,给予通络兴阳汤(由水蛭、蜈蚣、柴胡、白芍、当归、炒蒺藜、川牛膝、青皮、郁金、甘草、淫羊藿、巴戟天组成,具有疏肝补肾、活血通络的作用;统一配制成免煎颗粒,早、晚各一袋),30 天后评价疗效及相关指标变化情况。采集患者性生活的基本情况及用药情况,分别于治疗前后观察 IIEF-5 评分表、SAS 自评量表、SDS 自评量表、中医证候评分量表(肝郁肾虚血瘀型)积分变化情况。并记录治疗期间不良反应。采用 SPSS 17.0 软件进行统计学分析,采用 t 检验或 Witcoxon 秩和检验。进行临床疗效评价、IIEF-5 积分疗效评价、中医症候积分疗效评价及相关指标。

(2)结果:脱落 5 例,完成 80 例,总有效率为 87.50%,治愈率为 45.00%,患者严重程度越轻,临床上效果越好,反之则越差。患者治疗前后性生活满意度变化显著。治疗前后患者焦虑评分下降显著,抑郁评分下降,但差异不显著。在中医症候方面患者的勃起硬度、成功概率、心情抑郁、腰膝酸软、胸胁胀满、倦怠乏力、精神不振、头晕耳鸣的程度均有较为显著的改善。此次治疗中除 2 例患者出现恶心、腹泻等情况,其余均未见明显不良反应。

(3)结论:通络兴阳汤治疗轻、中度 ED 临床效果显著,可以明显改善患者不良的情绪状态,提高患者的性生活满意度,同时可以不同程度的改善患者的伴随症状,不良反应发生率低,活血通络法治疗阳痿临床疗效满意。

(4)讨论:通络兴阳汤由水蛭、蜈蚣、柴胡、白芍、当归、炒蒺藜、川牛膝、青皮、郁金、甘草、淫羊藿、巴戟天组成,具有疏肝补肾、活血通络的作用。水蛭、蜈蚣具有辛、甘、咸味,辛者走窜,具有通行经络、畅行筋脉的作用;甘者补益,两者又为血肉有情之品,具有补肾填精、兴阳起痿的作用;咸者入血,具有通经活血、化瘀散结的作用。柴胡白芍相配,一散一收,使肝气得舒,肝血得补,为解肝郁之主药。当归补阴血以充肝之养。青皮、炒蒺藜疏肝行气。川牛膝、郁金、三七活血化瘀。淫羊藿、巴戟天温肾助阳,启兴阳之道。

13. 活血化瘀、通络息风法治疗阳痿的临床研究

(1)方法:采用随机对照临床研究。纳入 106 例血瘀肾虚型轻中度阳痿患者,应用随机数字表法分成两组,治疗组和对照组各 53 例,治疗组给予通络熄风起痿汤(当归 15g,牛膝 15g,柴胡 15g,白芍 20g,水蛭 6g,蜈蚣 3g,蜂房 10g,白蒺藜 20g,郁金 10g,青皮 10g,淫羊藿 10g,巴戟天 15g;制成免煎颗粒),对照组给予苁蓉益肾颗粒(一次一袋,一天两次)。中药免煎颗粒每次用温开水 200ml 冲服,每天两次,早晚饭前 40 分钟服用。治疗期间受试者均不能服用治疗阳痿的其他药物。治疗前询问并记录受试者的年龄、病程、既往病史等。观察周期是 4 周,治疗前和 4 周后分别记录受试者的 IIEF-5 评分、中医主症评分、中医各项次症评分和 PHQ-9 评分,观察两组治疗前后的不良反应。所有统计数据均应用 SPSS 20.0 统计件处理,$P<0.05$ 代表差异有统计学意义。治疗前两组数据和治疗后两组数据分别采用独立样本 t 检验或非参数检验进行比较,治疗组和对照组用药前后的评分分别运用配对 t 检验或非参数检验进行组内比较。

(2)结果:治疗组和对照组分别有 3 例脱落,最终有效病例为 100 例,脱落人数不影响统计结果。治疗组治愈 5 例,显效 10 例,有效 23 例,无效 12 例,IIEF-5 积分总有效率达 76.0%;对照组治愈 3 例,显效 4 例,有效 22 例,无效 21 例,IIEF-5 积分总有效率是 58.0%。通络熄风起痿汤与苁蓉益肾颗粒均能改善血瘀肾虚型阳痿临床症状,在 IIEF-5 评分、PHQ-9 评分、中医证候评分(血瘀肾虚型)方面,两组疗前疗后均有统计学差异($P<0.05$)。治疗组对 IIEF-5 评分、中医主症评分和 PHQ-9 评分的改善优于对照组,有统计学差异($P<0.05$)。治疗组在改善胸胁刺痛、少腹拘急、阴囊疼痛、畏寒肢冷、耳鸣等以上中医次要症状方面优于对照组($P<0.05$)。两组会阴闷胀,腰膝酸软,神疲乏力评分相似,治疗后无统计学差异($P>0.05$)。治疗组有 3 例服用药物通络熄风起痿汤后出现头晕、腹泻,休息后症状明显减轻,考虑与素体气血亏虚及活血药耗气有关,对照组没有不良反应。

(3)结论:通络息风起痿汤和苁蓉益肾颗粒对血瘀肾虚型阳痿都有效,两组治疗后 IIEF-5 评分、PHQ-9 评分、中医主症评分和大多数中医次要症状评分均有显著差异。表明活血化瘀、通络息风法作为阳痿的基本治法优于单纯补肾法。

(4)讨论:通络熄风起痿汤由水蛭、蜈蚣、蜂房、柴胡、青皮、郁金、白蒺藜、当归、白芍、川牛膝、淫羊藿、巴戟天组成。全方以虫类药活血通络为主,佐以疏肝补肾温阳。虫类药走窜之力强于植物药,可以直达病处,搜风通络,剔除血分之邪气。方中水蛭破血逐瘀,祛邪不伤正气,《神农本草经百种录·水蛭》中有"水蛭最喜食人之血,而性又迟缓善入,迟缓则生血不伤,善入则坚积易破"的描述,张锡纯提到"破瘀之药,以水蛭为最"。蜈蚣具有疏通肝脉、通络兴阳的作用。蜂房味甘平,归胃经,可以祛风通络。柴胡、青皮、郁金可以疏肝理气,当归、白芍具有活血化瘀的作用。柴胡配白芍,前者疏肝散邪,后者敛肝养阴,有四逆散之意。白蒺藜味苦辛,性微温,入肝、肺经,可以疏肝理郁、行气活血、平肝散风,实验研究证明可以扩张外周血管,使血流量增加。虫类药易伤正气,方中运用归肝肾经的巴戟天和淫羊藿,起到扶正固本,补肾助阳,祛风除湿的作用,巴戟天还可以疏肝、活血,有类似 PDE_5 抑制剂的作用。研究表明,巴戟天寡糖具有抗抑郁作用,治疗抑郁症的疗效优于氟西汀,不良反应轻微,安全性好。巴戟天乙醇提取物可以抑制血小板聚集,表明巴戟天具有明显的活血化瘀作用。

【预防调护】

1.**两性教育** 了解性常识,青春期前进行两性科学知识教育;夫妻之间应互相尊重,坦诚交流,相互沟通,练习性技巧,探索变换性交体位、时间、方式。

2.**心理护理** 由于患者疾病部位特殊,同时担心阴茎异常勃起引起性功能障碍等,患者常产生害羞、焦虑、忧郁等不良心理,应注意及时排解抑郁、焦虑情绪,不可郁怒伤肝。

3.**生活习惯** 饮食有节,多吃坚果类和绿色蔬菜,少食醇酒肥甘膏粱厚味,避免湿热内生;按时作息,劳逸结合,积极参加户外活动和体育锻炼,增强体质;规律房事,避免长期分居、异地,也不可过度频繁地性刺激;戒除烟酒,避免过量饮酒及醉酒后同房。

4.寻找病因　积极治疗原发疾病,如糖尿病、高血压、高脂血症、动脉粥样硬化等。

5.遵从医嘱　避免自行服用、滥用补肾壮阳之品,以免加重病情;同时应当合理使用对勃起功能产生影响的药物,如有替代药品可及时更换。

|第四节|阴茎异常勃起

【概述】

阴茎异常勃起是指与性欲及性刺激无关,持续4~6小时以上的阴茎勃起。通常可分为低流量型(静脉型、缺血型)和高流量型(动脉型、非缺血型),其中以低流量型阴茎异常勃起较常见。查体时可见阴茎海绵体明显胀满、张力大,但龟头和尿道海绵体则松软,晚期因阴茎海绵体纤维化可呈僵木状。其发病特点是在不伴有性欲刺激的情况下,突然发病阴茎持续勃起,时间长短不一,几小时乃至几周,伴有阴茎肿胀、疼痛,部分患者伴有排尿困难或尿潴留。本病可见于任何年龄男性的病理性勃起状态,虽然临床少见,但缺血性阴茎异常勃起可引起严重ED、阴茎海绵体坏死、纤维化和阴茎畸形等,因此阴茎异常勃起是男科、泌尿外科的急症之一。

中医将本病称为"阳强""强中",亦有"阴纵""阴举不衰""阳强不倒""茎强""妒精"之谓,并在古籍中早有记载。《灵枢·经筋》曰:"足厥阴之筋……其病……阴器不用,伤于寒则阴缩入,伤于热则纵挺不收。"《临证会要》云:"有时因初劳阴亏,湿热乘虚,客于下焦成为阴纵,致阳强不倒"。《傅山男女科全集·肾病门》曰:"阳强不倒,此虚火炎上而肺气不能下行故耳。"明代王肯堂曰:"所谓阳强者,非脏之真阳强也,乃肝脏所寄之相火强耳。"清代何梦瑶《医碥·杂症·阴缩阴纵》:"阴受寒则缩,受热则纵"。近代名医秦伯未指出:"平时阳事易举,多由相火偏旺,多从热、从火论治"。

【西医病因病理】

本病在临床上分为原发性及继发性两种,原发性阴茎异常勃起的病因尚不清楚,部分患者与持续的性刺激,如延长性交时间,反复手淫及应用壮阳药物均可引起。

继发性阴茎异常勃起可由多种病因引起,如白血病、镰状细胞性贫血等血液疾病,感染性脊髓炎,多发性硬化症,脊髓肿瘤等神经系统疾病,阴茎或尿道损伤,盆腔肿瘤压迫,前列腺炎,尿道结石、包茎以及使用基己酸,肝素,罂粟碱,酚妥拉明等药物,均可能引起上述症状发生。其中,阴茎或尿道损伤可使阴茎海绵体动脉与海绵体窦形成异常血管通道,使动脉灌流和静脉回流功能失衡,海绵体内血液的高灌注率和低流出率常导致高流量型阴茎异常勃起。

【中医病因病机】

"阳强"或"强中"病因较多,但概括起来主要有以下几个方面:

1.情志所伤　情志不舒,肝气郁结,肝郁化火,火灼宗筋,致使筋体拘急。

2.饮食不当　嗜食肥甘厚味,饮酒成性,酿生湿热,下注宗筋,热邪妄动,阴茎举而不收。

3.纵欲过度　手淫无制,房事过度,不知持满,精液久泄,耗伤真阴,阴虚阳亢,令宗筋振起,而致茎体强硬不衰。

4.跌仆损伤　茎举过久、局部跌打损伤等致血瘀阳络,引起阳强不倒。

5.药石所伤　滥服过用补肾壮阳之品,致相火过旺,热积肾中,热毒伤及宗筋而阳强不倒。

本病病机复杂,但不外乎虚实二证,多责之于肝肾,发病初期以肝胆火旺或阴虚阳亢为多,中期以痰湿瘀血阻络为主,后期常因阴损及阳,可见气血两亏,并伴发阳痿。

1. **肝胆湿热** 肝主疏泄、主宗筋,足厥阴肝经绕阴器,阴茎为宗筋之会。如肝胆郁火,火灼宗筋,致筋拘急,或饮食不节,酿生湿热,蕴结肝经,下注阴器,终致阴茎强硬不衰。

2. **阴虚阳亢** 肾藏精、主生殖,开窍于前后二阴,若房事不节,恣情纵欲,耗伤肾精,使肾阴亏虚,久而阴虚火旺,加之情欲无节,相火妄动也可致茎体不痿。

3. **痰瘀阻络** 本病可因外伤致瘀阻阴茎血脉,或情绪不畅,肝气郁结,肝失疏泄,血瘀脉络,亦有素体痰湿偏重,痰瘀互结于阴茎脉络,日久而致阳强不痿。

4. **气血不足** 长期思虑过度,劳倦伤心,而致心气不足,心血亏耗;加之疾病日久,阴损及阳,元气亏虚,气血不足,形体衰弱,虽有异常勃起,但往往并见阳痿。

【诊断要点】

阴茎异常勃起的主要症状为与性欲及性刺激无关,持续 4~6 小时以上的阴茎勃起,可伴有疼痛或无明显疼痛。因此,对本病的诊断应从病史、体格检查、实验室和影像学检查三个方面进行全面细致的评估。

病史:①了解患者阴茎异常勃起的持续时间及变化情况,是否伴有疼痛及相应程度,以往是否有异常勃起和治疗情况;②询问与阴茎异常勃起相关的药物使用情况(如抗高血压,抗凝血,抗抑郁药物及阴茎海绵体注射的血管活性药物等);③了解是否有骨盆、生殖器或会阴部外伤史(尤其是会阴部骑跨伤史),以及镰状细胞性贫血或其他血液病病史。

体格检查:①阴茎检查:着重检查阴茎的硬度、温度、触痛程度和颜色变化等重要体征。低血流量型阴茎异常勃起患者的阴茎海绵体硬度明显高于高流量型,且阴茎皮肤的温度较低,颜色黯紫。②其他部位检查:会阴部检查常可发现这些部位的创伤或恶性肿瘤的证据。

实验室和影像学检查:①可以通过行血常规、血红蛋白电泳来协助诊断是否有镰状细胞性贫血或其他血液病。②进行阴茎海绵体血液血气分析可以区分低流量型与高流量型阴茎异常勃起,通常低流量型阴茎异常勃起患者海绵体内血液血气分析的典型表现为 PO_2 低于 30mmHg,PCO_2 高于 60mmHg,而高流量型血气分析结果与正常动脉血相似。③通过超声、动脉造影检查可以明确阴茎异常勃起的类型和部分病因。

【鉴别诊断】

1. **缺血型阴茎异常勃起(低流量型、静脉型)** 缺血型阴茎异常勃起是临床最常见的阴茎异常勃起类型,其特点是阴茎海绵体静脉血流出量减少,血液滞留,海绵体内压力增高,动脉血流入量减少,甚至停滞,阴茎海绵体出现缺氧和酸中毒,临床表现为阴茎持续坚硬勃起和疼痛,需要紧急处理,预后较差。

2. **非缺血型阴茎异常勃起(高流量型、动脉型)** 非缺血型阴茎异常勃起是一种少见的阴茎异常勃起类型,多由于阴茎海绵体动脉或分支损伤形成的动脉 – 海绵体瘘引起,一般不出现组织缺氧或酸中毒,阴茎呈持续性部分勃起状态,通常无勃起疼痛或轻微疼痛,预后相对较好。

【辨证论治】

1. 肝胆湿热证

证候:阴茎举而不衰,肿胀热痛,伴有烦躁易怒,失眠多梦,头晕发胀,发热,口苦,咽干,胁肋胀痛,或胁下有癥块,纳呆呕恶,厌油腻,尿黄,滞涩不畅,大便秘结,舌红苔黄腻,脉滑数。

治法:清泻肝胆,凉血通络。

方药:龙胆泻肝汤加减。

中成药:四妙丸、癃清片。

2. 阴虚阳亢证

证候:阴茎举而不衰,肿胀疼痛。伴头晕目眩,心烦失眠,潮热盗汗,神疲乏力,咽干口燥,面白或颧红,腰膝酸软。舌红少津,少苔,脉弦细数。

治法:滋阴降火,活血通络。

方药:知柏地黄丸或滋阴降火汤加减。

中成药:知柏地黄丸、左归丸。

3. 痰瘀阻络证

证候:阴茎挺举而日久不衰,阴茎颜色紫黯,木状肿硬,局部刺痛。可伴肢体麻木、痿废,胸闷痰多,或痰中带紫黯血块,舌紫黯或有斑点,苔白腻,脉弦涩。

治法:活血化瘀,化痰通络。

方药:阳和汤加减、大黄䗪虫丸。

中成药:小活络丹。

4. 气血两虚证

证候:阴茎挺举反复发生,举而不坚。多因失治损伤阴茎脉络,伴有阳痿、心悸,神疲头晕,多梦健忘,面白舌淡,脉弱。

治法:补益心脾,活血通络。

方药:归脾汤加减。

中成药:归脾丸、乌灵胶囊。

【西医治疗】

1. **一般治疗** 镇静、镇痛和阴茎局部冷敷、口服拟交感神经药物收缩血管等对症治疗,能使少部分患者的病情得到缓解或完全解除,同时视病情需要进行全身治疗和专科治疗。

2. **阴茎海绵体注射药物** 海绵体注射拟交感神经药物能显著提高缺血型阴茎异常勃起的缓解率。常用的拟交感神经药物有间羟胺(阿拉明)、去氧肾上腺素(新福林)和肾上腺素等。

3. **阴茎海绵体减压术** 应在局麻和无菌条件下进行。会阴部消毒后,阴茎根部阻滞麻醉,用粗注射针头穿刺阴茎海绵体或阴茎头,或对流穿刺冲洗,吸出积血,直至流出的血液颜色变红、阴茎疲软,以使阴茎海绵体内血流恢复正常,注意挤压阴茎海绵体脚,并冲洗至阴茎海绵体变软;此后,应定期挤压阴茎海绵体以促进血液回流。此法可重复进行,疗效为30%~50%。

4. **阴茎海绵体分流术** 当异常勃起时间超过24小时,由于缺血和酸中毒损害了海绵体内平滑肌细胞对拟交感神经药物的反应性,可能会使得拟交感神经药物的效果明显降低。在上述治疗无效后,可考虑应用海绵体分流术。缺血型阴茎异常勃起超过72小时可直接考虑手术处理。手术方法分为远端分流(Winter法、Ebbehoj法和Al-Ghorab法)、近端分流(Quackles法和Grayhack法)。建议首先选用远端分流,近端分流术则使用较少。

5. **选择性动脉栓塞术** 对于经保守治疗无效且持续不能缓解的非缺血型阴茎异常勃起患者,推荐应用高选择性海绵体动脉栓塞术。

【辨治要点】

1. **明确诊断** 阴茎异常勃起是男科疾病的急症,尤其是缺血型。应尽快明确诊断,快速处理,消除持续勃起状态、恢复阴茎海绵体正常血流和保护阴茎勃起功能。

2. **明辨分型** 阴茎异常勃起可分为缺血型(低流量型、静脉型)和非缺血型(高流量型、动脉型)。两者病因不同,处理方式各异,预后有较大差别。因此对于诊断明确的阴茎异常勃起,首先需要明确分型,一般根据临床表现及阴茎海绵体血液血气分析,即可鉴别,然后分型处理。

3. **判断疾病的轻重,采取合理的治疗方法** 对于病情轻者,可用保守治疗,疗效不佳时,及时用穿刺冲洗法;病情重者,应及时采取手术进行血液分流,以免血栓形成而影响性功能。

4. **治疗效果评价** 对于阴茎异常勃起的治疗应从以下三个方面评价其疗效:①阴茎海绵体循环顺利恢复;②阴茎异常勃起现象完全解除,恢复常态;③阴茎保持正常勃起功能,满意地进行性生活。

【预防调护】

1. **心理护理** 由于患者疾病部位特殊,同时担心阴茎异常勃起引起性功能障碍等,患者常产生害羞、焦虑、忧郁等不良心理,应注意及时排解抑郁、焦虑情绪,不可郁怒伤肝。

2. **生活习惯** 节制房事,避免过度频繁产生强烈性刺激;少食肥甘厚腻,避免嗜酒成性,酿生湿热。

3. 避免自行服用、滥用补肾壮阳之品,以免加重病情。

第五节 早泄

【概述】

早泄是指性生活时过早射精而影响性生活正常进行或性生活不满意的病证。早泄的定义虽尚有争议,但主要包括两方面,即"客观标准"和"主观感受"。客观标准是根据实际射精持续时间或阴茎抽动次数来判断;主观感受是指男性或伴侣对射精过早感到不满意,或被其困扰。国际性医学学会对早泄进行了首个循证医学定义,即"早泄是一种男性性功能障碍,其特征是:总是或几乎总是在进入阴道之前或进入阴道后约1分钟内射精,不能在全部或几乎全部进入阴道后延迟射精,并由此产生消极的个人结果,如苦恼、忧虑、挫折感或避免性活动等"。各种早泄的流行病学研究显示,早泄是最为常见的性功能障碍疾病,患病率为20%~30%。

古代中医文献对于本病有所记载,清代沈金鳌《沈氏尊生书》:"未交即泄,或乍交即泄。"《秘本金舟》中所描述"男子玉茎柔嫩,少一挨,痒不可当,故每次交合阳精已泄,阴精未流,名曰'鸡精'。"陈士铎在《辨证录·种嗣门》中首先提出"早泄"病名。

早泄分为原发性早泄、继发性早泄、境遇性早泄和早泄样射精功能障碍。

1. **原发性早泄** 原发性早泄少见,难以诊断,特点是:①第一次性交出现;②对性伴侣,没有选择性;③每次性交都发生过早射精。

2. **继发性早泄** 继发性早泄是后天获得的早泄,有明确的生理或者心理病因。特点是:①过早射精发生在一个明确的时间;②发生过早射精前射精时间正常;③可能是逐渐出现或者突然出现;④可能继发于泌尿外科疾病、甲状腺疾病或者心理疾病等。

3. 境遇性早泄　国内也有学者将此类早泄称为"自然变异性早泄"。此类患者的射精时间有长有短,过早射精时而出现。这种早泄不一定都是病理过程。具体特点是:①过早射精不是持续发生,发生时间没有规律;②在将要射精时,控制射精的能力降低,但有时正常,这点不是诊断的必要条件。

4. 早泄样射精功能障碍　此类患者射精潜伏时间往往在正常范围,患者主观上认为自己早泄,此类早泄不能算是真正的病理过程,通常隐藏着心理障碍或者与性伴侣的关系问题。此类早泄的特点是:①主观认为持续或者非持续射精过快;②患者自己想象中的过早射精或者不能控制射精焦虑;③实际插入阴道射精潜伏时间正常甚至很长;④在将要射精时,控制射精的能力降低;⑤用其他精神障碍不能解释患者的焦虑。

【西医病因病理】

以前认为早泄可能是心理和人际因素所致,近年研究表明早泄也许是躯体疾病或神经生理紊乱所致。而心理环境因素可能维持或强化早泄的发生。龟头高度敏感、阴部神经在大脑皮质的定位、中枢 5- 羟色胺能神经递质紊乱、勃起困难、前列腺炎、某些药物因素、慢性盆腔疼痛综合征、甲状腺功能异常均可能是早泄的发生原因。但目前缺乏大样本和循证医学的证据支持。早泄可能与遗传因素有关,但仍需大样本的研究调查来证实这种观点。

【中医病因病机】

1. 肝经湿热　平素性情急躁易怒,或精神抑郁,心愿不遂,气结日久,化热伤肝,兼过食肥甘厚味,过量饮酒,酿生湿热,蕴结于肝,下注阴器,肝疏泄无能,精室扰动,致精液闭藏无权而发生早泄。

2. 阴虚阳亢　素体阴虚或热病伤阴,或劳倦过度,耗损真阴,或房事不节,色欲过度,竭其阴精,阴虚阳亢,精关不固,精随热动而早泄。

3. 肾气不固　素体亏虚,或年老体衰,或久病房劳,肾气亏虚,封藏失职,固摄无权,精关易开,故致早泄。

4. 心脾两虚　忧思过度,伤心耗血,饮食不节,劳伤脾胃,心脾气虚,固摄无权,精关不固而致早泄。

早泄的基本病机为因虚而精窍失约,或因实精窍失控,终致房事时精关不固,引起精窍开启过早。肾气不固,心脾两虚,封藏失职,精关失约,开合不灵;或阴虚火旺,肝经湿热,热扰精室,精窍失控,均可致精关不固而引起早泄。

【诊断要点】

1. 病史　早泄诊断主要依据病史和性生活史,其中病史包含一般疾病史以及心理疾病史。根据病史应将早泄分类为原发性或继发性,早泄是否是情境性的(在特定环境下或与特定伴侣)还是一贯性的。应关注阴道内射精潜伏期(IELT)、性刺激程度、对性生活和生活质量的影响,以及药物使用或滥用情况。部分勃起功能障碍患者会因难以获得和维持勃起而产生焦虑,进而罹患继发性早泄。

2. 体格检查和辅助检查　早泄患者的体格检查包括生殖、血管、内分泌和神经系统,以筛查与早泄或其他性功能障碍相关的基础疾病,如慢性疾病、内分泌疾病、自主神经病、Peyronie 病(阴茎硬结症)、尿道炎、慢性前列腺炎等。实验室检查或神经生理检查并不常规推荐采用。此外,患者及配偶性心理及相关心理疾病评估也非常重要。

【鉴别诊断】

1. **阳痿** 早泄与阳痿关系密切,常常相继或相兼发病。早泄多为阳痿的早期症状,阳痿则多是早泄的进一步发展。阳痿是指阴茎不能勃起,或勃起不坚而不能进行正常性交的疾病。早泄则指阴茎勃起功能正常,但敏感度过高而发生过早射精,导致阴茎痿软不能继续性交。

2. **遗精** 遗精是在无性交状态下,频繁出现精液遗泄,当进行性交时,可以是完全正常的;早泄则是在进行性交时,阴茎刚插入阴道或尚未插入阴道即射精,以致不能正常进行性交。临床上两者也多兼见,但其预后一般较好。

【辨证论治】

1. 肝经湿热证

证候:房事早泄,性欲亢进,烦躁易怒,头晕目眩,口苦咽干,阴囊潮湿,尿黄浑浊,舌质红,苔黄腻,脉弦滑。

治法:清泻肝经湿热。

方药:龙胆泻肝汤加减。

中成药:四妙丸、癃清片。

2. 阴虚阳亢证

证候:虚烦难眠,阳动易举,早泄滑精,耳鸣,腰酸,潮热盗汗,五心烦热,口干咽燥,舌红苔少,脉细数。

治法:滋阴潜阳。

方药:知柏地黄丸加减。

中成药:知柏地黄丸、左归丸。

3. 肾气不固证

证候:入房早泄,性欲淡漠,阴茎勃起迟缓,头晕腰酸,小便清长,夜尿频多,尿后余沥,或遗精滑精,舌质淡,苔白,脉沉弱。

治法:益肾固精。

方药:金匮肾气丸加减。

中成药:金锁固精丸、右归胶囊、复方玄驹胶囊、伊木萨克片。

4. 心脾两虚证

证候:射精过快,性欲减退,形体消瘦,心悸,失眠多梦,头晕健忘,神疲体倦,面色少华,或自汗纳呆,便溏,舌质淡苔白,脉细或弱。

治法:补益心脾。

方药:归脾汤加减。

中成药:归脾丸、乌灵胶囊。

【西医治疗】

1. **选择性 5- 羟色胺再摄取抑制剂**(selective serotonin reuptake inhibitors,SSRIs)神经药理学研究发现神经递质 5- 羟色胺(5-HT,serotonin)也参与射精的控制,抑制 5-HT 的再吸收可延迟男性射精冲动。SSRIs 通过抑制突触前膜 5-HT 的再摄取,提高突触间隙 5-HT 的浓度,激活突触后膜相关的 5-HT 受体,提高射精阈值,发挥其延迟射精的功能。目前 SSRIs 已成为治疗早泄的首选药物,临床常用的 SSRIs 包括达泊西汀、舍曲林、帕罗西汀、氟西汀、西酞普兰、氟伏沙明等,达泊西汀目前是第一个也是唯一一个被批准用于治疗早泄的药物,是一种强效 SSRIs。

2. 局部麻醉药物 局部麻醉药物用于治疗 PE 始于 1943 年,是最早用于 PE 药物治疗的方法之一。由于其可降低阴茎敏感性,延长射精潜伏期,而且不会对射精感觉造成影响,从而用于早泄的治疗。迄今市售常用的局部麻醉药物包括凝胶、霜剂或喷雾状的利多卡因和(或)丙胺卡因混合制剂等。

3. 5 型磷酸二酯酶(PDE$_5$)抑制剂 最近的几项研究支持 PDE$_5$ 抑制剂治疗 PE 有效,其确切机制尚不清楚。有文献报道可能由于 PDE$_5$ 抑制剂抑制射精管、输精管、精囊、后尿道平滑肌上的 PDE$_5$ 活性,从而使平滑肌舒张,射精潜伏期延长。也有文献分析患者服用 PDE$_5$ 抑制剂后,可能因为患者阴茎勃起硬度增加而减少焦虑,下调勃起的性唤起阈值,从而使得射精阈值增加。

4. 手术治疗 基于目前报道的早泄手术治疗的临床研究均为单中心小样本的非随机对照研究,缺乏大样本循证医学证据和长期随访资料,而且阴茎背神经切断手术可能导致阴茎感觉减退、疼痛、勃起功能下降甚或丧失,其风险远大于收益。因此,建议慎重采用,不推荐手术治疗。

5. 行为疗法 行为疗法始于 20 世纪 50 年代,包括 Semans 的"停 – 动"技术及其类似方法,Masters 和 Johnson 的"挤捏"技术。患者通过一系列循序渐进的训练,以建立射精控制能力。

(1)"停 – 动"技术:治疗的目的就是提高射精刺激阈值。性伴侣通过刺激患者阴茎直至患者感到射精即将逼近,则立即停止刺激,待射精预感完全消失后再重新给予刺激,如此重复 3 次,然后完成射精。这样可以提高射精刺激阈值,从而缓解射精的紧迫感,加强抑制射精的能力,延长射精潜伏期。

(2)"挤捏"技术:具体方法是女方用拇指放在阴茎的系带处,示指与中指放在冠状沟缘下方,当快要射精时,女方挤捏压迫阴茎头,直到射精冲动消失。

(3)性交前手淫:是许多年轻患者经常采用的方法,手淫射精后阴茎敏感性降低,不应期过后射精潜伏期明显延长。

(4)其他:患者应学会识别增强性兴奋的刺激因素,以在性交时保持自己的性兴奋水平低于引发射精反射的强度,如改变体位、阴道充分松弛时插入或应用安全套等。

【辨治要点】

1. 基本病机 早泄的基本病机是虚实夹杂,虚者为肾阴虚火旺,实者为湿热下注,肾虚不固,热扰精室而致早泄。临床中亦有肝郁、心脾两虚等兼夹证候,故临床辨治应以滋阴清热为基本治则,兼以疏肝、健脾、利湿等。

2. 性生活指导 首先,要规律性生活。男性没有规律的性生活,本身就会出现生理性射精快,这与长时间憋精导致性阈值降低有关,一旦恢复规律性生活,射精时间就可能恢复正常。其次,对于两地分居的早泄患者,要进行行为疗法指导,建议性交前手淫排精一次等行为疗法,否则没有规律的性生活,单纯药物治疗,效果会不太理想。

3. 规范使用西药 选择性 5– 羟色胺再摄取抑制剂(SSRIs)是西医学治疗早泄的一线用药,除了达泊西汀是短效、速效外,其他的此类药物起效慢,副作用明显,而且副作用往往先于治疗作用出现。故临床处方此类药物,首先需要向患者详细解释用药的注意事项及相关副作用表现。其次,要长短效药物联合使用,达泊西汀的使用方法是按需服用,即性交前 1~3 小时服用,效果显著;但是要达到治疗效果,需要配合长效药物,每日服用,规范疗程。

4. 中西医结合 SSRIs 类药物疗效确切,但是此类药物具有降低性欲、影响勃起功能、恶心、头晕等副作用,故临床中往往需要中西医结合治疗。从中医理论来认识此类药物,其性寒凉,具有镇静、固摄的功效,结合中医对早泄基本病机的认识,故中药多采用补肾、清热、固涩相结合,既能够增强疗效,亦可以减轻药物对性欲、勃起功能等的不良影响。

5. 保证勃起功能 勃起功能正常是能够正常射精的基础,勃起功能下降,亦会导致早泄。所以,欲治疗早泄,首先要保证具有良好的勃起功能,有些患者的早泄问题就是由于勃起功能差导致的,勃起功能改善,射精时间自然会延长。其次,SSRIs 类药物虽然能够延长射精时间,但是此类药物具有影响勃起功能的副作用,使用此类药物时要密切关注患者勃起功能,以避免早泄问题解决了,却出现了勃起功能障碍。

【研究进展】

1. 神经生物学发病机制进展 5- 羟色胺(5-HT)学说研究进展:5-HT 是中枢神经系统的重要神经递质,5-HT 能神经元在下丘脑、脑干和脊髓分布广泛,这些神经元合成的 5-HT 在射精过程中起着调控作用。5-HT 必须与其相应的受体结合才能发挥生物学效应。5-HT 受体家族大多数是 G 蛋白偶联的神经递质受体,少数与离子通道型受体偶联。这些受体可分为不同的 7 类,并非每种亚型均与射精相关。目前动物研究发现有 3 种亚型参与调控射精:5-HT 1B 和 5-HT 2C 受体兴奋可使得射精潜伏期延长,延缓射精;与之相反,激活 5-HT 1A 受体则可促使射精的潜伏期缩短,加速射精。5-HT 经突触释放后,一方面作用于其受体,另一面通过突触前膜上的 5- 羟色胺转运体(5-HTT)重新被摄取,使得自身生物活性作用终止,因此,5-HTT 在 5-HT 突触活动调节中发挥着重要的作用。SSRIs 通过降低突触前膜 5-HTT 活性,从而抑制 5-HT 的再摄取,提高突触间隙 5-HT 的浓度,使得更多突触后膜相关的 5-HT 受体激活,提高射精阈值,最后发挥其延迟射精的功能。

2. 唯一批准治疗早泄的药物——盐酸达泊西汀(必利劲) 达泊西汀目前是第一个也是唯一一个被批准用于治疗早泄的药物,是一种强效 SSRIs。达泊西汀作为早泄按需口服治疗的 SSRIs 类药物,其起效快、快速吸收 1.5 小时到达峰值,半衰期短,在体内迅速清除,避免累积。达泊西汀经全球多中心 6000 余例的临床试验研究,其疗效已得到肯定,现已被多个国家批准用于临床治疗早泄的处方药物。达泊西汀对原发性和继发性 PE 具有相似的疗效。

一项关于达泊西汀的随机双盲对照研究(1958 例)表明,性交前 1~3 小时服用达泊西汀 30mg 或 60mg。在安慰剂对照、30mg 和 60mg 达泊西汀治疗组中,IELT 分别从基线 0.9 分钟增至 1.75 分钟、2.78 分钟和 3.32 分钟。在 30mg 和 60mg 治疗组中,其提高控制射精能力分别为 51% 和 58%。达泊西汀的不良反应较少见,达泊西汀 30mg 和 60mg 口服后,常见不良反应发生率分别为恶心(8.7%,20.1%)、腹泻(3.9%,6.8%)、头痛(5.9%,6.8%)、头晕(3.0%,6.2%),嗜睡(3.1%,4.7%)等,表现为剂量依赖性。与其他 SSRIs 相比,服用达泊西汀治疗期间,并未出现明显撤退综合征等。

【预防与调护】

1.夫妻之间应关心体贴,学习一定性生理知识。

2.规律性生活,房事选择安静、舒适的环境,避免在疲劳、情绪不佳等不良状态下进行。

3.对于偶尔出现的早泄,男性不应过分紧张与焦虑,女性不应责备与讥讽,而应给予更多的爱抚与体贴。

4.平时劳逸结合,注意锻炼身体,增强体质。

第六节 不射精症

【概述】

不射精症是指男子阴茎在性交中能维持坚硬勃起,并可做正常的抽送动作,但是无法达到性高潮,也不能在阴道内射出精液,性交后尿液检查无精子及果糖,而有时有遗精现象或手淫时能射精的一种性功能障碍,是导致男性不育的原因之一。属于中医学"精不泄""精闭""精瘀"的范畴。

【西医病因病理】

西医学将不射精的病因分为功能性和器质性两类。

功能性不射精在临床上以精神因素为多见。主要表现为以下几个方面:性知识匮乏;夫妻性生活不和谐;性畏惧;性刺激不足;选择性射精,也就是通常说的境遇性射精。

器质性不射精常见手术和外伤等引起的神经损伤;神经系统疾病,比如糖尿病性周围神经病变等;服用药物作用,多见于降压药、镇静药、精神病药等;还有可见于先天性发育异常等,比如先天性精囊、前列腺缺如等。

【中医病因病机】

1.**肝郁气滞**　肝主疏泄,其经脉下循阴器,故与泄精有着密切关系。若肝失疏泄,气失调达,精关郁闭不开,则不射精;情志不畅,肝气郁结,故烦躁或抑郁;气机不畅,则胸胁胀满,善太息;肝经下循少腹及阴器,肝失疏泄故少腹及睾丸胀痛不适。舌脉均为肝郁气滞之象。

2.**瘀阻精道**　外伤、久病等因素导致气血两虚,气机逆乱导致精道瘀阻,或外感邪毒,侵犯精道,或房事忍精不射,败精内阻精道,发为不射精。

3.**湿热下注**　外感湿热,湿热下注,热阻精道,精关不启,阳强易起,但久交不射;内生湿热,精关开合失司,不能射精。

4.**心脾两虚**　忧思不解,所愿不遂,化源不足,以致劳心伤神,由心及脾,致脾虚不运,气血乏源。因血能生精,气血不足,故肾精也少,致精少而不泄也。

5.**肾阴不足**　房事不节,纵欲过度,或有手淫习惯,耗损阴精,精失过多,阴虚阳亢以致相火亢盛,心肾不交,精关不开,故交而不泄。

6.**命门火衰**　素体阳虚,禀赋不足;或戕伐太过,肾阳衰微。阳气者主气化;主推动,今肾阳不足则气化失调,无力推精外出,故而不能射精。

【诊断要点】

不射精症的诊断主要靠病史特点,其特点是勃起功能正常,但性交时间很长不能在阴道内射精,多伴有无性欲高潮及快感,也无精液射出或溢出。器质性的多在任何情况下不排精,而功能性的可有射精现象。其诊断主要病史有无射精情况、有无精神刺激等性心理障碍及罹患某些疾病,比如糖尿病,精神类疾病。可通过一些专科辅助检查配合诊断。

【鉴别诊断】

1.**逆行射精**　逆行射精是指性交时能出现性欲高潮,亦有射精动作,但无精液射出,其病理主要是在性交射精时,膀胱内括约肌关闭不全,导致精液逆行射入膀胱内,其病以器质性病变为主。确诊的依据是性交后尿液检查可有精子和果糖存在。而不射精症虽然性交时亦无精液射出,但性交中既无性欲高潮出现,又无射精动作。其病主要为射精中枢处于抑制状态,输精道不通,精液不能射出而成,其病以功能性病变为主,性交后尿液检查无精子和果糖存在。

2. **阴茎异常勃起症** 阴茎异常勃起症,中医又称为阳强,是指阴茎长时间的异常勃起,有时可达数天,甚则数十天。持续勃起,且在性交时能够射精,但射精后仍不萎软,多伴有阴茎疼痛,多为血管病变所造成。而不射精症则是性交时久交不泄,阴茎虽勃起时间较长,但移出时即可萎软,且多以功能性为主。

【辨证论治】

1. 肝郁气滞证

临床表现:阴茎勃起坚硬,交而不射,少腹及睾丸胀痛,多有情志波动史,伴烦躁易怒,或情志抑郁,梦中可有遗精,胸胁胀满,善太息。舌质淡红,脉弦。

治法:疏肝解郁,通精开窍。

方药:四逆散或柴胡疏肝散加减。

2. 瘀阻精道证

临床表现:阴茎勃起色紫暗,或兼疼痛,交不射精,阴部胀痛,伴心烦易怒。舌质紫黯,脉沉细涩。

治法:活血化瘀,行气通精。

方药:血府逐瘀汤或少腹逐瘀汤加减。

3. 湿热下注证

临床表现:阴茎勃起,久交而不射精,可有遗精,伴胸脘痞闷,食少纳差,小便短赤,或尿后白浊,阴囊湿痒。舌质红,苔黄腻,脉濡数。

治法:清利湿热,通精开窍。

方药:四妙丸加减。

4. 心脾两虚证

临床表现:阴茎勃起正常,交不射精,伴心悸失眠多梦,食少纳呆,腰酸,舌淡,苔薄白,脉细弱。

治法:健脾补气,养心益精。

方药:归脾汤加味。

5. 肾阴不足证

临床表现:性欲亢进,阳强不射精,心烦少寐,性情急躁,面色不华,梦遗失精,口干,舌红,脉弦细数。

治法:滋阴营髓,壮水降火。

方药:知柏地黄丸、左归丸等。

6. 命门火衰证

临床表现:阴茎勃起正常,交不射精,性欲减退,头昏乏力,精神不振,面色晦暗,腰酸膝软,腰以下有冷感,舌质淡,苔白,脉沉细或沉弱。

治法:温肾助阳。

方药:右归丸、桂附地黄汤加味。

【辨治要点】

1. 性知识教育　这主要适合于因性知识缺乏的功能性不射精患者。治疗时应夫妻双方同治,共同了解性器官的生理知识及性反应知识。告诫他们性交时须精神集中,心情放松,注意性生活过程中姿势、方法及性刺激强度以达到射精。

2. 心理调节　适合于因精神心理受到创伤后对性生活恐惧或压力大的患者,应根据情况消除男方的焦虑顾虑等,女方也应全身心的配合提高性兴奋,建立正常的性反应及射精反射。

【研究进展】

李海松教授治疗不射精症经验

(1)温肾活血法为治疗大法:《素问·生气通天论》曰:"阴平阳秘,精神乃治",阴阳失调是导致男科疾病发生的根本病因。众所周知不射精症的根本病机为肾虚,很多医师受此影响,临床用药常用一些燥热的壮阳之品,患者不但没有改善射精状况,反而加重病情。李海松教授提出男科病的治疗要"微调阴阳",即用药要温和,不能壮肾阳,而要温肾。所以在临床中用药以温和类,以求"温中求阳",用药如巴戟天、菟丝子、山萸肉等,该类药温而不燥,作用明确,多入肾经和肝经,也体现了"精血同源"的特殊关系。而同时佐以活血化瘀药如丹参、王不留行等,同时在方药中也比较重用麻黄、桂枝等药。麻黄辛温,主要用于发汗解表,宣肺平喘。现代药理研究证明,麻黄具有兴奋中枢神经,增强兴奋性,增强精道平滑肌收缩,有利于促进射精。桂枝性温,具有助阳化气、温通经络的作用。使用温肾活血药一方面使肾气得以温化产生足够的精液,保证射精动作时有精可射;另一方面通过活血化瘀以打通精道,使精液有路可行。李海松教授活血化瘀药常用一些虫类药,比如水蛭、蜈蚣、土鳖虫等,这类药活血化瘀功效较强,且可以起到通络、改善血供的作用。

(2)重视疏肝:原发性不射精症的主要病因为:①性知识缺乏;②性畏惧;③性生活不协调;④性刺激不足。从中可以看出导致该病的大多处于紧张状态,而同时男性的性心理是十分脆弱的,不射精的发生反而会加重病情。所以在温肾活血的基础上要注重疏肝。李海松教授在临床中常用疏肝解郁药为柴胡、牛膝、白芍、青皮、郁金等药。柴胡、白芍为逍遥散中之主药,可疏肝解郁、养血柔肝,且牛膝能补肾活血,可以增强活血化瘀的功效。而青皮、柴胡、郁金等运用,可以助行血、温肾阳,改善射精阈值,达到射精的目的。

(3)综合治疗:对于该病李海松教授首先要求夫妇双方进行治疗,一方面普及性知识,要求性交时必须注意思想集中,感情融洽,并注意房事地点要安静,同时姿势要正确。另一方面,可通过性治疗,双方要消除焦虑,全身心配合提高性兴奋。往往在阴道内有过一次射精后,就可改变射精障碍。对于手淫能射精而阴道不能的患者,除了以上的治疗外,还可以配合一些针灸等。

【预防与调护】

1. 掌握必要的性知识　夫妻双方应掌握性器官的生理和性反应知识,告知功能性不射精主要是性刺激未达到射精阈值导致,消除紧张情绪。

2. 和谐、幸福的夫妻关系　男性的性心理十分脆弱,夫妻双方应相互体贴,当出现本病后应多安慰,不要相互指责、埋怨,共同鼓励应对问题。

3. 规律的性生活　规律的性生活是避免疾病发生的因素之一,性生活不要过度节制,也不要纵欲。

| 第七节 | 逆行射精

【概述】

所谓逆行射精是指男性性欲正常,有正常的阴茎勃起,性交过程正常,能达到性欲高潮,并有射精动作和感觉,但无精液从尿道排出,而逆行射入膀胱的一种疾病。因精液没有射入阴道内,因此可以造成不育。逆行射精性交后尿化验出现精子和果糖。中医文献《诸病源候论·虚劳病诸候》有"精不射出,但聚于阴头"记载,属于逆行射精的文献记载。

【西医病因病理】

1.先天性因素　男性先天性的宽膀胱颈、尿道瓣膜症、膀胱憩室、先天性脊柱裂等因素,会使膀胱颈关闭不全,还会增加尿道膜部的阻力,造成逆行射精。

2.手术因素　膀胱颈部和前列腺等手术,损伤膀胱颈及神经末梢,会影响膀胱颈部的关闭,发生逆行射精。

3.疾病因素　常见的有糖尿病、脊髓损伤等疾病,另膀胱结石引起膀胱括约肌功能过度代偿也会引起逆行射精,发病率较高。

4.药物因素　肾上腺素能受体阻滞剂会对平滑肌的收缩造成影响,引起逆行射精,常见药物有利血平、盐酸甲硫哒嗪等。

【中医病因病机】

1.湿热蕴结　饮食不节过食肥甘厚味,酿生湿热,或外感湿热,湿热下阻,精液逆射。

2.肝气郁结　情志不遂,郁怒伤肝,肝失疏泄,气机逆乱,精随气逆,而致逆行射精。

3.肾气亏虚　久病体弱,或恣情纵欲,损伤肾气,肾虚膀胱不约,以致房事精液倒流。

4.瘀阻精道　跌仆损伤,或久病入络,或房事不慎,精道损伤,精液不归精道,而逆流膀胱。

【诊断要点】

1.病史诊断,有射精感无精液从尿道外口射出或排出极少精液,应考虑该病。

2.性交后或自慰后立即查尿液,关注尿液中有无精子等。

3.可以通过膀胱镜或 X 线膀胱造影等有无解剖结构问题。

【鉴别诊断】

1.不射精症　指男子阴茎在性交中能维持坚硬勃起,并可做正常的抽送动作,但是无法达性高潮,也不能在阴道内射出精液,性交后尿液检查无精子及果糖,而有时有遗精现象或手淫时能射精的一种性功能障碍。

2.无精子症　送检精液经过两次以上的分析,并经离心沉淀后,显微镜未发现精子者,且送检精液采集时间符合禁欲 48 小时至 1 周。

【辨证论治】

本病之基本病机特点是多重因素导致精道不通、肾气不固,发为本病,具体临证分型如下:

1.湿热蕴结证

临床表现:性交时有射精感觉而不射精,伴小便黄浊、淋沥不尽,阴痒潮湿,下肢困重,倦怠乏力等,舌质红、苔黄腻,脉濡数。

治法:清热利湿,疏通精道。

方药:萆薢分清饮或龙胆泻肝汤加减。

2. 肝气郁结证

临床表现:性交时有射精感觉而不射精,伴精神抑郁,胸闷、善太息,胁肋、少腹窜痛等,舌质黯红、苔薄白,脉弦。

治法:疏肝理气、温阳通窍。

方药:少腹逐瘀汤加味。

3. 肾气亏虚证

临床表现:性交时有射精感觉而不射精,性欲减退,阳事举而不坚,神疲易乏,腰膝酸软,畏寒肢冷,小便频数,尿后余沥不尽,舌质淡、苔薄白,脉沉弱。

治法:温肾助阳,益气填精。

方药:右归丸、桂附地黄汤加味。

4. 瘀阻精道证

临床表现:性交时有射精感觉而不射精,伴阴茎作胀,或有手术外伤史,少腹疼痛或会阴部有压痛,牵及睾丸,舌有瘀斑,脉涩。

治法:活血化瘀,疏通精道。

方药:桂枝茯苓汤合桃红四物汤加减。

【西医治疗】

1. 药物治疗　多选用麻黄碱、丙米嗪、左旋多巴等。麻黄碱是肾上腺素能兴奋剂,可促使交感神经末梢释放递质,间接地发挥拟肾上腺素作用,兴奋肾上腺素受体,增加膀胱内括约肌的关闭能力。丙米嗪为三环类抗抑郁药,可阻止神经末梢对去甲肾上腺素的重吸收,从而增强肾上腺素能活性。左旋多巴在体内可合成去甲肾上腺素、多巴胺,透过血脑屏障进入脑中,提高射精中枢的兴奋性,又可兴奋交感神经,有助于提高射精效果。

2. 辅助生殖技术　逆行射精患者经药物治疗后效果较差而又有生育欲望者,可采用从膀胱采集精子做人工授精。宫腔内人工授精是治疗逆行射精常用的辅助生殖技术。

3. 手术治疗　手术治疗主要用于解剖异常引起的逆行射精,手术方法有膀胱颈瘢痕切除、膀胱颈重建等恢复膀胱颈部的完整性可恢复顺行射精。精阜增大引起的逆行射精,经尿道电切增大的精阜,效果较好。尿道扩张术和膀胱尿道镜检查,器械能轻轻按摩精阜,扩张尿道,确保尿道通畅,对轻度精阜增大及尿道狭窄所致的逆行射精可能有一定作用。

【辨治要点】

1. 中断排尿锻炼方法　每次排尿到一半时,停止排尿,然后再次排尿,反复练习锻炼的方法。主要目的是增强射精牵涉的肌群的力量。

2. 服用中药进行调节　可以在医生的指导下,选用一些能够调节性系统、性器官功能的药物进行调节。

3. 避免过频的性交或自慰,或有意识地节欲,养成规律的性生活。

【预防与调护】

1. 加强夫妻间交流　性生活和谐是夫妇之间的事情,当出现逆行射精时,不要恐惧,夫妻双方共同应对,加强交流找出问题所在。

2. 正确对待自己的身体　一部分人一出现逆行射精就怀疑自己肾虚,就到处购买补药,忽略了需要辨证论治,所以出现逆行射精需要在专业男科医师的指导下用药。

3. 不要担心自己的性能力　这种担心对于性生活的影响非常大,常常会导致精神性阳痿。正如前面所说的那样,几次早泄并不说明性能力有问题,而是由于没有调整好自己的状态,这些问题是暂时的。

(李海松 王 彬 杨 杰 马健雄 莫旭威 赵 冰)

参考文献

1. 李曰庆,张素斋.性功能障碍研究新进展 [M].北京:华夏出版社,1994.

2. 李曰庆,何清湖.中医外科学 [M].北京:中国中医药出版社,2012.

3. 李曰庆.实用中西医结合泌尿男科学 [M].北京:人民卫生出版社,1995.

4. 徐福松.徐福松实用中医男科学 [M].北京:中国中医药出版社,2009.

5. 李宏军,黄宇烽.实用男科学 [M].2 版.北京:科学出版社,2015.

6. 王琦.王琦男科学 [M].2 版.郑州:河南科学技术出版社,2007.

7. 马晓年.性欲亢进的治疗 [J].中国男科学杂志,2002,16(5):403.

8. 白文俊.阴茎勃起功能障碍诊断治疗指南 [M]// 王晓峰,朱积川,邓春华.中国男科疾病诊断治疗指南(2013 版).北京:人民卫生出版社,2013:56–117.

9. 耿强,郭军,王蠡,等.欧洲泌尿外科学会勃起功能障碍诊疗指南(2011 年版)简介 [J].中国男科学杂志,2012,26(2):57–60.

10. 中国中西医结合学会男科专业委员会.勃起功能障碍中西医结合诊疗指南(试行版)[J].中华男科学杂志,2016,22(8):751–757.

11. 李海松,李曰庆.勃起功能障碍中医病因病机探析 [J].中国性科学,2005,14(04):13–14.

12. 李海松,韩亮.阳痿从络论治 [J].世界中医药,2013,8(02):142–145.

13. 李海松,马健雄,王彬,等.阴茎中风探讨 [J].中医杂志,2015,56(23):2064–2066.

14. 马健雄,马凰富,赵冰,等.李海松教授运用逍遥散治验男科疾病经验举隅 [J].环球中医药,2016,9(3):320–322.

15. 莫旭威,李海松,王彬,等.阳痿从风论治 [J].环球中医药,2014,7(1):43–46.

16. 马洁桦,程童大,潘连军,等.内皮损伤与勃起功能障碍研究进展 [J].中华男科学杂志,2011,17(8):734–738.

17. 林桂亭,辛钟成,Tom F Lue,等.男性勃起功能障碍的基础研究进展 [J].中国男科学杂志,2006,20(9):47–51.

18. 胡剑麟,陈斌.勃起功能障碍与血管内皮功能关系的研究进展 [J].中华男科学杂志,2007,13(7):632–635.

19. 李晓,姜萍.血管内皮细胞损伤与血瘀证 [J].中国中西医结合杂志,2000,20(2):154–156.

20. 石志芸,施赛珠,陈剑秋,等.血瘀证患者血浆内皮素测定的临床意义 [J].辽宁中医杂志,1996,23(10):435–437.

21. 韩亮.通络兴阳汤治疗阳痿的临床研究 [D].北京:北京中医药大学,2013.

22. 刘洋.通络熄风起痿汤治疗血瘀肾虚型阳痿的临床观察 [D].北京:北京中医药大学,2016.

23. 赵冰,莫旭威,王彬,等.运用风药治疗阳痿经验 [J].中医杂志,2014,55(21):1877–1878,

1887.

24. 赵冰,莫旭威,王彬,等.从气论治阳痿[J].环球中医药,2015,8(9):1119-1121.

25. 刘清尧,张新荣,韩亮,等.阳痿从肝肾同源论治探讨[J].中国性科学,2015,24(2):68-70.

26. 马凰富,马健雄,赵冰,等.李海松教授"阴茎中风"学说在治疗勃起功能障碍中的应用[J].环球中医药,2016,9(5):594-596.

27. 莫旭威,王彬,李海松,等.勃起功能障碍的治疗思路与方法[J].世界中医药,2014,(3):382-384,387.

28. 周强,李兰群.李曰庆治疗阳痿思路及经验[J].中国医药学报,2002,17(8):489-490.

29. 李宏军.阴茎异常勃起诊断治疗指南[M]//王晓峰,朱积川,邓春华.中国男科疾病诊断治疗指南(2013版).人民卫生出版社,2013:273-291.

30.《泌尿外科杂志(电子版)》编辑部.《阴茎异常勃起诊疗指南》解读[J].泌尿外科杂志(电子版),2011,3(1):54-56.

31. 张泽华,王勇.强中症的中医疗法[J].中国男科学杂志,2003,(2):131-133.

32. 刘建国,金保方,李相如,等.徐福松教授辨治阴茎异常勃起经验[J].南京中医药大学学报,2009,03:219-222.

33. 白文俊,王晓峰,陈国强.阴茎异常勃起的诊断与处理(附13例报告)[J].中华泌尿外科杂志,2004,25(1):47-49.

34. 刘保兴,辛钟成,郭应禄.阴茎异常勃起诊断与治疗[J].中国男科学杂志,2007,04:62-64.

35. 辛钟成.缺血性阴茎异常勃起诊断与治疗进展[J].中国男科学杂志,2007,21(9):1-3,7.

36. 王万荣,谢子平,王澍弘,等.2012年欧洲泌尿外科学会早泄指南简介[J].中国男科学杂志,2012,26(11):59-61.

37. 郭军,王福,耿强,等.国际性医学会(ISSM)《早泄诊治指南(2010年版)》解读[J].中国性科学,2011,20(7):5-8.

38. 黄宇烽,李宏军.解读我国首个《早泄诊断治疗指南》[J].中华男科学杂志,2011,17(11):963-965.

39. 夏佳东,戴玉田.早泄神经生物学发病机制的研究进展[J].中华男科学杂志,2014,(12):1131-1135.

40. 周庭友,李彦锋.盐酸达泊西汀治疗早泄的临床研究进展[J].中华男科学杂志,2015,(10):931-936.

41. M EI-Bayoumi,江宏思,陆晓冬.性交不射精症的分类、诊断和治疗[J].国外医学 泌尿系统分册,1983,(6):264-265.

42. 傅兆杰,赵梅霖.功能性不射精症的性心理分析[J].中国性科学,2004,13(11):30-31.

43. 庞保珍,庞清洋,赵焕云.中医药治疗不射精不育的研究进展[J].中国性科学,2009,18(2):34-35.

44. 李相如,刘建国,金保方,等.徐福松教授辨治不射精症经验[J].南京中医药大学学报,2009,25(1):6-9.

45. 赵冰,李海松,王彬,等.温肾活血法治疗不射精症理论浅探[J].中国性科学,2014,23(8):63-64.

46. 王新果,韩艳荣,唐文豪,等.逆行射精致男性不育诊治的临床研究[J].中国性科学,2012,10:27-28,31.

47. 李光丽,刘杰.逆行射精 [J].云南医药,2013,34(4):348-350.

48. 张闯,冷兴川,杨庆,等.逆行射精的中西医诊疗现状 [J].实用中西医结合临床,2016,16(2):92-94.

49. 陈兴良,陈自学,王久源,等.逆行射精的诊治现状 [J].四川医学,2004,25(11):1251-1252.

50. 陈栋,胡雷,冼峰,等.针挑治疗功能逆行射精症临床研究 [J].中国针灸,2016,02:153-156.

51. Cheitlin MD. Erectile dysfunction: the earliest sign of generalized vascular disease [J] Jam Coll Cardiol, 2004, 43(2): 185-186.

52. Jackson G. Erectile dysfunction: a window of opportunity for preventing vascular disease [J] Int J ClinPract, 2003, 57(9): 747.

第十一章　男性不育症

|第一节|男性不育症

【概述】

　　世界卫生组织规定,夫妇有规律性生活1年以上,未采用任何避孕措施,由于男方因素造成女方无法自然受孕的,称为男性不育症。据统计有15%的夫妇在1年内不能受孕而寻求药物治疗,不能受孕的夫妇中至少50%存在男性精子异常的因素。男性不育症的病因复杂,通常由多种病因共同引起,仍有30%~40%的男性不育症患者找不到明确的病因。自从人类进入工业文明以来,受环境污染、不良生活方式及工作生活压力等因素的影响,男性不育症患者日益增多。据世界卫生组织统计,全球约有8%的育龄夫妇患有不孕不育,发病率波动在5%~35%之间,美国约有15%的育龄夫妇需要不育症的治疗,发达国家10%~15%的育龄夫妇可能有不育问题。Dada R等报导全世界约有15%的夫妇不育,其中男性不育约占40%~50%。国内报道,育龄夫妇不育发生率约为12.5%。随着近代生殖医学的发展,男性不育症逐渐被人们所重视。由于男性不育症病因多样性、未明性等特点,越来越多的医生认同男性不育症不是一种独立疾病,而是由某一种或多种疾病与因素综合作用而造成的结果。

　　本病属中医学"无子""艰嗣"等范畴,"不育"之词最早见于《周易》:"妇孕不育"。《内经·上古天真论》载:男子七八天癸绝精少,八八而无子,称不育症为"无子"。叶天士的《秘本种子金丹》又称男性不育症为"男子艰嗣"。近年来,随着男科学的不断发展,中西医对本病的称谓逐渐统一,统称男性不育症。

【西医病因病理】

　　男性不育症是由多种疾病和(或)因素造成的结果,通常根据影响生殖环节的不同,分为睾丸前、睾丸和睾丸后三个因素,但仍有高达60%~75%的患者找不到病因,临床称为特发性男性不育。

(一)睾丸前因素

通常为内分泌性病因,患者的生育力损害继发于体内激素失衡。

1.丘脑疾病

　　(1)促性腺激素缺乏:卡尔曼综合征(Kallmann's syndrome)是低促性腺激素型性腺功能低下的一种综合征。病变部位在下丘脑,伴嗅觉障碍或减退。由于下丘脑促性腺激素释放激素(GnRH)分泌障碍,导致促性腺激素分泌减少而继发性腺功能减退。

　　(2)选择性黄体生成素(LH)缺乏症:又称生殖性无睾症,罕见。临床表现为不同程度的雄性化和男乳女性化的类无睾体征。患者睾丸容积正常或略大,精液量少,偶见精子。镜下可见成熟生精上皮,但间质细胞少见,血清激素检查 LH 缺乏。

(3) 选择性促卵泡激素(FSH)缺乏症:极为罕见,垂体 FSH 分泌不足,而 LH 正常,患者临床表现为有正常男性第二性征和睾丸容积,无精子症或极度少精子症。

(4) 先天性低促性腺激素综合征:继发于数种综合征的性腺功能低下,如 Prader-Willi 综合征和 Laurence-Moon-Bardet-Biedl 综合征。

2. 垂体疾病

(1) 垂体功能不足:由于肿瘤、感染、梗死、手术、放射和肉芽肿性病变等影响垂体功能所致。血清性激素检测睾酮水平低下伴促性腺激素低下或正常偏低。全垂体功能障碍者,血清皮质激素低下,FSH 和生长素水平也低下。

(2) 高催乳素血症:原发性高催乳素血症常见于垂体腺瘤。催乳素过高会引起 FSH、LH 和睾酮水平降低,导致性欲丧失、勃起功能障碍、男性乳腺增生和生精障碍等。

3. 内源性或外源性激素异常

(1) 雌激素和(或)雄激素过多:外源性雄激素增多常见于口服激素、先天性肾上腺增生、有激素活性的肾上腺肿瘤或睾丸间质细胞肿瘤。过度肥胖、肝功能不全是雌激素增多的常见原因,还与一些能分泌雌激素的肿瘤如肾上腺皮质肿瘤、睾丸支持细胞瘤或间质细胞瘤有关。

(2) 糖皮质激素过多:能抑制 LH 分泌,导致精子发生、成熟障碍。多见于库欣综合征或医源性摄入增加。

(3) 甲状腺功能亢进或减退:甲状腺功能的平衡通过垂体和睾丸两个层面来影响生精,甲亢或甲低可改变下丘脑激素的分泌和雌/雄激素比值,甲状腺功能异常约占男性不育病因的 0.5%。

(二)睾丸性因素

1. 先天性异常

(1) 染色体或基因异常:不育男性约 6% 存在遗传物质异常,随着精子总数降低该比例逐渐增高,精子总数正常者中染色体或基因异常者为 1%,少精子症患者中为 4%~5%,无精子症患者中比例最高达 10%~15%。

克兰费尔特综合征(Klinefelter's syndrome):又称先天性睾丸发育不全症,外周血染色体核型为性染色体非整倍体异常,90% 为 47,XXY,10% 为 47,XXY/46,XY 嵌合型。其特点是睾丸小、无精子及血清促性腺激素水平增高等。

XX 男性综合征(XX male syndrome):又称性倒错综合征,是由于 Y 染色体上性别决定基因(SRY)在减数分裂时易位到 X 染色体,但控制生精的基因(AZF)仍在 Y 染色体,导致无精子症。

XYY 综合征(XYY syndrome):是由于父亲精子形成的第二次减数分裂过程中 Y 染色体没有分离而受精造成的结果。

Noonan 综合征(Noonan syndrome):又称男性 Turner 综合征,染色体核型大部分为正常 46,XY,少数为 45,X0 或嵌合型(45,X0/46,XY)。

Y 染色体微缺失:约 15% 无精子症或重度少精子症患者存在 Y 染色体微缺失。常见的微缺失有:AZFa,AZFb,AZFc。

(2) 隐睾:是小儿极为常见的泌尿生殖系统先天畸形,早产儿发病率约 30%,新生儿 3.4%~5.8%,1 岁时约 0.66%,成人为 0.3%。

(3) 雄激素功能障碍:主要为雄激素不敏感综合征和外周雄激素抵抗。前者主要为雄激素信号传导过程中某一环节出现异常,后者包括 5α- 还原酶缺乏和雄激素受体异常。

(4) 其他较少见的综合征:肌强直性营养不良(myotonic dystrophy,MD)、无睾丸症(vanishing testis syndrome)、纯睾丸支持细胞综合征(Stertoli-cell-only syndrome,SCOS)等。

2. 生殖腺毒素　常见有射线、药物、食物、生活和工作环境因素等。

3. 全身性疾病　常见引起不育的系统性疾病包括肾衰竭、肝硬化与肝功能不全、镰形细胞病等。

4. 感染(睾丸炎)　青春期后的流行性腮腺炎 30% 合并睾丸炎,常为单侧,双侧发病率为 10%~30%,睾丸萎缩是最常见的严重后果。

5. 睾丸创伤和手术　睾丸创伤除导致睾丸萎缩外,还可激发异常免疫反应,两者均可导致不育。睾丸血管、输精管道的医源性损伤也会导致不育。

6. 血管性因素　精索静脉曲张在不育症患者中的发病率近 40%。

7. 睾丸扭转　可引起睾丸缺血性损伤,损伤程度与缺血程度和持续时间有关,一侧扭转可引起对侧睾丸发生组织学变化。

8. 免疫性因素　由于自身抗精子抗体阳性导致男性不育症。

(三)睾丸后因素

1. 输精管道梗阻　输精管道梗阻是男性不育的重要病因之一,梗阻性无精子症在男性不育患者中为 7%~10%。

(1) 先天性梗阻:梗阻可发生于输精管道的任何部位,从睾丸网、附睾、输精管直到射精管开口。

囊性纤维化(cystic fibrosis,CF):属常染色体隐性遗传病,几乎所有 CF 男性患者都伴有先天性双侧输精管缺如(congenital bilateral absence of vas deferens,CBAVD)。

扬氏综合征(Young syndrome):主要表现三联症:慢性鼻窦炎、支气管扩张和梗阻性无精子症。生精功能正常,但由于浓缩物质阻塞附睾管而表现为无精子症,手术重建成功率较低。

特发性附睾梗阻:罕见,1/3 患者存在囊性纤维变性基因突变,可能与囊性纤维化有关。

成人多囊肾疾病(adult polycystic kidney disease,APKD):属常染色体显性遗传病,患者体内脏器多发性囊肿,当附睾或精囊腺有梗阻性囊肿时可导致不育。

(2) 获得性梗阻:主要为生殖系统感染、输精管结扎切除术、医源性输精管损伤及感染所致射精管口梗阻等。而疝修补术应用补片后可出现输精管周围炎症反应导致输精管梗阻。

(3) 功能性梗阻:干扰输精管和膀胱颈部神经传导的任何因素都可导致不射精或逆行射精,常见原因有神经损伤和服用某些药物等。

2. 精子功能或运动障碍

(1) 纤毛不动综合征(immotile cilia syndrome):是由于精子运动器或轴突异常而导致精子运动能力降低或丧失。

(2) 成熟障碍:常见于输精管结扎再通术后。由于结扎后附睾管内长期高压损伤附睾功能,再通术后精子通过附睾时未获得正常的成熟和运动能力,导致精子总数正常,但精子活力低下。

3. 免疫性不育　2%~10% 的不育与免疫因素有关,抗精子抗体(antisperm antibody,AsAb)是免疫性不育的重要原因。常见原因有睾丸外伤、扭转、活检、感染或输精管梗阻、吻合手术后等。

4. 感染　8%~35%的不育与男性生殖道感染有关,主要为感染导致输精管道梗阻、抗精子抗体形成、菌精症、精液白细胞增多症以及精浆异常。

5. 性交或射精功能障碍　性欲减退、勃起功能障碍和射精功能障碍是男性不育症的常见原因;尿道下裂等解剖异常由于射出精液距宫颈过远而导致不育;糖尿病、膀胱尿道炎症、膀胱颈部肌肉异常、手术或外伤损伤神经均可导致不射精或逆行射精;不良的性习惯如性交过频、使用润滑剂等也会影响生育。

(四)特发性病因

特发性不育是指男性不育症找不到明确病因者,其影响生殖的环节可能涉及睾丸前、睾丸、睾丸后的一个或多个环节。目前倾向与遗传或环境因素等相关。

(五)其他因素

1. 长期食用棉籽油　由于棉籽油中的棉酚可破坏生精细胞,而引起不育。在广大棉区比较多见,临证中遇到此类患者,应首先嘱其停服棉籽油,再进行治疗,可收事半功倍之效。

2. 不良嗜好与吸毒　长期酗酒和大量吸烟,可导致乙醇和尼古丁中毒,引起精子数减少、精子活动力减弱以及异常精子明显增多。另外,吸大麻成瘾也会造成性功能下降和精子质量降低,影响生育。

3. 温度过高　经常长时间热水浴或长期在高温环境中作业,致睾丸温度升高,对精子的生长发育及活动力可产生不利影响。

4. 放射线损伤　受到大剂量放射线照射,可使生精细胞发生突变,引起一段时间的精子数减少或无精症。一般放射线损伤是可逆的。

5. 药物影响　垂体类药物、雌性激素、抗肿瘤类药物如苯丁酸氮芥、甲氨蝶呤、秋水仙碱等;另外,阿司匹林、吲哚美辛,以及治疗阿米巴原虫的各种药物或降血压药等,可影响精子的活动能力而引起不育。

6. 性交不当　性交时应用润滑剂,长期禁欲或性交过频,可降低精子的质量;或不了解配偶排卵时间(一般排卵时间在来月经前14天左右,卵子存活时间约24小时)。

7. 精神或体力的过度劳累　可以影响精子的数目和活动力,使受孕机会减少。

【中医病因病机】

《素问·上古天真论》云:"丈夫八岁,肾气实,发长齿更。二八,肾气盛,天癸至,精气溢泻,阴阳和,故能有子。三八,肾气平均,筋骨劲强,故真牙生而长极。四八,筋骨隆盛,肌肉满壮。五八,肾气衰,发堕齿槁。六八,阳气衰竭于上,面焦,发鬓斑白。七八,肝气衰,筋不能动,天癸竭,精少,肾脏衰,形体皆极。八八,则齿发去。肾者主水,受五脏六腑之精而藏之,故五脏盛,乃能泻。今五脏皆衰,筋骨解堕,天癸尽矣。故发鬓白,身体重,行步不正,而无子耳。"据此,《黄帝内经》率先提出了以肾为中心的生育观,男子的生育能力,取决于肾中精气的强弱和天癸的盈亏,并随年龄的增长肾气渐衰、天癸渐竭,男子的生育能力渐渐丧失。肾主生殖器官,开窍于二阴,前阴之睾丸,其功能形态与肾相似,故又有肾子之称。精室是男性的内生殖器官,其功能相当于精囊、前列腺等的功能,为肾所司。肾为天癸之源,天癸是促进生殖功能成熟的一种物质,能促使任脉通、太冲脉盛,调节精液的生成及排泄,从而使机体具有生殖能力。到一定年龄天癸逐渐枯竭,精液及生殖能力也逐渐衰退。而天癸的盈亏取决于肾气的盛衰,肾气盛则天癸至,肾气衰则天癸竭。

因此,中医认为肾藏精、主生殖,肾精的盛衰直接决定人体的生长、发育及生殖功能。虽然肝、心、脾等脏腑功能失调亦可影响生殖功能,但所有的脏器病变均以影响了肾藏精、主生殖的功能而导致不育,因此肾精亏虚是男性不育症的根本病机。本病虽然以肾虚为本,但是先天禀赋不足、精气虚弱所致者并不多见,更多的则是邪实致虚者,即情志内伤、病邪外感、过食肥甘、恣贪酒色等导致肝气郁结、气血瘀滞、脾失健运、水湿内停、痰湿蕴结、湿热瘀阻等进而影响到肾藏精功能导致发病。

1. **肾气虚弱** 若禀赋不足,肾气虚弱,脾气不足,命门火衰,可致阳痿不举,甚至阳气内虚,无力射出精液;病久伤阴,精血耗散,则精少精弱;元阴不足,阴虚火旺,相火偏亢,精液黏稠不化,均可导致不育。

2. **瘀血阻滞** 跌仆损伤、手术外伤、子系筋痛、血精、子痈均可导致瘀血内停,耗伤肾气,冲任不和,精窍被阻而不育;肾虚不能行血,血行迟滞,脉涩不畅,可形成血瘀,瘀血内积而致不育。

3. **湿热下注** 素食肥甘厚腻、辛辣之品,损伤脾胃,痰湿内生,蕴湿成热,湿热下注精室精窍,蕴久化热化毒,而致不育。

4. **肝郁气滞** 情志不舒,郁怒伤肝,肝气郁结,疏泄无权,可致宗筋痿而不举,或气郁化火,肝火亢盛,灼伤肾水,肝木失养,宗筋拘急,精窍之道被阻,影响生育。

5. **气血两虚** 思虑过度、劳倦伤心而致心气不足,心血耗伤;大病久病之后,元气大伤,气血两虚,血虚不能化生精液而精少精弱,甚或无精,引起不育。

【诊断要点】

1. **病史** 采写男性不育病史要全面了解家族史、婚育史、性生活史和其他对生育可能造成影响的因素,还要简要了解女方病史,记录患者个人信息。

(1)主诉及现病史情况

主诉:多为结婚后(同居)×年,未避孕××年(月)未育。

婚育史:需了解结婚(同居)时间及尝试怀孕的时间;应详细了解既往生育史,包括既往使其他异性受孕情况。注意在私密场合探询,以获得可靠病史。还应了解女方基本生育力情况,如年龄、月经是否规律、常规检查情况,特别要了解女方输卵管检查通畅情况。

性生活史:需了解性生活频率、质量及能否在阴道内射精。

生育力检测及治疗史:要详细询问并记录既往生育力检测和治疗情况,尤其是精液分析结果。注明既往治疗方案、是否正确实施及治疗结果等细节。

(2)既往史:主要包括生长发育史、过去疾病史、传染病史、用药史等。要重点询问与生育相关的疾病和因素,包括炎症、发热史、对生育有影响的不良生活习惯、环境与职业因素等。高温环境作业者、有电磁辐射与放射线接触史者、长途驾驶员等对生育有一定影响。

(3)家族史、遗传性疾病史:父母身体状况、有无近亲结婚,有无遗传性疾病史,母亲生育情况及兄妹健康生育情况等。

(4)过敏史、手术外伤史:有药物、试剂等过敏史者,选择进一步治疗方案时要考虑。了解泌尿生殖系统手术外伤史,还要注意有无骨盆外伤史等。

(5)配偶病史:主要了解月经史、生育史、避孕史、妇科疾病和其他可能影响生育的疾病史和生活工作因素等。

2. **体格检查**

(1)体检应在温暖的房间内进行,暴露良好并注意保护患者隐私。

(2)全身检查:重点应注意体型及第二性征。测量身高、体重及血压,注意体态和外形(躯干肢体比例,第二性征,体毛分布),有无男性乳房发育等。

（3）生殖系统检查：应注意有无外生殖器官器畸形，还要检查附睾和输精管有无结节、疼痛或缺如等。嘱患者做 Valsalva 动作以判断是否存在精索静脉曲张并予分度。

（4）直肠指诊：主要检查前列腺情况。精囊一般不易触及，如有明显触痛或其他异常发现，需进行经直肠超声检查。

（5）其他检查：射精功能障碍可进行神经反射检查。

3. 辅助检查

（1）精液分析：包括分析精子和精浆特征与参数，结果会受许多因素干扰，只能提供判断男性生育力的可能性。仅通过一份精液标本的评估无法确定一位男性精液质量的特征。进行 2~3 次精液分析有助于获取基线数据。精液分析 WHO 第五版规定标准为：参考值下限，精液量 1.5ml（1.4~1.7ml）；总精子数 39×10^6（33~46）/ 一次射精；精子密度 15×10^6（12~16）/ml；总活力（快速前向运动 + 非快速前向运动）40%（38%~42%）；快速前向运动 32%（31%~34%）；存活率（活精子）58%（55%~63%）；形态（正常形态）4%（3%~4%）。

（2）生殖系统超声：根据患者体检及精液分析情况，考虑合并隐睾、精索静脉曲张、肿瘤、鞘膜积液、输精管道梗阻等情况时，可进行超声检测，包括阴囊超声及经直肠超声。阴囊超声主要检测双侧睾丸、附睾、精索静脉及近端输精管。通过测量睾丸上下径、左右径、前后径，并使用公式校正后计算睾丸容积（容积 = 睾丸上下径 × 左右径 × 前后径 ×0.7）。如发现无精子症患者有双侧附睾细网状改变，考虑存在附睾或输精管的梗阻。对于精索静脉曲张，可得到明确诊断。

经直肠超声主要检测前列腺、精囊、输精管和射精管。可发现的一系列表现包括，射精管囊肿、射精管扩张（宽度大于 2mm）、射精管结石或钙化、精囊扩张（前后径大于 15mm）以及精囊发育不良或不发育（前后径小于 7mm）、输精管发育不全和前列腺钙化灶 / 不均质等。

（3）精浆生化：附属性腺分泌功能的生化标志有许多，如枸橼酸、锌、γ- 谷氨酸转氨酶和酸性磷酸酶的含量可用来估计前列腺的功能，果糖和前列腺素是精囊功能的标志，游离 L- 肉碱和 α- 糖苷酶则可反映附睾的功能。精浆生化可以反映睾丸、附睾及其他附属性腺的功能，有助于分析无精子症、少精子症、弱精子症、畸形精子症和精液液化异常的病因，尤其能够协助输精道梗阻的定位诊断。

（4）性激素检测：性激素检测主要针对可疑生精功能受损、性腺功能低下及性功能（性欲）异常的患者进行。

（5）外周血染色体核型等遗传学检测：对于有家族史、怀疑有染色体异常（如 Klinefelter 综合征）或精液分析异常（特别是严重少、弱、畸精子症）患者，可进行染色体核型分析等遗传学检测。对严重少弱精子症及无精子症患者建议同时进行 Y 染色体微缺失检测。

（6）抗精子抗体（AsAb）检测：大量研究资料表明 10%~30% 的不育患者血清或精浆中可检测到 AsAb。具体的检测方法参见《男科实验室检查手册》。

（7）支原体、衣原体检测：已有较多研究支持支原体、衣原体感染是导致精子浓度、活力及形态异常的原因之一。对精液参数异常患者，尤其是精液白细胞增多、合并尿道分泌物的患者应进行支原体和衣原体检测。

（8）精子存活率检测：主要用于反映活精子所占比例，可用染色排除法或低渗肿胀实验来鉴定。

（9）射精后尿离心检测：主要针对无精液症或精液量少者，根据射精后尿离心检测是否找到精子可辅助诊断逆行射精或部分逆行射精。

（10）精子－宫颈黏液体内试验：即性交后试验，其目的是测定宫颈黏液中的活动精子数目，以及评估性交几小时后精子的存活状态。同时也可以用于评估男性或配偶AsAb阳性的意义。特别当男方手淫取精困难，无法进行精液常规检查时，可以通过性交后试验来了解精液的状况。性交后9~14小时子宫颈内黏液中存在任何快速前向运动精子，可以排除宫颈因素以及男方或女方的精子自身免疫因素导致不育的可能。当观察到非前向运动精子显示颤动现象，提示宫颈黏液中或者精子表面可能存在AsAb。但也有观点认为，性交后试验缺乏临床意义。

（11）精子－宫颈黏液体外试验：可应用几项体外穿透试验来详细评估精子－宫颈黏液相互作用。通常在性交后试验为阴性结果后才进行，并且使用供者精液和供者宫颈黏液作为对照，进行交叉试验可以提供更多的信息。

（12）诊断性睾丸/附睾取精术：无精子症患者因诊断和治疗需要，可考虑实施诊断性睾丸/附睾取精术。常用的几种手术方法：①开放手术活检：剪切下的睾丸组织，放入Bouin液中而不能使用甲醛。应同时做涂片细胞学检查以了解精子存在情况。②经皮睾丸穿刺活检术：比睾丸开放活检更为简便，但获取的标本量少，可能无法进行病理组织学检查。③睾丸细针精子抽吸术（testicular sperm aspiration，TESA）：有研究认为使用睾丸细针抽吸术损伤小，且可以进行多点抽吸，而另一些研究则认为该技术不像开放活检那样得到有效的病理诊断。④其他方法包括，经皮附睾精子抽吸术（percutaneous epididymal sperm aspiration，PESA）、显微外科附睾精子抽吸术（microscopic epididymal sperm aspiration，MESA）、显微外科睾丸切开取精术。

【辨证论治】

1. 肾阳虚衰证

辨证要点：婚久不育，性欲减退，阳痿早泄，精子数少、活动率低，或射精无力；腰酸腿软、疲乏无力、食少纳呆、小便清长、大便稀。舌质淡、苔薄白，脉沉细。

治法：温补肾阳，益肾填精。

方药：右归丸合五子衍宗丸加减。

常用中成药：右归丸、五子衍宗丸、复方玄驹胶囊、苁蓉益肾胶囊。

2. 肾阴不足证

辨证要点：遗精滑泄，精液量少，精子数少，精子活动力弱或精液黏稠不化，畸形精子较多；头晕耳鸣，手足心热；舌质红，少苔，脉沉细。

治法：滋阴补肾，益精养血。

方药：左归丸合五子衍宗丸加减。

常用中成药：左归丸、五子衍宗丸。

3. 瘀血阻滞证

辨证要点：婚久不育，阳痿早泄，精子数少、活动率低或射精无力；小腹部、会阴、睾丸及腰骶部疼痛不适。舌质黯或有瘀斑、苔薄白，脉沉涩。

治法：补肾益精，活血通络。

方药：王不留行散合五子衍宗丸加减。

常用中成药：前列欣胶囊、前列通瘀胶囊。

4. 湿热下注证

辨证要点：婚久不育，阳痿早泄，精子数少、活动率低或死精明显增多；小腹急满，小便短赤。舌苔薄黄，脉弦滑。

治法:清热利湿。

方药:程氏萆薢分清饮加减。

常用中成药:热淋清、癃清片、银花泌炎灵片。

5. 肝郁气滞证

辨证要点:性欲低下,阳痿不举,或性交不能射精,精子稀少、活力下降;精神抑郁,两胁胀痛,嗳气吞酸。舌质黯,苔薄,脉弦细。

治法:疏肝解郁,温肾益精。

方药:柴胡疏肝散合五子衍宗丸加减。

中成药:舒肝颗粒、柴胡疏肝颗粒,五子衍宗丸。

6. 气血两虚证

辨证要点:性欲减退,阳事不兴,或精子数少、成活率低、活动力弱;神疲乏力,面色无华;舌质淡,苔薄白,脉沉细无力。

治法:补益气血。

方药:十全大补汤。

中成药:十全大补丸。

【西医治疗】

1. 药物治疗 由于特发性男性不育症的患者缺乏明确的病因,针对这部分患者往往采用经验性药物治疗。许多研究发现,无法证实当前可选用的经验性药物治疗对特发性男性不育症患者具有确切疗效。但不可否认,经验性药物治疗在临床上仍广泛使用,某些药物也确实对部分患者有一定治疗作用,在药物治疗过程中应尽可能注重用药适应证和治疗时机的选择,如果准备进行经验性药物治疗,则药物使用的时间不应少于 3~6 个月,这样可以覆盖一个完整的精子生成周期,目前临床常用的经验性治疗药物有:内分泌调节剂(抗雌激素药物如氯米芬、他莫昔芬;雄激素如十一酸睾酮胶丸;促性腺激素如人绒毛膜促性腺激素(HCG)和人绝经期促性腺激素(HMG)等、营养调节剂(左旋肉碱、维生素、氨基酸、锌、硒等)、改善微循环(胰激肽释放酶等)、抗生素等。

2. 手术治疗 对于男性不育症患者中的一些器质性病变,无法通过药物解决,可采取手术治疗。主要用于以下疾病:精索静脉曲张、梗阻性无精子症、生殖器畸形或发育异常等。随着显微外科技术的发展,显微外科技术在男性不育症中的应用越来越广泛,常用的有显微镜下精索静脉结扎术、显微镜下精道重建术、显微镜下睾丸切开取精术等。较之传统手术方式,显微技术大大提高了精道复通率、取精成功率。

3. 辅助生殖技术 主要包括人工授精、体外受精 – 胚胎移植(IVF-ET)、卵质内单精子显微注射(intracytoplasmic sperm injection,ICSI)。要严格掌握其适应证。

4. 诊断治疗原则

(1)男性不育症的治疗目的是生育,且只能间接通过配偶临床妊娠来评估。故其诊断治疗方案的选择,要以生育为中心,遵照循证医学原则,参考女性年龄与生育力状况。

(2)按照精液参数对男性不育症进行分类,如分为无精子症、少弱精子症或畸形精子症,这只是对精液参数的基本评估,不能据此对男性不育做出病因诊断。

(3)对男性不育症要分类诊断,对因处理。

【辨治要点】

1. 基本病机 根据"肾藏精,主生殖"理论,男性不育症的基本病机为肾虚,而湿热、肝郁、血瘀、脾虚等病机均是在影响到肾藏精的功能时导致不育。因此,临床辨治,应以补肾法作为基本治则,在辨证论治的基础上,再辅以疏肝、清热利湿、活血化瘀、健脾益气等。另,肾有阴阳,补肾法有温阳、滋阴等不同,而补肾法又有"阴中求阳""阳中求阴"之法,故临床应在辨证论治的基础上正确而灵活的应用补肾法。

2. 筛查不育原因 对于初次就诊的男性不育症患者,要详细询问病史、性生活史、生活习惯、兴趣爱好、工作、既往病史等,通过问诊发现可能导致不育的潜在原因,并积极教育患者改善不良生活方式及饮食习惯,同时备孕期间尽量规避不利因素,尽可能放松心情,并进行性生活指导等常规性教育,增加不育症患者配偶怀孕的几率。

3. 明确诊断,确定不育分类 精液常规检查是评估男性生育能力的最直观的检验手段,但是一次精液常规检查并不能代表患者的生育能力,尤其是对于初次就诊的患者,应该至少查 2~3 次精液常规,才能更准确地评估患者生育能力。另外,需要完善生殖系统超声、男性激素水平、精浆生化等检查,尽可能明确患者的不育类型。如果是少精子症或者无精子症患者,应该进一步完善染色体等相关检查,尽可能明确不育的病因,尤其是对于无精子的患者,诊断及查找原因是首要任务。

4. 分类治疗 男性不育症分类众多,在明确分类的前提下,又可分为能够明确病因者和原因不明者,即特发性不育症,因此临床中应该分类治疗,有针对性的个体化的治疗。有明确病因的,对因治疗;无明确病因的,经验治疗;对因治疗同时,不忘经验治疗;多因论思维,多靶点治疗,可提高疗效。对于病因诊断明确的不育类型,可分为有针对病因的治疗性措施者和尚无有效针对病因的治疗性措施或不能治疗者。如有针对性治疗措施者,治疗效果则较为满意,如梗阻性无精子症、生殖内分泌异常等;如无有效针对性治疗措施者,治疗效果差,甚至不能治疗,如先天性异常、染色体核型异常等。而对于病因明确但机制尚未阐明和病因不明者,治疗效果往往不够满意,临床治疗则要强调综合治疗。另外,男性不育症根据精液参数分类,主要有精浆异常,如精液不液化、白细胞精液症;精子数量异常,如少、无精子症;精子活动力差;精子形态异常,即畸形精子症等。不同的精液参数异常,其病因及病位不同,治疗各异。因此,临床治疗要根据精液参数的异常,有针对性的治疗,即辨精论治。

5. 综合治疗 面对特发性不育患者,找不到原因并不是没有原因,临床实践表明:特发性不育往往是多种致病因素共同作用的结果。这就要求我们在诊治特发性不育过程中要采取综合性调理,兼顾各种可能导致男性不育症的潜在因素。中医治疗男性不育要求在辨证论治基础上根据患者的病情进行综合药物治疗,西医同样采用多种药物进行经验性综合治疗,如目前西医治疗特异性不育多使用溴隐亭、血管舒缓素、己酮可可碱、叶酸、锌制剂、α受体拮抗药、甲状腺素、类固醇激素、前列腺素合成酶抑制剂(吲哚美辛)、生长激素、抗生素、多种维生素等不同药物,这些药物均可能通过多种作用环节改善精液质量。

6. 辅助生殖技术(ART) 在治疗策略选择时,应遵循"降级原则",即首先选择损伤小的技术(药物治疗、人工授精),其次选择较复杂、昂贵、损伤性的方法(IVF-ET 或 ICSI)。如可排除女方因素,治疗策略的选择应视男方精液质量而定。在此基础上,结合其他临床因素,特别是精液处理后回收的前向运动精子数量,确定最佳的治疗方案。虽然辅助生殖技术能使得部分不孕不育夫妇获得自己的子代,但 ART 并非解决不孕不育的首选途径,临床中应该严格掌握其适应证,而不是毫无指征地简单、单纯选择 ART。

7. 女方生育能力评估 不育症是诸多病因作用的结果,生育力与夫妇双方有关。所以,现在特别强调夫妇共同治疗,在男性不育症患者制订治疗方案前需重视对女方的生育力进行评估。因为,女方的生育力会直接影响男性不育症患者治疗方案的选择,例如,如果女方年轻,生育力强,即使男方为重度少精子症,仍可考虑药物治疗,尝试自然受孕;如果女方年龄较大,生育力下降,那么首先就要建议考虑辅助生殖技术,因为一是自然受孕几率非常低,二是女方等不了。

8. 沟通技巧 对于男性不育症的患者,沟通的地位非常重要,通过沟通既要向患者进行生育相关知识的科普宣教,更要向患者告知男性不育症治疗中的相关问题,提前告知,避免引发纠纷。首先,告知患者精液常规检查结果的波动性,不要过度关注单次检查结果的不理想,要关注检查结果的变化趋势。其次,告知男性不育症目前尚无特效疗法,临床多为经验性的药物治疗,3 个月为 1 个疗程,治疗周期较长。对于符合辅助生殖技术适应证的患者,要告知选择辅助生殖技术的必要性。最后,根据不同的不育类型,要告知患者有几种治疗方案,及其最终的结局可能是什么,由患者自己权衡选择治疗方案。

第二节 精液酸碱度异常症

【概述】

精液是精囊腺液、前列腺液、尿道球腺液、附睾液的混合物,其中精囊分泌液约占 65%,前列腺液约占 30%,1% 来自附睾及尿道球腺。正常情况下精囊液平均 pH 约为 7.8,前列腺液平均 pH 约为 6.2,两种液体喷出体外混合后 pH 为 7.2~8.0,精液正常的酸碱度环境是维持精子功能的重要外部条件。若精液的 pH<7.2 或 pH>8.0,则称之为精液酸碱度异常症。本病属中医"少精""精寒""精热"等范畴。

【西医病因病理】

1. 附属性腺缺如或发育不良 前列腺液和精囊液是精液酸碱度调节最重要的两个附属性腺,前列腺或精囊腺的先天性缺如或发育不良,可直接导致精液中缺少精囊液或前列腺液,导致精液酸碱度异常症。

2. 附属性腺炎症 前列腺和精囊是精液酸碱度调节最重要的两个附属性腺,前列腺炎可导致前列腺液的分泌增多,使精液的 pH 异常降低,而精囊炎可导致精囊液的分泌增多,使精液的 pH 异常增高。

3. 射精管梗阻 射精管因炎症、手术损伤、囊肿等因素所致梗阻不通,精液中的精囊液、精子及附睾液等成分无法通过射精管射出与前列腺液混合,导致射出的精液以前列腺液为主,从而表现出 pH 值下降。

【中医病因病机】

1. 禀赋不足,精气衰弱 肾藏精,主生殖。若禀受薄弱,先天不足,必累其身,导致生殖病变。

2. 湿热下注 过食辛辣醇酒厚味,湿热内生,湿热下注,或外感湿浊之邪,蕴久化热,熏蒸精室,精液异常。

3. 瘀血阻滞 跌仆损伤,或手术刀针之类等,均可使瘀血阻滞精道,精泄不畅,故精液异常。

【诊断要点】

精液酸碱度异常症的诊断有明确的理化指标,但需注意,pH 应在液化后的同一时间测量,最好在 30 分钟后,但无论如何要在 1 小时内测量,因为精液 pH 会受射精后精液中 CO_2 逸出的影响。随着由于精液的自然缓冲能力降低,精液的 pH 会随时间延长而升高,因此升高的 pH 不能提供有用的临床信息。

【鉴别诊断】

精液酸碱度异常症的诊断明确,由于其主要病因中有射精管梗阻和精囊腺输精管缺如,所以精液酸碱度异常症常伴有无精子症的表现。此时的精液酸碱度异常可以作为无精子症鉴别诊断的依据之一。

【辨证论治】

1. 肾精亏虚证

证候:精液量少,精子数少,精液 pH 异常。伴有腰膝酸软,头晕耳鸣,遗精早泄,或阴茎异常勃起,或射精障碍,失眠健忘,五心烦热,盗汗,口咽干燥,形体消瘦,足跟疼痛,大便干燥。舌质红,少苔或无苔,脉象细数。多见父母体弱,久婚不育、性欲过强、性交过频者。

治法:滋阴补肾,填精种子。

方药:五子衍宗丸合左归饮加减。

中成药:五子衍宗丸、左归丸。

2. 湿热下注证

证候:婚久不育,精液黏稠不液化,精液腥臭黄浊,精液 pH 升高或降低。精液内有脓、白细胞。小便灼热刺痛,频数淋沥,黄赤浑浊,甚则尿血,或小腹拘急,身倦嗜睡,舌质黄腻,脉濡数或滑数。

治法:清热利湿。

方药:萆薢分清饮。

中成药:萆薢分清丸、龙胆泻肝丸。

3. 瘀血阻滞证

证候:婚久不育,精液量少,精液 pH 下降,射精时精道刺痛,无精子或少精子,精子活动率低,精液中可有较多红细胞。伴有睾丸坠痛或少腹作痛,疼痛固定、持续时间较长,入夜尤甚、病变反复发作,唇色晦暗。舌质紫黯或瘀点,脉沉涩或细涩。

治法:活血化瘀通精。

方药:血府逐瘀汤加减。

中成药:血府逐瘀口服液、脉血康胶囊。

【辨治要点】

1. 精液酸碱度异常症可能是精囊腺和(或)前列腺的缺如或发育不良引起,也可由于射精管梗阻引起,常伴有较严重的少精子症或无精子症。所以治疗时的着眼点不可仅仅在精液酸碱度上,需要理性地从患者配偶妊娠几率的角度考虑,可在必要时考虑以辅助生殖技术解决患者生育问题。

2. 本病的病位明确,位于精室(精囊腺和前列腺),精囊腺和前列腺缺如或发育不良,中医辨证病性以虚为主,精囊腺和前列腺的炎性因素,中医辨证病性以实为主。

【预防与调护】

1. 注意个人卫生,预防生殖泌尿系感染。

2. 戒烟戒酒,劳逸结合,注意锻炼,增强体质。

|第三节|精液量过少症

【概述】

WHO 第五版《人类精液检查及处理实验室手册》中提示,一次正常射精的精液量下限为 1.5ml,若排出的精液量 3 次检查均少于 1.5ml(多于 0ml)者,称为精液量过少症。正常男子每次射精的精液排出量并非恒定不变,常与性交频度、体位、兴奋性强弱、精神因素、体质状况等密切相关。本病是以精浆不足为主。

本病属于中医"精少"的范畴。古代中医文献对于本病有所记载,早在《素问·上古天真论》中即有对"精少"的描述。中医所说的精少,既包括精液量的减少,也可能包括精子数目的减少。

【西医病因病理】

1. 附属性腺功能异常 附属性腺分泌的液体约占精液量的 95% 左右,附属性腺功能的异常直接导致精液量的减少,其中常见原因有:①精囊腺和(或)前列腺的发育不良会导致精囊液或前列腺液的减少,从而导致精液量过少。②慢性全身性消耗性疾病,如肿瘤、结核病、严重营养不良等会导致附属性腺功能下降,从而导致精液量过少。③附属性腺均属于雄激素受体器官,雄激素水平低下,附属性腺功能下降,从而导致精液量过少。

2. 输精管道异常 ①尿道口太过狭窄或尿道憩室等尿道方面的病变会使得精液在射精时不能完全排出,从而造成精液量减少。②囊肿、炎症、手术、外伤等原因导致的输精管、射精管的阻塞也会导致精液量减少。

3. 精神心理因素 长期精神紧张或压抑会导致男性附属性腺的分泌功能下降,从而导致精液量减少。

【中医病因病机】

1. 肾精亏虚 先天禀赋不足,或房事不节,耗伤肾精,故精液量少。

2. 热伤精室 青壮之年,意欲频仍,暗耗阴津;或素体阴虚;或手淫频繁,纵欲无节,遗泄太过,均可导致肾之阴津暗耗,虚火扰动,热伤精室,灼伤精液,故精液量少而不育。

3. 气血两虚 先天不足,后天失养,或久病体虚,或思虑过度,劳伤心脾,心脾两虚,气血双亏。精血同源,气血两虚,则精失化源,故精液量少。

4. 瘀血阻滞 跌仆损伤,或手术刀针之类等,均可使瘀血阻滞精道,精泄不畅,故精液量少而不育。

5. 湿热蕴阻 饮食不节,过食辛辣厚味,内生湿热,下注精室;或外感湿热之邪,熏蒸精室,湿热之邪阻滞精道,故精液量少而稠,导致不育。

精液量过少症属"少精"范畴,基本病机为肾精亏虚,或气血不足,后天之精无法供养先天之精;或阴虚火旺,虚火扰动,热伤精室,灼伤精液,肝经湿热,熏蒸精室,均可致少精之症。

【诊断要点】

该病的诊断比较明确,排出的精液量 3 次检查均少于 1.5ml(多于 0ml)者即可诊断,但该病的诊断影响因素较多,应与性交过频、遗精、滑精过频、射精不全和久病刚愈而出现的假性精液量减少相鉴别。中医辨证要分清虚实,实证多伴少腹不适,或射精时疼痛等症;虚证则伴全身虚弱症状。该病病位主要包括全身、肾及前阴。全身性多见于久病不愈或思虑过度,心脾两伤,气血不足;肾性多见于先天不足,或后天房劳致肾精亏损;前阴性则多见于精道阻塞,治疗当以补虚、疏通精道为治疗原则。

【鉴别诊断】

1. **不射精**　不射精是指男性在性性生活过程中,阴茎勃起良好,能插入阴道,能在阴道内维持勃起,并有正确的抽送动作,甚至持续很长时间,但无性高潮出现且不能射精者。与精液量过少症中,因精液量少而射精快感差相鉴别。

2. **遗精**　遗精是在无性交状态下,频繁出现精液遗泄,当进行性交时,可以是完全正常的;频繁遗精后可出现精液量偏少的情况,此种情况需与精液量过少症相鉴别。

【辨证论治】

1. **肾精亏虚证**

证候:婚久不育,精液量少于1.5ml(多于0ml),腰膝酸软,神疲乏力,头晕耳鸣,舌淡红,苔薄白,脉沉细。

治法:补肾填精。

方药:五子衍宗丸加减。

中成药:五子衍宗丸、生精胶囊、复方玄驹胶囊。

2. **热伤精室证**

证候:婚久不育,精液量少于1.5ml(多于0ml),伴见五心烦热,口咽干燥,心烦失眠等,舌红少苔,脉细数。

治法:滋阴清热,补肾生精。

方药:知柏地黄丸加减。

中成药:知柏地黄丸、左归丸。

3. **气血两虚证**

证候:婚久不育,精液量少于1.5ml(多于0ml),面色㿠白,神疲乏力,头晕心悸,舌质淡,苔薄白,脉细弱。

治法:补气养血。

方药:八珍汤加减。

中成药:八珍颗粒、归脾丸。

4. **瘀血阻滞证**

证候:婚久不育,精液量少于1.5ml(多于0ml),兼见阴部疼痛,或小腹、睾丸发凉抽痛等症状,舌质黯红,有瘀点或瘀斑,苔白,脉沉细而涩。

治法:活血逐瘀,补肾益精。

方药:少腹逐瘀汤加减。

中成药:血府逐瘀口服液、前列通瘀胶囊。

5. **湿热蕴结证**

证候:婚久不育,精液量少于1.5ml(多于0ml),伴见小便黄浊,或尿后有白浊,少腹隐痛或不适,胸胁痞闷或胀痛,口苦咽干,舌质红,苔黄腻,脉滑数。

治法:清热利湿,疏通精道。

方药:龙胆泻肝汤加减。

中成药:萆薢分清丸、龙胆泻肝丸。

【辨治要点】

1. 性生活指导　男性如果性生活不规律,同房频率过高,以致精液的产生和存贮不足,从而会导致精液量过少,此种情况并非疾病引起,告知患者规律性生活即可恢复。

2. 精液量过少的中医辨证有虚实之分,并非一律补肾填精,中医诊治时须以辨证为前提,虚者补之,实者泻之,虚实夹杂时,随证治之。

3. 若手术、外伤或炎症等因素导致的输精管道阻塞,需针对性手术、抗炎治疗,从而达到更好的效果。

4. 若患者先天性精囊腺和(或)射精管缺如导致的精液量过少症,需告知患者真实情况,避免患者重复就医,或对疗效结果不满意导致医患矛盾的情况。

【预防与调护】

1. 积极治疗原发疾病。

2. 注意个人卫生,预防生殖泌尿系感染。

3. 调节情志,减轻精神压力。

4. 平时劳逸结合,注意锻炼身体,增强体质。

第四节 | 精液量过多症

【概述】

男性一次排精的精液量超过 6.0ml,而且精液质地稀薄,称为精液量过多。精液量的多数有很大的生理变异,与性交频度、体位、时间、性兴奋强弱、精神因素、体质状况、季节的变化等密切相关。长期不排精也可能出现精液量增加,这种生理性的精液量增多不属病态。中医古籍中未见精液量过多症的类似记载,本病与"精清""精寒"类似。

【西医病因病理】

1. 附属性腺炎症　①精囊炎症,精囊炎是精液量过多症最为常见的病因,由于精囊的炎症导致精囊液的异常分泌,最终表现为精液量的明显增加。②前列腺炎症,前列腺液约占精液总量的 1/3,前列腺炎导致的前列腺炎分泌增加也会导致精液量的明显增多。

2. 垂体前叶促性腺激素分泌功能亢进,可促进前列腺及精囊腺的分泌,从而使精液量增加。

【中医病因病机】

1. 肾气不固　先天禀赋不足,或频繁手淫,或房事不节,色欲过度等致肾气虚弱,固摄无权。肾主藏精,主生殖。肾气亏耗,精关不固,故精液量过多、不育等。

2. 命门火衰　先天禀赋不足,或阴虚及阳,或手淫过度,或早婚早育,或房事不节,色欲过度等致命门火衰。肾为水火之脏,内藏命门之火,为人体阳气之根本。命门火衰,阴精不化,故精液量过多而清冷、不育。

3. 湿热下注　嗜食辛辣醇酒厚味,伤及脾胃,运化失职,湿热内生,湿热下注,或外感湿浊之邪,蕴久化热,湿热下注,侵扰精室,则精液量多而淡黄、不育。

【诊断要点】

该病的诊断比较明确,男性一次射精的精液量多于 6.0ml 者即可诊断,多伴有精液稀薄,诊断时需询问患者本次取精禁欲时间,平时射精的精液量与本次精液量的对比情况,从而避免将生理性的精液增多与精液量过多症相混淆。中医辨证要分清虚实,实证多伴尿频,尿急,尿黄灼热而痛,尿后余沥滴白,腰骶及小腹、会阴隐痛或不适等症;虚证则伴全身虚弱症状。该病病位主要在肾及精室。全身性多见于先天禀赋不足,或频繁手淫,或房事不节,色欲过度等致肾气虚弱,固摄无权或命门火衰,阴精不化,见精液量过多。湿热下注,或外感湿浊之邪,蕴久化热,湿热下注,侵扰精室,则精液量多。

【鉴别诊断】

1. 少精子症　少精子症和精液量过多症均可表现为精子浓度下降,但少精子症的精液量正常。

2. 弱精子症　弱精子症和精液量过多症均可表现为精子活力下降,但弱精子症的精液量正常。

【辨证论治】

1. **肾气不固证**

证候:婚久不育,精液量多而清稀,腰酸,神疲乏力,滑泄、早泄,小便频数清长,尿后余沥不尽,舌质淡,苔白,脉细弱。

治法:补肾固精,生精赞育。

方药:金锁固精丸加减。

中成药:金锁固精丸、五子衍宗丸、缩泉丸。

2. **命门火衰证**

证候:婚久不育,精液量多而清冷,形寒肢冷,腰膝酸软,面色淡白无华,头晕耳鸣,小便清长,夜尿多,舌质淡,脉沉细。

治法:温补命火,益肾生精。

方药:右归丸加减。

中成药:右归胶囊、麒麟丸、龙鹿丸。

3. **湿热下注证**

证候:婚久不育,精液量多而淡黄,胸闷烦躁,口干而黏,口苦纳呆,尿频,尿急,尿黄灼热而痛,尿后余沥滴白,腰骶及小腹、会阴隐痛或不适,舌红,苔黄腻而厚,脉滑数。

治法:清热利湿,调肾益精。

方药:八正散加减。

中成药:萆薢分清丸、龙胆泻肝丸、泌淋清胶囊。

【辨治要点】

1. 性生活指导　男性长期不排精,射精量会相应增多,部分可超过 6ml,这种情况属生理性精液量增多,只要规律性生活,规律排精即可恢复,无需治疗。

2. 精液量过多的中医辨证有虚实之分,临床多以实证为主,兼有虚证表现,故多采用先清后补或清补兼施之法。

【预防与调护】

1. 积极治疗原发疾病。

2. 注意个人卫生,预防生殖泌尿系感染。

3. 戒烟戒酒,劳逸结合,注意锻炼,增强体质。

|第五节|精液不液化症

【概述】

　　WHO 规定,新鲜离体精液应该在室温下 60 分钟内发生液化,若超过 60 分钟仍不液化或仍含不液化的凝集块,称为精液不液化。由于精液凝固不化,减缓或抑制了精液的正常运动,使精子发生凝集或制动,减缓或抑制精子的正常运动,精子不能通过宫颈与卵子结合而导致不育。本病属中医"淋浊""精寒""精热"等范畴。

【西医病因病理】

　　1. 附属性腺炎症　精囊腺和前列腺是与精子发生凝固和液化关系最密切的两个附属性腺,精囊腺产生凝固因子(SG 蛋白)使精液凝固,而前列腺产生的蛋白分解酶、纤溶蛋白酶可以使精液液化,若前列腺发生炎症,会导致前列腺分泌的蛋白分解酶、纤溶蛋白减少,从而影响精液的液化过程,出现精液不液化。

　　2. 前列腺缺如　部分患者前列腺先天缺如,精液中缺少前列腺液及前列腺分泌的蛋白分解酶、纤溶蛋白酶,导致精液液化发生障碍,出现精液不液化。

　　3. 微量元素缺乏　精液液化需要微量元素的参与,若与精液液化相关的镁、锌等元素缺乏,也会导致精液液化障碍,出现精液不液化。

　　4. 精索静脉曲张　精索静脉曲张可通过多种途径导致男性不育,不仅可对精子的发生造成影响,还会造成精子活力的下降。另外,精索静脉曲张可引起睾丸内分泌功能失调,睾酮分泌减少,导致附属性腺分泌功能降低,也会导致精液不液化。

【中医病因病机】

　　1. 肾阴亏损　素体阴虚,或房事过度,肾精过耗,或劳心太甚,或五志化火,耗损精液,或过服温燥助阳之品,而致热盛伤阴,阴虚火旺,精液受灼而黏稠难化。

　　2. 肾阳不足　先天肾阳不足,或大病久病及肾,损耗肾阳,致肾阳不足,气化失司;或后天失养,脾运失健,湿浊不化,或居住潮湿,寒湿、水湿之邪内侵,损伤阳气,精宫虚寒,致阳不化气行水而精液不液化。

　　3. 湿热下注　过食辛辣醇酒厚味,湿热内生,湿热下注,或外感湿浊之邪,蕴久化热,熏蒸精室,清浊不分,导致气化失常而精液难化。

　　4. 痰瘀阻滞　跌仆损伤,或久病入络,或素有痰湿,排精时强忍不泄,败精离位,浊瘀阻窍,气机阻滞,精液不液化。

【诊断要点】

　　精液不液化的诊断比较明确,指的是新鲜离体精液应该在室温下 60 分钟以上不液化者。这里需要注意的是"室温",常规在 25℃左右,若在冬季气温较低时检测精液,则需要将精液放置水浴箱中进行观察,否则会影响诊断结果。

【鉴别诊断】

　　射精不全:射精不全也会伴有精液不液化的表现,是因为精液未混合完全即射精且射精不完全,精液中前列腺液的成分较少,则会出现精液不液化的情况。两者的区别在于精液量,精液不液化症的精液量正常,而射精不全的精液量常低于正常值,且伴有射精过快的表现。

【辨证论治】

1. 肾阴亏损，阴虚火旺证

证候：婚久不育，精液黏稠不液化。精子数、精子成活率、精子活动力正常或异常。头晕耳鸣，腰膝酸软，五心烦热，口干盗汗，失眠健忘，性欲不减。舌质红，少苔或无苔，脉细数。

治法：滋阴降火。

方药：知柏地黄汤加减。

中成药：知柏地黄丸。

2. 肾阳不足证

证候：精冷不育，精液黏稠而不液化。精子数、精子成活率、精子活动力正常或异常。阳痿早泄，腰膝酸软，畏寒阴冷，夜间多尿，小便清长。舌质淡，苔薄白，脉细弱。

治法：填精益气，温肾散寒。

方药：金匮肾气丸合保元汤。

中成药：金匮肾气丸、右归胶囊。

3. 湿热下注证

证候：婚久不育，精液黏稠不液化，精液腥臭黄浊，精子数、精子成活率、精子活动力正常或异常。精液内有脓、白细胞。小便灼热刺痛，频数淋沥，黄赤浑浊，甚则尿血，或小腹拘急，身倦嗜睡，舌质黄腻，脉濡数或滑数。

治法：清热利湿，滋阴降火。

方药：萆薢分清饮。

中成药：萆薢分清丸、龙胆泻肝丸。

4. 痰瘀阻滞证

证候：婚久不育，精液量少，黏稠不液化，死精子较多，伴面色黧黑，或皮肤色素沉着，会阴、小腹坠胀痛，或射精时刺痛，肢体困倦，神疲气短，头晕心悸，多数有痰湿，形体肥胖，舌黯红有瘀斑，苔腻，脉弦涩。

治法：化痰祛瘀，通利精道。

方药：血府逐瘀汤合苍附导痰汤。

中成药：血府逐瘀口服液、脉血康胶囊。

【辨治要点】

1. 前列腺功能异常是导致精液不液化症最主要的原因，而前列腺炎是前列腺功能异常的最常见病因，所以诊治早期，需先明确是否是因前列腺炎引起，是否需要中西医结合治疗，是否需要联合抗生素治疗。

2. 精液不液化症的辨证治疗，必须分清寒热虚实，辨清病变部位，当以扶正祛邪，恢复气化功能为治则。病久则虚实夹杂，治当攻补兼施。

3. 李海松教授认为对男性不育症的诊断应多层次准确进行诊断，不能笼统地诊断为男性不育症。在具体诊断时，应既辨病又辨证，做到病证结合的多层次诊断，就前列腺炎导致的精液不液化的男性不育症而言，李师的诊断是"男性不育－精液不液化－前列腺炎－湿热下注"。此种多层次诊断，对男性不育的具体原因，疾病病位，中医辨证一目了然，对疾病的治疗有非常明确的指导作用。

【预防与调护】

1. 注意个人卫生，预防生殖泌尿系感染。

2. 补充微量元素,改善锌、镁等元素缺乏情况。

3. 治疗精索静脉曲张,改善睾丸血供质量,提高睾丸内分泌功能。

4. 戒烟戒酒,劳逸结合,注意锻炼,增强体质。

第六节 | 少精子症

【概述】

根据《人类精液检查与处理实验室手册》第 5 版的标准,少精子症是指精子浓度或精子总数低于参考值的下限,即当精子浓度 $<15 \times 10^6/ml$ 或精子总数 $<39 \times 10^6$ 即可诊断为少精子症。

【西医病因病理】

少精子症的病因是多方面的,对于原因不明者,即特发性少精子症可能是多种因素综合作用的结果。任何原因导致精子的发生及精子输送障碍,均可引起少精子症。

1. 隐睾症 包括睾丸下降不全、睾丸未降或异位睾丸。一般情况下,胎儿出生后约86%睾丸降入阴囊内,其余 14% 多在 1 周岁内下降。如果睾丸在下降过程中受到各种不利因素的影响,不能正常降入阴囊,就形成隐睾。由于睾丸长期处于温度较高的环境中,可引起曲细精管退行性改变,使生精上皮萎缩,而致生精障碍。据统计:单侧隐睾造成不育的发生率为 30%~60%。双侧者为 50%~100%。

2. 内分泌疾病 下丘脑、垂体、甲状腺、肾上腺等疾病导致下丘脑、垂体等生殖激素分泌障碍,进而影响睾丸生精功能,导致少精子症。

3. 精索静脉曲张 由于曲张的静脉使阴囊温度升高,肾上腺及肾脏毒性物质反流等因素引起睾丸的生精上皮及间质细胞损害,导致生精异常。

4. 男性生殖系感染 腮腺炎引起的睾丸炎导致睾丸生精功能受损出现少精子症。附睾炎导致输精管道不通畅导致精子输送障碍而致少精子症。

5. 糖尿病、慢性肝炎、尿毒症等均可影响生精功能,导致少精子症。

6. 其他因素

(1)长期食用棉籽油:由于棉籽油中的棉酚可破坏生精细胞,而引起少精子症。

(2)不良嗜好与吸毒:长期酗酒和大量吸烟,可导致乙醇和尼古丁中毒,引起精子数减少。

(3)温度过高:经常长时间热水浴或长期在高温环境中作业,致睾丸温度升高,影响生精功能,出现少精子症。

(4)放射线损伤:受到大剂量放射线照射,可使生精细胞发生突变,引起一段时间的精子数减少或无精症。一般放射线损伤是可逆的。

(5)药物影响:垂体类药物、雌性激素、抗肿瘤类药物如丁苯酸氮芥、甲氨蝶呤、秋水仙碱等均可营养生精功能,导致少精子症。

【中医病因病机】

本病由先天禀赋不足,或后天失养,肾精亏虚,命门火衰而致;跌仆损伤、手术外伤、子系筋痛、血精、子痈等导致瘀血内停,耗伤肾气,冲任不和,精窍被阻而致;素食肥甘厚腻、辛辣之品,损伤脾胃,痰湿内生,蕴湿成热,湿热下注精室精窍,蕴久化热化毒,耗伤肾精而致;情志不舒,郁怒伤肝,肝气郁结,疏泄无权,可致宗筋痿而不举,或气郁化火,肝火亢盛,灼伤肾水,肝木失养,宗筋拘急,精窍之道被阻而致;思虑过度、劳倦伤心而致心气不足,心血耗伤;大病久病之后,元气大伤,气血两虚,肾精化源不足而致。

【诊断要点】

1. **了解病史** 详细询问患者现病史、既往史、个人史、婚姻史、性生活史,明确是否曾食用棉籽油,是否有腮腺炎所致睾丸炎病史,是否有生殖系统如睾丸、附睾等炎症史,是否有放射线接触史,是否为高温作业工作等。

2. **临床表现** 可有原发病变的症状和体征,或中医证候的相关表现,或临床无证可辨。

3. **体格检查** 检查重点是全身情况和外生殖器。如体型,发育营养状况,胡须,腋毛,阴毛分布,乳房发育等情况;阴茎发育,睾丸位置及其大小,质地,有无肿物或压痛,附睾、输精管有无结节、压痛或缺如,精索静脉有无曲张。

4. **实验室检查** 检查内容主要包括精液常规分析、性激素测定、生殖系统超声、染色体核型分析及 Y 染色体微缺失等遗传学检查等。通过精液常规分析明确少精子程度,完善相关检查尽可能寻找病因。

【辨证论治】

1. 肾气(阳)虚证

辨证要点:婚久不育,性欲减退,阳痿早泄,精子数少、活动率低、或射精无力,腰酸腿软,疲乏无力,食少纳呆,小便清长,大便稀,舌质淡、苔薄白,脉沉细。

治法:补肾健脾,养血填精。

方药:右归丸合五子衍宗丸加减。

常用中成药:右归丸、五子衍宗丸、复方玄驹胶囊、苁蓉益肾胶囊。

2. 肾阴不足证

辨证要点:遗精滑泄,精液量少,精子数少,精子活动力弱或精液黏稠不化,畸形精子较多,头晕耳鸣,手足心热,舌质红,少苔,脉沉细。

治法:滋阴补肾,益精养血。

方药:左归丸合五子衍宗丸加减。

常用中成药:左归丸、五子衍宗丸。

3. 肾虚血瘀证

辨证要点:婚久不育,阳痿早泄,精子数少、活动率低或射精无力,小腹部、会阴、睾丸及腰骶部疼痛不适,舌质黯或有瘀斑、苔薄白,脉沉涩。

治法:补肾益精,活血通络。

方药:王不留行散合五子衍宗丸加减。

常用中成药:前列欣胶囊、前列通瘀胶囊。

4. 湿热下注证

辨证要点:婚久不育,阳痿早泄,精子数少、活动率低或死精明显增多。小腹急满,小便短赤。舌苔薄黄,脉弦滑。

治法:清热利湿。

方药:程氏萆薢分清饮加减。

常用中成药:热淋清、癃清片、银花泌炎灵片。

5. 肝郁气滞证

辨证要点:性欲低下,阳痿不举,或性交不能射精,精子稀少、活力下降,精神抑郁,两胁胀痛,嗳气吞酸,舌质黯,苔薄,脉弦细。

治法:疏肝解郁,温肾益精。

方药:柴胡疏肝散合五子衍宗丸加减。

中成药:舒肝颗粒,柴胡疏肝颗粒,五子衍宗丸。

6. 气血两虚证

辨证要点:性欲减退,阳事不兴,或精子数少、成活率低、活动力弱,神疲乏力,面色无华,舌质淡,苔薄白,脉沉细无力。

治法:补益气血。

方药:十全大补汤。

中成药:十全大补丸。

【辨治要点】

1. 基本病机 基本病机为肾虚血瘀。临床辨治以补肾活血法作为基本治则,进而辨证论治,兼以清利湿热、疏肝解郁、益气养血等。

2. 明辨病位 病位在睾丸。睾丸是精子生长的地方,除了输精管道不通畅病因外,其他病因都是在影响到睾丸的生精功能而导致的少精子症,故少精子症应该围绕睾丸性病因展开筛查。

3. 筛查病因 少精子症病因繁多,且大多数是病因不明的特发性少精子症,为增加治疗的针对性,减少治疗的盲目性,临床治疗的前提是尽可能明确病因。通过完善检查,明确是否存在生殖内分泌紊乱、染色体核型异常、Y 染色体微缺失等遗传性因素等原因,采取针对性的治疗措施;对于病因不明者归于特发性少精子症进行综合治疗。

4. 综合治疗 男性不育症重视综合治疗,对于特发性少精子症亦是如此,因为病因不明,且可能是多种因素综合作用的结果,采取综合治疗的措施,多靶点治疗,才有可能解决部分问题。中西医结合治疗是必然趋势,中医以补肾法为基本治则,着重强调活血法的应用;西医学主要采用内分泌疗法,但要提前告知患者相关风险,避免纠纷。

5. 必要时采用辅助生殖技术 对于重度少精子症的患者,要着重评估女方生育能力,如果女方生育能力差,或者女方年龄较大,或者夫妻双方都比较着急,建议可以采用辅助生殖技术。同时建议在准备辅助生殖技术之时,积极配合中医药治疗,以提高辅助生殖技术的成功率。

【预防与调护】

1. 及时发现并积极治疗可能导致男性不育的泌尿生殖系统疾病,诸如急慢性前列腺炎、精囊炎、急慢性睾丸附睾炎、睾丸鞘膜积液、精索静脉曲张等疾病。

2. 避免服用具有生殖毒性的食物和药物,如棉籽油、香菜、芹菜、苦瓜等杀精食物,以及皮质激素、雌激素、雷公藤、西咪替丁、庆大霉素等药物。

3. 保持积极健康的生活方式,如:不饮酒、少食肥甘厚腻、不久坐、少桑拿、不穿太紧内裤,多饮水等。

4. 规避可能导致男性不育的物理因素和化学因素。物理因素主要有热、电磁辐射、放射线等;化学因素主要有:各类重金属以及各种有害食品添加剂和食品染色剂等。

|第七节|弱精子症

【概述】

根据《人类精液检查与处理实验室手册》第 5 版的标准,弱精子症是指精子总活动力(前向运动 + 非前向运动)低于 40% 或前向运动精子低于 32%。

【西医病因病理】

1. 生殖道感染 附睾、输精管、精囊和前列腺等生殖道或生殖腺体的急、慢性炎症都可降低精子的运动能力。

2. 免疫因素 睾丸及生殖道在炎症、外伤及感染等情况下可使男性产生自身抗体即抗精子抗体。抗精子抗体(AsAb)可以从几个不同途径影响精子的受精能力。对精子活力的影响可能是 AsAb 与精子尾部结合、精子的活动能力受阻、运动能力下降、穿透能力差有关。

3. 精索静脉曲张 可能是由于曲张静脉血液滞留,微循环障碍、营养供应缺乏和氧分压降低、能量生成不足和内分泌功能障碍,也可能是精索静脉曲张导致自身免疫的发生,间接引起精子活力下降所致。

4. 内分泌因素 有明确的内分泌疾病,和生育相关的各种激素水平发生失调,如 E_2、T、LH、FSH、PRL、T_3、T_4、TSH、F,LRH、TRH 等的异常。

5. 精浆异常 精浆异常是指精液不液化或精浆成分异常。

6. 全身性疾病 指超过 6 个月的高温史,糖尿病或神经系统疾病导致的精子异常;慢性肝、肾、甲状腺疾病;射线、高温、缺氧;过度紧张及心理异常变化等。

7. 医源性疾病 指某些男性患有内科方面疾病或恶性肿瘤,需使用激素类药物、化疗药物、麻醉及镇静药物、放射治疗及部分泌尿生殖系统手术。

8. 先天性疾病 如隐睾症、纤毛不动综合征等。

9. 其他因素 如微量元素缺乏,有关酶类缺乏或酶活性降低,维生素缺乏,从事高温、放射职业和接触化学毒物等职业以及吸烟、饮酒及药物因素等。

【中医病因病机】

本病由先天禀赋不足,肾精亏虚,或后天失养,脾气亏虚,后天无以充先天,命门火衰,精失温煦而致;素食肥甘厚腻、辛辣之品,损伤脾胃,痰湿内生,瘀而化热,湿热下注精室精窍,气血瘀滞,湿热瘀阻而致;情志不舒,郁怒伤肝,肝气郁结,疏泄无权,可致宗筋痿而不举,或气郁化火,肝火亢盛,灼伤肾水,肝木失养,宗筋拘急,精窍之道被阻,影响生育;过度劳累,耗气伤血,或大病久病之后,元气大伤,气血两虚,肾精化源不足而致精弱,引起不育。

【诊断要点】

1. 了解病史 详细询问患者现病史、既往史、个人史、婚姻史、性生活史,明确是否曾食用棉籽油,是否有腮腺炎所致睾丸炎病史,是否有生殖系统如睾丸、附睾、前列腺等炎症病史,是否有放射线接触史,是否为高温作业工作,以及是否有吸烟、饮酒、熬夜等不良生活习惯等。

2. 临床表现 可有原发病变的症状和体征,或中医证候的相关表现,或临床无证可辨。

3. 体格检查 检查重点是全身情况和外生殖器。如体型,发育营养状况,胡须,腋毛,阴毛分布,乳房发育等情况;阴茎发育,睾丸位置及其大小,质地,有无肿物或压痛,附睾、输精管有无结节、压痛或缺如,精索静脉有无曲张。

4. **实验室检查** 检查内容主要包括精液常规分析、精浆生化测定、性激素测定、生殖系统超声等。根据精液常规分析检测,至少两次以上,方可确诊弱精子症。精浆生化检查可以评估附睾、前列腺、精囊腺的功能,筛查相关病因。

【辨证论治】

1. 脾肾亏虚证

辨证要点:婚久不育,性欲减退,阳痿早泄,精子数少、活动率低、或射精无力,腰酸腿软、疲乏无力、食少纳呆、小便清长、大便稀,舌质淡、苔薄白,脉沉细。

治法:补肾健脾,养血填精。

方药:右归丸合五子衍宗丸加减。

常用中成药:右归丸、五子衍宗丸、复方玄驹胶囊、苁蓉益肾胶囊。

2. 肾阴不足证

辨证要点:遗精滑泄,精液量少,精子数少,精子活动力弱或精液黏稠不化,畸形精子较多,头晕耳鸣,手足心热,舌质红,少苔,脉沉细。

治法:滋阴补肾,益精养血。

方药:左归丸合五子衍宗丸加减。

常用中成药:左归丸、五子衍宗丸。

3. 湿热瘀阻证

辨证要点:婚久不育,阳痿早泄,精子数少、活动率低或死精明显增多,小腹急满,小便短赤,舌苔薄黄,脉弦滑。

治法:清热利湿。

方药:程氏萆薢分清丸加减。

常用中成药:热淋清、癃清片、银花泌炎灵片。

4. 肝郁气滞证

辨证要点:性欲低下,阳痿不举,或性交不能射精,精子稀少、活力下降,精神抑郁,两胁胀痛,嗳气吞酸,舌质暗,苔薄,脉弦细。

治法:疏肝解郁,温肾益精。

方药:柴胡疏肝散合五子衍宗丸加减。

中成药:舒肝颗粒,柴胡疏肝颗粒,五子衍宗丸。

5. 气血两虚证

辨证要点:性欲减退,阳事不兴,或精子数少、成活率低、活动力弱,神疲乏力,面色无华,舌质淡,苔薄白,脉沉细无力。

治法:补益气血。

方药:十全大补汤。

中成药:十全大补丸。

【辨治要点】

1. **基本病机** 基本病机为脾肾亏虚。临床辨治应以补肾健脾法作为基本治则,在辨证论治的基础上,兼以清利湿热、疏肝、活血、益气、补血等。

2. **明辨病位** 病位在附属性腺。精子在睾丸生成,在附睾成熟并储存,射精后与精浆混合获得活动力,因此附睾、前列腺、精囊腺等附属性腺对精子活动力有直接影响。临床诊断要重视对附睾、前列腺、精囊腺附属性腺的功能评估,筛查病因。

3.病因不明　弱精子症病因繁多,基本上都是多种病因综合作用的结果,很少是单一因素导致的。如,精索静脉曲张虽然可以导致弱精子症,但是仅仅行精索静脉曲张手术治疗,精子质量并不一定就能够改善,可能还存在其他不明病因,故常常需要综合治疗方能取得满意效果。

4.生活方式调整　研究表明,饮酒、吸烟、熬夜、长期穿牛仔裤、经常洗热水澡或蒸桑拿浴等不良生活习惯均可导致男性精子质量下降,主要对精子活动力影响较大。因此,对于弱精子症的患者,要重视生活方式调整,戒烟酒、不熬夜等,养成规律健康的生活习惯。

5.综合治疗　弱精子症大多是特发性不育,治疗要采取综合性调理,兼顾各种可能导致弱精子症的潜在因素。中医治疗弱精子症要求在辨证论治基础上根据患者的病情进行综合药物治疗,西医同样采用多种药物进行经验性综合治疗,如目前西医治疗特异性不育多使用溴隐亭、血管舒缓素、己酮可可碱、叶酸、锌制剂、α受体拮抗药、甲状腺素、类固醇激素、前列腺素合成酶抑制剂(吲哚美辛)、生长激素、抗生素、多种维生素等不同药物,这些药物均可能通过多种作用环节改善精液质量。

6.辅助生殖技术　弱精子症患者药物治疗不满意者,亦可寻求辅助生殖技术,根据患者病情及需求,选择相应的技术手段。

【预防与调护】

1. 及时发现并积极治疗可能导致男性不育的泌尿生殖系统疾病,诸如急慢性前列腺炎、精囊炎、急慢性睾丸附睾炎、睾丸鞘膜积液、精索静脉曲张等疾病。

2. 避免服用具有生殖毒性的食物和药物,如棉籽油、香菜、芹菜、苦瓜等杀精食物,以及皮质激素、雌激素、雷公藤、西咪替丁、庆大霉素等药物。

3. 保持积极健康的生活方式,如:不饮酒、少食肥甘厚腻、不久坐、少桑拿、不穿太紧内裤,多饮水等。

4. 规避可能导致男性不育的物理因素和化学因素。物理因素主要有热、电磁辐射、放射线等;化学因素主要有:各类重金属以及各种有害食品添加剂和食品染色剂等。

第八节　无精子症

【概述】

无精子症是指多次射出的精液离心沉淀后,经过显微镜检查仍无法检测到精子。

【西医病因病理】

1.睾丸前因素

(1)特发性促性腺激素减退性性功能低下症(IHH)和卡尔曼综合征:临床可表现无精子症和少精子症,导致男性不育。已经发现这两种疾病的遗传方式是常染色体显性、常染色隐性或X染色体隐性遗传。

(2)高催乳素(PRL)血症:垂体腺瘤是高PRL血症最常见原因。PRL的作用是增加LH受体的数量,使LH作用于Leydig细胞发挥促激素生成作用。而高PRL则抑制促性腺激素分泌,引起性激素的合成和释放减少,并可以引起性腺发育不全。

(3)选择性促卵泡激素(FSH)缺乏症:FSH缺乏造成精子生成功能降低,但LH活性和雄激素水平正常。GnRH 刺激诱发正常的 FSH 反应,说明病因为下丘脑性的。

2. 睾丸因素

(1)原发性睾丸功能不全

1)克兰费尔特综合征(Klinefelter syndrome):临床表现为变小、坚硬的睾丸,男性乳腺发育,无精子症和性腺功能减退,输精管退化。染色体核型表现为 47,XXY。克兰费尔特综合征的患者激素表现为睾酮明显降低,直到成人仍表现为低水平,血清抑制素 B 呈现极低水平,伴随 FSH 水平的升高。

2)纯睾丸支持细胞综合征(Sertoli-cell-only syndrome,SOCS)临床表现为:①正常男性发育;②精液检测为少精症或无精症;③睾丸体积较小或小于正常下限,质地正常或稍硬;④ FSH 升高、LH 和 T 正常。SCOS 的确诊必进行双侧睾丸病理组织学活检。

3)隐睾症:隐睾症是无精子症最常见的病因之一,双侧隐睾症的患者若不治疗,85% 的患者可以发展成为无精子症,然而只有 32% 的隐睾症患者经过治疗。即使在经过外科治疗后的患者,仍有 46% 的患者发展成为无精子症。不管是否经过治疗,患有单侧隐睾症的患者,其中 13% 可以发生无精子症。

4)尿道下裂:近几十年来发病率有升高的趋势,有证据表明该疾病与胎儿期母体及胎儿的雌激素暴露有关。妊娠早期母亲接受过己烯雌酚治疗的孩子其尿道下裂的发生率可提升 20 倍。

5)无睾症:包括先天性无睾症及获得性无睾症,遗传病、宫内感染、创伤、致畸因子导致双侧或单侧睾丸缺如。目前认为宫内睾丸扭转可能是最常见的原因。获得性无睾症包括外伤、肿瘤、重症感染、手术意外等原因。

6)Y 染色体微缺失:Y 染色体微缺失是目前研究的热点,1996 年 Vogt 等在 Vq11 的远端确定了 AZFa、AZFb、AZFc 3 个区域。Vogt 认为 AZFa 缺失表现为 SCOS;AZFb 缺失表现为生精阻滞;AZFc 缺失的病理表现从正常到无精子。*AZF* 并不是单一的基因而是在功能上相互关联的基因家族,在精子发生、发育和成熟中发挥重要作用,各种研究发现严重精子发生障碍包括无精子症患者中约有 3%~15% 具有 Y 染色体微缺失。

(2)继发性睾丸功能不全

1)腮腺炎:一些儿童患过流行性腮腺炎,而青春期后患有流行性腮腺炎时 40% 合并腮腺炎后睾丸附睾炎,可以严重地影响精子发生和精子成熟。如果感染是双侧性的,则患者常出现无精子症。

2)铅中毒:国内外研究表明,铅作业男性性欲减退,勃起和射精障碍发生率较高,铅对生精小管和精子发生具有一定毒性作用。

3)睾丸肿瘤:睾丸肿瘤导致睾丸生精功能障碍。

3. 睾丸后因素

(1)输精管道梗阻:后天性因素导致的输精管道梗阻包括:①生殖道感染:严重的生殖道感染可导致梗阻性无精子症,病原菌以淋球菌和结核杆菌最为常见。②创伤:外伤和手术致阴囊、会阴部、尿道损伤等。输精管结扎术也会导致无精子症。一些不适当的诊疗操作有可能导致医源性损伤,如疝修补术、隐睾等手术中损伤、误扎等。精道造影术也可导致梗阻。③肿瘤:肿瘤侵及或压迫输精管和射精管引起。

(2)精索静脉曲张:精索静脉曲张是导致男性不育的最重要因素之一,可导致少弱精症及无精子症。VAC 所致的少、无精子症是由于生精细胞广泛凋亡所致,其发生与锡毒性、氧化损伤、雄激素缺乏、睾丸温度升高、Fas/Fasl 作用增强等机制有关。阴囊内扩张静脉的郁积血液导致局部缺氧,阴囊内温度升高及睾丸内静水压的上升,同时反流血液中肾上腺代谢产物如 5- 羟色胺等有害物质的影响,最终导致睾丸生精障碍及雄激素的产生减少。

(3)双侧输精管缺如:先天性双侧输精管缺如占男性不育的 1%~2%,占梗阻性无精子症的 10%~20%,是由 Wolflan 管衍生来的输精管发育异常引起。患者先天性无输精管,睾丸质地、体积均正常,精子发生正常,由于双侧输精管缺如阻止了精子的运行,因而精液检查无精子,但患者染色体核型和生殖激素水平均未见异常。CFTR 基因突变是导致先天性输精管缺如的重要原因。

(4)外源性因素:药物、毒素、长期服用棉籽油、放射线、热损伤等。

【中医病因病机】

本病因先天禀赋不足,发育失常,天癸不充,肾阴阳不足,肾精亏虚,或后天失养,后天之精亏虚,无以充养先天之精,肾精不足,命门火衰,精失温煦而致无精;跌仆损伤、手术外伤、子系筋瘤、子痈导致瘀血内停,耗伤肾气,冲任不和,精窍被阻而不育;素食肥甘厚腻、辛辣之品,损伤脾胃,痰湿内生,蕴湿成热,湿热下注精室精窍,蕴久化热化毒,而致无精;思虑过度、劳倦伤心而致心气不足,心血耗伤;大病久病之后,元气大伤,气血两虚,血虚不能化生肾精而致无精。

故无精子症以肾精亏虚为本,在本虚的基础上,受到湿热毒瘀等实邪侵袭,耗伤正气,不能驱邪外出,致使湿热毒瘀积聚,病程日久,耗气伤血,气血亏虚,终致肾精亏虚、湿热毒瘀兼杂的虚实夹杂之证。

【诊断要点】

1. **了解病史** 详细询问患者现病史、既往史、个人史、婚姻史、性生活史,明确是否曾食用棉籽油,是否有腮腺炎所致睾丸炎病史,是否有隐睾病史,是否有放射线接触史,是否为高温作业工作等;详细了解就诊治疗过程及既往相关检查结果,曾尝试的治疗方式等。

2. **临床表现** 可有原发病变的症状和体征,或中医证候的相关表现,或临床无证可辨。

3. **体格检查** 检查重点是全身情况和外生殖器。如体型,发育营养状况,胡须,腋毛,阴毛分布,乳房发育等情况;阴茎发育,睾丸位置及其大小,质地,有无肿物或压痛,附睾、输精管有无结节、压痛或缺如,精索静脉有无曲张。

4. **实验室检查** 检查内容主要包括精液常规分析、精浆生化测定、生殖系统超声、性激素测定、射精后尿离心检测、染色体核型分析、Y 染色体微缺失、诊断性睾丸 / 附睾取精术等。至少 3 次精液常规分析检查没有发现精子,才能诊断无精子症。然后进一步完善相关检查,鉴别梗阻性和非梗阻性无精子症,明确无精子症病因。通过生殖系统超声、性激素测定、睾丸组织穿刺活检等评估睾丸生精功能;通过精浆中各附属性腺的生化指标测定以判断其功能及是否存在梗阻和梗阻的部位。

【鉴别诊断】

1. **梗阻性无精子症** 临床表现为睾丸有正常生精功能,由于双侧输精管道梗阻导致精液或射精后的尿液中未见精子或生精细胞。睾丸容积和血清 FSH 水平基本正常,生殖系统超声检查可发现梗阻征象。根据超声检查得出的梗阻部位可细分为睾丸内梗阻、附睾梗阻、输精管梗阻、射精管口梗阻等,重点要明确梗阻部位、程度、范围、梗阻时间及梗阻原因等,从而选择合适的治疗方式。

2. **非梗阻性无精子症** 排除了上述梗阻因素的一类睾丸生精功能障碍性疾病,包括各种下丘脑垂体疾病所致的生精功能改变,以及不同病因所致的原发性生精功能衰竭。临床诊断时生殖系统超声检查没有发现明显梗阻征象,患者睾丸容积往往较小(小于10ml),血清FSH水平根据不同情况可表现为减低、正常或升高(可高于正常上限2倍以上)。这类患者的睾丸不能产生精子或只产生极少量精子,导致精液中无法找到精子,通常由先天或后天因素导致。

3. 混合型无精子症　对于一侧或双侧睾丸容积较小、质地软,血清FSH水平升高及存在其他生精功能障碍表现,同时又存在梗阻性因素的患者,无法根据一般检测区分梗阻性或是非梗阻性。这部分患者可能同时存在睾丸生精功能障碍以及部分输精管道梗阻,分型为混合型无精子症,有时单侧输精管道梗阻的患者可表现为无精子症是由于输精管道未梗阻侧的睾丸生精功能障碍所致。

【辨证论治】

1. 肾阳亏虚证

辨证要点:婚久不育,性欲减退,阳痿早泄,射精无力,腰酸腿软、疲乏无力、食少纳呆、小便清长、大便稀,舌质淡、苔薄白,脉沉细。

治法:温补肾阳,养血填精。

方药:右归丸合五子衍宗丸加减。

常用中成药:右归丸、五子衍宗丸、复方玄驹胶囊、苁蓉益肾胶囊。

2. 肾阴不足证

辨证要点:遗精滑泄,精液量少,精液黏稠不化,头晕耳鸣,手足心热,舌质红,少苔,脉沉细。

治法:滋阴补肾,益精养血。

方药:左归丸合五子衍宗丸加减。

常用中成药:左归丸、五子衍宗丸。

3. 肾虚血瘀症

辨证要点:婚久不育,阳痿早泄,射精无力,小腹部、会阴、睾丸及腰骶部疼痛不适,舌质黯或有瘀斑、苔薄白,脉沉涩。

治法:补肾益精,活血通络。

方药:王不留行散合五子衍宗丸加减。

常用中成药:前列欣胶囊、前列通瘀胶囊。

4. 湿热瘀阻症

辨证要点:婚久不育,阳痿早泄,小腹急满,小便短赤,舌苔薄黄,脉弦滑。

治法:清热利湿。

方药:程氏萆薢分清饮加减。

常用中成药:热淋清、癃清片、银花泌炎灵片。

5. 气血两虚证

辨证要点:性欲减退,阳事不兴,神疲乏力,面色无华,舌质淡,苔薄白,脉沉细无力。

治法:补益气血。

方药:十全大补汤。

中成药:十全大补丸。

【辨治要点】

1. **基本病机**　基本病机为肾虚血瘀。无精子症病因病机复杂,以虚实夹杂为特点,临床辨治以补肾活血法作为基本治则,在辨证论治的基础上,兼以清利湿热、益气养血等。

2. 明辨病位 病位在睾丸和输精管道。梗阻性无精子症睾丸生精功能正常,但由于输精管道梗阻,精子无法排出所致,病位在输精管道。非梗阻性无精子症是由于睾丸生精功能障碍所致,病位在睾丸。所以临床辨治,首先需要鉴别是梗阻性还是非梗阻性无精子症。

3. 明确诊断及分型 无精子症的诊断非常重要,不能仅仅根据一次精液常规分析未找到精子就断然地下诊断,应该至少三次以上的精液常规分析未找到精子,方可诊断。此外,无精子症诊断明确,需要进一步完善相关检查明确分型。首先,明确是梗阻性无精子症还是非梗阻性无精子症。其次,如果是梗阻性无精子症要尽可能明确梗阻部位;如果是非梗阻性无精子症,要明确是先天性原因如染色体异常(如克兰费尔特综合征、Y 染色体微缺失)、发育异常(如隐睾),还是后天获得性原因(如腮腺炎所致睾丸炎)等。最后,通过确定分型,筛查病因,判断治疗意义及预后。

4. 分型治疗

(1)梗阻性无精子症:主要根据梗阻的原因、程度、部位、性质和范围选择输精管道再通手术或辅助生殖技术。手术方法目前多采用显微外科技术,主要有显微外科输精管吻合术和输精管附睾吻合术,显微技术大大提高了输精管管道复通率。对于睾丸内梗阻等无法实施外科手术或术后疗效欠佳的患者可通过取精术获取精子后进行 ART 治疗,在 ART 治疗之前,需进行遗传咨询及子代遗传风险评估。

(2)非梗阻性无精子症:①一般情况较差的患者,如睾丸容积小于 6ml,FSH 水平明显升高等,可直接选择 AID 或领养;②其他患者可尝试对因治疗或经验性药物治疗,如治疗无效则可选择取精术或睾丸活检进行病理组织学检查以明确睾丸生精状况;③对因治疗主要针对合并严重精索静脉曲张患者,尤其是伴睾丸萎缩者,术后可能改善睾丸生精功能而产生精子;④药物治疗并无特效药,部分经验性药物治疗取得了一定疗效,但仍存在争议,常用药物有氯米芬、芳香化酶抑制剂等;⑤对 Klinefelter 综合征,目前无明确治疗方法可改善患者生精功能。有研究报道对 Klinefelter 综合征患者进行睾丸切开显微取精术(micro-TESE),部分患者找到精子进行了 ICSI 治疗(应进行植入前诊断)。但使用这些精子是否会将异常的核型传递给下一代仍存在争议;⑥对染色体异常,如 Y 染色体微缺失,可直接选择 AID 或领养。部分 AZFc 缺失患者可尝试进行睾丸取精术,如获取精子则可进行 ART 治疗,染色体微缺失可以经 ICSI 技术遗传给男性子代,建议进行植入前诊断治疗;⑦对所有非梗阻性无精子症患者,只要患者主观意愿强烈,在明确告知患者手术风险的前提下,可实施包括 micro-TESE 在内的各种取精术。在进行睾丸取精术前,必须根据患者的检测结果情况进行生精预测,对预测结果较差者,需与患者及其家属共同商讨以决定是否进行诊断性取精术。

(3)混合型无精子症:首选诊断性取精术或睾丸活检明确睾丸生精状况。若找到精子应同时冷冻保存为后续进行 ICSI 治疗做准备。一般不建议外科再通手术。

5. 药物治疗的地位 虽然目前对于无精子症没有特效药,经验性的药物治疗,包括中医药治疗尚缺乏有力的循证医学支持,但是药物治疗的确可以使少部分无精子症患者出现精子。因此,药物治疗在无精子症的治疗中仍然占据着重要的地位。但要根据无精子症患者的病因、分型以及女方年龄及生育能力情况决定是否选择药物治疗,药物治疗的周期较长,需要 6 个月左右,1 年后仍未找到精子,一般不再建议继续药物治疗。另外,药物治疗可以配合取精术、辅助生殖技术等治疗措施,即可以先药物治疗一个周期(3~6 个月),然后再进行取精术,以提高找到精子的几率。

6. 有效沟通 对于无精子症患者,沟通至关重要。在制订治疗方案前,要向患者详细解释病情,告知其无精子症的诊断及可能病因,然后告知现有的治疗方案(药物治疗、手术、显微技术下睾丸切开取精术、AID 等),以及每种治疗方案的可能结局,让患者自己权衡选择治疗方案,病历中要有记录。

【预防与调护】

(一)预防

1. 及时发现并积极治疗可能导致男性不育的泌尿生殖系统疾病,诸如急慢性前列腺炎、精囊炎、急慢性睾丸附睾炎、睾丸鞘膜积液、精索静脉曲张等疾病。

2. 避免服用具有生殖毒性的食物和药物,如棉籽油、香菜、芹菜、苦瓜等杀精食物,以及皮质激素、雌激素、雷公藤、西咪替丁、庆大霉素等药物。

3. 保持积极健康的生活方式,如:不饮酒、少食肥甘厚腻、不久坐、少桑拿、不穿太紧内裤,多饮水等。

4. 规避可能导致男性不育的物理因素和化学因素。物理因素主要有热、电磁辐射、放射线等;化学因素主要有:各类重金属以及各种有害食品添加剂和食品染色剂等。

(二)调摄

1. 健康的饮食起居。

2. 正确的性生活指导。

3. 夫妻同治。

|第九节|畸形精子症

【概述】

指精液中异常形态精子数增多,是引起男性不育症的重要原因之一。目前,精子形态学评价存在样本处理方法各异,评价标准不统一,评价方法主观性强,人工判读差异等,使得精子形态学评价出现因实验室不同而导致评价标准及结果各异。目前使用的评价标准主要为2010 年世界卫生组织的《人类精液检查与处理实验室手册》中的标准,但是该标准较为严格,诊断标准为正常精子形态大于 4% 即可。

【西医病因病理】

导致精子畸形的主要病理因素有感染、损伤、睾丸应激反应、内分泌紊乱、化学药物以及遗传因素等、多种原因。另外乙醇、烟草、慢性中毒等也是引起精子畸形的重要因素。

1. 活性氧 感染和损伤都会引起炎性反应,炎性反应部位的白细胞会使活性氧(ROS)升高,而高水平的 ROS 可介导精子膜脂质过氧化,破坏精子内部结构,从而影响精子形态。

2. 生殖激素 下丘脑 – 垂体 – 睾丸轴精确地调控精子发生,下丘脑脉冲式地释放促性腺激素释放激素(gonadotropin-releasing hormone,GnRH),GnRH 刺激腺垂体分泌 FSH 和 LH,FSH 作用于 Sertoli 细胞,LH 作用于 Leydig 细胞并刺激其分泌睾酮(T),2% 的睾酮是 FT,44% 的睾酮与性激素结合球蛋白(sex hormone-binding globulin,SHGB)结合,54% 的睾酮与白蛋白结合,FT 和白蛋白结合睾酮由于分子量小能够穿透毛细血管被称为 Bio-T,FSH 与 T 是启动和维持精子发生的主要内分泌激素,因此理论上分析,生殖激素可能与精子形态学有关。

3. 理化因素 重金属铅、镉对精液形态质量影响显著。体外实验表明,垃圾浸出液对实验大鼠精子形态产生影响,可导致形态异常精子率显著增高。这可能是因为在精子发生过程中,垃圾浸出液中的一些成分可与细胞的遗传物质发生相互作用,产生致突变效应。

【中医病因病机】

1. **肾阴亏虚**　热病伤阴或纵欲过度,肾阴亏虚,阴虚火旺,煎熬精液,灼伤精子,致畸形精子增加。

2. **肾阳不足**　先天不足,禀赋薄弱,或房劳过度,以致肾阳亏虚,下焦虚寒,温煦不足,精失所养,畸形率增高。

3. **湿热下注**　饮食不节,嗜烟酒、辛辣之品,损伤脾胃,内生湿热,蕴结精室,伤及精子。

4. **气滞血瘀**　平素精神压力大,情志不畅,肝失疏泄,肝气郁结,气郁则血行不畅,气滞血瘀,瘀阻精室,伤及精子。

【诊断要点】

1. **了解病史**　详细询问患者现病史、既往史、个人史、婚姻史、性生活史,明确是否有生殖系统如睾丸、附睾等炎症感染史,是否有放射线接触史,是否为高温作业或接触重金属、化工产品等工作等。

2. **体格检查**　检查重点是全身情况和外生殖器。如体型,发育营养状况,胡须,腋毛,阴毛分布,乳房发育等情况;阴茎发育,睾丸位置及其大小,质地,有无肿物或压痛,附睾、输精管有无结节、压痛或缺如,精索静脉有无曲张。

3. **实验室检查**　检查内容主要包括精液常规分析、性激素测定、生殖系统超声、染色体核型分析等遗传学检查等。通过精液常规分析,正常形态精子率小于4%,诊断为畸形精子症,进一步完善相关检查筛查内分泌、遗传等可能病因。

【辨证论治】

1. **肾阴亏虚证**

证候:精液常规正常形态精子率<4%,婚后不育,形体消瘦,腰膝酸软,五心烦热,头昏耳鸣,舌质红,少苔,脉细数。

治法:滋补肾阴,益精养血。

方药:左归丸合五子衍宗丸加减。

中成药:左归丸、五子衍宗丸。

2. **肾阳不足证**

证候:精液常规正常形态精子率<4%,性欲减退,阳痿早泄,伴腰膝酸软,疲乏无力,小便清长,舌质淡,苔薄白,脉沉细。

治法:温补肾阳,益肾填精。

方药:金匮肾气丸合五子衍宗丸加减。

中成药:金匮肾气丸、五子衍宗丸。

3. **湿热下注证**

证候:精液常规正常形态精子率<4%,勃起不坚,小腹急满,小便短赤,舌苔薄黄,脉弦滑。

治法:清热利湿。

方药:程氏萆薢分清饮。

中成药:萆薢分清丸、癃清片。

4. **气滞血瘀证**

证候:精液常规正常形态精子率<4%,精神紧张,小腹、阴囊疼痛不适,舌淡红苔薄黄,

脉弦涩。

治法：疏肝行气，活血化瘀。

方药：柴胡疏肝散合桃红四物汤加减。

中成药：柴胡舒肝丸、前列欣胶囊、前列通瘀胶囊。

【辨治要点】

1. 基本病机 基本病机为肾虚、湿热和血瘀。肾虚则精失所养，湿热、血瘀则影响精子成熟微环境，进而出现畸形精子增多，导致男性不育。临床辨治应抓住本虚标实的特点，以补肾生精、清热利湿、活血化瘀为原则综合论治。

2. 明辨病位 病位在睾丸与附睾。精子 DNA 分子组装及精子发育过程出现异常，均可导致精子形态异常，该过程发生于睾丸。精子生成后在附睾进一步发育成熟并贮存，附睾功能及微环境异常，亦可导致精子形态异常。因此该病病位在睾丸和附睾。

3. 辅助生殖技术 对于药物治疗效果不理想，或者女方年龄较大、生育力差者，可以选择辅助生殖技术，可根据患者精子畸形率严重程度、精液其他参数特点以及女方生育力选用体外受精 – 胚胎移植技术和 ICSI 技术。

【预防与调护】

1. 勿过量饮酒及大量吸烟。

2. 消除有害因素的影响，对接触放射线、有毒物品或高温环境而致精子畸形率过高者，应调节工作。

3. 平时劳逸结合，注意锻炼身体，增强体质。

【研究进展】

精子形态与辅助生殖技术结局

（1）精子形态与体外受精胚胎移植：史轶超等选择生殖遗传中心 659 对 IVF-ET 治疗夫妇，按正常形态精子百分率分为 4 组，A 组（<2%）112 个周期，B 组（≥2% 且 <4%）180 个周期，C 组（≥4% 且 <5%）74 个周期，D 组（≥5%）293 个周期。比较各组间的受精率、正常受精率、卵裂率、优胚率以及新鲜移植周期的生化妊娠率、临床妊娠率、流产率及活产率等指标。结果：4 组间的受精率、正常受精率和可移植胚胎率有差异。C 组（71.90%）和 D 组（72.89%）的受精率均显著高于 A 组（57.97%）和 B 组（63.29%）（P 均 <0.05），C 组与 D 组间、A 组和 B 组间均无显著差异（P 均 >0.05）。D 组的正常受精率（57.16%）显著高于 A 组（46.52%）和 B 组（50.89%）（P 均 <0.05），C 组正常受精率（54.67%）显著高于 A 组（P<0.05），其余组间无显著差异（P 均 >0.05）。D 组的可移植胚胎率（55.62%）显著高于 B 组（45.75%）（P<0.05），其余组间均无显著差异（P 均 >0.05）。D 组的无可移植胚胎患者比例（55.62%）显著低于 A 组（20.54%）和 B 组（18.89%）（P 均 <0.05），C 组（12.16%）与其余组间均无显著差异（P 均 >0.05）。各组间新鲜移植周期的生化妊娠率、临床妊娠率、种植率、流产率和活产率均无显著差异（P 均 >0.05）。结论：正常形态精子百分率对 IVF-ET 的受精率及胚胎形成有一定影响，用于评估 IVF 受精结局时，5% 临界值略优于 4%。

何冰等分析优化处理前后精子形态差异，并根据处理前精子形态将因单纯输卵管因素进行 IVF 的 908 个周期进行分组：研究 1 为 ≤4% 组、>4% 且 ≤15% 组及 >15% 组；研究 2 为 ≤1% 组、>1% 且 ≤2% 组、>2% 且 ≤3% 组及 >3% 且 ≤4% 组，分别比较各组间的受精率、卵裂率、优质胚胎率、囊胚转化率及妊娠率等指标。结果：正常形态精子百分率 ≤4% 组的总受精率显著低于 >4% 且 ≤15% 组及 >15% 组（74.40% vs 78.61% 及 80.03%）

（$P<0.01$）；>3% 且≤4% 组 的 2PN 受 精 率（85.47% vs 77.23% ,78.97% 及 78.99%）、卵 裂 率（98.73% vs 95.71%,96.01% 和 97.27%）、囊 胚 形 成 率（63.41% vs 53.85%,49.01% 和 49.55%）均显著高于≤1% 组、>1% 且≤2% 组、>2% 且≤3% 组（$P<0.01$ 或 0.05），而临床妊娠率、种植率、早期流产率、活产率、出生畸形率各组间均无统计学差异（$P>0.05$）。结论：正常形态精子百分率≤4% 可影响 IVF 的总受精率,正常形态精子百分率≤3% 时 IVF 的正常受精率下降。但即使正常形态精子百分率≤1% 仍不会造成受精障碍或受精失败,因此,畸形精子症不能单独成为决定 ICSI 的指征。同时,精子形态检测对 IVF 的胚胎质量、临床妊娠率及抱婴率等无明显预测意义。

（2）精子形态与 ICSI 技术：魏思达等回顾性分析因男性因素行 ICSI 治疗的 445 个新鲜取卵周期,根据精子形态学分析结果将研究对象分为：精子形态正常组（A 组,正常形态率≥4%,n=296）,非极度畸形精子症组（B 组,正常形态率≥1% 且 <4%,n=74）和极度畸形精子症组（C 组,正常形态率 <1%,n=75）,比较 3 组的受精率、卵裂率、优质胚胎率,胚胎种植率及临床妊娠率、流产率、异位妊娠率、多胎妊娠率。结果：3 组的卵子成熟率分别为 85.7%、82.7%、85.9%,受精率分别为 75.5%、81.1% 和 80.1%,临床妊娠率分别为 44.9%、41.9% 和 46.7%。3 组的卵子成熟率、卵裂率、优质胚胎率、胚胎种植率、临床妊娠率、异位妊娠率,流产率差异均无统计学意义（$P>0.05$）。在 3 组中,极度畸形精子症组有最高的优质胚胎率（67.6%,405/599）、种植率（32.1%,53/165）和临床妊娠率（46.7%,35/75）。结论：ICSI 可用于畸形精子症的治疗,按照 WHO《人类精液检查与处理实验室手册》(第 5 版)标准评估,不同程度的精子畸形率对治疗结局影响较小,极度畸形精子症患者行 ICSI 后仍可获得较好的妊娠结局。

王国贺等回顾性分析因男性因素行 ICSI 治疗的 239 个新鲜取卵周期。根据精子形态学分析结果将研究对象分为：精子形态正常组（A 组）、非极重度畸形精子症组（B 组）和极重度畸形精子症组（C 组）,比较 3 组的受精率、卵裂率、优质胚胎率、胚胎种植率及临床妊娠率、流产率、异位妊娠率和多胎妊娠率。结果：A、B 组在受精率、卵裂率、优质胚胎率与 C 组有统计学差异（分别为 80.20%、81.40% 和 67.60%;94.91%、93.42% 和 79.91%;63.87%、59.30% 和 54.29%）（$P<0.05$）;3 组的胚胎种植率、临床妊娠率、流产率、异位妊娠率、多胎妊娠率均无统计学差异（分别为 26.3%、25.6% 和 24.2%;42.28%、45.00% 和 42.86%;7.94%、7.40% 和 25.00%;4.76%、3.70% 和 8.33%;31.75%、18.52% 和 25.00%）（$P>0.05$）; 而 C 组内手术取精（PESA/TESA）亚组的卵裂率低于体外排精亚组,差异有统计学意义（86.72% vs 76.11%,$P<0.05$）。结论：采用畸形精子行 ICSI 的不育患者同样可获得理想的临床结局。

| 第十节 | 白细胞精液症

正常情况下,精液中没有脓细胞,若白细胞浓度≥1×10^6/ml,且不育者,则诊断为白细胞精液症。白细胞精液症是男性不育中的常见病,约有 10%~20% 的患者精液白细胞浓度高于正常值。

中医学中虽无"白细胞精子症"之称,但现代中医认为,本病与"精浊""淋证""精热"等证有关。湿、热、毒是主要病因。因此,治疗因注重清热除湿解毒。

【西医病因病机】

西医学认为精液白细胞增多的主要原因有生殖系统的炎症（包括①非特异性感染,如细菌性或非细菌性前列腺炎、附睾炎、睾丸炎及精囊炎等;②非性传播性感染,如结核和腮腺炎引起的睾丸炎等;③性传播性感染,如淋病、衣原体、支原体感染等)、自身免疫性疾病、不良刺激、长期接触有毒物质或辐射、长期处于高温环境等。

精液白细胞增多导致精液量减少,精子密度、活力、受精能力降低。白细胞增加导致精子细胞染色质改变、精子 DNA 损伤、未成熟生精细胞和畸形精子数目增加、活性氧增加。白细胞影响精子功能的主要机制是激活粒细胞和精子细胞释放大量活性氧,导致精子顶体反应和卵细胞融合能力下降,DNA 片段增加。白细胞产物白介素 8(IL-8)、γ 干扰素(IFN-γ)和肿瘤坏死因子 α(TNF-α)使精子运动能力降低,TNF-α 启动细胞免疫,使精液中抗精子抗体产生增多,精液抗氧化能力降低。

【中医病因病机】

1. 湿热下注　平素过食肥甘厚味,过量饮酒,酿生湿热,循经下注,化毒成腐,精室扰动,致精液中白细胞过多。

2. 肾阴亏虚　素体阴虚或热病伤阴,或劳倦过度,耗损真阴,导致肾阴亏损,阴虚火旺,灼精炼液,致精液中白细胞过多。

【诊断要点】

1. 了解病史　详细询问患者现病史、既往史、个人史、婚姻史、性生活史,明确是否有生殖系统炎症感染史等。

2. 体格检查　检查重点是全身情况和外生殖器。如体型,发育营养状况,胡须,腋毛,阴毛分布,乳房发育等情况;阴茎发育,睾丸位置及其大小,质地,有无肿物或压痛,附睾、输精管有无结节、压痛或缺如,精索静脉有无曲张。

3. 实验室检查　检查内容主要包括精液常规分析、生殖系统超声、支原体、衣原体检测(包括尿道、前列腺液、精液等)、尿常规、精液细菌培养等。通过精液常规分析,发现白细胞大于 $1 \times 10^6/ml$,可诊断为白细胞精液症。进一步完善相关检查,明确是否存在泌尿生殖系统感染等因素,以及明确感染部位。

【辨证论治】

1. 湿热下注

证候:婚后不育,精液常规检查白细胞密度大于 $1 \times 10^6/ml$,精液浓稠,阴囊潮湿,尿黄浑浊,舌质红,苔黄腻,脉弦滑。

治法:清泻肝经湿热。

方药:龙胆泻肝汤合五味消毒饮加减。

中成药:四妙丸、癃清片。

2. 肾阴亏虚证

证候:婚后不育,精液常规检查白细胞密度大于 $1 \times 10^6/ml$,精液黄稠,虚烦难眠,阳动易举,耳鸣腰酸,潮热盗汗,五心烦热,口干咽燥,舌红苔少,脉细数。

治法:滋阴潜阳。

方药:知柏地黄丸加减。

中成药:知柏地黄丸、左归丸。

【辨治要点】

1. 基本病机　该病的基本病机为湿热毒邪侵袭精室所致,故治疗上以清热利湿解毒为治疗原则。

2. **明辨病位**　病位主要在精室。该病主要为生殖道、生殖腺感染或炎症反应等导致精浆中白细胞增多。临床中要尽可能明确感染或炎症部位,针对性治疗。

3. **筛查感染灶**　精液中发现白细胞增多者,应该积极完善感染筛查,尿道、前列腺、精囊腺、附睾、睾丸及输精管道任一部位有感染或炎症反应,都会导致精液中白细胞增多。故应有针对性的进一步完善检查,尽可能明确感染部位,以便针对性治疗。

4. **规范抗生素使用**　如果明确为感染所致,如支原体、衣原体感染、前列腺炎、附睾炎等,或精液细菌培养阳性,应规范使用抗生素,足疗程治疗,避免滥用抗生素及疗程不足问题。

5. **避免交叉感染**　精液白细胞增多明确为泌尿生殖道感染所致,如为性传播疾病,如支原体、衣原体感染,建议女方积极筛查。同时,治疗期间建议避免性生活,或者戴安全套,避免交叉感染。

【预防与调护】

1. 治疗相关疾病,如附睾炎、前列腺炎、精囊炎、精索静脉曲张、附睾肿物等。

2. 规律性生活,房事选择安静、舒适的环境,避免在疲劳、情绪不佳等不良状态下进行。

3. 勿过量饮酒及大量吸烟。

4. 平时劳逸结合,注意锻炼身体,增强体质。

第十一节　免疫性不育症

男性免疫性不育是指以精子作为抗原,在体内激发免疫反应所引起的不育症。男女同居未避孕一年以上,男方性功能及射精功能正常,在至少一份精液样本中的活动精子被抗体包裹时,可以诊断为免疫性不育症。原因不明的不育夫妇中,约10%为免疫因素所致,不育男子中有6%~10%可在血或精液中查到抗精子抗体(AsAb)。

【西医病因病机】

1. **精液中的抗原和抗体**　人类精液在室温中液化分离后,可分为澄清的精浆与沉淀的精子两部分,这两部分均含有多种蛋白质,这种蛋白质的结构可发生改变成为抗原,这种抗原在人体内多达30多种,其中有些是精子的特异性抗原,可刺激机体产生特异性抗体,从而影响精子的发育与成熟,形成不育。

2. **精子的自身免疫**　自身免疫是指机体对自身组织或抗原性改变了的自身组织产生免疫应答,即机体对自身抗原能形成自身抗体或致敏淋巴细胞。自身组织如血清、精子等虽携带多种抗原,但因其效价很低,一般不会产生免疫应答,但自身耐受性遭到破坏或自身抗原性改变,或免疫活性细胞发生突变,使免疫系统对自身抗原产生免疫应答,从而发生自身免疫反应,导致自身组织细胞损伤。

3. **血睾屏障的破坏**　正常精子发生、发育成熟直至射精排出过程中,支持细胞间紧密连接构成血睾屏障(blood testis barrier,BTB),精母细胞、精子细胞和精子避免与机体免疫系统接触,不会发生自身免疫反应。BTB并不是完全封闭的,其适时开放对精子发生有重要作用,但若其异常开放则会增加免疫细胞与精子接触几率,产生免疫反应。常见病因有外伤、手术、生殖道感染、输精管道梗阻、精索静脉曲张等。

4. **抗精子抗体**　有功能的免疫细胞一旦接触到精子,即会产生免疫应答,进而形成抗体,即 AsAb。AsAb 引起不育的机制主要有①对精子运行的影响:AsAb 可以阻止精子穿透宫颈黏液,无论是精液还是宫颈黏液中如存在 AsAb,接触后均使精子产生运动特征改变,精子表面带有 AsAb 会导致精子凝集,显微镜下可以看到特征性的精子"震颤"及前进无力。AsAb 还可阻止精子在输卵管中运行。②对获能及顶体反应的影响:AsAb 能影响精子膜颗粒的活动,从而阻碍或延迟获能;还能阻碍精子释放透明质酸酶,抑制精子顶体反应。③对穿过透明带及精卵融合的影响:研究显示 AsAb 可明显降低精子与去透明带仓鼠卵的融合能力。④对受精卵的影响:AsAb 能和受精卵上精子特异性抗原结合,在补体存在下可能引起受精卵溶解,使早期胚胎死亡,导致妊娠失败。

【中医病因病机】

中医学没有免疫性不育的命名,但历代中医文献中对不育症的病因论述与西医学所认识的免疫因素造成的不育症有着相似之处。《医方集解》说:无子皆由肾冷精衰造成。《石室秘录》还具体说:"男子不能生子有六病……一精寒也,一气衰也,一痰多也,一相火盛也,一精少也,一气郁也。"所以免疫性不育的中医病因病机集中体现为以下几点:

1. 先天禀赋不足,肾气亏虚,体虚易感。

2. 房事不节,损耗肾精,抵抗力下降。

3. 饮食不节,过食肥甘辛辣,湿热蕴生。

4. 情志不舒,气机不畅,肝失疏泄。

【诊断要点】

1. **了解病史** 详细询问患者现病史、既往史、个人史、婚姻史、性生活史,明确是否有生殖系统炎症感染史、阴囊外伤史、生殖系统手术史等。

2. **体格检查** 检查重点是全身情况和外生殖器。如体型,发育营养状况,胡须,腋毛,阴毛分布,乳房发育等情况;阴茎发育,睾丸位置及其大小,质地,有无肿物或压痛,附睾、输精管有无结节、压痛或缺如,精索静脉有无曲张。

3. **实验室检查** 检查内容主要包括精液常规分析、抗精子抗体检测等。一般精液化验各项指标正常,但抗精子抗体检测异常。

该症的诊断依据是:性功能及射精功能正常;但在至少一份精液标本中,混合抗球蛋白反应试验(MAR)或免疫珠试验有不少于 50% 活动精子表面被覆抗体,可诊断为免疫性不育症。

【辨证论治】

1. **肝肾亏虚证**

证候:婚后不育,精子凝集试验阳性,入房早泄,性欲淡漠,阴茎勃起迟缓,头晕腰酸,小便清长,或遗精滑精,舌质淡,苔白,脉沉弱。

治法:补肾益气固精。

方药:金匮肾气丸加减。

中成药:右归胶囊、复方玄驹胶囊。

2. **气滞血瘀证**

证候:婚后不育,精子凝集试验阳性,情志不畅,胸闷不舒,两胁胀痛,会阴、小腹、阴囊胀痛,性欲低下,舌黯苔薄,脉弦细。

治法:疏肝解郁,行气导致。

方药:柴胡疏肝散合桃红四物汤加减。

中成药:柴胡舒肝丸、前列通瘀胶囊。

3. 湿热蕴结证

证候:婚后不育,精子凝集试验阳性,勃起不坚,小腹急满,小便短赤,舌苔薄黄,脉弦滑。

治法:清热利湿。

方药:程氏萆薢分清饮。

中成药:萆薢分清丸、癃清片。

【辨治要点】

1. 基本病机 肾气亏虚、血瘀、湿热是其基本病机,本虚标实是其病机特点。中医认为免疫性不育以"正虚"为免疫功能低下或失调的表现。而肾为先天之本,肾藏精、主生殖。故肾气亏虚、肾精不足是导致"正虚"的关键,为本病的首要环节。正虚则邪侵,正邪交争,终致肝肾阴虚、湿热血瘀之虚实夹杂之证。治疗则以补肾益气、清热利湿、活血化瘀为治则。

2. 明辨病位 病位在睾丸、附睾。该病主要由于血睾屏障被破坏,导致抗精子抗体产生,进而导致不育。

3. 西医学疗法 目前消除抗精子抗体的治疗尚处于经验性治疗阶段。对于生殖道梗阻引起的抗精子抗体阳性病理,可采用相应的外科治疗;生殖道感染所致抗精子抗体的产生可应用抗生素治疗;对于特发性抗精子抗体阳性患者,可试用免疫抑制剂治疗。此外,还有精子洗涤及丈夫精液人工授精等方法,但效果亦有争议。

【预防与调护】

1. 合理饮食 需要注意的是在平时日常生活中的饮食规律,这样可以有效的预防免疫性不育的发生,更需要注意合理的饮食以及需要及时的锻炼,避免由于饮食过多或者是过少而影响此种疾病的发生。

2. 避免感染 应该警惕小心衣原体感染,需要避免子宫内膜炎、输卵管炎的发生,如果一旦发生此种疾病,应该及时到医院进行检查和治疗,避免病菌感染导致射入体内的精子失去活力,从而引起不孕不育疾病的发生。

3. 注意卫生习惯 夫妇月经期间应保持良好的卫生习惯,可以有效地避免病菌感染诱发宫颈炎、盆腔炎等妇科病;一旦发现有月经异常症状,应该及时到医院进行检查和治疗,避免不孕不育疾病的发生。

第十二节 男性不育症研究进展

(一)男性不育症中医证候特点

李海松等采集 800 例符合入选标准的男性不育患者进行临床流行病学的临床调查,建立数据库,统计分析。结果:单一证型的出现频率是肾阳虚衰证(74.9%),肾阴不足证(81.1%),肝郁气滞证(24.1%),湿热下注证(55.6%)和气血两虚证(6.0%)。临床中单一证型少见,多为两种或两种以上的证型组合,合并兼夹出现。出现频次排名前 10 位的是:肾阳虚衰证 + 肾阴不足证 + 湿热下注证 365 例,占 45.6%;肾阳虚衰证 + 肾阴不足证 + 肝郁气滞证 98 例,占 12.2%:肾阳虚衰证 + 肾阴不足证 80 例,占 10%;湿热下注证 48 例,占 6%;肝郁气滞证 38 例,占 4.8%;肾阴不足证 + 湿热下注证 32 例,占 4%:肾阳虚衰证 + 湿热下注证 26 例,占 3.2%;肾阴不足证 26 例,占 3.2%;肾阴不足证 + 肝郁气滞证 + 气血两虚证 18 例,2.2%;肾阴不足证 + 肝郁气滞证 16 例,占 2%。结论:男性不育症体现了肾虚为本、湿热为标的同时,兼有肝郁气滞和气血两虚。男性不育的中医证候十分复杂,多为两种或两种以上的证型组合。

(二)调和阴阳治疗男性不育症

阴平阳秘是人体阴阳平衡的健康状态,各种疾病的发生是人体阴阳气血失衡的结果。男性不育证患者生育能力下降,宏观可表现为各种临床症状、体征,微观表现为精液质、量等辅助检查的改变,在中医理论看来,宏观、微观变化同样是阴阳失衡的结果。如何把握不育患者阴阳失衡的本质,制定正确的治疗方案,把握用药原则及分寸,是提高临床疗效的关键。李海松教授提出在男性不育的治疗上,主要强调调和阴阳。

1. 强调微观辨证与宏观辨证结合,把握微观辨证中的阴阳平衡 西医学诊断男性不育症以男女正常性生活 12 个月以上,因男方因素未使女方怀孕的病史为主要依据,配合精液常规或计算机辅助精液分析、内分泌、免疫学、细胞遗传学和病理学检查等来辅助分类诊断;中医传统诊断则以症状特点及舌脉等特殊查体为主要诊断手段。将现代科学技术成果纳入中医辨证体系,同时注意患者细微的体征变化,是提高辨证辨病水平,增强临床疗效的有力途径。

临证应十分注意患者原有就诊资料的搜集及西医学辅助检查措施的运用,同时注意患者全身整体状况的辨识,尤其注意专科查体过程中的细微改变,善于为无证可辨的"无症状型"不育患者寻找治疗依据。临床无"无症状"的患者,只是其表现形式及特点过于细微或隐蔽,未被患者自身、当前的医疗手段以及学术思想所认识而已,西医学范畴的"特发性不育"正是如此。临证之时,首先不可忽视任何细微阳性体征及辅助检查的改变,应将其合理纳入辨证体系,为辨证用药提供依据。例如从生理角度讲,生殖系统位于阴位,精液属水为阴,然而精液常规中,精液量的多少、精子数量、精液的液化与否等,主要与阴津相关,为阴中之阴;而精子活动力、成活率等则主要与肾气相通,属阴中之阳。只有阴阳协调才会使精液总量、精子数量、精液液化正常,而同时精子数量与活力、功能才能正常。病理方面,现代化生活方式的暴饮暴食、过食肥甘厚味、偏嗜烟酒等,生活过于安逸,痰湿积蓄、蕴而化热的人群,临床常因不育就诊,患者可无明显自觉症状,但查体或见阴囊潮湿,或附睾、精索轻度肿大触痛等,辅助检查多可见精液或前列腺液白细胞增多,或者表现为精液不液化、少精、死精、精子活动力差等。从西医学看来多为感染性或免疫性因素导致不育,从症状学来说,中医传统理论体系中并无相关理论依据。我们认为精液、前列腺液中白细胞增多属微观环境下的湿热之征,诊断此类患者为湿热瘀阻导致的阴阳失调,给予清利湿热辅以行气活血治疗多可见效。如此推理,各种辅助检查结果都可为中医辨证用药提供依据,从而为提高疗效确立基础,同时弥补了中医望闻问切的诊断手段的不足。

2. 合理用药,强调"微调阴阳" 治疗不育症,用药要注意寒热温凉搭配,强调攻补兼施。不育患者或为先天不足,或为后天失养,或为邪气久恋,就诊之时,多寒热错杂,虚实相兼,仓促难于着手,倘一味求功,或大剂寒凉之品,或重兵温补,可求功于一时,反遗患于长久。临床观察,用药一味寒凉者,多致精子活率及活动力下降,单纯温补者,精子活力一时上升,久则再次下降,且精液量减少,黏度增大,甚则难以液化,精液黏滞而精子难展活泼灵动之性。阴阳互生、互长、互根、互用为中医根本之理,寒凉太过则伤阳,阳气主升主动,精子活动力属阳气温煦之果,故过用寒凉者多致精子活率、活力低下;反之过用温补则阴伤,阴津不足则无以濡润,故精液黏滞甚至难以液化。例如以阴虚导致精液不液化的不育症患者,长期大量应用滋阴清热之品,可以使精液液化,但如不给予适当配伍生精温养之品,多在液化的同时会发生精子数量、活率、活力下降。因此,不育症患者注意用药不宜寒热太过,温阳不用附子、干姜过于温燥,清热罕选栀子等过于苦寒,而应以微调为主,强调缓以图功,攻补兼施,调和阴阳。

3. 剂型适当,中西合璧　不育之证,疗程较长,如何提高患者顺应性使患者坚持用药是能否取得疗效的关键环节之一。接诊初期,应以汤剂为主,探其虚实,把握病机,之后则以丸药(成药)为主,缓以图治。汤者荡也,丸者缓也。不育症疗程长,患者就诊间隔多长达一个月,汤药力大,如补益太过有助邪之患,攻之太甚则有伤正之忧。因此分清病机的轻重缓急,方可合理选用方药,并以合适的剂型来取得最好的疗效。另外,对于西医诊断明确,有确定疗效的治疗方案可通过中西药物的合理搭配,达到互相协调、增强疗效、减轻副作用的目的。例如感染性不育患者,首先以病原学为依据合理选用抗生素,但从抗生素长期应用伤及精子数量、活力、活率的特点,当归为苦寒之性,适当于合理时机加入少量温肾填精之品,从而减轻甚至抵消其副作用而提高疗效。

4. 注重夫妻同调,平衡阴阳　阳无阴不生,阴无阳不长。男女双方共同组成完整的生殖单位。男女两性的偏盛与不足,均可影响孕育,也可相互补充对方轻度的异常,而单纯男性健康或单纯女性健康,甚至男女双方均健康而双方体质不合者,均难于孕育。临床上常见男性精液常规较差而孕育者,也常见男女双方均正常而不育的所谓"特发性不育"。因此,不但对男性生理疾患进行调理,同时注意对双方生理、心理状况的调整,建议女方进行合理检查用药,使整个"生殖单位"达到阴阳平衡的协调状态,从而显著提高临床疗效。

男性不育是临床多发病,在男性不育症治疗中,西为中用,充分发挥两种理论体系优点,从微观到宏观,从诊断到治疗,从选方用药到剂型选择,从单纯男性患者自身到男女共同组成的"生殖单位",强调多层次、多角度的"阴阳调和",可提高疗效,为男性不育治疗的良好方法。

(三)补肾法治疗男性不育症理论

中医对男性不育症的病因有较深刻的认识,如《素问·上古天真论》云:"丈夫八岁,肾气实,发长齿更。二八,肾气盛,天癸至,精气溢泻,阴阳和,故能有子……七八,肝气衰,筋不能动,天癸绝,精少……八八,则齿发去……天癸尽矣,故发鬓白,身体重,行步不正,而无子耳。"率先提出了以肾为中心的生育观,说明古人早已认识到男子的生育能力,取决于肾中精气的强弱和天癸的盈亏,并随年龄的增长肾气渐衰、天癸渐竭,男子的生育能力渐渐丧失。从中可以看出中医认为肾藏精、主生殖,肾精的盛衰直接决定人体的生长、发育及生殖功能。肾精充盛促使"天癸"的成熟,在男子则表现为精气溢泻,阴阳和而能有子。若肾精衰少、肾气不足则无子,虽认为凡肾、肝、心、脾等脏腑功能失调均可影响生殖功能,然所有的脏器病变最后均以影响了肾藏精、主生殖的功能而导致不育,肾精亏虚是男性不育症的根本原因。

因此补肾法是治疗男性不育症的基本治则,由于肾有阴阳之分,肾阴、肾阳偏胜的病理性质及其程度的不同,补肾又有温阳、滋阴、降火等不同的具体治法。临床上要分清病因、病机,辨证施治,以免误治,如精液质量异常患者,若过用滋阴泻火之品,可使精子活力下降;过用温肾壮阳之品,又可使精液稠厚不化。临证之时,不可不慎。

补肾之法又常常须相互协同、配合应用以调节生殖功能使之恢复常态。在具体应用上,常用有平行与交替两种形式。平行的调节方法,是调节阴阳,使其恢复平衡的方法,如患病日久,阴损及阳或阳损及阴,出现阴阳两虚见证时,应阴阳并调,温阳与填精并用,故在既有**精液不液化**,又有精子活力下降时,常须知柏地黄丸与巴戟天、淫羊藿、肉苁蓉等同用,以阴阳互补,阳中求阴,肾精得充,肾阳得振,则精液质量可改善也。交替的调节方法是温补肾气与滋阴降火交替使用,以达到治疗目的方法。如治疗精液异常不育时,在配偶排卵期,可在辨证论治的处方之中适当地给以温补,而平时则适当地给以滋阴。因排卵期是男性的有效施泄期,应以温肾益气,振奋阳气,激发精子活力,使频泄而不疲,有利于受精。平时则应避免无效施泄,保精固本,以期有充足的精子能用在一朝。故平时应滋阴降火,使相火保持平静。滋阴降火与温肾益气交替应用,动静结合,序贯往复,形成与排卵相应的排精周期,更有利于提高受孕能力。

补肾也应与调节其他脏腑功能相结合。肾是生殖的主宰,补肾是调节生殖功能的枢纽,但脏腑是统一的整体,肾与其他脏腑密切相关,心、肝、脾、肺的病变常可影响肾脏,故补肾当与调节其他脏腑的功能结合,统筹兼顾。如心肾在生理上相互联系,在病理上相互影响,心气不足,肾气不安,可用枣仁、远志、茯神养心安肾。肺属金,肾主水,金水相生,肾阴不足精液稠厚液化不良者,可用沙参、麦冬、天花粉滋养肺津使肾精得充,精液得化。肝为藏血之脏,精血互生,肝肾同源,故情志失调,肝失疏泄,可影响肾脏;而肾精不足,不育日久,常有肝郁,治疗上补肾药应与柴胡、郁金等疏肝理气药同用,解肝郁补肾气,可有佳效。脾为后天之本,气血生化之源,脾虚气血津液不足而肾精亏损者,宜用黄芪、党参、白术健脾益气,补后天而养先天。

(四)男性不育症中医辨治模式

随着中医学在现代的发展,对男性生殖理论的不断探索和完善以及临床实践经验的不断总结,传统的单一的辨证论治已经无法满足临床的需要,亟需探索一种新的中医辨治男性不育症的模式。李海松教授结合大量现有的中医辨治方法及临床实践,将男性不育症的中医辨治模式总结为以辨证论治为核心,以辨病论治为前提,重视微观辨证之辨精论治,兼顾辨体质论治,无证可辨者从虚从瘀论治。

1. 辨证论治 中医学认为男性不育症与肾、心、肝、脾等脏有关,而其中与肾脏关系最为密切。肾藏精、主生殖,肾精的盛衰直接决定人体的生长、发育及生殖功能,因此肾精亏虚是造成不育症的根本病机。脾失健运,痰湿内生,郁久化热,阻遏命门之火,而致不育;肝主疏泄,情志不舒,肝气郁结,疏泄无权,而致肾精藏泄无度造成不育;湿热、肝郁导致机体气机受阻,气血运行不畅,而导致血瘀,血瘀则阻滞精道,肾精化源不足而致不育,因此肝郁、湿热、血瘀是男性不育症的基本病机。临床辨证论治、对证施药是治疗的关键,但是临床中普遍存在对男性不育症病理实质认识不足的问题,导致只治其标而未及其本。中医学认为:肾藏精,主生殖。肾藏精,是指肾对精具有贮存、封藏、闭藏的功能,调控精在人体中的作用,主持先天胚胎形成和后天生长、发育、生殖,并防止精的无故妄泄和消耗。其来源于先天,充养于后天,受五脏六腑之精而藏之。据最新研究显示:干细胞具先天之精属性,是肾所藏先天之精在细胞层次的存在形式,而肾藏精主要通过对神经-内分泌-免疫网络(NEI网络)的调控作用,发挥其主生殖的重要功能。因此,男性不育症的实质即为肾虚,而单纯的湿热、血瘀、肝郁等病机也是在影响到肾藏精功能的基础之上才可导致男性不育。因此男性不育症的病机应该为肾虚为本,湿热、血瘀、肝郁等为标,即本虚标实。所以男性不育症的治疗应该在补肾法的基础上辨证论治,辨明以肾虚为主,是否兼以肝郁、血瘀、湿热等实邪之标,然后在补肾的基础上兼以疏肝解郁、活血化瘀、清热利湿等治法。

2. 辨病论治 中医学的核心为辨证论治和整体观念,辨病论治的观念较弱。随着西医学水平及诊疗手段的提高,辨病论治的重要性开始受到重视,明确诊断也成为是中医学的重要内容,并开始受到重视与普及。男性不育症的概念很简单,但是其包含有不同病因及不同临床表现的多种不育症类型,像弱精子症、少精子症、无精子症、克兰费尔特综合征等,而不同的不育类型其治疗方法、预后等完全不同,因此明确是哪一种不育症类型非常重要。中医传统的诊断方法为望闻问切,至今其仍为临床收集病情资料,作为诊断依据的重要方法。而快速发展的现代诊断技术,能够收集机体客观的病变资料,可以更加明确地诊断与鉴别疾病,所以其也应该作为中医医生诊断疾病的重要工具。所以,在临床中男性不育症的治疗前提是明确诊断及不育症类型。计算机辅助精子分析技术、精浆生化、生殖系统 B 超、血清性激素检测、染色体检测等现代辅助检查手段已广泛地应用于男性不育症的临床诊断中,根据现有的检查手段,进而可以尽可能的明确男性不育症的类型,在明确不育症类型的基础上进而尽可能地找到不育的病因,从而更有针对性地制订治疗方案。例如无精子症,明确病因是最首要的,无精子症有梗阻性与非梗阻性,非梗阻性又包括遗传异常型、内分泌异常型、原因不明等,而不同的病因其治疗方案的选择,其是否具有尝试治疗的意义,其治疗预期效果等完全不一样。因此,男性不育症辨病治疗意义重大。

辨证与辨病相结合是现阶段男性不育中医诊断的特色。辨证是传统中医诊断理论的核心内容,其从宏观上解释了疾病的本质所在。辨证是对疾病发展过程中某一阶段病理概括的认识过程,而辨病是通过临床所表现出的症状和体征,在现代实验检查技术辅助下,全面综合分析疾病全貌,并对疾病做出病名诊断的过程。因此,对于男性不育应当灵活运用现代检测方法深入进行研究,准确进行辨病,发现不同的病因及各种生理病理改变,然后依照传统中医诊断理论辨证,病证结合,提出针对性治疗,避免了男性不育治疗过程中的盲目性。

3. 辨精论治 随着现代诊断技术的不断发展,医学从宏观进入了微观时代。计算机辅助精子分析技术就使男性不育症的诊断进入了微观,而现代中医学在对男性不育症患者进行宏观辨证的同时也发展了微观辨证,即辨精论治。计算机辅助精子分析技术可以客观的显示出评价男性精子质量的多种参数,如精子活动力、精子浓度、液化状态、精子形态等,这些不同的精子参数反映了不同的生殖意义,因此不同的精子参数异常其治疗方法也有差异。虽然补肾法是男性不育症的根本治则,但是精子质量可以微观地反映出中医证候,因此微观辨证之辨精论治使男性不育症的中医辨证论治更有针对性。通过计算机辅助精子分析技术,我们可以明确精子的活动力的高低、精子浓度的多少、精子形态是否正常、精液的液化状态、生殖道是否存在感染等反应精子质量的参数。而不同的精子参数异常,其微观病机完全不同。精子活动力低以肾虚为主,精子浓度少则伴有血瘀,精子异常形态比例高则伴有湿热、血瘀,精液不液化以湿热、血瘀为主,精浆白细胞高提示伴有湿热。因此根据精子质量的客观表现,在微观之下辨精论治可以更有针对性的辨证施药,有效提高临床疗效。

4. 辨体质论治 体质是人体的质量,是在遗传性和获得性基础上表现出来的人体形态结构、生理功能和心理因素的综合的、相对稳定的特征。在人体生理机制和功能活动中,体质与发病病因、疾病的病理改变、病变的轻重、治疗疾病的基础等都有着密不可分的关系。而对不同体质的人施以不同的治法,即辨体质论治也是中医辨证论治和整体观念的重要体现。中医认为体质因素是致病的内因,致病因素是外因,由于体质因素的不同,同一致病因素却在不同体质的人中表现出不同性质的证候,而体质因素又制约着证候的转归与传化。因此,男性不育症的治疗在辨证论治的同时,也需兼顾辨体质论治,尤其对于无明显临床症状表现的男性不育症患者意义重大。如形体肥胖,嗜食肥甘,胸闷脘痞,身重发沉,困倦,舌胖大等为痰湿体质,应注意健脾化痰利湿;易汗出,疲乏,易外感等为气虚体质,应注意益气固本;形体多消瘦,心烦,手足心热,口燥咽干,便干燥,舌红苔少而干等为阴虚体质,应注意滋阴降火;四肢不温,喜暖怕凉,便溏,尿清长等为阳虚体质,应注意温补脾肾等。体质的形成虽与环境密切相关,但主要受先天因素影响,所以体质只能改善不能改变,临床中也是在辨证论治的同时兼以体质辨证,适度改善体质,以更好地提高临床疗效。

5. 无证可辨从虚从瘀论治　男性不育症患者在临床表现中与其他疾病有一个明显的区别,即多数疾病以临床异常症状表现而就诊治疗,而男性不育症患者以备孕多时无果为就诊主要原因,且多数患者并无明显的临床异常症状表现。因此对于无证可辨的男性不育症患者常常使医生无从下手。通过多年来的临床实践,我们认为对于无证可辨的患者,在辨精论治、辨体质论治、微观辨证等多种辨证方法的协同下,更多的可从虚、从瘀论治。前文中已明确详细地论述了男性不育症的病理实质是肾虚,因此男性不育症的根本治则就是补肾法,所以无证可辨的患者首先可从虚、从肾论治。随着现代生活、工作方式的改变,生存环境的影响,营养状况的改善,饮食结构的变化,肾虚夹瘀成为男性不育症的病机趋势。现代人偏食辛辣和饮酒越发普遍;在生活、工作等压力下导致焦虑等情绪障碍普遍存在;现代人的工作方式以电脑办公为主流,加之工作任务重,压力大,久坐成为了人们不可避免的不良习惯,这些因素都可导致机体出现血瘀病机,从而影响男性生育功能。而临床中就诊的患者基本都存在这些致病因素,尤其是久坐,因此,对于无证可辨的患者也应在补肾的基础上从瘀论治。而临床实践也证实了我们的理论,男性不育症无证可辨的患者从虚、从瘀论治能够取得较好的效果。

(五)慢性前列腺炎合并男性不育症

1. 慢性前列腺炎影响生育的病机　男性生育是一个复杂的生命过程,从精子产生到精卵融合、着床发育,涉及多个环节。慢性前列腺炎是青壮年男性常见的附属性腺发生炎症性反应的疾病,据统计50%的成年男性在一生中的某个阶段都会出现前列腺炎的相关症状。而且慢性前列腺炎常常合并精囊、附睾等生殖道感染。慢性前列腺炎高发年龄为30岁左右,而此时正值男性的生育高峰期,慢性前列腺炎合并附睾炎时,可通过微生物对精子的直接作用、诱发自身免疫反应,引起生殖道的粘连与堵塞,使前列腺精囊等附属性腺的分泌功能紊乱,导致精浆及精子损害等多环节而引起不育。

而前列腺受到明确的感染时,病原微生物可直接影响精子,导致精子凝集度增高,活力下降,支原体可吸附于精子使运动受阻,畸形率增高;精液中白细胞增多,其含有的蛋白酶在杀伤细菌的同时,也会损伤精子,释放的细胞因子可刺激生殖道局部产生抗精子抗体和白细胞抗体,白细胞产生的氧自由基(ROS)可攻击精子细胞膜,使细胞膜发生脂质过氧化反应,巨噬细胞可直接吞噬或通过抗体的调理作用吞噬精子;感染可引起男性体内产生抗精子抗体,抗精子抗体可引起精子凝集和制动,使活力下降或精液不液化,激活补体系统,损伤精子细胞膜,影响精子穿透宫颈黏液,干扰获能和顶体反应,妨碍精子与透明带及卵细胞膜结合,干扰受精过程,干扰胚胎着床,妨碍精子发生;而前列腺炎时引起精浆成分的改变对生育的影响更大,炎症引起前列腺分泌功能低下,使蛋白水解酶缺乏,导致精液不液化、精液量少、黏稠度增高、pH值升高、渗透压升高、活力下降,从而导致不育。

中医学认为前列腺炎的病机为肾虚、湿热、血瘀,肾虚为本,湿热为标,瘀滞为变。单纯的湿热、血瘀等病机导致的前列腺炎并不会直接引起不育症,而能够导致不育症,是因为这些病机进一步导致了机体的肾虚而引起不育。肾虚所致的前列腺炎,一方面机体本身就存在肾虚,容易引起肾精不足而引起不育。湿热所致的前列腺炎,多见于湿热体质的患者,偏食肥甘滋腻、辛辣炙煿之品,湿热长期壅滞,可损伤脾胃,脾失健运,痰湿内生,郁久化热,湿阻阳气,热伤阴精,从而出现肾虚,影响肾藏精的功能而导致不育。血瘀所致的前列腺炎,临床表现为以前列腺周围区域疼痛为主,缠绵难愈,反复发作,病程较长,中医学认为"久病及肾,久病必虚",而血瘀型前列腺炎患者在后期往往出现腰酸、乏力等肾虚的表现。因此血瘀型前列腺炎久病及肾,出现肾虚,导致肾藏精失职,引起不育。另外,血瘀所致的前列腺炎患者由于前列腺周围区域血瘀的形成,瘀阻阳气,阳不化水,从而影响精液液化功能,也可引起不育。总之,肾虚、湿热、瘀血是前列腺炎三大主因,其中肾虚是致病之本,而湿热内蕴、瘀血内阻及肾虚的病理变化往往互为因果,使前列腺炎病情缠绵难愈,导致久病及肾,进而影响到肾藏精功能,引起不育。

2. 慢性前列腺炎不育的诊断　慢性前列腺炎合并不育症患者多数伴有精液质量的改变,精液质量改变表现为精子活力差、精液液化迟缓以及精浆中的白细胞增加等。而此类患者往往并无明显不适,给临床诊治带来一定的难度。因此,必须注意处理好以下两个问题。

一是在确诊前列腺炎的同时,要按男性不育症的诊疗要求对患者进行系统的问诊、体格检查及实验室检查,例如,应详细了解既往婚育的情况等。体格检查要注意男性性征、外生殖器的发育情况,特别注意有无畸形、包皮过长或包茎、睾丸是否对称、大小是否正常,附睾有无结节,输精管是否存在、有无结节,有无精索静脉曲张以及阴囊湿疹等。实验室检查除了一般项目的检查以外,要注意精液常规、内分泌及免疫学(精子抗体)的检查。如果发现合并有其他疾病,必须同时治疗方可达到目的。尤其要注意提醒女方同时到妇科进行相应检查或治疗。

二是注意男性不育症伴前列腺炎的诊断要点。在患者精液质量表现为少精子或弱精子或畸形精子增多或死精子时,若有下列病史和体征、前列腺液、精液的改变,要考虑伴随前列腺炎的可能。病史和体征方面,有泌尿系感染史和(或)附睾炎和(或)性传播疾病和(或)附睾增粗触痛和(或)输精管增粗和(或)前列腺压痛;前列腺液镜检 WBC≥10 个 /HP 和(或)前列腺按摩后尿液中白细胞明显升高;精液检查 WBC>1×10^6/ml 和(或)培养后有明显的致病菌生长,细菌数 >1000/ml 和(或)精液液化延迟甚至不液化或者 pH 异常和(或)生化异常。上述检查须有两项以上的异常方可诊断。

3. 男性不育症伴前列腺炎的治疗　一是明确病因,审因论治。尽管慢性前列腺炎的病因尚不明确,且 90% 以上都是非感染因素导致的,但是仍有一部分患者有明确的感染并可以找到病原体。只有把它们区别开来,针对性地进行治疗,才能提高整体的治疗效果。慢性前列腺炎患者应进行病原体检查,简单的筛选方法是对于尿常规无异常者(尿常规异常者可能有泌尿系其他感染或疾病存在),在排尿后消毒尿道口,按摩前列腺取前列腺液做细菌培养。有条件时还可以根据情况选择厌氧菌培养等特殊病原体检查方法,再根据培养的结果,证实有菌者可选取敏感的抗生素进行治疗。对于有不洁性交或性病史的患者,要加做前列腺液的淋球菌、衣原体、支原体培养等特殊检查,性伴侣有念珠菌性阴道炎者要检查念珠菌或滴虫,阳性者再选用适当的药物。对确诊感染、病原微生物明确时,应及时、持续、足疗程应用有效抗生素治疗。以达到尽可能消除生殖道感染,恢复前列腺分泌功能,改善精液质量,达到生育目的。治疗过程中应尽量避免采用损伤性的治疗,治疗后出现精液黏稠、不液化时,可用酶制剂、精液体外洗涤、精子上游处理等,以提高治愈率。一般来说,特异性感染如淋病、衣原体或念珠菌感染的患者,只要及时诊断和用药,治疗效果都比较理想。需要注意的是不少精液常规报告的白细胞,实际上是脱落的生精细胞,为区别这两类细胞,应做涂片染色镜检,感染引起的白细胞一般用清热利湿解毒等药物治疗,而过多的脱落细胞可考虑为睾丸曲细精管受损,应以补肾活血之法治疗。

二是必须按照中医理论去指导辨证论治。尽管我们提倡中西医结合,但是由于两个医学理论系统区别很大,目前仍然很难按照对号入座的方法,用西医的诊断去指导中医用药。大量事实证明,只有用中医辨证的思维去指导临床,才能收到较好的效果,对于前列腺炎来说,既有虚、热、湿、瘀之不同,又有虚热与实热的区别,若一味用清热利湿、清热消炎之品,过用寒凉,不但炎症不能消除,而且会伤及正气,使疾病缠绵不愈。同样,即使是肾虚,亦有气虚、阴虚、阳虚之别,若一味温补肾阳,或益肾生精,不但可能补之不当,而且可能会有恋邪之弊。经检查确实系前列腺炎导致精液质量下降者,一般来说,宜采取祛邪扶正的原则,尽量消除炎症,使精子质量改善,或者使精浆质量的改善。有时即使炎症未愈,亦能达到致孕的目的。临床上我们一般用补肾、清热、养血活血等方法治疗男性不育症。补肾药物应该温而不热,药性平和,忌用大辛大热之品;清热药物应该清而不寒,忌用大苦大寒之品,常以"六五四二"(六味地黄丸、五子衍宗丸、四物汤、二至丸)为基础进行化裁加减运用,共奏补肾填精、清热利湿、养血活血之功,微调机体阴阳,从而达到补肾不助热、清热不伤正的效果。因而精液质量往往能够得到较好的改善。

三是注意综合调理,防止前列腺炎反复,避免加重生育障碍。对前列腺炎患者来说,应注意精神调摄,避免长期处于应激状态中。工作、学习,乃至娱乐均不应过度,以免造成精神紧张状态;处理好人际关系,使自己处在和谐环境中;不宜饮酒及过食辛辣;少饮浓茶、浓咖啡;因食用含某种香料饮料或食品而出现症状加重者,或某种天然食品诱发者,均应注意避免再服用。应防止受寒。不宜久坐,不宜长途骑车、骑马。性生活不宜中断,不可忍精不泄,不可采用压迫会阴的避孕方法。将无性高潮的性冲动限制到最低限度。鼓励患者应用安全套保持正常性生活,有利于炎性前列腺液排出。需热水坐浴时,要避免睾丸受热,以防止影响睾丸的生精功能。

只有综合考虑前列腺炎及男性不育,采用中西医结合的方法,辨病与辨证相结合,方可提高男性不育的疗效。

(六)李曰庆教授治疗男性不育症经验

1. 多角度全面认识病因病机 男性不育症病因病机复杂,归纳起来有虚、实、寒、热、痰、瘀、郁的不同,与五脏有关,但病位主要在肾,正如《素问·六节藏象论》指出:"肾者,主蛰封藏之本,精之处也"。《素问·上古天真论》进一步指出:"肾者主水,受五脏六腑之精而藏之,故五脏盛,乃能泻",因此总结出"不育的病位在肾,病机主要是肾阴阳不足"。肾阴阳平衡则精气充盛,藏泄适宜,运行有度,阴阳和而有子;而肾阴阳失调则精少气衰,藏泄失宜,气化障碍则可导致男性不育症。

2. 多层次进行准确诊断 李曰庆教授认为,由于男性不育症的临床表现极为复杂,如单纯采用中医传统的望、闻、问、切四诊,因其获得病情资料的局限性,很难对其作出准确诊断,更何况男性不育患者多无明显症状体征可询查,仅有不育史。因此,只有充分吸收和借鉴现代科学的新技术、新方法和新手段,将传统四诊方法的内容加以延伸,才能提高诊断水平。只有借助现代科学手段,如显微镜、精子计数仪、免疫学方法、超声波、染色体、分子生物学方法等检查,方可尽可能将不育的病因搞清,作出不育的诊断。对男性不育症的准确辨病,将对推测预后和选择治疗方法提供可靠的依据。在辨病过程中,要尽可能搞清引起男性不育症的原发病因,才能使治疗更具有针对性。

3. **全方位开展综合治疗**　李曰庆教授认为,男性不育症的病因极为复杂,既有先天因素,又有后天损伤,既有生物因素,又有社会心理因素存在,很难用一种治疗方法统治所有不育症,而应在明确病因基础上采用中西结合、内外合治、专方专药等综合疗法治疗。

4. **宏调阴阳与微调阴阳相结合**　所谓的"宏调阴阳"是指根据患者全身症状,及中医望、闻、问、切四诊收集的病情资料,辨证施治,肾阳不足者予以补肾壮阳,肝郁血瘀者予以疏肝活血,气血两虚者给予补养血等;所谓"微调阴阳"是指在微观辨证的基础上,结合中医理论及西医检查结果采取相应的治疗药物,如患者精液有白细胞者可给予清热解毒之品,不液化者可予以养阴清热的药物等,在给药的剂量及剂型上也应有所注意。在两种辨证方法的选择上,如果患者全身症状较明显则以"宏调阴阳"为主,"微调阴阳"为辅,如患者表现为婚久不育,纳谷不香,腹胀便溏,精神疲乏,气弱懒言,腰膝酸软等一系列脾肾阳虚之症,则可治以温补脾肾,方选附子理中汤加减;如患者无明显的全身不适,甚至没有明显的临床症状,无证可辨,则运用"微观辨证"进行"微调阴阳",通过患者的精液常规、内分泌、免疫学、细胞遗传学和病理学检查等收集来的病情资料进行认真分析,调理这些不正常的检验指标来达到治疗不育的目的。

"微调阴阳"的另外一个含义则体现在治疗男性不育症的遣方用药和剂型选择上。李曰庆教授认为不育症患者用药不宜寒热太过,应注意"微调"。他在临床中发现用药过于寒凉,多致精子成活率或活动力下降;而单纯温补者,虽可使精子活力一时上升,但效果维持时间短,且容易导致精液量少,黏度增大,甚则难以液化。因此,治疗上应注意寒热温凉搭配,攻补兼施。如因肾阳不足导致精子活动力低下的不育症患者,长期大量应用益气温阳之品,虽可以使精子活力上升,但如不配伍养阴生精之品,多在精子活动力提高的同时发生精液量少、黏稠,甚或不液化。在微调药物的选择上,喜用性平、血肉有情之品,慎用大辛大热之属。如温肾助阳多用仙茅、淫羊藿、鹿角胶、柴狗肾,慎用附子、桂枝;滋阴补肾多用龟甲、鳖甲、枸杞子等。药物的配伍上,他喜欢在补阳之中加以滋肾养阴的药物,养阴之中辅以益气温阳之品,极力推崇淫羊藿和枸杞子的配伍应用,正所谓"善补阳者,必于阴中求阳,则阳得阴助,而生化无穷;善补阴者,必于阳中求阴,则阴得阳升,而泉源不竭。"剂型的选择上,主张在接诊初期,应以汤剂为主以"宏调阴阳",探其虚实,把握病机,待病情稳定之后则以丸药为主以"微调阴阳",缓以图治。

(七)李海松教授治疗男性不育症经验

1. **辨病与辨证相结合**　李海松教授认为,辨证与辨病相结合是现阶段男性不育症中医诊疗的特色。辨证是对疾病发展过程中某一阶段病理概括的认识过程,而辨病是通过临床所表现出的症状和体征,在现代实验检查技术辅助下,全面综合分析疾病全貌,并对疾病做出病名诊断的过程。李海松教授认为,需要尽可能的筛查导致男性不育的原因或潜在因素。对于初次就诊的男性不育症患者,要详细询问病史、生活习惯、兴趣爱好、工作、既往病史等,通过咨询发现可能导致不育的潜在原因,积极教育患者改善不良生活方式及饮食习惯,同时备孕期间尽量规避不利因素,尽可能放松心情,并进行性生活指导等常规性教育,增加不育症患者配偶怀孕的几率。因此,对于男性不育症应当灵活运用现代检测方法准确辨病,发现可能的病因及各种生理病理改变,然后依照中医理论进行辨证,病证结合,提出针对性治疗,避免了男性不育症治疗过程中的盲目性。

2. **微观辨证与宏观辨证相结合**　李海松教授认为,由于绝大多数患者病因不明,不育患者多因长期备孕无果前来就诊,系统检查后仅表现为精液质量的异常。因此,辨精论治显得尤为重要。精液质量可以微观地反映出不育症患者的病理变化,异常的精液中不同指标多体现不同的微观病因。辨精论治是目前治疗特发性不育的有效手段,建议根据精子发生的多个环节采取综合治疗措施,选择多种药物联应用。根据精子生成周期,一般将 3 个月作为一个疗程,如果患者精液质量有所提高,则可以继续治疗;反之则根据精液质量复查结果调整治疗方案,选择进一步的治疗措施,包括药物、手术和辅助生殖技术等综合手段,尽可能提高精液质量。因此,根据精子质量的客观表现,在微观之下辨精论治可以更有针对性地选药用药,确定治疗方案,提高临床疗效。微观辨证与宏观辨证相结合是现阶段中医治疗男性不育症的趋势,在患者整体辨证的基础之上,配合精液辨证,对于男性不育症患者效果更为显著。

3.“多因”理论 面对特发性不育患者,找不到原因并不是没有原因,临床实践表明:特发性不育往往是多种致病因素共同作用的结果。因此,李海松教授认为,在诊治特发性不育过程中要采取综合性调理,兼顾各种可能导致男性不育症的潜在因素。李海松教授治疗男性不育要求在辨证论治基础上根据患者的病情进行综合药物治疗,运用中药进行治疗的同时采用多种西药进行经验性综合治疗,如目前治疗特异性不育多使用溴隐亭、血管舒缓素、己酮可可碱、叶酸、锌制剂、α 受体拮抗药、甲状腺素、类固醇激素、前列腺素合成酶抑制剂(吲哚美辛)、生长激素、抗生素、多种维生素等不同药物,这些药物均可能通过多种作用环节改善精液质量。李海松教授通过相关辅助检查确定患者的基本病情,之后选择几种经验性药物进行治疗,即为中医的辨病与辨证相结合。

4.综合治疗 李海松教授认为,由于男性不育症临床多见复合证型,所以,不能按照单一证型的治疗原则进行诊治,需要在辨证论治基础上,结合辨病论治、辨精论治、辨体质论治、无证可辨从虚瘀论治等方法采取个体化、综合性的治疗措施。西医学同样认为,男性不育症是环境、遗传、免疫、感染、内分泌、睾丸因素、附属性腺因素等多种原因交叉作用的结果,临床治疗需要结合各种导致男性不育的可能原因,并参考各种检查结果,多种药物联合使用,最大限度提高男性不育症的治疗效果。李海松教授对男性不育症的认识为西医学治疗男性不育症提供了一个较好的思路,即采用个体化、综合性的方法,治疗应着眼于疾病整体,而不是导致疾病的某一个因素,多种药物及方法联合使用。我们通过大量的临床和实验研究发现,中药方剂与男性不育症之间可能存在着非线性的网络关系,即中药可能通过不同途径作用于患者的不同靶点而最终起效,我们临床治疗男性不育症患者过程中就应当积极采用多种药物、中西药物联合应用的方法,进行综合治疗。

5.“六五四二” 李海松教授通过多年的临床实践,同时在组方用药方面根据肾虚为男性不育本质的理论,组方遵循“六五四二”的原则,即六味地黄丸、五子衍宗丸、四物汤、二至丸。李海松教授临证之时灵活运用“六五四二”等药物对男性不育症进行治疗,如:六味地黄丸功效为滋阴补肾,主治肾阴虚证,临床证候多表现为遗精滑泄,精液量少,弱精或精液不液化,精子畸形率增高,头晕耳鸣,手足心热。临证见阴虚阳亢、头晕目眩者,加石决明、龟甲等药物以平肝潜阳;腰膝酸软者加怀牛膝、桑寄生益肾壮骨;大便干结者加玄参、火麻仁以润肠通便。五子衍宗丸作用广泛,合金匮肾气丸则温补肾阳、益肾填精,主治肾阳虚证;合左归丸则滋补肾阴、益精养血,主治肾阴虚证;合柴胡疏肝散则疏肝解郁、温肾益精,主治肝郁气滞证。四物汤功效为补血益气,主治气血两虚证,临床症见性欲减退,阳事不举,少精弱精,神疲乏力,面色无华,舌淡苔薄,脉沉无力。二至丸功效为补肝益肾、滋阴止血,主治肾阴虚证,其补而不滞,润而不腻,为平补肝肾之方。以上组方多为中医传统成方,临床应用过程中需要根据具体的病情进行辨证论治,并结合辨病论治、辨精论治、辨体质论治等方法,进行药物的加减。

(八)补肾法治疗男性不育症的临床研究

韩亮等观察 200 例辨证为肾阴不足及肾精亏虚的男性不育症患者,均口服左归丸,9g/ 次,每日 3 次。4 周为 1 个疗程,连续治疗 3 个疗程。观察和比较治疗前后患者精液参数及生殖内分泌激素水平的变化。结果临床总有效率为 87.8%;治疗前后精液量、精子密度、精子活力、精子活率比较差异均有统计学意义($P<0.05$);治疗前后血浆睾酮和促黄体生成激素水平比较差异有统计学意义($P<0.01$,$P<0.05$)。促卵泡激素、催乳素、雌二醇变化不显著,差异均无统计学意义($P>0.05$)。结论:在中医辨证的基础上应用左归丸治疗肾阴不足、肾精亏虚型不育症患者具有较好的疗效。

李海松等将 160 例符合纳入标准的男性不育症患者等分为治疗组、对照组。治疗组给予左归丸(9g/ 次,3 次 / 日),对照组给予左卡尼汀口服液(1 支 / 次,2 次 / 日),共治疗 12 周;观察治疗前后两组患者精液参数、男性激素水平的变化;所得数据采用 SPSS 17.0 软件进行统计学分析。结果:治疗组临床有效率为 86.9%,对照组临床有效率为 66.8%,治疗组痊愈率、显效率、总有效率优于对照组($P<0.01$);治疗组精液量、精子密度、精子活力百分率、液化时间治疗前后有较显著变化($P<0.01$),与对照组比较在提高精液量、精子密度、液化时间方面差异有统计学意义($P<0.05$),但在改善 A 及 A+B 级精子百分率方面无统计学意义($P>0.05$);治疗组在治疗前后比较 T 水平变化显著($P<0.01$),LH 变化($P<0.05$)有统计学差异。FSH、PRL、E_2 变化不显著,无统计学差异($P>0.05$)。对照组各组激素水平变化无统计学意义($P>0.05$)。结论:左归丸在提高精液量、精子密度、精子活动率、液化情况等方面显示了很好的临床作用,同时对提高体内睾酮、促黄体生成素水平也有一定的作用。

韩亮等观察五子衍宗丸对肾精亏虚型男性不育患者精液质量及性激素水平的影响。方法:120 例患者等分为两组。治疗组予五子衍宗丸,每次 9g,每日 3 次;对照组给予枸橼酸氯米芬胶囊,每次 50mg,每日 1 次;疗程均为 12 周。分别观察两组治疗前后精液参数指标及性激素水平变化。结果:治疗组有效率 81.7%,对照组 55.4%,两组比较,差异有统计学意义($P<0.01$);治疗组治疗后精液量、精子密度、活力百分比、液化情况都有显著提升($P<0.01$);在改善精子活力方面与对照比较差异有统计学意义($P<0.01$)。治疗组治疗后血浆睾酮(T)、黄体生成激素(LH)水平与治疗前比较,差异有统计学意义($P<0.05$)。结论:五子衍宗丸治疗肾精亏型男性不育有较好的临床疗效,可以提高精液量、精子密度、精子活动率,对提高 T、LH 水平也有一定的作用。

李海松等观察右归胶囊对肾阳亏虚型精液异常男性不育症患者精液参数及生殖内分泌激素水平的影响。方法将 120 例肾阳亏虚型男性不育症患者随机分为两组,每组 60 例,治疗组口服右归胶囊,每次 1.8g,每日 3 次;对照组口服左卡尼汀口服液,每次 20ml,每日 1 次;连续治疗 12 周为 1 个疗程。观察和比较两组之间及其治疗前后患者精液参数、生殖内分泌激素水平的变化。结果:治疗组总有效率为 83.33%,对照组总有效率为 65.45%。治疗组配偶妊娠率为 9.26%,对照组配偶妊娠率为 5.45%。两组比较,差异均有统计学意义($P<0.05$);治疗组治疗前后精液量、精子浓度、精子总活力、前向运动精子、血浆睾酮(T)和促黄体生成激素(LH)水平比较差异有统计学意义($P<0.05$)。与对照组比较,差异有统计学意义($P<0.05$)。结论:应用右归胶囊治疗肾阳亏虚型男性不育症可以有效地改善精液质量及生殖内分泌水平,具有较好的临床疗效。

李曰庆等应用补肾生精丸治疗精液异常男性不育症 220 例,每次 6g,每日两次,口服,3 个月为 1 个疗程。治疗前后分别检测精液常规和性激素。结果:总有效率 91.4%;治疗后精液量、精子密度、液化时间、精子活率、精子畸形率、前向运动速度均较治疗前明显改善,差异有统计学意义($P<0.05$);治疗后 LH、T 较治疗前明显增高($P<0.05$),FSH 与治疗前比较差异不明显($P>0.05$)。结论:补肾生精丸可以有效改善精液质量,并可有效调节生殖内分泌激素水平,以治疗不育。

　　黄微等为客观评价补肾活精汤对肾精亏虚证男性不育症患者的疗效,纳入 50 例男性不育症患者,口服补肾活精汤(枸杞子 40g、菟丝子 40g、五味子 10g、覆盆子 20g、车前子 10g、淫羊藿 6g、补骨脂 6g、女贞子 6g、何首乌 6g,制备成免煎颗粒,早晚饭前 30 分钟,温水冲服),疗程 3 个月,疗前及第 1、2、3 个月行精液常规和男性激素检测,并进行中医证候评分。结果:总有效率为 88.00%。患者精液量、精子密度疗前、疗后差异有统计学意义($P<0.001$);精子畸形率疗前、疗后差异无统计学意义($P>0.05$);患者精液液化情况治疗前、治疗后差异统计学意义($P>0.05$);a 级精子百分率、a+b 级精子百分率及精子活动率差异均有统计学意义($P<0.01$)。血清 E_2、FSH 水平疗前疗后差异无统计学意义($P>0.05$),血清 LH、PRL、T 水平疗前疗后差异有统计学意义($P<0.01$);脱发、牙齿松动、腰膝酸软、耳鸣、健忘、遗精、早泄、早衰、阳痿、舌淡苔白、脉细弱积分及总分积分疗前疗后差异有统计学意义((P 均 <0.01))。结论:补肾活精汤在治疗肾精亏虚型男性不育症患者上,能够增加患者精液量,提高精子密度、a 级精子百分率、a+b 级精子百分率(精子活力)、精子活动率,而对精子畸形率、精液液化则无明显改善;在提升男性不育症患者血清睾酮水平(T)、血清促黄体生成素(LH)水平及降低患者血清催乳素有一定作用,而在降低血清雌二醇(E_2),影响血清 FSH 水平无明显作用;在改善肾精亏虚证男性不育症患者的脱发、牙齿松动、腰膝酸软、耳鸣、健忘、遗精、早泄、早衰、阳痿、舌淡苔白、脉细弱主要症状方面是有效的。

　　吴必建等为客观评价左归丸加减方对肾阴亏虚型男性不育症患者的疗效。纳入 61 例男性不育症患者,口服左归丸加减方(熟地 24g、山药 12g、枸杞子 12g、山茱萸 12g、川牛膝 12g、菟丝子 12g、鹿角胶 12g、龟甲胶 12g,制备成免煎颗粒,早晚饭前 30 分钟,温水冲服),疗程 3 个月,疗前及第 1、2、3 个月行精液常规和男性激素检测,并进行中医证候评分。结果:脱落 11 例,有效病例 50 例,总有效率为 82.00%,配偶妊娠率 12.00%。患者精液量、精液浓度治疗前后差异有统计学意义($P<0.001$);患者前向运动精子百分率治疗前后差异有统计学意义($P<0.05$),精子总活率、精子总数治疗前后差异极显著,有统计学意义($P<0.001$),前向运动 A 级精子治疗前后差异不显著,无统计学意义($P>0.05$)。发现治疗前后精液的液化情况治疗前后有统计学差异($P<0.05$);进行激素五项检查的患者还发现 E_2、FSH、LH 疗前疗后差异有统计学意义($P<0.05$),T 疗前疗后差异有统计学意义($P<0.01$),PRL 疗前疗后差异无统计学意义($P>0.05$)。中医证候学方面研究还发现患者腰膝酸软、五心烦热、耳鸣、口燥咽干、潮热盗汗、骨蒸潮热、舌红少苔、脉细数积分及总分积分疗前疗后差异有统计学意义(P 均 <0.01)。结论:左归丸加减在治疗肾阴亏虚型男性不育症患者上,能够增加患者精液量,提高精子浓度、精子总活率、改善精液液化状态,而对前向运动 A 级精子则无明显改善;在提升男性不育症患者血清睾酮水平(T)、降低血清雌二醇(E_2)、影响血清促卵泡生成素(FSH)水平、影响血清促黄体生成素(LH)水平上有一定作用,而在降低患者血清催乳素水平上则无明显作用;在改善肾阴亏虚证男性不育症患者的腰膝酸软、五心烦热、耳鸣、口燥咽干、潮热盗汗、骨蒸潮热、舌红少苔、脉细数主要症状方面是有效的。

徐庭华等观察评价右归丸加味颗粒对肾阳不足型男性不育症患者的疗效及其安全性。纳入 60 例男性不育症患者,口服右归丸加味颗粒(制备成免煎颗粒,早晚饭前 30 分钟,温水冲服),疗程 3 个月,疗前及第 1、2、3 个月行精液常规和男性激素检测,并进行中医证候评分。结果:总有效率为 82.67%,患者精液量、密度数据采用 Wilcoxon 秩和检验,精液量、精子密度疗前、疗后比较差异有统计学意义($P<0.001$)。统计过程中将精液液化情况量化,用数值 1 代表完全液化、2 代表不全液化、3 代表不液化,数据采用 Wilcoxon 秩和检验,发现经治疗后大部分患者精液的液化情况有明显改善($P<0.001$)。患者的 a 级精子、精子总活力疗前疗后有统计学差异($P<0.001$),较前明显好转,而前向运动精子百分率无统计学差异($P>0.05$)。患者男性激素五项检验,经统计后发现 E_2、FSH、LH、PRL 疗前疗后差异无统计学意义($P>0.05$),T 疗前疗后差异有统计学意义($P<0.001$)。患者治疗前、治疗后中医症状计分经统计后发现,患者的畏寒、面色㿠白、夜尿多、精神萎靡、勃起功能下降、舌淡苔白、脉沉迟的分数及总分积分疗前疗后差异明显,有统计学意义(P 值均 <0.001)。结论:右归丸加味颗粒在提高肾阳不足型男性不育症患者的 a 级精子、精子总活力百分率、精子密度以及改善患者精液液化情况方面是有效的,而对前向运动精子百分率的作用不明显;能提升肾阳不足型男性不育症患者的血清睾酮(T)水平,而对血清促卵泡生成素(FSH)、血清黄体生成素(LH)、血清雌二醇(E_2)、血清催乳素(PRL)水平的作用不明显;在改善肾阳不足型男性不育症患者的畏寒、面色㿠白、夜尿多、精神萎靡、勃起功能下降、舌淡苔白、脉沉迟等主要症状方面是有效的。

(九)男性不育症动物模型建立

1. 方法　李海松等将 144 只雄性 SD 大鼠进行称重并编号,按随机数字表法分为空白对照组,雷公藤多苷小、中、大剂量组,每组 36 只 SD 大鼠。通过文献和预实验确定雷公藤多苷造模剂量与时间,空白对照组采用去离子水进行灌胃,雷公藤多苷组将雷公藤多苷研磨后用去离子水新鲜配制成混悬液,临使用时混匀,分别以雷公藤多苷 30、40、50mg/(kg·d)进行干预。所有 SD 大鼠按照 1ml/100g 体重标准每日 10 时灌服 1 次。实验第 3 周末,每组随机取 6 只 SD 大鼠取材,剩余大鼠按照上述方法继续给药;实验第 4 周末,在剩余大鼠中每组随机取 6 只取材,剩余大鼠按照以上实验方法继续给药;实验第 5 周末,在剩余大鼠中每组随机取 6 只取材。剩余大鼠停止用药,常规喂养,实验第 6、7、8 周末每组取 6 只大鼠取材观察大鼠生精功能恢复情况。

2. 结果

(1)不同剂量雷公藤多苷不同时间点对大鼠生精功能和性腺的影响:实验 3~5 周末,相同的取材时间,与对照组比较,各剂量组的睾丸、附睾、前列腺及精囊腺与体质量的比值、精子活动率、精子计数、睾丸组织 TMS 随剂量增加呈持续降低;相同剂量组内,各项指标随灌胃时间延长亦持续降低。小剂量 [30mg/(kg·d)] 组用药第 3、4 周末精子活动率、精子计数、睾丸组织病理形态学分析和 Makler 评分(TMS)与对照组同时期相比未见明显差异($P>0.05$);第 5 周以上指标与对照组同时期相比可见明显差异性($P<0.05$ 或 $P<0.01$),其数值与中剂量组第 4 周末相关指标处于同一水平。中剂量 [40mg/(kg·d)] 组、高剂量 [50mg/(kg·d)] 组用药 3~5 周精子活动率、精子计数、睾丸组织 TMS 与对照组同时期相比可见明显差异性($P<0.05$ 或 $P<0.01$)。

恢复组 6~8 周,相同的取材时间,与对照组比较,各剂量组的睾丸、附睾、前列腺及精囊腺与体质量的比值、精子活动率、精子计数、睾丸组织 TMS 降低;相同剂量组内,随着停止药物干预时间的延长,其各项指标呈增加趋势。各剂量组第6、7、8周精子活动率、精子计数、睾丸组织 TMS 与空白对照组同时期相比可见明显差异性($P<0.05$ 或 $P<0.01$);从数值上分析,恢复至实验第8周,小剂量组明显恢复,接近空白对照组水平;中剂量组略有恢复,仍与空白对照组存在较大差异;大剂量组对睾丸组织损伤过大,未见明显恢复。

(2)睾丸组织病理形态学分析:结果用药3~5周,睾丸组织 HE 染色光镜下观察:对照组生精小管完整,结构正常,各级生精细胞之间层次清楚,排列整齐,有明显的管腔,细胞数量较多,管腔内充满大量精子细胞和精子,精原细胞、初级精母细胞分裂活跃,细胞形态未见异常;小剂量组生精细胞排列不整齐,层次减少,上皮部分变性并出现少量空泡征,生精细胞数量减少,减少的细胞主要为精原细胞和初级精母细胞,以上病理表现随用药时间的延长而加重;中剂量组睾丸组织病理改变较小剂量组明显加重;大剂量组睾丸组织病理损伤最为严重,出现大量完全丧失生精功能的生精小管。

恢复6~8周,小剂量组生精小管内部病变明显恢复,生精细胞排列较前明显改善,绝大多数生精小管层次有所恢复,各级生精细胞数量有所回升,接近对照组水平;中剂量组睾丸组织病理改变略有恢复,但与对照组相比,仍存在较大差异;大剂量组睾丸组织损伤较大,病理改变未见明显恢复。

3. 结论　采用 40mg/(kg·d) 的雷公藤多苷灌胃4周可以得到理想的生精障碍大鼠模型。

4. 讨论　雷公藤多苷诱导生精障碍大鼠模型应该具备以下几点:①采用雷公藤多苷对 SD 大鼠进行干预后,要将模型大鼠的生精功能损伤控制在合理范围之内,也就是说雷公藤多苷对于大鼠的影响不能太大,亦不能太小。损伤太大可能造成生精功能的永久性损伤,损伤太小机体可能出现自我恢复,无法有效体现药物治疗的效果;②根据现有的研究发现,雷公藤多苷对于机体生精功能造成的损伤,会在停止用药后进行自我恢复,我们需要观察模型大鼠生精功能恢复的程度和时间,以将其对药物治疗作用的影响降到最小;③综合考虑时间以及经济成本等综合要素,选择最有效率的用药时间以及用药剂量组合,制备最有效率的少弱精子症生精障碍大鼠模型。同过本模型实验探索,确定了雷公藤多苷的剂量及用药时间,最终确定 40mg/(kg·d) 的雷公藤多苷灌胃4周可以得到理想的生精障碍大鼠模型。

雷公藤多苷诱导的生精障碍大鼠模型是一种类似于少弱精型男性不育症的动物模型,其造模操作简便,特异性高,成模时间短,具有可逆性,对模型动物伤害较小。雷公藤多苷诱导的生精障碍大鼠模型模拟男性不育症的临床发病过程,虽仍与男性不育症发病过程存在一定的差异性,但作为一种尚处于实验研究阶段的动物模型,该模型精子形态学、精子动力学以及精子发生学的变化与男性不育症的病理改变非常吻合,应用雷公藤多苷诱导所建立的生精障碍模型与男性不育症患者的生化代谢及临床特征相似,其与男性不育症相关指标的变化关系已经通过大量实验得到了论证。但是我们应该清楚地认识到至今还没有一种动物模型与人类疾病特征完全吻合,在模型动物造模过程中应更多地考虑从单因素向多因素模拟。男性不育症是由于多种病因引起的综合征,虽然临床特征相似,但模型制备更多考虑病因因素。研究者在选择男性不育症动物模型时,应根据研究项目的内容、目的、时间、经费、研究条件等合理选择和利用。

(十)补肾法治疗男性不育症的实验研究

李海松等为了探讨补肾生精丸治疗男性不育症的作用机制和环节,采用腺嘌呤诱发的肾阳虚睾丸功能损害大鼠模型,从生理生化和组织学等方面观察了补肾生精丸对模型大鼠生育力、内分泌激素、睾丸生精功能和精核蛋白及其基因表达的影响。方法:取 Wistar 系雄性性成熟大鼠 40 只,购入后适应性喂养一周后开始实验。将大鼠按体重分层随机分为 4 组,每组 10 只。正常组:蒸馏水 3ml 灌胃,连用 60 天;模型组:腺嘌呤 25mg/100g 体重,用前以蒸馏 3ml 配制后灌胃,连用 30 天,30 天后,蒸馏水 3ml 灌胃,连用 30 天;治疗一组:腺嘌呤 25mg/100g 体重,用前以蒸馏 3ml 配制后灌胃,连用 30 天,30 天后,补肾生精丸 4g/kg 体重,用前以蒸馏水 3ml 冷溶制成混悬液灌胃,连用 30 天;治疗二组:腺嘌呤 25mg/100g 体重,用前以蒸馏 3ml 配制后灌胃,连用 30 天,30 天后,补肾生精丸 2g/kg 体重,用前以蒸馏水 3ml 冷溶制成混悬液灌胃,连用 30 天。

结果:对生育力的影响:模型组 10 只配对雌鼠只有 1 只受孕,而正常组 10 只配对雌鼠全部受孕,表明造模后,模型大鼠生育力极其低下。治疗一组配对雌鼠受孕率为 50%,治疗二组配对雌鼠受孕率为 40%,两组均显著高于模型组($P<0.01$)。结果显示,补肾生精丸能使肾阳虚大鼠生育力损害得到改善。

内分泌激素水平变化:模型组 LH、T 值均比正常组显著下降($P<0.05$);治疗一组、二组 LH、T 值均比模型组显著升高($P<0.05$)。各组间 FSH 值无显著性差异($P>0.05$)。表明模型组大鼠血浆 LH、T 水平低下,而补肾生精丸治疗能促使降低的 LH、T 水平显著升高,对处于正常水平的 FSH 则无明显影响。

睾丸组织学:正常组睾丸组织学未见异常改变,曲细精管内精子发生完全,各级生精细胞排列规整;模型组睾丸呈萎缩状态,部分曲细精管退化变性,管腔内生殖上皮变薄,精子数目减少;治疗一组、二组睾丸组织近似正常,大部分曲细精管内精子发生良好,生殖上皮较模型组丰厚,各级生精细胞排列规整;治疗二组睾丸恢复程度较治疗一组稍差。各组睾丸精子发生功能综合定量评分值分别为:正常组:9.80±0.42,模型组:8.70±0.48,治疗一组:9.40±0.52,治疗二组:9.30±0.67。其得分值越高,睾丸精子发生功能越好。评分统计表明,模型组分值显著低于正常组($P<0.01$),治疗一组、二组分值显著高于模型组($P<0.05$)。结果表明,补肾生精丸能促使模型大鼠睾丸组织学和精子发生功能显著改善和提高。

精核蛋白:用本法制备的睾丸长形精子细胞核纯度在 97% 以上,附睾精子核纯度在 95% 以上。从睾丸长形精子细胞核中提取 TNBP,电泳后可见模型组大鼠 HPRR 受阻,组蛋白部分明显增多,而大鼠精核蛋白 RP(rat protamine)以及过渡型蛋白 1(transition protein.1,TP1)减少,将各蛋白条带扫描后,能反映取代反应程度的 TH(total histones)/RP+TP1 比值明显升高,正常组为 0.29±0.14,而模型组为 0.64±0.22,治疗一组为 0.41±0.15,治疗二组为 0.43±0.08,较模型组改善明显($P<0.05$),但治疗二组较正常组仍有差异($P<0.05$),RP 相对含量正常组为 48940.82±7281.69,模型组为 35295.02±5818.71,比正常组明显减少($P<0.001$),治疗一组为 41658.89±6299.71,治疗二组为 41688.98±6609.40,较模型组提高($P<0.05$),治疗组与正常组仍有差异($P<0.05$)。结果表明,补肾生精丸可提高睾丸精核蛋白和过渡型蛋白 1 的含量,降低 TH/RP+TP1 比值,改善睾丸精子细胞的蛋白构成。

由于睾丸变态期精子细胞核蛋白取代反应受阻,导致附睾核蛋白组型异常,正常组 TH/RP 为 0.23±0.03,模型组为 0.83±0.27,较正常组明显增高($P<0.001$),治疗一组、治疗二组分别为 0.47±0.16 和 0.51±0.21,虽较模型组明显改善($P<0.01$),但仍明显高于正常组($P<0.001$)。模型组 RP 含量下降,正常组为 50739.85±8516.88,模型组为 30363.99±6378.89,较正常组明显降低($P<0.001$),治疗一组、治疗二组分别为 36156.92±6639.09 和 34086.06±5370.99,治疗

一组虽较模型组改善($P<0.05$),但仍明显低于正常组($P<0.001$),治疗二组虽较模型组提高,但无显著性差异($P>0.05$),仍明显低于正常组($P<0.001$)。结果表明,补肾生精丸可提高附睾精核蛋白的含量,降低 TH/RP 比值,改善附睾精子细胞的蛋白构成。

精核蛋白基因表达:质量鉴定:所提组织总 RNA 经紫外分光光度计测定,OD260/OD280比值均在 1.8 左右,提示可能仍有少量蛋白或其他杂质污染,但已可以用于 Northern 杂交。RNA 经甲醛变性凝胶电泳后,28s 和 18s RNA 清晰可见,提示 RNA 未有降解,可用于 Northern 杂交。补肾生精丸对精核蛋白基因表达的影响:正常组中精核蛋白的杂交信号最为显著,表达明显增强。模型组中精核蛋白的表达明显减弱。提示造模后 RNA 的水平降低。治疗一、二组杂交带信号强度基本一致,均较模型组增强。提示补肾生精丸可增强精核蛋白 RNA 的表达。

杨阿民等探讨补肾生精丸(简称 BS)治疗男性不育症的作用机制。方法:以腺嘌呤灌胃 SD 大鼠,诱发生精细胞损伤大鼠模型。将 SD 雄性大鼠随机分为 4 组:空白组、模型组、BS大剂量组和小剂量组,每组 8 只。空白组:喂饲 0.5% 羧甲基纤维素钠,10ml/kg;模型组:喂饲腺嘌呤溶液 250mg/kg;BS 大、小剂量组:首先分别喂饲补肾生精丸混悬液,给药剂量分别为 400、100mg/kg ,40 分钟后喂饲腺嘌呤溶液 250mg/kg。以上各药均用 0.5% 羧甲基纤维素钠配制,给药体积均为 1ml/100g,每天 1 次,连续 30 天。BS 大、小剂量组给药量分别相当于人体用量的 10、2.5 倍。测定服用补肾生精丸前后实验动物精子活动率、精子计数、精子指数,睾丸、附睾的脏器系数的改变;睾丸组织学改变;血清睾酮(T)、促卵泡激素(FSH)、黄体生成素(LH)含量以及睾丸组织超氧化物歧化酶(SOD)、一氧化氮合酶(NOS)活性及一氧化氮(NO)、丙二醛(MDA)含量。

结果:BS 可提高生精细胞损伤大鼠精子质量,增加附睾和睾丸重量指数;模型大鼠睾丸组织可见明显的病理性改变,BS 两个治疗组大鼠睾丸组织的病理性改变较模型组显著减轻;BS 可提高生精细胞损伤大鼠血清 T、LH 含量。

BS 对大鼠睾丸组织匀浆 NO、NOS 的影响:模型组与正常组比较,睾丸组织匀浆中 NOS活性明显增强,NO 含量明显增加,具有显著差异($P<0.01$ 或 $P<0.05$);BS 大、小剂量组与模型组比较,NOS 活性明显降低,NO 含量明显减少,均具有显著差异($P<0.01$ 或 $P<0.05$);表明补肾生精丸可降低生精细胞损伤大鼠睾丸组织中 NOS 活性及 NO 含量。

BS 对大鼠睾丸组织匀浆中 SOD 活性及 MDA 含量的影响:模型组与空白组相比睾丸组织中 SOD 活性下降,MDA 含量上升,有显著性差异($P<0.01$)。BS 大小剂量组与模型组比较,除了小剂量组对 SOD 的升高作用不明显外,其他均有显著性差异($P<0.01$ 或 $P<0.05$)。表明 BS 能显著增强大鼠睾丸组织中 SOD 活性,降低 MDA 含量,提高大鼠抗氧化能力。

结论:腺嘌呤能够使模型大鼠出现倦卧、反应迟钝等类似肾阳虚的症状;能够使模型大鼠精子活动率下降,生殖腺脏器系数改变:能够使模型大鼠睾丸曲细精管萎缩,管腔内上皮变薄等组织形态学改变。腺嘌呤能够使模型大鼠血清 T、LH 值降低;睾丸组织 NOS 活性及 NO 含量增高;SOD 活性降低,MDA 含量增高;生精细胞凋亡明显增强。BS 可显著提高肾阳虚型生精细胞损伤模型大鼠的精子数量和质量,改善内分泌功能和抗氧化环境,通过促进精母细胞和精子细胞的线粒体与膜结构的修复而改善模型大鼠的生育力。BS 拮抗腺嘌呤对精子和各级生精细胞的损伤,促进睾丸的精子生成,对曲细精管的结构损害的修复作用可能是通过促进睾丸间质细胞分泌雄激素而达到生精作用。BS 药理作用主要靶器官可能是睾丸,主要靶点可能是睾丸间质细胞。

杨阿民等观察补肾生精丸对腺嘌呤所致生精细胞损伤模型大鼠生精细胞凋亡的影响及凋亡相关基因的调控情况。方法:SD 大鼠 40 只随机分为 4 组:正常组、模型组、中药治疗组(补肾生精丸组)、中药对照组(五子衍宗丸组)。以腺嘌呤灌胃诱发生精细胞损伤肾阳虚模型,SD 大鼠适应喂养 1 周,随机分为 4 组:正常组、模型组(腺嘌呤)、中药(补肾生精丸)治疗组和中药(五子衍宗丸)对照组,每组 10 只。正常组和模型组每天喂饲 0.5% 羧甲基纤维素钠 10ml/kg,4 小时后分别喂饲生理盐水 10ml/kg 和腺嘌呤溶液 250mg/kg;补肾生精丸和五子衍宗丸分别用 0.5% 羧甲基纤维素钠配制成浓度为 25g/L 药物混悬液,中药治疗组和中药对照组大鼠每天分别喂饲补肾生精丸混悬液和五子衍宗丸混悬液 480mg/kg(给药量相当于人体用量的 12 倍),4 小时后 2 组大鼠均喂饲腺嘌呤溶液 250mg/(kg·d);连续 30 天。用 TUNEL 法检测各组大鼠睾丸组织生精细胞的凋亡情况;用免疫组化的方法检测 Bcl-2、Bax、Fas 及 FasL 的表达。

结果:补肾生精丸对大鼠睾丸生精细胞凋亡的影响:正常组大鼠的睾丸曲细精管周围仅有少量凋亡的生精细胞,且紧挨曲细精管的周缘;模型组大鼠睾丸的曲细精管周围则有许多凋亡的生精细胞,数量显著多于正常组,其排列亦紧挨曲细精管周缘。中药治疗组大鼠睾丸曲细精管周围的细胞中凋亡的生精细胞数量明显少于模型组。中药对照组凋亡的生精细胞数量在模型组和中药治疗组之间。

补肾生精丸对大鼠睾丸 Fas 表达的影响:与正常组相比,模型组 Fas 阳性表达的精原细胞数、精母细胞数、精子细胞数及 Fas 蛋白表达光密度值显著升高,有统计学意义;与模型组相比,中药治疗组和中药对照组均明显降低 Fas 阳性表达的精原细胞数、精母细胞数、精子细胞数及 Fas 蛋白表达光密度值,有统计学意义。

补肾生精丸对大鼠睾丸 FasL、Bcl-2、Bax 表达的影响:与正常组相比,模型组 FasL、Bax 光密度值显著升高而 Bcl-2 光密度值显著降低,有统计学意义;与模型组相比,中药治疗组和中药对照组均能明显降低 FasL、Bax 光密度值,并明显升高 Bcl-2 光密度值,有统计学意义。

结论:补肾生精丸能够抑制大鼠睾丸曲细精管生精细胞的凋亡,上调抑制凋亡基因 Bcl-2 的表达,下调促凋亡基因 Bax、Fas 及 FasL 的表达。补肾生精丸对腺嘌呤致生精细胞损伤模型大鼠生精细胞的凋亡有一定的抑制作用,其作用可能与该药调控 Bcl-2、Bax、Fas 及 FasL 的表达有关。

王旭昀等对右归胶囊对腺嘌呤致肾阳虚不育模型大鼠的干预作用及其机制研究,①从大鼠抑制素 B 水平和肉碱含量两方面进一步探讨温肾填精法治疗男性不育症的作用机制;②探讨右归胶囊对肾阳虚不育模型大鼠一般情况、体重、附属生殖性腺重量、睾丸病理切片、精液质量、激素内分泌(T、E_2、LH、FSH、PRL)情况的影响。方法:采用腺嘌呤灌胃法复制肾阳虚不育大鼠模型,具体方法:雄性 SD 大鼠,清洁级,育龄 3 个月,体重(300 ± 15)g,购入后适应性喂养 3~5 天后随机分为正常组、模型组、右归,每组 20 只。正常组:常规喂养,0.5% 羧甲基纤维素钠(10ml/kg)灌胃,4 小时后给予 10ml/kg 的蒸馏水灌胃;模型组:常规喂养,0.5% 羧甲基纤维素钠(10ml/kg)灌胃,4 小时后 0.5% 羧甲基纤维素钠配制后的腺嘌呤(10ml/kg)灌胃(每 ml 含腺嘌呤 25mg);右归组:常规喂养,0.5% 羧甲基纤维素钠配置的"右归胶囊"(10ml/kg)、每 ml 含右归胶囊 154.3mg(1543mg/kg)灌胃(人体用量的 20 倍);4 小时后用 0.5% 羧甲基纤维素钠配制后的腺嘌呤(10ml/kg)灌胃(每 ml 含腺嘌呤 25mg);以上操作每日 1 次,共 30 天。实验期间每 5 天称体重 1 次,调整给药量。给药量按人和动物体表面积计算公式计算。

结果:对脏器重量级睾丸组织形态学的影响:右归组大鼠左侧睾丸、右侧睾丸及双侧睾丸重量之和,左侧附睾、右侧附睾及双侧附睾重量之和,前列腺+精囊重量均低于正常组大鼠但高于模型组大鼠,差异有统计学意义;各组大鼠下丘脑及垂体重量比较无明显差异。电镜下观察右归组大鼠睾丸病理切片,发现曲细精管萎缩较模型组明显减轻,各级生精细胞及间质细胞数量较模型组明显增多。右归胶囊可明显改善肾阳虚大鼠模型的整体精神状况,提高睾丸、附睾、精囊腺+前列腺的重量,抑制曲细精管的萎缩、增加各级生精细胞和间质细胞的数量。

对精子动态参数的影响:正常组、右归组大鼠精子密度水平、精子活率、a级、b级精子百分比,精子曲线运动速度、直线运动速度、平均路径速度、精子侧摆幅度,精子直线性、前向性百分比均高于模型组大鼠,差异有统计学意义;右归组大鼠精子密度、a级、b级精子百分比,精子曲线运动速度、直线运动速度、平均路径速度、精子侧摆幅度,精子直线性、前向性百分比与正常组大鼠比较无明显变化,差异无统计学意义;右归组大鼠精子活率低于正常组大鼠,差异有统计学意义;三组之间精子鞭打频率、摆动性、平均移动角度无明显变化,差异无统计学意义。

对生殖激素的影响:右归组大鼠血清睾酮(T)、促黄体生成素(LH)含量低于正常组,高于模型组,差异有统计学意义;右归组大鼠雌二醇(E_2)的含量高于正常组、低于模型组,差异有统计学意义。三组大鼠血清促卵泡生成素(FSH)、催乳素(PRL)含量无明显变化,差异无统计学意义。右归胶囊可提高血清 T、LH 水平并降低 E_2 水平。

对附睾肉毒碱含量的影响:各组大鼠附睾肉毒碱含量均有明显变化,差异有统计学意义。右归组大鼠附睾肉毒碱含量低于正常组大鼠,高于模型组大鼠。右归胶囊可明显增加大鼠模型附睾肉毒碱的含量。

对血清抑制素 B 的影响:各组大鼠血清抑制素 B 含量无明显变化,差异无统计学意义。右归胶囊对肾阳虚大鼠模型血清抑制素 B 的影响不明显。

结论:①右归胶囊可提高腺嘌呤致肾阳虚不育模型大鼠的生育能力;②右归胶囊对肾阳虚不育模型大鼠附睾肉毒碱含量的影响可能是其提高不育患者精子活力的机制之一;③右归胶囊对肾阳虚不育模型大鼠抑制素 B 分泌的影响还需进一步探讨。

马凰富等对左归丸治疗少弱精子症进行实验研究,探讨其治疗男性不育症可能机制;使用雷公藤多苷制备少弱精子症大鼠模型,设计保护实验和治疗实验,每个实验包含正常组、模型组以及治疗组,综合评价左归丸对少弱精子型模型大鼠脏器系数、精液质量、性激素水平、附睾肉毒碱、抑制素 B 水平的影响,从药效学角度对左归丸的治疗效果进行评价;最后,从蛋白及 mRNA 表达角度,采用免疫组织化学、western blot 以及 Real-Time PCR 检测技术,对保护实验以及治疗实验中各组睾丸组织 Bax、Bal-2、SCF、Ki67 蛋白及 mRNA 表达水平进行检测,对左归丸可能的抗凋亡及促增殖的作用机制进行定性及定量分析。

方法:将 72 只雄性 SD 大鼠进行编号,使用普通电子秤对其体质量进行称重并记录,之后采用随机数字表法,将全部大鼠随机平均分为治疗实验和保护实验,每个实验包含 36 只大鼠。然后采用相同方法,对每个实验进行再次分组,将 36 大鼠随机分为正常组、雷公藤多苷模型组、左归丸治疗组,每组包含 12 只大鼠。保护实验:正常组全程采用去离子水进行干预,共计 4 周;模型组采用 40mg/(kg·d)的雷公藤多苷进行造模,共计 4 周。治疗组在采用 40mg/(kg·d)的雷公藤多苷进行模型的制备的同时采用 6g/(kg·d)的左归丸(相当于人体用药 20 倍)进行保护性干预治疗,即同时雷公藤多苷和左归丸同时进行给药,共计 4 周;治疗实验:正常组全程采用去离子水进行干预,共计 8 周;模型组中,实验前 4 周采用 40mg/(kg·d)的雷公藤多苷进行造模,实验第 5 周至第 8 周采用去离子水进行灌胃干预,共计 8 周;治疗组中实验前 4 周采用 40mg/(kg·d)的雷公藤多苷进行造模,实验第 5 周至第 8 周,依据人临床用药剂量,采用 6g/(kg·d)的左归丸(相当于人体用药 20 倍)进行灌胃干预,共计 8 周。

结果:

(1)对脏器系数的影响

保护实验:通过对睾丸组织、附睾组织、前列腺组织、精囊腺组织等生殖系统器官脏器系数结果的分析,发现脏器系数可见明显趋势,即模型组各组织脏器系数最低,正常组与左归丸组处于同一水平,明显高于模型组。

治疗实验:同时通过对睾丸脏器系数、附睾脏器系数、前列腺组织脏器系数、精囊腺组织脏器系数分析,发现模型组明显低于正常组,而采用左归丸干预后,其明显升高。左归丸组接近正常对照组水平,但仍具有一定差异性。

(2)对精液质量的影响

保护实验:精子总活动力中,模型组与正常对照组相比,具有明显的差异性($P<0.01$);左归丸组与模型组相比,可见明显的差异性($P<0.01$);a 级精子百分率中,模型组与正常组、左归丸组相比,具有明显的差异性($P<0.01$);精子计数计数可见,模型组与正常组相比,具有显著的差异性($P<0.01$);左归丸组与模型组相比较,具有差异性($P<0.05$)。

治疗实验:精子总活动力中,模型组、左归丸组与正常对照组相比,统计学意义明显($P<0.01$);左归丸组与模型组相比,具有显著的差异性($P<0.01$)。a 级精子百分率中,模型组、左归丸组与正常组相比,具有明显的差异性($P<0.01$);左归丸组与模型组相比,具有差异性($P<0.05$)。精子计数可见,模型组与正常组相比,具有显著地差异性($P<0.01$)。

(3)对睾丸组织形态的影响

保护实验:正常组显微镜下可见各生精小管结构正常,可见明显的管腔,整齐排列,其内可见大量精子及精子细胞;同时可见,生精小管内部各级生精细胞层次清晰,结构完整。模型组显微镜下可见异常结构生精小管明显增多,排列不整齐,管腔缩小加重,且管腔内精子及精子细胞数量大幅缺失,排列紊乱,空腔型生精小管大量出现,生精细胞完全消失,甚至无明显精子出现。左归丸组与模型组相比,其病理改变明显改善,重新出现结构完整且排列整齐的生精小管,生精小管内各级生精细胞明显增多,但是较正常对照组仍有一定差异性。

治疗实验:正常组显微镜下可见各生精小管结构正常,管腔明显,整齐排列,大量精子及精子细胞充满生精小管管腔,形态正常;各级生精细胞结构完整,层次清晰,各级生精细胞分裂活跃,各细胞形态未见明显异常。雷公藤多苷模型组 HE 染色切片镜下可见睾丸组织病理改变明显加重。异常结构生精小管明显增多,排列不整齐,生精小管管腔缩小加重,出现管腔完全闭合的生精小管,且管腔内精子及精子细胞数量大幅减少,空腔型生精小管明显增多,异常形态的精子及精子细胞明显增多;生精小管内部各级生精细胞大量缺失,排列层次紊乱,生精细胞数量大幅减少,上皮部分变性并出现大量空泡征,各级生精细胞分裂减弱加重。左归丸组与正常对照组以及模型组相比,其病理改变较正常对照组仍有所加重,但是其与模型组相比,明显好转。

（4）对性激素水平的影响

保护实验：通过对各组大鼠血清性激素（LH、PRL、FSH、E_2、T）的检测，发现 LH、FSH、E_2 各组之间未见明显差异性（$P>0.05$）；正常组 PRL 与模型组、左归丸组相比，具有明显差异性（$P<0.05$）。正常组 T 水平与模型组相比，具有明显差异性（$P<0.01$）；正常组 T 水平与左归丸组相比，具有差异性（$P<0.05$）；模型组 T 水平与左归丸组相比，具有明显差异性（$P<0.01$）。

治疗实验：通过对各组大鼠血清性激素（LH、PRL、FSH、E_2、T）的检测，发现各组之间 LH、PRL、FSH、E_2 未见明显差异性（$P>0.05$）。T 水平中，模型组与正常组相比，差异明显（$P<0.01$）；左归丸组与模型组相比，具有差异性（$P<0.05$）。

（5）对血清抑制素 B 的影响

保护实验：正常组、左归丸组血清抑制素 B 水平明显高于模型组，模型组与左归丸组相比，差异性明显（$P<0.05$）。

治疗实验：正常组、左归丸组水平明显高于模型组，正常组与左归丸组处于相同水平，未见明显差异性（$P>0.05$）。模型组与正常组、左归丸组相比，差异性明显（$P<0.05$）。

（6）对附睾游离肉毒碱的影响

治疗实验：各组之间附睾游离肉毒碱处于同一水平，未见明显的差异性（$P>0.05$）。

（7）对组织 Bax 蛋白、Bax mRNA 表达的影响

保护实验：常组 SD 大鼠睾丸组织各级生精细胞细胞质中可见 Bax 表达；模型组各级生精细胞细胞质中 Bax 表达有所增强，但是与正常组相比未见明显差异性（$P>0.05$）；左归丸组与模型组及正常组相比，左归丸组睾丸组织中细胞质中 Bax 蛋白表达显著减少，可见明显差异性（$P<0.01$）。模型组 Bax mRNA 表达水平最高，模型组 Bax mRNA 表达水平与正常组相比略有升高未见明显差异性（$P>0.05$）；模型组 Bax mRNA 表达水平与左归丸组相比，具有明显的差异性（$P<0.01$）；左归丸组与正常组相比，具有差异性（$P<0.05$）。

治疗实验：正常对照组 SD 大鼠睾丸组织各级生精细胞细胞质中可见 Bax 少量表达。模型组大鼠睾丸组织各级生精细胞细胞质中 Bax 表达明显增强，细胞质中可见明显棕黄色颗粒，与正常组相比差异性明显（$P<0.05$）；与模型组相比，左归丸组睾丸组织中细胞质中 Bax 蛋白表达有所减少，虽未见明显差异性，但是趋势明显，表达强弱趋势为模型组 > 左归丸组 > 正常组。模型组 Bax mRNA 表达水平最高，左归丸组表达水平低于模型组，正常组 Bax 表达水平最低；模型组 Bax mRNA 表达水平与正常组相比，明显升高，具有明显的差异性（$P<0.05$）。

（8）对 Bcl-2 蛋白、Bcl-2 mRNA 表达的影响

保护实验：正常组各级生精细胞细胞质中可见 Bcl-2 明显表达，模型组各级生精细胞细胞质中 Bcl-2 表达水平明显降低，尽管模型组与正常组相比无明显统计学意义，但是其趋势明显；左归丸组睾丸组织中细胞质中 Bcl-2 蛋白表达明显增多，呈强阳性表达，与正常组、模型组相比具有明显的差异性（$P<0.05$）。左归丸组 Bcl-2 mRNA 表达水平最高，正常组 Bcl-2 mRNA 表达水平低于左归丸组，但高于模型组；模型组与左归丸组相比，具有差异性（$P<0.05$）。

治疗实验：正常对照组 SD 大鼠睾丸组织各级生精细胞细胞质中可见 Bcl-2 表达水平较高，细胞质中可见明显棕黄色颗粒，模型组大鼠睾丸组织各级生精细胞细胞质中 Bcl-2 表达明显降低；左归丸组睾丸组织中细胞质中 Bcl-2 蛋白表达明显增多，呈强阳性表达，与正常组、模型组相比具有明显的差异性（$P<0.05$）；三组之间可见明显趋势，表达强弱趋势为左归丸组 > 正常组 > 模型组。左归丸组 Bcl-2 mRNA 表达水平最高，正常组及模型组 Bcl-2 mRNA 表达水平低于左归丸组,各组之间虽无明显统计学意义,但是从其趋势来看,其上升趋势明显。

(9) 对 SCF 蛋白、SCF mRNA 表达的影响

保护实验:正常组睾丸组织中精子、支持细胞、生精细胞、间质细胞中均可见到 SCF 表达,细胞质中可见明显棕黄色颗粒,模型组大鼠睾丸组织各级生精细胞细胞质中 SCF 表达明显减弱,与正常组相比差异性明显,具有统计学意义($P<0.05$);左归丸组睾丸组织中细胞质中 SCF 蛋白呈强阳性表达,与模型组相比,具有明显的差异性($P<0.01$);三组之间可见明显趋势,表达强弱趋势为左归丸组 > 正常组 > 模型组。模型组 SCF mRNA 表达水平最低,左归丸组 SCF mRNA 表达水平最高;左归丸组 SCF mRNA 表达水平与模型组相比,明显升高,具有差异性($P<0.05$)。

治疗实验:正常组中各级生精细胞、支持细胞、精子、间质细胞中均可见到 SCF 表达,细胞质中可见明显棕黄色颗粒;与模型组相比,模型组大鼠睾丸组织各级生精细胞细胞质中 SCF 表达明显减弱,虽无统计学意义,但是其趋势明显;左归丸组睾丸组织细胞质中 SCF 蛋白表达明显增多,呈强阳性表达,与模型组相比具有明显的差异性($P<0.01$);三组之间可见明显趋势,表达强弱趋势为左归丸组 > 正常组 > 模型组。模型组 SCF mRNA 表达水平最低,正常组表达水平略低于左归丸,左归丸组 SCF mRNA 表达水平最高;左归丸组 SCF mRNA 表达水平与模型组相比,明显升高,具有明显的差异性($P<0.05$)。

(10) 对 Ki67 蛋白、Ki67 mRNA 表达的影响

保护实验:正常对照组 SD 大鼠睾丸组织各级生精细胞、精子中均可见到 Ki67 表达,细胞质中可见明显棕黄色颗粒;与正常组相比,模型组中各级生精细胞细胞质中 Ki67 表达明显降低,具有统计学意义($P<0.05$)。左归丸组睾丸组织中各级生精细胞细胞质中 Ki67 蛋白表达呈强阳性表达,与模型组相比具有差异性,具有统计学意义($P<0.01$)。三组之间可见明显趋势,表达强弱趋势为左归丸组 > 正常组 > 模型组。模型组 Ki67 mRNA 表达水平最低,正常组与左归丸组 SCF mRNA 表达处明显高于模型组;模型组与正常组相比,具有明显的差异性($P<0.01$);左归丸组 SCF mRNA 表达水平与模型组相比,具有明显的差异性($P<0.01$)。

治疗实验:正常组 SD 大鼠睾丸组织各级生精细胞、精子中均可见到 Ki67 表达,细胞质中可见明显棕黄色颗粒;与模型组相比,模型组大鼠睾丸组织各级生精细胞细胞质中 Ki67 表达明显减弱,差异性明显($P<0.05$);左归丸组睾丸组织中各级生精细胞细胞质中 Ki67 蛋白表达明显增多,呈强阳性表达,与模型组相比具有差异性($P<0.05$);三组之间可见明显趋势,表达强弱趋势为左归丸组 > 正常组 > 模型组。模型组 Ki67 mRNA 表达水平最低,正常组与左归丸组 SCF mRNA 表达处于相同水平;左归丸组 SCF mRNA 表达水平与模型组相比,明显升高($P<0.05$);模型组与正常组相比,明显降低,具有明显的差异性($P<0.05$)。

结论:左归丸可以有效改善模型大鼠一般状态、生殖器官脏器系数、精液质量、睾酮水平、血清抑制素 B 水平,具有明显的保护及治疗作用。左归丸可以有效调控模型大鼠 Bax、Bcl-2、SCF、Ki67 蛋白及其 mRNA 的表达,具有明显的抑制生精细胞凋亡、促进生精细胞增殖的作用。

(十一) 补肾法治疗男性不育症机制探讨

补肾法是中医治疗男性不育症的主要方法,近年来围绕其治疗机制展开了多种临床和实验研究。研究表明,肾虚会导致血清生殖激素水平有不同程度的改变,下丘脑 – 垂体及其

所属靶腺轴功能紊乱、免疫功能低下等。补肾中药通过调整生殖激素水平,调节下丘脑－垂体－性腺轴的平衡协调,能够有效地改善生殖系统功能而治疗不育。大量临床及实验研究证实,补肾中药能够提高精子数量及活动率、精子运动速度,降低精子畸形率;改善内分泌功能,提高 LH、T 水平;改善异常的精核蛋白及其构成,促进精核蛋白基因表达;促进精母细胞和精子细胞的线粒体与膜结构的修复;抑制大鼠睾丸曲细精管生精细胞的凋亡,上调抑制凋亡基因 Bcl-2 的表达,下调促凋亡基因 Bax、Fas 及 FasL 的表达;调控模型大鼠 Bax、Bcl-2、SCF、Ki67 蛋白及其 mRNA 的表达,抑制生精细胞凋亡、促进生精细胞增殖等。

1. 生殖内分泌激素 现代研究发现,激素调节在精子的发生过程中起着非常重要的作用,这一作用是通过"下丘脑－垂体－性腺"这一轴系统实现的。丘脑分泌促性腺激素释放激素(GnRH);垂体分泌促卵泡激素(FSH)和黄体生成素(LH);睾丸间质细胞则分泌睾酮(T),睾丸支持细胞分泌雄激素结合蛋白(ABP)和抑制素。这三级激素都直接或间接地调控着精子的发生,同时三者之间又有复杂的相互调控,且这种调控又受内外环境变化的影响。其中 FSH 是一种促进精子成熟的激素,主要作用于睾丸的曲细精管,促进精子的产生;LH是一种促进睾丸间质细胞分泌 T 的激素,对 T 有促进和调节作用;T 是由睾丸间质细胞分泌,对于曲细精管的生精、性功能的维持具有重要作用。补肾中药可通过促进 LH 的分泌,继而引起 T 水平的提高来促进曲细精管生精的增加,也不排除是对睾丸间质细胞的直接作用,作用的靶点似在垂体及睾丸。由于很多补肾中药具有类雄激素样作用,故也不能排除补肾中药的直接作用途径。

2. 活性氧(ROS) ROS 主要包括过氧化氢、过氧离子、氢氧离子等自由基。在正常情况下,睾丸中可生成一定程度受控的 ROS,它与精子的生理功能有关,如精子高活跃性运动、精子获能及顶体反应等。当 ROS 的产生超出了抗氧化系统的清除能力时,则会攻击精子,对精子及生物大分子产生各种毒性作用,影响睾丸的生精功能。一氧化氮(NO)、一氧化氮合酶(NOS)广泛存在于哺乳动物的生殖系统内,对各种生殖活动如精子发生中起重要作用。过量的 NO 导致生精障碍,从而导致不育。超氧化物歧化酶(SOD)活力的高低反映了机体清除氧自由基的能力,而丙二醛(MDA)含量的高低又反映了机体细胞受自由基攻击的严重程度。补肾中药通过提高模型大鼠睾丸组织 SOD 活力,降低 MDA、NOS、NO 含量,从而为精子的发生与成熟提供一个优良的抗氧化环境,改善了模型大鼠的生精功能。

3. 精核蛋白 人类和哺乳动物的精子经历一个多阶段演变过程,经精原细胞、精母细胞和精子细胞三个阶段,由圆形精子细胞发育为成熟精子。在这一过程中,生殖细胞除发生一系列形态改变外,还伴有一系列生化变化,精子细胞内与核 DNA 相结合的碱性蛋白组型发生了转换,即富含赖氨酸的体细胞型的组蛋白逐渐被富含精氨酸和半胱氨酸的精核蛋白取代。精子核蛋白组型与生育力关系的研究发现,精子发生过程中组蛋白－精核蛋白取代反应(HPRR)受阻,可使精核蛋白不能合成或合成异常。正是这种成熟障碍,而不是精子数量的减少,才是原发性不育的原因。费仁仁等在研究男性抗生育药棉酚和雷公藤的作用机制时,发现这两者均能影响大鼠的精核蛋白的合成及精子细胞核蛋白的组成,影响 HPRR。在研究不育患者的精核蛋白时,发现 54% 不育男性精子核蛋白异常,并发现人类 P2 型精核蛋白可能与生育力有着更密切的关系。P2 类精核蛋白含量下降及缺乏常常导致男性不育症。这些结果表明精核蛋白及 HPRR 与生育力的密切关系,也证明了 HPRR 是精子发生过程中的薄弱环节。

　　研究发现,精核蛋白的作用并不是参与精子及受精卵的基因表达与调控,在精子细胞分化过程中只是给核以适当的"包装"——而不是精确的"包装"——使其在生理状态下具备受精能力。Schlicker 和 Yebra 对不育男子含量异常的 P1 和 P2 精核蛋白以及 TP1 进行了分析,发现这些蛋白的基因均没有发生突变,精核蛋白的异常可能是基因表达的问题。补肾药物的作用机制可能是干预了精核蛋白的基因表达,使其异常表达趋于正常,促进了精核蛋白的生物合成,纠正 HPRR 阻滞,给精子核以适当"包装",使其生理状态下具备生殖能力。

　　4. 细胞凋亡与增殖　机体的自发性凋亡对于改善机体内环境,促进机体生长发育具有十分积极的作用,是人体正常的生理表现。各级精子细胞在生成、发育、生长过程中,一旦遭受高温、药物、放射线等外界有害因素的影响后,就可能会出现有别于自发性凋亡的病理性凋亡。一旦生殖细胞的凋亡出现异常,即出现病理性凋亡就会影响机体正常的生殖功能,阻碍正常的生精功能,最终导致无法正常生育。机体发生的细胞凋亡主要通过体内各种蛋白家族的进行调节,从而维持机体内环境的稳态,保证机体各项生理功能的正常进行。

　　目前最新成果表明,在已经探明的细胞凋亡诸多蛋白家族中,Bcl-2 蛋白家族具有显著的细胞凋亡双向调控作用。在其家族中,包含多种调控因子,其中既有可以通过促进凋亡蛋白的表达、加快细胞凋亡的调控因子;又包含可以通过抑制凋亡蛋白的表达、制细胞凋亡的调控因子;同时其还可以有效调节促凋亡以及抑制凋亡蛋白两者之间的比例关系,从而对细胞凋亡进行整体调控。Bax 是 Bcl-2 家族中具有代表性的促进凋亡基因,其促进细胞凋亡的机制是通过形成 Bax-Bax 同源二聚体而发挥促进细胞凋亡的作用。而 Bcl-2 作为 Bcl-2 家族中具有代表性的抑制凋亡基因,其活性主要通过 Bax 进行调控,Bax 与 Bcl-2 可以形成 Bax-Bcl-2 异源二聚体,从而起到抑制细胞凋亡的作用。可见,两者之间的比例关系决定了调控细胞凋亡的具体方向。

　　干细胞因子又称 SCF,其主要由基质细胞产生,其在哺乳动物体内多种组织和细胞中都有表达,其在哺乳动物的胚胎期以及精子发生的各个阶段都起着非常重要的作用。SCF 是精子发生、生长、成熟过程中必不可少的信号调节因子,起到举足轻重的作用,睾丸组织内的 SCF 可以诱导干细胞进入细胞周期,既可以促进干细胞进行分裂,又可以抑制体内细胞的凋亡,其对干细胞生长具有明显的调控作用。

　　Ki67 抗原是一种在细胞增殖以及 DNA 合成过程中所必需的蛋白质,其主要存在于细胞核中,在有丝分裂过程中起到十分重要的作用。目前 Ki67 作为反映细胞增殖活性的理想指标被临床广泛应用,其可作为反映细胞增殖程度的标记物。正常人体中细胞增殖和凋亡往往处于平衡状态,该平衡状态一旦被打破,就意味着细胞增殖或凋亡出现异常。ki67 作为一种代表细胞增殖的指标,在生殖调控中必然会有其发挥相关作用。

　　补肾中药可以上调 Bcl-2 蛋白及 mRNA 的表达,下调 Bax 蛋白及 mRNA 的表达从而最终起到抗凋亡的作用;上调 SCF 蛋白及 mRNA 的表达,促进精原干细胞的分裂和增殖,抑制生精细胞的凋亡,进一步调节 Bax/Bcl-2 之间的比例关系,从而最终起到抗生精细胞凋亡的作用;可能是通过上调睾酮水平,进而上调 Bcl-2 表达水平,下调 Bax 表达水平,调控 Bax/Bcl-2 的比例关系,最终起到抑制生精细胞凋亡的作用,提高精子质量水平,改善睾丸生精功能,进而提高血清抑制素 B 的水平;提高 Ki67 蛋白及 mRNA 表达,可以有效起到促进生精细胞增殖的作用,提高各级生精细胞的数量及功能,最终改善精子质量。

(李曰庆　李海松　王　彬　莫旭威　陈望强　马凰富　祝雨田)

参考文献

1. 黄翼然,夏术阶,陈斌.男性不育症诊断治疗指南 [M]// 王晓峰,朱积川,邓春华.中国男科疾病诊断治疗指南(2013 版).北京:人民卫生出版社,2013 : 1–53.

2. 宋春生,赵家有.EAU 男性不育症指南(2012 年版)解读 [J].中国性科学,2012,21(10):13–16,23.

3. 欧阳斌,赵玉,耿强.欧洲泌尿外科学会男性不育症诊疗指南(2013 年版)解读 [J].生殖与避孕,2015,35(01):9–14.

4. 张敏建,郭军,陈磊,等.男性不育症中西医结合诊疗指南(试行版)[J].中国中西医结合杂志,2015,09 : 1034–1038.

5. 韩智超.男性不育症中医证候学规律研究 [D].北京:北京中医药大学,2011.

6. 李海松,贾玉森,韩智超,等.800 例男性不育患者的中医证候分析 [J].中国男科学杂志,2013,27(6):38–41,48.

7. 曹坚,费仁仁.正常男性精子碱性核蛋白的研究 [J].中华泌尿外科杂志,2001,22(4):243–246.

8. 王旭昀,李曰庆.补肾法治疗男性不育症探析 [J].中华中医药学刊,2011,29(2):289–290.

9. 李海松,李曰庆.补肾法在男性不育中的研究与应用 [J].中国中医基础医学杂志,2000,6(4):34–36.

10. 李海松,徐庭华,王彬,等.补肾法治疗男性不育症临床研究述评 [J].河南中医,2013,33(3):394–398.

11. 李海松.补肾生精丸治疗男性不育症的临床与实验研究 [D].北京:北京中医药大学,2000.

12. 李海松,马凰富,莫旭威,等.中医辨治男性不育症模式浅析 [J].中国男科学杂志,2014,28(2):65–67.

13. 周春宇,马凰富,王彬,等.男性不育症中医辨治思路 [J].中医杂志,2016,(13):1105–1108.

14. 孟志富.李海松治疗男性精液不液化不育症经验 [J].中医杂志,2005,46(9):662–663.

15. 王骥生,赵冰,李海松,等.李海松从气论治男性不育症经验探讨 [J].世界中西医结合杂志,2014,9(11):1162–1164.

16. 赵冰,李海松,王彬,等.李海松教授从痰论治男性不育症经验 [J].中国性科学,2014,23(7):56–57.

17. 马凰富,王彬,党进,等.李海松治疗男性不育症临床思路 [J].中华中医药杂志,2016,31(8):3082–3084.

18. 韩亮,李海松,王彬,等.左归丸治疗精液异常男性不育症 200 例临床报道 [J].北京中医药,2012,31(3):192–194.

19. 李海松,韩亮,周通,等.左归丸治疗精液异常男性不育 76 例临床观察 [J].中国性科学,2012,21(5):28–31.

20. 韩亮,李海松,王彬,等.五子衍宗丸治疗精液异常男性不育 60 例临床观察 [J].世界中西医结合杂志,2013,8(1):41–43.

21. 李海松,莫旭威,王彬,等.右归胶囊治疗精液异常男性不育症 60 例临床观察 [J].世界中西医结合杂志,2013,8(8):815–817,821.

22. 黄微.补肾活精汤治疗肾精亏虚型男性不育症临床研究 [D].北京:北京中医药大学,2012.

23. 吴必建.滋阴补肾法治疗肾阴亏虚型男性不育症的临床研究 [D].北京:北京中医药大学,2013.

24. 徐庭华.右归丸加味颗粒治疗肾阳不足型男性不育症的临床研究[D].北京:北京中医药大学,2013.

25. 马凰富.左归丸治疗少弱精子型男性不育症的临床和实验研究[D].北京:北京中医药大学,2016.

26. 马凰富,李海松,赵宗江,等.雷公藤多苷诱导生精障碍大鼠模型的建立[J].中华男科学杂志,2015,(2):179-184.

27. 毛鹏鸣,李海松,王彬,等.雷公藤多甙所致不育症动物模型制备方法的研究进展[J].中国中西医结合杂志,2015,(2):254-256.

28. 马凰富,李海松,王彬,等.雷公藤多苷诱导生精障碍大鼠模型的研究进展[J].中国性科学,2014,23(10):54-57.

29. 杨阿民.补肾生精丸对腺嘌呤所致生精细胞损伤模型大鼠的干预作用及其机理研究[D].北京:北京中医药大学,2006.

30. 杨阿民,李曰庆,李海松,等.补肾生精丸对生精细胞损伤模型大鼠睾丸组织NO,NOS和抗氧化的影响[J].中国中药杂志,2006,31(11):904-906.

31. 杨阿民,李曰庆,李海松,等.补肾生精丸对腺嘌呤所致生精细胞损伤模型大鼠的干预作用[J].北京中医药大学学报(中医临床版),2006,13(3):1-3.

32. 杨阿民,廖培辰,宋崇顺,等.补肾生精丸对生精细胞损伤模型大鼠生精细胞凋亡与Bcl-2、Bax、Fas、FasL表达的影响[J].北京中医药大学学报,2009,32(7):470-472,476.

33. 李海松,李曰庆.补肾生精丸治疗男性不育症的实验研究[J].中国性科学,2003,12(1):16-19.

34. 廖培辰,李曰庆,宋崇顺,等.补肾生精丸对生精细胞损伤模型大鼠精子动态参数的影响[J].北京中医药大学学报,2008,31(4):262-264.

35. 丁彩飞,鲍严钟,杨欣,等.精灵口服液对腺嘌呤致大鼠精核蛋白异常的影响[J].浙江中西医结合杂志,2006,16(7):397-399.

36. 王旭初,李海松,潘天明.精核蛋白与男性不育研究进展[J].生殖医学杂志,2006,15(4):285-288.

37. 王旭初,李海松,潘天明.育子丸治疗精核蛋白异常男性不育30例临床分析[J].中华男科学杂志,2006,12(11):1044-1046.

38. 王旭昀,李曰庆,张宏,等.右归胶囊对腺嘌呤致肾阳虚不育模型大鼠精液质量的影响[J].北京中医药大学学报,2014,37(8):529-532.

39. 王旭昀,张宏,孙占学,等.中医药治疗男子不育症研究进展[J].中华中医药学刊,2015,(4):975-977.

40. 商建伟,丁劲,王旭昀,等.精索静脉曲张性不育中医研究进展[J].世界中西医结合杂志,2015,04:590-592.

41. 王旭昀,李海松,张宏,等.右归胶囊对肾阳虚不育模型大鼠生殖功能影响的实验研究[J].环球中医药,2014,7(9):669-672.

42. 王旭昀.右归胶囊对腺嘌呤致肾阳虚不育模型大鼠的干预作用及其机理研究[D].北京:北京中医药大学,2011.

43. 刘洋,李海松,王彬,等.李海松教授从脾、肾、肝论治男性精液不液化不育的学术思想[J].中国性科学,2015,24(4):84-86.

44. 李海松,李曰庆.男性不育症中医诊治的思路与方法 [J].中国医药学报,2000,(1):63-65.

45. 王旭昀,李曰庆,商建伟,等.男性不育症的中医临床诊断 [J].吉林中医药,2014,(11):1096-1098.

46. 宣志华,王彬,李曰庆.李曰庆教授治疗男性不育症临床经验 [J].中国性科学,2014,23(2):84-86.

47. 王旭昀,张宏,党进,等.李曰庆教授辨治男性不育症 [J].吉林中医药,2014,(12):1206-1208.

48. 王旭昀,张宏,孙占学,等.中医药治疗男子不育症研究进展 [J].中华中医药学刊,2015,04:975-977.

49. 王旭昀,李曰庆.宏微观相结合辨治男性不育症 [J].环球中医药,2015,8(8):977-978.

50. 李海松.李曰庆教授治疗男性不育症的学术思想 [J].中国临床医生,2004,(7):49-50.

51. 刘睿智,武婧,王瑞雪.畸形精子症分子遗传学机制研究进展 [J].中华男科学杂志,2013,(12):1059-1067.

52. 徐潘,陈盛镗,谢作刚.畸形精子症研究进展 [J].浙江中西医结合杂志,2014,(5):474-476.

53. 史轶超,沈丽燕,程洪波,等.精子形态与体外受精胚胎移植临床妊娠结局的关系 [J].中华男科学杂志,2014,20(8):690-696.

54. 何冰,成俊萍,潘琪,等.正常形态精子百分率与常规体外受精-胚胎移植结局的相关性 [J].中华男科学杂志,2016,22(1):32-36.

55. 魏思达,欧建平,骆春启,等.卵胞浆内单精子注射治疗畸形精子症的妊娠结局 [J].中山大学学报(医学科学版),2013,34(3):451-455.

56. 王国贺,郭艺红,孙莹璞,等.精子畸形率对卵胞浆内单精子注射(ICSI)临床结局的影响 [J].生殖与避孕,2011,31(4):241-245.

57. 李晶,刘睿智.白细胞精子症的研究进展 [J].中华男科学杂志,2006,(8):730-732,736.

58. 杨麦贵,张竹映,郝晓柯,等.白细胞精子症患者精液中 IL-2,8 及 NO 的变化 [J].第四军医大学学报,2003,24(1):76-77.

59. 何磊,万小妍,徐杰伟,等.白细胞精子症患者精液质量参数变化的初步研究 [J].热带医学杂志,2015,15(3):328-330,361.

60. 林其德,范鸿杰.抗精子抗体相关免疫不孕 [J].中国实用妇科与产科杂志,2013,29(9):707-710.

61. 傅广波,钱立新,崔毓桂.男性自身抗精子抗体的临床研究 [J].国外医学(计划生育分册),2005,24(6):45-49.

62. 崔云,郜都,张端军.男性免疫性不育现代中医研究近况 [J].中华中医药学刊,2014,32(1):7-9.

63. 吕逸清,陈斌.男性免疫性不育有关病因因素的研究进展 [J].中国男科学杂志,2008,(6):64-66,70.

64. Schlicder M. Disturbance of nuclear condensation in human spermatozoa: search for mutations in the genes for protamine 1, protamine 2 and transaction protein 1[J]. Hum Reprod, 1994, 92(5): 313-315.

第十二章 前列腺、精囊疾病

| 第一节 | 前列腺炎

【概述】

前列腺炎属于中医学"精浊""淋证""白浊"等范畴,是中青年男性常见的一种生殖系炎症性疾病,约50%男性在一生中的某个阶段会受前列腺炎的困扰,其临床表现主要为会阴等部位疼痛、排尿异常及神经精神症状。尤其是慢性前列腺炎发病机制、病理生理学改变还不十分清楚。临床上有细菌性和非细菌性、特异性和非特异性的区别,其中以慢性非细菌性前列腺炎(nonbacterial prostatitis,NBP)最为多见,占90%~95%,临床上以发病缓慢、病情顽固、反复发作、缠绵难愈为特点。

西医对前列腺炎的分类方法较多,目前在国际上多采用1995年美国国立卫生研究院(NIH)分类方法。主要将其分为四类:Ⅰ型急性细菌性前列腺炎(ABP);Ⅱ型慢性细菌性前列腺炎(CBP);Ⅲ型慢性非细菌性前列腺炎/慢性骨盆疼痛综合征(NBP/CPPS),并将该类进一步分为Ⅲ A型和Ⅲ B型;Ⅳ型无症状的炎症性前列腺炎(AIP)。

随着学科发展,国外学者制定了前列腺炎临床个性化治疗的表型分类系统——UPOINT,其由6个独立的因子组成,分别为排尿症状(U)、社会心理的(P)、器官特异性的(O)、感染(I)、神经/系统性的(N)及盆底肌疼痛(T)。同时指出了前列腺炎的治疗应向综合性治疗方式转变。

【西医病因病理】

(一)Ⅰ型前列腺炎

病原体感染为主要致病因素,多为血行感染、经尿道逆行感染。病原体主要为大肠埃希菌,其次为金黄色葡萄球菌、肺炎克雷伯菌、变形杆菌、假单胞菌属等,绝大多数为单一病原菌感染。

(二)Ⅱ型前列腺炎

致病因素亦主要为病原体感染,以逆行感染为主。病原体主要为葡萄球菌属,其次为大肠埃希菌、棒状杆菌属及肠球菌属等。前列腺结石和尿液反流可能是病原体持续存在和感染复发的重要原因。

(三)Ⅲ型前列腺炎

发病机制未明,病因学十分复杂,存在广泛争议,主要涉及以下几个方面:

1. 病原体感染 本型患者虽然常规细菌检查未能分离出病原体,但可能仍然与某些特殊病原体:如厌氧菌、L型变形菌、纳米细菌、沙眼衣原体、支原体等感染有关。有研究表明本型患者局部原核生物DNA检出率可高达77%;临床某些以慢性炎症为主、反复发作或加重的"无菌性"前列腺炎,可能与这些病原体有关。其他病原体如寄生虫、真菌、病毒、滴虫、结核分枝杆菌等也可能是该型的重要致病因素,但缺乏可靠证据,至今尚无统一意见。

2. 排尿功能障碍 某些因素引起尿道括约肌过度收缩,导致膀胱出口梗阻与残余尿形成,造成尿液反流入前列腺,不仅可将病原体带入前列腺,也可直接刺激前列腺,诱发无菌的"化学性前列腺炎",引起排尿异常和骨盆区域疼痛等。

3. 精神心理因素 研究表明:经久不愈的前列腺炎患者中一半以上存在明显的精神心理因素和人格特征改变。如:焦虑、压抑、疑病症、癔病,甚至自杀倾向。这些精神、心理因素的变化可引起自主神经功能紊乱,造成后尿道神经肌肉功能失调,导致骨盆区域疼痛及排尿功能失调;或引起下丘脑-垂体-性腺轴功能变化而影响性功能,进一步加重症状,消除精神紧张可使症状缓解或痊愈。但目前还不清楚精神心理改变是其直接原因,还是继发表现。

4. 神经内分泌因素 前列腺痛患者往往容易发生心率和血压的波动,表明可能与自主神经反应有关。其疼痛具有内脏器官疼痛的特点,前列腺、尿道的局部病理刺激,通过前列腺的传入神经触发脊髓反射,激活腰、骶髓的星形胶质细胞,神经冲动通过生殖股神经和髂腹股沟神经传出冲动,交感神经末梢释放去甲肾上腺素、前列腺素、降钙素基因相关肽、P物质等,引起膀胱尿道功能紊乱,并导致会阴、盆底肌肉异常活动,在前列腺以外的相应区域出现持续的疼痛和牵涉痛。

5. 免疫反应异常 近年研究显示免疫因素在Ⅲ型前列腺炎的发生发展和病程演变中发挥着非常重要的作用,患者的前列腺液和(或)精浆和(或)组织和(或)血液中可出现某些细胞因子水平的变化,如:IL-2、IL-6、IL-8、IL-10、TNF-α及MCP-1等,而且IL-10水平与Ⅲ型前列腺炎患者的疼痛症状呈正相关,应用免疫抑制剂治疗有一定效果。这表明Ⅲ型前列腺炎可能是一种过敏性炎症反应或自身免疫性疾病,一种以细胞因子为中介产生的连锁反应。炎症在始动因素作用下,如:前列腺产生的某些精浆蛋白抗原如PSA等可以作为自身抗原性物质;病原体的残余碎片或坏死组织也可作为抗原,进而导致机体产生促炎性细胞因子,这些细胞因子可以上调趋化因子的表达,表达产物通过各自的机制在前列腺局部发生免疫反应,对机体造成影响。

6. 氧化应激学说 正常情况下,机体氧自由基的产生、利用、清除处于动态平衡状态。前列腺炎患者氧自由基的产生过多和(或)自由基的清除体系作用相对降低,从而使机体抗氧化应激作用的反应能力降低、氧化应激作用产物和(或)副产物增加,也可能为发病机制之一。

7. 盆腔相关疾病因素 部分前列腺炎患者常伴有前列腺外周带静脉丛扩张、痔、精索静脉曲张等,提示部分慢性前列腺炎患者的症状可能与盆腔静脉充血,血液淤滞相关,这也可能是造成久治不愈的原因之一。某些临床诊断为慢性前列腺炎的患者,其病因还可能是间质性膀胱炎所致。

目前,关于Ⅲ型前列腺炎的发病机制,"多元化学说"为众多学者普遍接受,其核心内容是:在慢性前列腺炎的发生过程的发生过程中,前列腺可能作为始动器官,并可能具有周围组织器官、肌肉和神经的原发性或继发性疾病,甚至于在这些疾病已经治愈或彻底根除后,它所造成的损害与病理改变仍然在独立地持续起作用,其病因的中心可能是感染、损伤、免疫、内分泌和异常的盆底神经肌肉活动的共同作用,这些因素作用于遗传或解剖学易感人群,诸多因素导致周围敏感化和神经内分泌的"瀑布"式分泌,并造成周围(前列腺、盆底肌肉、筋膜、肌腱等)和中枢组织器官的致敏作用,最终结果是出现慢性的神经病理性疼痛和皮质中枢对盆底调节功能的失调。在脊髓和高位中枢神经系统参与下,外周和中枢神经原的增量调节,导致神经病理性疼痛状态。患者因此可以由于最初的感受伤害刺激(尤其是早期事件仍然在起作用)、异常性疼痛(非有害性刺激产生疼痛)、痛觉增敏(降低疼痛阈值且增加正常疼痛刺激的痛觉),并出现广泛的盆底疼痛和功能异常。这种功能异常状态进一步被良性或不良的精神心理和社会因素所调节,例如紧张、焦虑、恐惧、心境恶劣、不良应对方式等。

(四)Ⅳ型前列腺炎

因无临床症状,常因其他相关疾病检查时被发现,所以缺乏发病机制的相关研究资料,可能与Ⅲ型前列腺炎的部分病因与发病机制相同。

【中医病因病机】

前列腺炎病机研究体现在三个不同时期:20世纪60年代以前以湿热下注为主,20世纪60年代至20世纪末以瘀血内阻为主,20世纪末至今多认为本病病机为湿热瘀滞,肝气郁结。病机演变多认为湿热下注多出现在早期,中期多为湿热瘀阻,而后期多伴脾肾亏虚。湿、热、瘀、滞、虚贯穿在慢性前列腺炎不同阶段。

前列腺炎病因多为外感毒邪湿热,蕴结于下焦,或饮食不节,滋生湿热,湿热下注,均可致下焦膀胱气化不利,扰动精室,精与浊相混,而成精浊之证,湿热为其发作的主要诱因。湿热日久缠绵难愈,久则伤阴耗气,伤及脾肾,或肾虚及脾,湿热内生,肾气虚则湿愈难化,且精易下泄,由实转虚,虚实互结而发本病,肾虚为其发病基础。湿热不得清利,相火不得疏泄,湿热之邪入于营血,血与邪互结,血为之瘀结,乃致精道气血瘀滞,瘀滞是其发展趋势。故湿热瘀结是本病主要病因,气滞血瘀贯穿本病始终,久治不愈则气虚血瘀。湿热、瘀血、肾虚是前列腺炎三大主因,湿热内蕴、瘀血内阻及肾虚大病理变化往往互为因果,使前列腺炎病情缠绵难愈。所以,慢性前列腺炎的中医病机是肾虚为本,湿热为标,瘀滞为变。即湿热为患为共识;瘀血内阻为趋势;湿热瘀结为特征;肾虚为内在基础。

随着中医对前列腺炎的深入认识、研究与总结,认识到气滞血瘀病机在本病中的重要地位,认为气滞血瘀贯穿疾病的始终。感受热邪,热伤阴液,血热互结,即可成瘀;或受湿邪,阻遏气机,气滞血停而成瘀;情志内伤,饮食起居失宜皆可致瘀。在慢性前列腺炎的病理发展过程中,间接的血瘀更为常见,即多种病机可向血瘀转化,主要有气滞血瘀、气虚血瘀、血热成瘀等。气虚推动血行无力,血行迟缓而成瘀;或气虚统摄无力,血液离经,不得消散,也可成瘀;热灼阴液,致血液黏滞不行,或热邪灼伤脉络,血溢脉外,不能消散,积而成瘀。而中医学中还有"久病从瘀"的说法,叶天士也指出"初病在气,久病在血"。慢性前列腺炎病证久治不愈,黏滞缠绵,必定会由浅入深发展,气血同病,日久影响血液循行,必致血瘀。

本病与肝、肾、膀胱等脏腑功能失常有关,病位主要在精室。在经脉则与足厥阴肝经、足少阴肾经、足太阴脾经、足太阳膀胱经、任脉、督脉最为密切。

1. 湿热蕴结 湿热之邪,可由外入,可由内生。外感六淫湿热火毒,火热之邪下迫膀胱,或下阴不洁,秽浊之邪侵袭,皆可酿生湿热,导致湿热毒邪蕴结精室不散,瘀滞不化,水道不利而发为本病;或饮酒及食辛辣炙煿之品,湿热内生,或素食肥甘厚味之品,损伤脾胃,脾失健运,水湿潴留,郁而化热,致使湿热循经下注,蕴结下焦发为本病。

2. 气滞血瘀 房事不节,或外肾受伤,或气机不畅,久则及血,均可损伤精室脉络,以致气滞血瘀,精窍不利而为本病。或湿热、寒湿之邪久滞不清,则致精道气血瘀滞,使本病迁延难愈。

3. 肝气郁结 情志不舒,思欲不遂,而致肝气郁结,发为本病。

4. 肾阴不足 素体阴虚,房事不节,热病伤阴,久病及肾,肾精亏虚,水火失济,阴虚则火旺,相火妄动,而生内热,发为本病。

5. 脾肾阳虚 禀赋不足,素体阳虚,劳累过度,导致肾阳不足,或肾气亏虚,精室不藏;或素体脾虚,饮食劳倦,脾失健运,以致中气不足,正气虚损乃发本病。

前列腺炎多由相火妄动,所愿不遂,或忍精不泄,肾火郁而不散,离位之精化为白浊;或房事不洁,湿热从精道内侵,湿热壅滞,气血瘀阻而成。或病久伤阴,肾阴暗耗,出现阴虚火旺证候;亦有体质偏阳虚者,久则火势衰微,易见脾肾阳虚之象。

【诊断要点】

1. 临床表现 诊断前列腺炎时,应详细询问病史,了解发病原因或诱因;询问疼痛性质、特点、部位、程度和排尿异常等症状;了解治疗经过和复发情况;评价疾病对生活质量的影响;了解既往史、个人史和性生活情况。

Ⅰ型:常突然发病,表现为寒战、发热、疲乏无力等全身症状,伴有会阴部和耻骨上疼痛,尿路刺激症状和排尿困难,甚至急性尿潴留。

Ⅱ和Ⅲ型:临床症状类似,多有疼痛和排尿异常等。Ⅱ型可表现为反复发作的下尿路感染。Ⅲ型主要表现为骨盆区域疼痛,可见于会阴、阴茎、肛周部、尿道、耻骨部或腰骶部等部位。排尿异常可表现为尿急、尿频、尿痛和夜尿增多等。由于慢性疼痛久治不愈,患者生活质量下降,并可能有性功能障碍、焦虑、抑郁、失眠、记忆力下降等。

Ⅳ型:无临床症状。

2. 体格检查 诊断前列腺炎,应进行全面体格检查,重点是泌尿生殖系统。检查患者下腹部、腰骶部、会阴部、阴茎、尿道外口、睾丸、附睾和精索等有无异常,有助于进行诊断和鉴别诊断。直肠指检对前列腺炎的诊断非常重要,且有助于鉴别会阴、直肠、神经病变或前列腺其他疾病,同时通过前列腺按摩获得 EPS。

Ⅰ型:体检时可发现耻骨上压痛、不适感,有尿潴留者可触及耻骨上膨隆的膀胱。直肠指检可发现前列腺肿大、触痛、局部温度升高和外形不规则等。禁忌进行前列腺按摩。

Ⅱ型和Ⅲ型:直肠指检可了解前列腺大小、质地、有无结节、有无压痛及其范围与程度,盆底肌肉的紧张度、盆壁有无压痛,按摩前列腺获得 EPS。直肠指检前,建议留取尿液进行常规分析和尿液细菌培养。

3. 实验室及辅助检查

(1)前列腺液检查:主要观察 EPS 中白细胞和卵磷脂小体数量。正常的前列腺液外观为乳白色稀薄液体,内含卵磷脂小体≥+++/HP、白细胞数 <10 个 /HP、无或偶见红细胞、无脓细胞。当 EPS 内卵磷脂小体减少、白细胞数≥10 个 /HP 时,提示前列腺存在炎症。但目前多将此检查作为辅助诊断之一,而非金标准。

(2)尿常规及尿沉渣检查:该项检查是排除其他疾病的辅助方法。

(3)病原学检测:目前对前列腺炎的病原学检查多采用"四杯法"或"二杯法",是鉴别细菌性和非细菌性的常用方法,对前列腺炎临床用药有一定的指导意义。

(4)超声检查可见前列腺回声不均匀、钙化、结石等,但不推荐单一使用超声检查结果作为诊断依据。另外,尿动力学、膀胱镜、CT、MRI 等均可作为前列腺炎的辅助诊断手段。

4. 诊断原则

Ⅰ型:诊断主要依靠病史、体格检查和血、尿的细菌培养结果。对患者进行直肠指检是必须的,但禁忌进行前列腺按摩。在应用抗生素治疗前,应进行中段尿培养或血培养。经

36小时规范处理,患者病情未改善时,建议进行经直肠B超等检查,全面评估下尿路病变,明确有无前列腺脓肿。

Ⅱ型和Ⅲ型(慢性前列腺炎):须详细询问病史、全面体格检查(包括直肠指检)、尿液和前列腺按摩液常规检查。推荐应用NIH慢性前列腺炎症状指数(NIH-CPSI)进行症状评分。推荐"两杯法"或"四杯法"进行病原体定位试验。

为明确诊断及鉴别诊断,可选择的检查有:精液分析或细菌培养、前列腺特异性抗原(PSA)、尿细胞学、经腹或经直肠B超(包括残余尿测定)、尿流率、尿动力学、CT、MRI、尿道膀胱镜检查和前列腺穿刺活检等。

Ⅳ型:无症状,在前列腺按摩液(EPS)、精液、前列腺按摩后尿液、前列腺组织活检及前列腺切除标本的病理检查时被发现。

【鉴别诊断】

1. 慢性附睾炎 亦可表现为阴囊、腹股沟部疼痛不适,与前列腺炎骨盆区域疼痛不适症状相似,但慢性附睾炎附睾部可触及结节,并伴轻度压痛。

2. 良性前列腺增生症 大多在老年人群中发病,临床表现主要为尿频,以夜尿增多为主,或伴有排尿困难、尿线变细、尿等待、尿不尽以及残余尿增多等,无骨盆区域疼痛不适表现。超声、直肠指检可进行鉴别。

3. 精囊炎 精囊炎和前列腺炎多同时发生,主要表现为血精以及尿路刺激症状、骨盆局部疼痛症状,如尿道烧灼感、尿痛、尿急、尿频、排尿困难、终末血尿,局部有会阴部不适、坠胀痛或剧痛及直肠剧痛,疼痛可向下腹部、腰骶部、外生殖器及腹股沟放射。也可出现性欲减退、射精痛等。

【辨证论治】

1. 内治法

(1)湿热蕴结证

证候:尿频,尿急,尿痛,尿道灼热感,排尿终末或大便时偶有白浊,会阴、腰骶、阴囊、睾丸、少腹坠胀疼痛,阴囊潮湿,尿后滴沥,舌红苔黄或黄腻,脉滑数或弦数。

治法:清热利湿,佐行气活血。

方药:程氏萆薢分清饮、八正散、龙胆泻肝汤加减。

中成药:癃清片、热淋清颗粒、双石通淋胶囊。

(2)气滞血瘀证

证候:病程日久,少腹、会阴、睾丸、腰骶、腹股沟坠胀隐痛或痛如针刺,时轻时重,在久坐、受凉时加重,舌黯或有瘀点瘀斑,脉多沉涩。

治法:活血化瘀,行气止痛。

方药:前列腺汤、血府逐瘀汤加减。

中成药:前列欣胶囊、前列倍喜胶囊、前列平胶囊。

(3)肝气郁结证

证候:会阴部、或外生殖器区、或下腹部、或耻骨上区、或腰骶及肛周坠胀不适,隐隐作痛,小便淋沥不畅,常伴胸闷、善太息、性情急躁、焦虑抑郁等,症状随情绪波动加重,舌淡红,苔薄白,脉弦。

治法:疏肝解郁,理气止痛。

方药:柴胡疏肝散、逍遥散加减。

中成药:乌灵胶囊。

(4)肾阴不足证

证候:病程较久,尿后余沥,小便涩滞不畅,时有精浊,伴腰膝酸软,头晕眼花,失眠多梦,遗精早泄,五心烦热,口干咽燥,舌红少苔,脉沉细或细数。

治法:滋补肾阴,清泻相火。

方药:知柏地黄丸加减。

中成药:知柏地黄丸、左归丸、大补阴丸。

(5)脾肾阳虚证

证候:病久体弱,腰骶酸痛,倦怠乏力,精神萎靡,少腹拘急,手足不温,小便频数而清长,滴沥不尽,阳事不举,劳则精浊溢出,舌淡苔白,脉沉无力。

治法:温补脾肾,佐行气活血。

方药:补中益气汤合济生肾气丸加减。

中成药:右归丸、补中益气丸。

2. 外治法

(1)直肠用药:根据临床辨证可选用前列安栓、解毒活血栓、野菊花栓等。

(2)坐浴:根据辨证用药:湿热蕴结证选用黄柏、倒扣草、益母草、苦参、大黄、冰片等;气滞血瘀证选用红花、黄柏、元胡、川楝子、鸡血藤、野菊花等;肝气郁结证选用青皮、香附、柴胡、白芍、丹参等;肾阴不足证选用盐黄柏、红花、大黄、冰片、赤芍等;脾肾阳虚证选用桂枝、蛇床子等。煎汤坐浴,温度不宜超过40℃,每晚1次,每次10~15分钟。未婚或未生育的已婚患者不宜坐浴。

(3)敷脐疗法:丁香、肉桂、红花、延胡索等,研磨用醋或温水调匀,取适量用一次性医用辅料贴敷肚脐(神阙穴),睡前贴敷1次,晨起祛除。适用于气滞血瘀证导致的疼痛。

(4)物理疗法:主要利用多种物理方法产生热力作用,加速腺体内的血液循环,促进炎症物质的消散与吸收,对于以疼痛为主患者效果较佳,但对于未婚或有生育要求者不推荐。超声外治:运用前列腺超声仪于会阴部(穴)进行超声治疗,每日1次,每次30分钟左右。适用于气滞血瘀证导致的疼痛。

【辨治要点】

1.基本病机 湿热瘀阻是其基本病机。前列腺炎病机虽然有肾虚、血瘀、肝郁、湿热等不同,但一般来说,湿热为患为共识;瘀血内阻为趋势;湿热瘀结为特征;肾虚为内在基础;气滞血瘀贯穿本病始终。

2.辨病论治是前提 前列腺炎可分为四型,不同分型临床表现、病因及治疗各异。而且前列腺炎临床表现以排尿异常的下尿路症状及前列腺骨盆区域疼痛不适为主,临床上很多疾病都可以引起骨盆区域的疼痛及下尿路症状表现,如精索静脉曲张、腹股沟疝、间质性膀胱炎、前列腺增生症、膀胱过度活动症等,加之目前临床分科越来越细,专科医生对前来就诊的患者很容易局限于该科的相关疾病而先入为主,从而导致误诊的出现。所以,临床治疗前列腺炎的首要前提是辨病论治,即首先需要明确诊断、确定分型。虽然,目前对于前列腺炎的诊断主要依据临床症状和病史,前列腺液常规检查由于其临床指导意义不大而仅供参考,但是,一些排除性的检查和体格检查需要重视。体格检查可以很好地鉴别排除是否为精索静脉曲张或者腹股沟疝等疾病导致的盆腔区域的疼痛不适,而且能够更详细地收集病情资料,有利于明确诊断。而其他的一些排除性的检查,如阴囊超声、泌尿系超声等检查,可以排除附睾炎、膀胱炎、精索静脉曲张等疾病,进行排除性的诊断。因此,明确诊断为临床治疗指明了方向,为规范治疗奠定了基础,是治疗前列腺炎的必要前提。

3. 辨证论治是核心 随着近年来对前列腺炎的深入研究,逐步确立了血瘀在其病机中的重要地位,因为前列腺特殊的解剖结构,容易减慢血液循环,而中医称前列腺为精室,是奇恒之腑,具有易虚易瘀的特点;其典型的临床表现以前列腺骨盆区域疼痛为主的,而其疼痛症状容易缠绵反复,符合中医所讲的"不通则痛""久痛入络"等理论;而前列腺炎中医证候特点的流行病学调查研究也显示,气滞血瘀证是其最常见的证候类型,从而更加确定了血瘀病机贯穿该病始终的地位。此外,由于前列腺炎缠绵反复的特点,导致病程迁延,患者被该病反复折磨,逐渐失去治疗信心,容易出现焦虑抑郁等精神障碍,而研究发现,前列腺痛患者普遍存在焦虑、抑郁等精神障碍。因此,目前前列腺炎的病机特点已经从湿热转变为血瘀肝郁为主要特点,而治疗则应该在活血疏肝的基础上辨证论治,从而能够更加有针对性的治疗。

另外,辨证论治虽然是中医的内容,但是西医学在治疗前列腺炎方面也开始注重与辨证论治相呼应的个体化的治疗。尤其是 UPOINT 表型分类系统的提出,将前列腺炎定义为由不同表型组合而成的具有不同临床表现的前列腺炎综合征,而不同的表型应该采用不同的治疗方法,突出体现了对前列腺炎进行个体化分析和治疗的思路。因此,西医学在治疗前列腺炎时,也开始注重"辨证论治",明确该病是有哪些表型组合而成,从而采取相对应的个体化的治疗方法。

4. 中西结合是趋势 虽然,近年来中西医对前列腺炎的临床研究与实践都取得了新的进展,但是仍然并不能解决其所有的问题,从而中西医结合成为治疗前列腺炎的趋势。中西医在治疗前列腺炎方面都有各自的优势与劣势,中西医之间取长补短、中西合璧将会取得更加满意的治疗效果。首先,中西医在治疗前列腺炎的不同症状表现上,各有优劣。所以,一定要明确各自的治疗优势,选择最有效的方法针对相应的临床表现。如西医学在抗感染、解除排尿梗阻等方面有优势,而中医的优势在于改善躯体症状、缓解疼痛等方面。因此,对于以前列腺骨盆区域疼痛为主,兼以排尿异常、精神障碍等表现的前列腺炎,必须中西结合治疗。使用西医学手段治疗排尿异常,采用中医中药缓解疼痛症状及躯体症状。另外,对明显伴有焦虑、抑郁等精神障碍的患者使用西医学的抗焦虑抑郁药物要明显优于疏肝解郁的中药。其次,中西结合能够更好的辨病论治与辨证论治相结合。通过使用西医学的诊断工具,可以更加明确的排除疑似相关疾病,明确诊断。在明确诊断的基础上,再明确中医证型,西医学的表型组合,从而采取更有优势的治疗方案,对症分型治疗。最后,中西医思维的结合,更有利于突破现有的治疗瓶颈。中医与西医学是完全不同的两种医学理论体系,两者之间的典型区别不是诊疗手段的差异,而是在不同思维体系指导下而进行的医学诊疗。即中医学与西医学对同一疾病问题的认识是采用不同的思维方式,从不同的层面,不同的角度而去认识的。所以,中西思维方式的结合,能够打破自身的桎梏,更有利于理论突破。

5. 身心同治是关键 随着社会 – 生物 – 心理医学模式的普及,临床医生越来越重视精神心理因素在疾病中的重要影响作用,而前列腺炎患者的精神心理状况也在近年来表现突出,而逐步被关注重视。多项临床研究显示,前列腺炎患者精神障碍表现突出,主要表现为焦虑、抑郁等精神障碍。因此,目前前列腺炎的临床症状已经从以躯体症状为主向躯体症状与精神障碍表现并重转变,而且其精神障碍表现与躯体症状密切相关,相互影响,进一步加重临床表现,甚至成为前列腺炎缠绵难愈的重要因素之一,严重影响患者的生活质量与心理健康。所以,前列腺炎身心同治应该作为治疗的关键,必须重视。从而,在治疗前列腺炎的时候,既要采取有效的措施解决患者的躯体症状,更要重视心理疏导的积极作用,甚至必要的时候需要配合抗焦虑抑郁的药物,而尽早规范的药物干预,往往能够使患者受益,达到满意的治疗效果。

6. 综合治疗是手段 前列腺炎近年来逐步进入了综合治疗时代,只有采用现有的所有诊疗方法这一综合治疗手段,才能够达到理想的治疗效果。因此,前列腺炎的临床治疗方法具有多样化的特点,既有多样的治疗药物,也有繁多的外治方法,同时还要对患者进行健康教育以及生活方式调整等。所以,对于前列腺炎患者,首先要实施包括健康教育、调整饮食和生活方式在内的基础治疗,如科普疾病相关知识,限制饮酒和辛辣刺激食物,避免受凉、憋尿、久坐,适度体育锻炼,规律性生活,情志舒畅等;其次,要根据患者的临床症状表现,明确表型组合,中医证型,制定个体化的综合药物治疗方案;最后,要重视外治法在前列腺炎治疗中的地位,目前临床中使用较多的外治方法有温水坐浴、栓剂纳肛、药物敷脐、生物反馈疗法、会阴超声治疗等。这些外治方法对于缓解前列腺炎的疼痛不适等症状都有一定的疗效,甚至疗效显著。尤其是栓剂纳肛这一方法,由于操作方便,疗效明显,患者易于接受,已经在临床推广普及。而温水坐浴则成为很多患者的家庭辅助疗法。因此,综合治疗已经成为前列腺炎的必要治疗手段,只有采用中西医结合、内治与外治配合的综合治疗手段,才能提高疗效,达到满意的治疗效果。

【研究进展】

1. 慢性前列腺炎中医证型分布特点 李海松等对 918 例慢性前列腺炎患者中医证型分布规律进行研究,结果显示:①证型非均衡分布。对证型出现频率进行统计发现,湿热蕴结证为 74.07%,气滞血瘀证 89.76%,阴虚火旺证 13.62%,肾阳虚损证 22.55%,肝气郁结证 37.8%,中气不足证 27.3%。所以,在所有证型中气滞血瘀证最多。②单一证型少,多为复合证型,即多个证型相互夹杂。临床中,慢性前列腺炎的证型常夹杂出现,多以两证相兼出现,部分以三证相兼出现,单一证型较少出现仅占 18.41%。其中二证兼见者:湿热蕴结证 + 气滞血瘀证最多,占 50.11%;三证兼见者:湿热蕴结证 + 气滞血瘀证 + 肝肾阴虚证 10.24%,湿热蕴结证 + 气滞血瘀证 + 肾阳虚损证 7.95%。③证型可动态变化,即证型之间可相互转化。慢性前列腺炎发病初期以邪实为主,且湿热、瘀血多交互为患,失治或误治,导致病情迁延反复,耗伤肾气,则以虚实夹杂证为主。

2. 慢性前列腺炎从瘀论治 综合历代文献来看,前列腺炎的病位主要在肾、膀胱及精室,疾病初起以实证居多,日久以虚证居多,病因病机虽然错综复杂,但其基本病机表现在湿热、肾虚、肝郁气滞、血瘀四个方面。这些证型可以相互转换,最终发展为血瘀。饮食不节,嗜食肥甘厚味,湿热内生,循肝经下注精道,又或房事不洁,湿热毒邪从外而入,致精室之精,流而不畅,清浊相混,湿热之邪胶着不化,久而不去,下焦气化不利,津凝为痰,血行不畅,痰瘀互阻,从而加重前列腺炎临床表现。肝郁气滞,血行不畅,或气郁化火,或耗伤阴血,从而形成瘀血病理产物。肾阳不足,阳虚生内寒,寒凝经脉,气血运行不畅,则瘀血内生。肾阴亏虚,虚热内灼,耗伤营阴,脉络瘀阻。另外从嗜食辛辣、长期酗酒、久坐或长途骑车挤压、寒冷刺激、工作、生活压力大等慢性前列腺炎的常见病因来看,绝大多数发病是由不良的生活方式所致。这些诸多因素均可致瘀。

络脉为病其共同临床表现为"久、痛、瘀、难、怪"。这与慢性前列腺炎的临床特点极为相似。邪犯络脉可影响络中气血的运行和津液的输布,导致络脉阻滞、气滞血瘀、津停痰积而变生诸病。络脉为病易虚，易滞，易瘀。络病机制虽复杂，但络体细窄易瘀，其证候特点总离不开一个"瘀"字。前列腺导管常因炎证刺激、纤维变性而管腔狭窄，致前列腺导管内分泌物瘀积不出，此与络脉阻滞、气滞血瘀、津停痰结的病理变化相符。久病入络，精室脉络瘀阻，败精瘀浊与湿热之邪互结，贯穿于整个病变过程。

慢性前列腺炎不同程度的下腹、会阴、腰骶等骨盆区域的疼痛和不适，伴随睾丸坠胀疼痛，阴囊潮湿，尿后滴白，舌质红或瘀点，瘀斑。直肠指检前列腺正常或表面不平或不对称，可触及不规则的炎性硬结，并有压痛，这些表现都可以由瘀所致，符合中医"不通则痛、瘀滞则肿、瘀滞则凝"等理论。

从病因病机、解剖、络病、症状等方面看，慢性前列腺炎基本病机是瘀阻。本病的发生、演变、转归与瘀血密切相关，瘀血既是前列腺炎病理产物，又是引起慢性前列腺炎的致病因素，同时也是慢性前列腺炎反复发作、缠绵难愈的主要原因。在治疗上要注意辨证分型、审因论治，尤其是要注意化瘀通络的应用。现代药理研究提示：活血化瘀药具有显著的扩血管，降低血液黏稠度以及改善红细胞变形能力等作用，使腺体微循环得以改善，前列腺上皮细胞膜通透性增加，同时随证配合清热、利湿、补益之品，促使体内残败精得以迅速通泄，纤维瘢痕组织软化、吸收，腺小管通畅。

3. 慢性前列腺炎络病理论　　络脉是气血运行的载体，从大到小，分成无数细小分支网络遍布全身，将气血渗灌到人体各部位及组织中去，对整体起调节作用。络脉之窘，如网如曲，纵横交错，血流之末，流速之缓，缓而易塞，容易为病，病而难显。其共同临床表现为"久、痛、瘀、难、怪"。慢性前列腺炎从病因、解剖、症状、疗效反映等方面看，其发生、演变、转归无不与络脉相关，而久病入络也是慢性前列腺炎反复发作、缠绵难愈的主要原因。

从中医理论来看，前列腺应指古人所称的"精室"，其分泌前列腺液，有如五脏的藏精功能，同时前列腺又有排泄作用，类似于六腑，故前列腺当归于奇恒之腑，奇恒之腑易虚、易瘀，以通为顺，极易瘀阻。前列腺位于下焦，湿热毒积一旦瘀结，聚而难散，加上内外诱发因素，则易于反复发作。久病入络，精室脉络瘀阻，败精瘀浊与湿热之邪互结，贯穿于整个病变过程。

从慢性前列腺炎病因来看，除少数病例有感染性的因素以外，绝大多数发病是由不良的生活方式所致。如常见的夫妻分居、忍精不泄、长期酗酒、嗜食辛辣、久坐湿冷之处或长途骑车挤压、寒冷刺激等，均可导致前列腺导管舒缩功能障碍，前列腺液排出不畅，血液运行障碍，代谢废物瘀积引起炎症。慢性前列腺炎反复发作，组织纤维化，局部形成硬结、肿大。按照络病理论，各种因素导致脉络络气郁滞，其渗灌濡养、供血供气、津血互换、营养代谢功能失常，"脉络 – 血管系统"舒缩功能和血液运行障碍，脉络气机郁滞，引起脉络自适应、自调节、自稳态异常。

从临床症状来看，慢性前列腺炎患者尿频、尿急等症状多已缓解，而小腹、会阴部、腰骶部等处疼痛多为主要表现，又常见前列腺局部硬结、肿大，影响到精液又常出现精液不完全液化。按中医理论，这些表现就是由瘀所致，符合中医"久痛入络"，"不通则痛"，"瘀滞则肿、瘀滞则凝"等理论。患者由于各种原因导致络脉络气郁滞，常见少腹、睾丸、阴囊、耻骨、肛周等处胀痛或刺痛。络息成积，邪气稽留络脉，血行涩滞为瘀，津液凝滞为痰，气郁、血瘀、痰饮凝聚郁结，日久形成积聚，前列腺局部表现为硬结、肿大，精液不完全液化。

从西医学解剖方面来看，前列腺位于盆腔之深部中央位置，解剖位置特殊，前列腺导管呈直角或斜行进入尿道，前列腺的内部结构很像许多窦道样盲管，只有一个出口，排出的动力很弱,无论病原体、非病原体侵袭性因素,还是炎症病理产物等,都极易阻塞出口,不利于前列腺液引流,以致前列腺液淤积,引起炎症;从血管走行来看,进入前列腺体的动脉多相对粗大,而静脉则相对细小迂曲,前列腺的循环特点造成炎症时微循环淤滞,既不利于吸收又不利于抗病,易致血瘀。慢性前列腺炎的病理表现是充血、肿胀、腺管堵塞、炎性细胞浸润、炎性渗出物潴留、纤维化,影响到精液又常出现精液不液化。

因此,基于以上对慢性前列腺络病理论的探讨及临床实践,慢性前列腺炎属于络病范畴,临床辨治应该以祛瘀通络作为基本治则。化瘀通络常用药物有王不留行、益母草、泽兰、桃仁、红花、赤芍、丹参、牡丹皮、乳香、没药、琥珀、制大黄、水蛭等。此类药物味多辛苦、辛能行散,苦能疏泄,善走散通行,对疏通络脉有重要作用。现代药理研究表明,化瘀通络药能使腺体微循环得以改善,腺上皮细胞膜通透性增加,促使体内残血败精得以迅速通泄,并能增强机体免疫力,从整体上改善患者的身体状况,从而使邪去正复、缩短疗程、提高疗效、减少复发率。因此,治疗以"化瘀通络"为基础往往可获奇效。

4. 慢性前列腺炎"身心疾病"论 身心疾病又称生理心理障碍,是与心理社会因素高度相关的、出现躯体症状、生理功能紊乱以及器质性损害的疾病,在疾病发生、发展、转归和防治过程中,心理社会因素起重要作用。身心疾病与其他单纯生理疾患的最大区别在于身心疾病的发展全过程中,社会、心理、生理因素相互影响作用贯穿始终。慢性前列腺炎患者由于躯体症状长期反复存在,进而影响其心理状态,进一步发展为精神心理症状。而且越来越多的慢性前列腺炎患者临床表现躯体症状与心理症状并存,且相互影响,尤其是心理症状贯穿始终,严重影响患者的身心健康,应属身心疾病的范畴。

(1)慢性前列腺炎心理症状凸显:慢性前列腺炎(chronic prostatitis,CP)是指前列腺在病原体或某些非感染因素作用下,患者出现以骨盆区域疼痛或不适、排尿异常等症状为特征的一组疾病。但是,由于慢性前列腺炎的发病机制、病理生理学改变还不十分清楚。越来越多的男科专业医师认为慢性前列腺炎具有异质性,是具有不同病因或多种机制、不同临床表现、不同疾病进程且对治疗有不同反应的临床综合征。其临床表现以骨盆区域疼痛和排尿异常两大类症状为主,或伴有焦虑、抑郁等精神障碍类症状,或伴有性功能障碍等。随着生物-心理-社会医学模式的发展,社会快速发展带来的生活、工作方式的转变以及人们心理的重大变化。导致慢性前列腺炎临床表现发生较大变化,精神障碍类临床表现凸显,而且严重影响疾病的进展、治疗及预后。多项对前列腺炎患者进行的精神心理学调查显示,约30%~80%患者有不同程度的精神障碍,其中20%~50%为严重精神障碍,突出的精神症状为焦虑、抑郁、情绪不稳定、男性特征弱化和性功能障碍,而且病程越长、NIH-CPSI评分越高,情绪障碍程度越重。

(2)慢性前列腺炎缠绵反复加重心理症状:慢性前列腺炎临床首发症状以躯体症状为主,表现为排尿异常和前列腺盆腔区域疼痛,临床以尿频、尿等待、滴白等排尿异常和会阴、小腹、睾丸等部位疼痛最为常见。首发症状即表现为心理障碍非常少见,心理症状多是由于慢性前列腺炎反复缠绵,病程较长,在疾病后期出现的伴发症状。据临床调查显示,尿频和疼痛症状是严重影响患者生活质量并容易诱发其心理症状的两大症状。而且疼痛症状是导致生活质量下降的主要因素,对生活质量的影响较尿频更为严重。因此,慢性前列腺炎患者由于疼痛和尿频的长期存在与反复发作,往往伴有焦虑、抑郁等精神障碍,导致生活质量严重下降。

另外,慢性前列腺炎患者多有长期求医的经历,由于临床医生对该病的认识不足以及医学认识的局限,导致多数患者有过挫折的就医经历。这些挫折的就医经历和过高的治疗期望以及反复出现与长期存在的症状就很容易诱发其精神障碍的出现。因此慢性前列腺炎缠绵反复不但会诱发其心理症状甚至会进一步加重其心理症状的表现程度。

(3)社会环境因素导致慢性前列腺炎心理症状凸显:慢性前列腺炎心理症状高发、地位凸显,也与人们所处的社会环境变化等方面有密切的关系。主要表现在以下几个方面:①在中国经济快速发展的同时,人们工作、生活等各方面的压力也在快速增加。据调查显示,中国人现在所面对的压力已经位列全球第一位,在压力逐步增加的同时,精神障碍类疾病发病率急剧上升。因此中国人现在普遍存在由压力过大等原因导致的焦虑、抑郁、强迫等精神障碍疾病。而本身就有精神障碍的人一旦被确诊为慢性前列腺炎,由于对于本病错误的认识以及过度的关注疾病等就会加重其心理症状,尤其是患有焦虑症和抑郁症的患者。②慢性前列腺炎是男性常见的疾病,约有50%的男性在人生的某个阶段受到过慢性前列腺炎的困扰,因此其就像感冒一样,并不可怕。但是由于网络、电视、广播等宣传媒介,尤其是网络关于慢性前列腺炎错误知识过度泛滥的传播,导致人们对其有很多错误的认识。很多人会错误地认为慢性前列腺炎是性病、会引起肾功能的损害甚至导致尿毒症、会导致不育症、导致性功能下降等。③慢性前列腺炎患者很多都有不良的就医记录,被过度诊断、过度治疗而且被灌输错误的观念等。这些有不良就诊记录的患者由于反复经历挫折的治疗,对疾病的治疗失去信心,而被过度诊断与治疗,错误观念的灌输,则导致对该病有错误的认识与过度的担忧,消耗大量钱财却治疗无果,很容易导致患者出现抑郁、焦虑、过度担忧、失去信心等精神障碍类心理症状。

(4)慢性前列腺炎躯体症状与心理症状相互影响:张介宾说:"形者神之体,神者形之用;无神则形不可活,无形则神无以生"。可见中医很早就认识到身和心(躯体和精神)是相互依存,又是相互影响相互作用的。因此许多心理疾病的产生是与躯体因素有直接关系的,同样许多躯体疾病也是以压抑、焦虑等心理问题为诱因的。而慢性前列腺炎的躯体症状和心理症状也是相互影响、相互作用,甚至正是两者的相互影响导致慢性前列腺炎缠绵反复。Miller报道,情绪紧张和抑郁是CP发生、发展和迁延不逾的一个潜在因素。Osbom等发现,焦虑症状等精神心理因素可能引起尿流动力学的变化。国内学者也认为焦虑、抑郁、恐惧、紧张等通过精神→神经递质→神经这一环路,引起后尿道和膀胱神经肌肉功能障碍,自主神经功能失调导致慢性前列腺炎。精神心理因素的影响会导致神经内分泌的失衡,诱发或加重了后尿道神经 – 肌肉功能的紊乱,造成后尿道神经肌肉功能失调,导致骨盆区域疼痛及排尿功能失调。通过大量的临床研究可以证实慢性前列腺炎的心理症状可以影响甚至加重其躯体症状,而躯体症状正是导致其心理症状出现的物质基础。所以慢性前列腺炎躯体症状与心理症状并存,相互影响,相互作用,是其缠绵反复的根本原因。

因此,对于慢性前列腺炎应该重视身心同治,在治疗躯体症状的同时,兼顾心理症状的治疗,尤其是对于精神障碍表现明显者尽早使用抗焦虑、抗抑郁药物意义重大,重视心理疏导的积极意义,解除患者心理症结,可有效改善患者心理症状,从而进一步改善躯体症状,提高临床疗效。

5. 慢性前列腺炎"感冒"学说　慢性前列腺炎是男性的常见病,约有50%的男性在人生的某个阶段受到过慢性前列腺炎的困扰。而且其症状缠绵难愈且容易反复,加之目前网络、电视、广播等宣传媒介,对于慢性前列腺炎错误知识的过度泛滥传播,导致人们对慢性前列腺炎存在较多认识误区,导致精神心理压力较大,甚至出现焦虑、抑郁等精神障碍的表现。

李海松教授根据慢性前列腺炎的发病特点及诊治体会,提出慢性前列腺炎"感冒"学说,将慢性前列腺炎比之为感冒,有利于患者正确认识慢性前列腺炎,放下心理负担,增强治疗信心。

慢性前列腺炎与感冒具有诸多相似之处。①发病部位:一上一下。感冒主要是病毒或细菌侵袭扁桃体,导致上呼吸道的炎症反应;慢性前列腺炎则为前列腺局部的炎症反应。②病因:两者的致病因素大部分为非细菌性。感冒的致病因素主要是病毒感染,细菌感染则较少见;而慢性前列腺炎则95%左右都是非细菌性的。③诱因:两者诱因相同,在受凉、劳累、食辣、饮酒等刺激下都可发病。④发病特点:两者均容易多次发病(不能称之为复发),不能根除。⑤症状:两者症状具有一致性。都可表现为疼痛(慢性前列腺炎为盆腔区域的局部疼痛;感冒表现为全身的酸痛或咽痛、头痛等疼痛)、有分泌物(慢性前列腺炎可出现滴白;感冒则表现为流鼻涕、咳痰等)、局部炎症刺激症状(慢性前列腺炎表现为尿频等前列腺局部炎症刺激尿道导致的排尿异常症状;感冒表现为打喷嚏的鼻腔刺激症状、咳嗽等呼吸道刺激症状)等。⑥诊断:两者诊断多以临床症状表现为主,不以病原微生物为据(前列腺液常规或培养;咽拭子),属排除性诊断。⑦治疗:两者治疗目的相同,均以消除症状为主要目标。⑧预后:两者预后均良好。

因此,慢性前列腺炎就相当于前列腺"感冒"了,虽然会多次发病,但不是复发,就像感冒一样,每次都是新发的,不能说感冒复发了。这样患者能够更容易接受,正确认识前列腺炎,积极配合治疗,树立治疗信心。

6. 从瘀论治慢性前列腺炎临床研究 李海松等将41例符合慢性非细菌性前列腺炎诊断标准,且符合慢性前列腺炎气滞血瘀证辨证标准的患者进行单组自身对照观察研究。对所有入选的患者进行关于慢性前列腺炎的健康宣传教育,内容包括纠正不良生活方式和行为、督促患者戒酒、少食辣椒、规律性生活、适当体育锻炼、前列腺炎知识宣教等基础上,口服前列欣胶囊,每次6粒,每天3次,饭后30分钟口服,疗程4周。结果表明前列欣胶囊对患者的疼痛症状、排尿症状、性功能情况以及神经精神症状都有明显改善,尤以疼痛症状改善最为明显。从疼痛积分变化来看,疼痛程度、部位和频率经治疗都得到了明显改善。

李海松等采用两组平行对照的临床观察研究,将82例Ⅲ型前列腺炎(气滞血瘀证)伴勃起功能障碍的患者随机分为两组,每组41例,进行健康宣传教育。在此基础上,治疗组饭后口服前列欣胶囊,每次6粒,3次/日,疗程4周;对照组饭后口服舍尼通,1片/次(含70mg水溶性提取物P5及4mg脂溶性提取物EA10),2次/日,疗程4周。结果:治疗组总有效率为87.8%,对照组总有效率为80.5%,两组疗效比较,差异有统计学意义($P<0.05$)。同时,两组治疗前后NIH-CPSI总分差值比较,差异有统计学意义($P<0.01$);两组中医证候总分差值比较,差异有统计学意义($P<0.05$);两组勃起功能总分差值比较,差异有统计学意义($P<0.01$)。结论:前列欣胶囊可以明显改善Ⅲ型前列腺炎(气滞血瘀证)患者的疼痛症状及伴随的勃起功能障碍症状;同时可以改善患者的排尿、症状影响,提高生活质量。

熊国兵等全面检索截至2006年12月活血化瘀中药复方治疗慢性前列腺炎的随机对照试验,运用Jadad量表和试验分配隐藏评价纳入文献的方法学质量并提取有效数据进行Meta分析,用RevMan 5.0软件完成统计和系统评价。结果:共9篇文献包含1815例患者符合纳入标准。前列安通片(对比舍尼通)与自拟复方(对比前列康)具有改善慢性前列腺炎患者前列腺炎症状评分的效应($P<0.05$、0.01);对比前列康、前列腺胶囊、前列腺汤、自拟复方均具有改善患者疼痛与排尿不适的作用(P值均<0.01),与前列速康宝片、丹蒲胶囊(对

比前列泰片)也均能使患者异常的按摩前列腺液白细胞计数恢复正常(P 值均 <0.05)。结论:活血化瘀类中药复方在改善慢性前列腺炎患者的症状、前列腺液指标优于前列康、舍尼通及前列泰片。

提示:基于对慢性前列腺炎气滞血瘀病机在其发病中重要地位的认识,通过对慢性前列腺炎中医证候特点的流行病学研究,发现气滞血瘀证型最为多见,据此提出慢性前列腺炎从瘀论治,现已取得专家共识。因此活血化瘀法应该作为慢性前列腺炎的基本治则。大量的临床研究证实活血化瘀法能够明显改善慢性前列腺炎的临床症状,尤其是在改善慢性前列腺炎疼痛症状方面优势明显,疗效显著,同时活血化瘀法还可以有效的改善前列腺炎伴发的勃起功能障碍的表现,提高勃起功能。

7. 活血化瘀通络法治疗慢性前列腺炎的临床研究　王彬等采用随机、对照临床试验研究方法,通过前列腺液(EPS)常规、美国国立卫生研究院慢性前列腺炎症状评分(NIH-CPSI)及中医临床症状表现,筛选出 120 例慢性前列腺炎气滞血瘀证患者,随机分为治疗组(60例,脱落 1 例)和对照组(60 例,脱落 6 例)。治疗组服用通前络汤免煎颗粒(由丹参 20g、蜈蚣 3g、水蛭 10g、王不留行 20g、桃仁 12g、红花 10g、赤芍 30g、白芍 30g、甘草 10g、元胡 15g、黄芪 20g、生白术 15g 组成),早晚各一袋,温水冲服,疗程 4 周。对照组口服前列欣胶囊,6 粒 /次,每天 3 次,疗程 4 周。结果:治疗组总有效率 88.14%,对照组总有效率 70.37%。两组治疗前后 NIH-CPSI 积分的自身对比差异均有显著性($P<0.01$);组间比较,治疗组较对照组第 4 周和第 8 周随访 NIH-CPSI 总分、疼痛和生活质量评分差异均有显著性($P<0.05$)。结论:通前络汤和前列欣胶囊均可有效改善慢性前列腺炎临床症状,但通前络汤在缓解疼痛不适症状和改善患者的生活质量方面较前列欣胶囊优势明显,提示在活血化瘀的基础上,适当增加通络作用,能够提高慢性前列腺炎临床疗效。

讨论:通前络汤由丹参、蜈蚣、水蛭、王不留行、桃仁、红花、赤芍、白芍、甘草、元胡、黄芪、生白术组成。主要适用于慢性前列腺炎气滞血瘀证,临床以前列腺盆腔区域疼痛症状为主的患者。方中丹参、王不留行活血调经,通经止痛;桃仁、红花、赤芍活血化瘀止痛;芍药、甘草配伍,为《伤寒论》之经方芍药甘草汤,具有明显的镇痛消炎作用;元胡活血行气止痛,专治一身上下诸痛,为止痛之圣药;黄芪、生白术益气健脾,培补正气,提高抗病能力;水蛭、蜈蚣均为虫类药,具有较强的活血通络,破血逐瘀之功,可显著增强化瘀止痛之效。方中诸药配伍,共奏活血通络,化瘀止痛之功。该方在活血化瘀止痛的基础上配以水蛭、蜈蚣两味药,可有效提高缓解前列腺周围区域疼痛的程度,进而提高临床疗效。

现代药理研究发现水蛭中的水蛭素是迄今发现的最强的凝血酶特异性抑制剂,通过和凝血酶的直接结合而发挥抗凝作用,最终达到抗凝、抗栓、纤溶的目的。蜈蚣具有调节脂代谢、改善血液流变学、降低血脂、增强心肌抗氧化能力及保护心肌免受脂质过氧化损伤的作用。这些药理研究为中医认为其具有较强的活血通络、破血逐瘀的功效提供了依据。因此,水蛭和蜈蚣是通前络汤的核心药物,即君药,在活血化瘀的基础上进一步加强活血之功,并增加通络逐瘀之功,从而使得通前络汤治疗慢性前列腺炎取得了满意的临床疗效。

8. 丁桂散穴位贴敷、栓剂治疗慢性前列腺炎的临床研究　丁桂散制备:丁桂散由丁香和肉桂按 3 : 10 的比例组方而成。丁香和肉桂饮片加工成粉末,过 120 目筛,混匀装袋密封,每袋 1g。每次治疗时,取 1 袋药粉倒入药杯,用 2ml 注射器抽取 1ml 食用醋,注入药杯,将药粉调和成团。用 40℃温水清洗脐窝(神阙穴),用消毒棉球擦干,把药丸放在神阙穴,外盖一次性医用敷料固定。每晚换药 1 次。

李海松等将 144 例Ⅲ型前列腺炎气滞血瘀证患者随机分为联合组、脐疗组、栓剂组各 48 例。在进行健康宣传教育的基础上,分别给予丁桂散敷脐联合前列安栓纳肛、丁桂散敷脐、前列安栓纳肛治疗,疗程为 4 周。用美国国立卫生研究院慢性前列腺炎症状指数表和慢性前列腺炎中医证候评分表进行疗效评价。结果:联合组、脐疗组、栓剂组总有效率分别为 93.8%、81.2%、83.3%。患者治疗前后中医证候评分均有下降($P<0.05$),但联合组患者治疗后的评分以及疗效明显优于其他 2 组($P<0.05$)。结论:丁桂散敷脐联合前列安栓纳肛治疗Ⅲ型前列腺炎气滞血瘀证,疗效明显优于单纯使用脐疗或栓剂。

　　李海松等采用随机对照方法将 160 例Ⅲ型前列腺炎(气滞血瘀型)患者等分为丁桂散敷脐联合前列安栓组(A 组)、前列安栓组(B 组),疗程 4 周。栓剂睡前 1 粒,纳肛;丁桂散敷脐,每晚 1 次。以慢性前列腺炎症状指数评分标准量表(NIH-CPSI)、中医证候评分为主要评价指标,同时记录不良反应。结果:两组 NIH-CPSI 疗效总有效率分别为 83.8%、68.4%,有统计学差异($P<0.05$);两组中医证候疗效总有效率为 78.4%、64.5%,有统计学差异($P<0.05$)。各组在治疗期间未出现明显不良反应。结论:丁桂散敷脐联合前列安栓纳肛治疗Ⅲ型前列腺炎(气滞血瘀型)安全、有效。

　　王彬等采用随机对照研究方法对 160 例慢性前列腺炎患者进行 4 周的临床观察。由计算机产生随机编码表,将 160 例患者等分为丁桂散贴敷神阙穴组(A 组))、丁桂散贴敷会阴穴组(B 组)。丁桂散穴位贴敷,每晚 1 次。以 NIH-CPSI 量表、中医证候评分、前列腺液常规为主要评价指标,同时记录不良反应。所有数据采用 SPSS17.0 处理。结果:参照 NIH-CPSI 量表评分,两组总有效率依次为 51.35%、55.37%,A 组与 B 组比较差异均无统计学差异($P>0.05$);参照中医证候评分,两组总有效率依次为 51.35%、53.96%,A 组与 B 组比较差异均无统计学差异($P>0.05$)。两组在治疗期间未出现明显不良反应。结论:丁桂散贴敷神阙穴、会阴穴治疗慢性前列腺炎(气滞血瘀)安全有效性相当。

　　孙松等将 120 例慢性非细菌性前列腺炎患者随机分为治疗组及对照组,两组各 60 例,分别予以丁桂散敷脐联合栓剂安慰剂、前列安栓纳肛联合丁桂散安慰剂治疗,疗程为 4 周。采用 NIH-CPSI 量表和中医证候评分为评价指标。结果:治疗组总有效率为 79.31%,对照组总有效率为 77.19%,两组比较无显著差异($P>0.05$)。结论:丁桂散敷脐治疗慢性非细菌性前列腺炎(气滞血瘀型)疗效安全可靠,可明显改善患者的临床症状。

　　谢建兴等采用随机、单盲、平行对照、多中心临床试验,将 467 例慢性前列腺炎(湿热瘀血壅阻证)受试者分为试验组 349 例、对照组 118 例。试验组前列安栓 1 粒,对照组野菊花栓 1 粒,肛内用药每晚 1 次,疗程 28 天 . 以中医证候、美国国立卫生研究院慢性前列腺炎症状评分(NIH-CPSI)、主要临床症状及前列腺按摩液白细胞计数为疗效评价指标。结果:试验组治疗结束时中医证候疗效临床控制率为 4.4%、总显效率为 58.0%、总有效率为 90.7%,明显优于对照组的 0.9%、33.1%、70.4%($P<0.025$)。试验组的 NIH-CPSI 总分、疼痛与不适、排尿情况、生存质量评分的下降程度均较对照组明显($P<0.025$)。试验组对主要临床症状尿急、会阴部等局部坠胀和局部疼痛有明显缓解作用,疗效优于对照组($P<0.05$)。试验组前列腺液白细胞计数改善率为 55.2%,明显优于对照组的 32.4%($P<0.05$)。试验组和对照组均未发生严重不良事件,试验药和对照药不良反应发生率低,分别为 0.56%(2/349) 和 0.83%(1/118)。结论:前列安栓治疗慢性前列腺炎(湿热瘀血壅阻证)疗效肯定,临床用药安全性良好。

　　讨论:丁桂散源于清代马培之《外科传薪集》,原方组成为:丁香 9g、肉桂 30g,丁香具有行气止痛活血的作用,肉桂具有温经通络散寒的作用,两者合用,共奏温经散寒,行气止痛之效。丁桂散主要外用穴位贴敷,主治寒疝腹痛等疾病。

肚脐中央为神阙穴,又称脐中穴,与脏腑经络关系十分密切。隶属于阴脉之海任脉,同时,神阙穴也是经脉之海冲脉循行之所,与百脉相通。会阴穴在会阴部,男性当阴囊根部与肛门连线的中点。这两穴位均属于任脉,而任脉与督脉、冲脉同出于胞中,被称为"一源而三歧"。三脉经气相通,内联五脏六腑,外连四肢百骸,内通外联,承上启下,在防治疾病中具有十分重要的作用。从解剖学来看,脐部具有以下特点:角质层薄,屏障功能弱,药物最易穿透表皮弥散,利于药物的吸收;分布有丰富的静脉网,药物经皮吸收迅速;脐窝的自然凹陷,有利于长时间地保留药物,便于药效的吸收而发挥其疗效。

前列安栓成分包括黄柏、虎杖、泽兰、栀子等。小檗碱类生物碱是前列安栓主要药物黄柏的有效成分,也是其质控成分。研究表明,小檗碱类生物碱具有多种药理作用,包括抑制大肠杆菌、金黄色葡萄球菌等多种细菌生长,抑制环氧化酶 –2(COX-2)转录活性,阻断炎症介质形成,减少组织间炎性细胞浸润以及。α_1 受体拮抗药的作用,因而能够起到抗感染、减轻尿道阻力的作用,从而缓解前列腺炎症状。

前列腺和直肠周围有极丰富的静脉丛,为经直肠吸收的药物在此局部形成高浓度的聚集提供了必要的解剖学条件。Shafik 发现,直肠静脉与膀胱前列腺静脉丛之间有 2~6 条小的痔生殖静脉,将直肠静脉的血液单向输送到泌尿生殖静脉丛,没有反向运输。林成仁等通过同位素示踪法,以前列栓的质控成分 ^{3}H– 盐酸小檗碱作为示踪物,研究发现药物经直肠吸收十分迅速,而且前列腺组织中的药物放射性在 24 小时内均高于腹主动脉血中。

9. 经会阴超声治疗慢性前列腺炎的临床研究 李海松等采用随机、双盲、多中心试验设计。共纳入 96 例符合标准的慢性前列腺炎患者,北京中医药大学东直门医院、中日友好医院各 48 例,均分为两组。A 组超声治疗仪(型号:GR-QLX;产品生产许可证号:京药监械20090048 号,由北京国瑞辉煌医疗器械有限责任公司生产并提供,超声波采用连续发射的方式,频率 1.79MHz,功率 3.15 W,探头直径约 4cm)为实际真实的超声治疗仪,在治疗过程中产生超声;B 组的超声治疗仪为外形、操作完全一致,但不产生超声的超声治疗仪。治疗 2周,隔日治疗 1 次,每次 10 分钟,共 7 次。比较治疗后两组有效率,治疗前与治疗后组内、组间 NIH-CPSI 评分、白细胞、卵磷脂小体变化。监测安全性。结果:A 组总有效率为 70.83%,B 组总有效率为 25.00%,差异有统计学意义($P<0.001$);A 组 NIH-CPSI 疼痛与不适评分、排尿症状评分、生活质量评分、NIH-CPSI 总评分较治疗前均有显著改善($P<0.05$);B 组 NIH-CPSI 疼痛与不适评分、NIH-CPSI 总评分较治疗前有显著改善($P<0.05$);治疗前两组各指标积分比较无显著差异($P>0.05$);治疗后两组组间比较 NIH-CPSI 疼痛与不适评分、排尿症状评分、NIH-CPSI 总评分有显著差异($P<0.05$);白细胞、卵磷脂小体治疗前后组内、组间比较均无统计学意义($P>0.05$)。不良事件方面 A 组 2 例、B 组 1 例,组间比较差别不显著($P>0.05$)。结论:经会阴超声治疗慢性前列腺炎疗效显著,尤其是在改善疼痛方面,安全可靠、操作简单,患者易接受,值得进一步推广。

李海松等采用随机、对照的试验设计,共纳入符合诊断标准的慢性前列腺炎患者 120例,使用随机数字表法将患者分为两组,均为 60 例。治疗组:经会阴超声联合中药外用(前列止痛方:冰片 5g、乳香 30g、没药 30g、甘草 15g、白芍 30g)治疗;对照组:单纯经会阴超声治疗。隔日治疗 1 次,每次 10 分钟,共 7 次。比较治疗后两组有效率,治疗前与治疗后组内、组间 NIH-CPSI 评分、中医证候评分量表(气滞血瘀证)积分变化情况,并记录治疗期间不良反应。结果:治疗组总有效率 82.14%。对照组总有效率 72.73%。两组总有效率比较,差异有统计学意义($P<0.01$)。治疗 2 周后,两组 NIH-CPSI 各项评分分别与疗前对比,两组差异均显著($P<0.01$),有统计学意义;疗后两组间对比,治疗组疼痛不适评分、生活质量评分及 NIH-CPSI 评分总分明显优于对照组($P<0.05$),有统计学意义;两组排尿状况评分及症状影响评分,差异不显著($P>0.05$),无统计学意义。在中医症状方面,两组会阴坠胀疼痛、小腹坠胀疼痛、阴囊睾丸坠胀疼痛、腰骶酸软疼痛、排尿赤涩疼痛、尿有余沥、尿频等较之治疗前均显著改善($P<0.01$),而且疗后治疗组较之对照组在会阴坠胀疼痛、小腹坠胀疼痛、阴囊睾丸坠胀疼痛等方面改善更加明显,差异有统计学意义($P<0.05$)。结论:经会阴超声可显著改善前列腺炎患者疼痛不适等症状,而且联合中药外用组较之单纯超声治疗效果更明显。

讨论:超声波进入人体后,能够产生热效应、生物学效应、弥散效应和机械(力学)效应等,这些物理效应可以提高细胞活力和代谢功能,加速血液和淋巴循环,促进结缔组织变软,调节肌肉痉挛,缓解疼痛,降低感觉神经兴奋。此外,超声能够增大皮肤表面的有效孔径,或减少孔的扭曲程度,从而可以促进药物的透入功能,直达病灶,达到更加理想的治疗效果。

前列止痛方由白芍、甘草、乳香、没药、冰片组成。白芍、甘草两者为芍药甘草汤的组成,出自《伤寒杂病论》,具有柔肝舒筋、缓急止痛之效。研究显示芍药甘草汤具有明显的镇痛、抗炎作用,其镇痛机制可能与致痛因子、NO、PGE_2 等密切相关。乳香由橄榄科植物乳香木产出的含有挥发油的香味树脂,具有活血行气止痛、消肿生肌的功效。郑杭生等通过对乳香中的不同化学成分对小鼠的扭体反应实验观察,发现乳香挥发油、乳香醇提都具有明显的镇痛作用,其镇痛机制可能是直接作用于神经末梢。没药是橄榄科植物没树茎干皮部渗出的油胶树脂,具有活血止痛的功效。《本经逢原》云:"乳香活血,没药散血,皆能止痛、消肿、生肌,故二药每每相兼而用。",二药合用,可显著增强止痛之功。冰片为通窍止痛之药,具有芳香开窍、止痛消炎的功效,外用具有促进中药透皮吸收的作用。临床药理研究显示,冰片具有较强的镇痛抗炎作用,可有效缓解烧伤等导致的疼痛阈值。因此前列止痛方具有活血行气、缓急止痛之功,其中止痛效果尤甚。

经会阴超声较之传统经直肠超声疗法有着明显的优势,操作方便,患者易于接受,副作用小,适合在临床推广使用。目前,慢性前列腺炎的治疗已经进入综合治疗的时代,口服药物仍然是主要疗法,外治法仅作为辅助疗法在临床推广。因此,经会阴超声治疗应明确严格的适应证,即主要针对以会阴、小腹等部位疼痛不适为主的患者,作为药物治疗的补充疗法,应避免滥用。

10. 慢性前列腺炎外治法评价

(1)坐浴:坐浴方便易操作,能够很好地缓解前列腺炎相关症状表现,是临床中使用普遍,患者易接受并可自行操作的一种方法。如果中药坐浴不方便,温水坐浴也可以起到很好的辅助作用。但是,坐浴主要适用于以会阴、小腹等前列腺周围区域疼痛不适的慢性前列腺炎患者。另外,还需要注意:温度不宜过高,以不超过 45℃ 为宜;另外睾丸产生精子的功能对温度很敏感,阴囊局部温度升高可以导致睾丸生精功能下降甚至不育,因此有生育要求者不宜坐浴,或者坐浴时将阴囊抬起。

(2)栓剂:栓剂纳肛治疗前列腺炎可以保证药物有效成分被迅速吸收并直达前列腺发挥治疗作用。其临床有效率高,可以明显缓解前列腺炎排尿异常及疼痛类症状,而且使用方便,副作用发生率低(常见的为腹泻等),患者易于接受,依从性好。因此,该方法是临床普及较广,医生认可度高且最常用的一种治疗慢性前列腺炎的外治方法。

(3)药物保留灌肠:药物保留灌肠能够发挥局部用药效应、直肠透析功能、降低药物对肝脏的影响等,临床使用普遍,甚至包括危急重症等疾病。但是中药保留灌肠需要将中药煎汤导入直肠内,保留30分钟至2小时,操作复杂不便,且保留时间较长,需要每天1次,因此对于慢性前列腺炎这种门诊疾病患者不易接受,且普遍存在患者不易耐受的问题。另外中药保留灌肠用于治疗慢性前列腺炎尚缺乏规范的大型多中心随机对照的临床研究验证,医生认可度低,不适于在临床推广。

(4)脐疗:脐疗治疗慢性前列腺炎有较好的疗效,尤其对慢性前列腺炎小腹等部位的疼痛有明显优势,脐部给药容易吸收,不经过消化系统,避免了对消化道的刺激。另外,脐疗操作简便,患者易于接受,耐受性好,临床普及度高。但是,需要注意的是,使用时注意观察局部过敏等不良反应,可使用防过敏敷料、减少贴敷时间、采用刺激性较小的调和剂等方式降低不良反应的发生。

(5)物理热疗:热疗主要利用多种物理手段所产生的热力作用,加速前列腺组织局部血液循环,增加新陈代谢,促进消炎和消除组织水肿,消除盆底肌肉痉挛等。短期内虽有一定的缓解症状作用,但尚缺乏长期的随访资料及循证医学证据。而且热疗的温度控制非常重要,容易出现温度过高而致医源性损伤,因此,对于未婚及未生育者不推荐。

(6)前列腺注射:近年来的研究结果显示,动物及人类正常前列腺和炎症前列腺对于绝大多数抗菌药物可具有良好的透过性,抗菌药物与非抗菌药物经过口服、肌内注射、静脉注射及局部吸收等方式都可被吸收到宿主血液内,然后随血液循环到达前列腺,最后通过毛细血管壁进入血管外组织。因此前列腺的药物透过性并不是前列腺炎难治的根本原因,对慢性前列腺炎病因、病机、病理的正确认识才是提高临床有效率的根本方法。另外,由明确感染因素导致的慢性前列腺炎不到10%,因此近年来治疗慢性前列腺炎的思路已经从以抗感染为主转变为个体化的综合治疗。另外,前列腺局部注射可能产生出血、感染、纤维化或增生结节等并发症,操作存在风险,所以患者也不太易于接受。因此,综合现代研究及临床实践,前列腺局部注射并不适合作为慢性前列腺炎的常规疗法。

(7)尿道灌注:大量研究证实前列腺的药物透过性并不是造成前列腺炎难治的根本原因,而且抗菌药物与非抗菌药物通过口服等方式完全可以达到有效的作用浓度。此外,尿道灌注属于侵入性操作,由于男性尿道长及生理性狭窄的存在,很容易导致尿道损伤等并发症,而且尿道灌注需要将灌注液保留约20分钟,容易导致尿道刺激反应,因此患者普遍难于接受。而且,目前尿道灌注治疗慢性前列腺炎的文献大多为病例报道,尚缺乏科学的随机对照研究,其有效性和安全性还需要进一步的验证,所以,尿道灌注也不适合作为前列腺炎的常规疗法。

(8)超声治疗:超声治疗主要有经会阴和经直肠两种方式。临床研究显示经会阴超声治疗仪可以有效地缓解慢性前列腺炎的症状,尤其是慢性前列腺炎会阴、小腹、睾丸等部位疼痛不适的症状,因此,该外治方法更适合于前列腺痛的患者,临床使用要严格掌握适应证。另外,经会阴的方式较之经直肠超声,步骤更为简洁,不用嘱患者排空大便,操作时也不会给患者带来疼痛胀满、便意难忍等不适,减轻了精神的压力和肉体的痛苦,也避免了直肠微细血管破裂出血等并发症。因此,由于其非侵入性、操作简便、治疗时间适中,患者更容易接受,适合在临床推广。

【预防与调护】

1.忌酒,忌过食肥甘厚腻及辛辣炙煿食物。

2.养成良好、规律的生活习惯,加强锻炼,劳逸结合,不要憋尿、久坐或骑车时间过长。

3.性生活规律。

4.注意前列腺部位保暖。

5.前列腺按摩时用力不宜过大,按摩时间不宜过长,也不宜过于频繁,以每周 1 次为宜。

6.调节情志,保持乐观情绪,树立战胜疾病的信心。

第二节 良性前列腺增生症

【概述】

良性前列腺增生症(benign prostatic hyperplasia,BPH)是一种组织学诊断。临床 BPH,俗称"前列腺肥大",通常表现为主观症状为主的下尿路症状(lower urinary tract symptoms,LUTS)、影像检查证实的前列腺增大以及尿流动力学显示的膀胱出口梗阻(bladder outlet obstruction,BOO)。随着老龄化时代的到来,良性前列腺增生在泌尿男科疾病中的地位越来越突出。组织学 BPH 的发生率随着年龄的增长逐渐增加,其中 41~50 岁年龄组为 20%,51~60 岁年龄组为 40%,61~70 岁年龄组为 70%,80~90 岁年龄组为 85%,90 岁年龄组为 100%。

良性前列腺增生属中医"癃闭、精癃"范畴。排尿困难为癃,癃者,小便不利,点滴而短少,病势较缓;急性尿潴留为闭,闭者,小便闭塞,点滴不通,病势较急。

【西医病因病理】

目前良性前列腺增生的病因及发病机制尚未阐明,研究热点集中在雄激素 / 雌激素作用、生长因子作用、间质 – 上皮相互作用、细胞增殖与凋亡等方面。目前认为 BPH 是一组多病因的疾病,老龄及有功能的睾丸是 BPH 发生的必备条件。老龄及睾丸产生的性激素以及其他从饮食、环境中摄入并经体内转化的相关物质统称为导致 BPH 的外在因素。而前列腺本身产生的各种肽类生长因子、间质 – 上皮细胞相互作用细胞增殖与凋亡属于 BPH 发病的内在因素,外在因素通过内在因素才导致 BPH 的发生。

McNeal 将前列腺分为外周带、中央带、移行带和尿道周围腺体区。BPH 所有结节发生于移行带和尿道周围腺体区。早期尿道周围腺体区的结节完全为间质成分;而早期移行带结节则主要表现为腺体组织的增生,并有间质数量的相对减少。间质组织中的平滑肌也是构成前列腺的重要成分,这些平滑肌以及前列腺尿道周围组织受肾上腺素能神经、胆碱能神经或其他酶类递质神经支配,其中以肾上腺素能神经起主要作用。在前列腺和膀胱颈部有丰富的 α 受体,尤其是 α_1 受体,激活这种肾上腺素能受体可以明显提高前列腺尿道阻力。

前列腺的解剖包膜和下尿路症状密切相关。由于有该包膜的存在,增生的腺体受压而向尿道和膀胱膨出从而加重尿路梗阻。前列腺增生后,增生的结节将腺体的其余部分压迫形成"外科包膜",两者有明显分界。增生部分经手术摘除后,遗留下受压腺体,故术后直肠指诊及影像学检查仍可以探及前列腺腺体。

前列腺增生导致后尿道延长、受压变形、狭窄和尿道阻力增加,引起膀胱高压并出现相关排尿期症状。随着膀胱压力的增加,出现膀胱逼尿肌代偿性肥厚、逼尿肌不稳定并引起相关储尿期症状。如梗阻长期未能解除,逼尿肌则失去代偿能力。继发于 BPH 的上尿路改变,如肾积水及肾功能损害,其主要原因是膀胱高压所致尿潴留以及输尿管反流。

【中医病因病机】

本病的病理基础是年老肾气虚衰,气化不利,血行不畅,与肾和膀胱的功能失调有关。

1. 脾肾两虚　年老脾肾气虚,推动乏力,不能运化水湿,终致痰湿凝聚,阻于尿道而生本病。

2. 气滞血瘀　前列腺的部位是肝经循行之处,肝气郁结,疏泄失常,可致气血瘀滞,阻塞尿道;或年老之人,气虚阳衰,不能运气行血,久之气血不畅,聚而成痰,痰血凝聚于水道;或憋尿过久,败精瘀浊停聚不散,凝滞于溺窍,致膀胱气化失司而发为本病。

3. 湿热蕴结　外感湿热之邪,阻滞膀胱,或肾热移于膀胱;或嗜醇酒,过食肥甘厚味,酿生湿热,流注下焦,蕴结膀胱,影响膀胱气化功能,而致小便闭而不通,发为本病。

年老体虚,或久病体虚,肾阳不足,命门火衰,气化不及州都,膀胱气化无权,而致小便不通或点滴不爽,排尿无力;或下元虚冷关门不利,而致尿频、夜尿尤甚,或见小便自溢而失禁等症状;或下焦积热,日久不愈,津液耗伤,导致肾阴不足,出现排尿困难、小便频数不爽、淋沥不尽的症状。故肾虚为本。肾之气(阳)阴不足可以导致瘀血内停,正所谓气帅血行,气虚则血瘀,阳虚亦血凝。血属阴类,营阴虚耗不能载血以行或阴虚内热致槁血瘀结,蓄于下焦,阻塞水道以致膀胱决渎失司,血瘀日久,可以凝结成形,此为发病之标。故该病病机特点为肾虚为本,血瘀为标,湿热为诱发加重因素。

【诊断要点】

1. 病史

(1)以下尿路症状为主诉就诊的 50 岁以上男性患者,首先应该考虑 BPH 的可能。重点了解:下尿路症状的特点、持续时间及其伴随症状;手术史、外伤史,尤其是盆腔手术或外伤史;既往史和性传播疾病、糖尿病、神经系统疾病;药物史,可了解患者目前或近期是否服用了影响膀胱出口功能的药物。

(2)I-PSS 评分标准是目前国际公认的判断 BPH 患者症状严重程度的最佳手段。I-PSS 评分是 BPH 患者下尿路症状严重程度的主观反映,它与最大尿流率、残余尿量以及前列腺体积无明显相关性。通过这种方式可以使患者的症状严重程度进行量化,便于随访症状变化和调整治疗策略和临床研究。I-PSS 评分患者分类如下(总分 0~35 分):

轻度症状:0~7 分

中度症状:8~19 分

重度症状:20~35 分

(3)生活质量评分(QOL):QOL 评分(0~6 分)是了解患者对其目前下尿路症状水平伴随其一生的主观感受,其主要关心的是 BPH 患者受下尿路症状困扰的程度及是否能够忍受。

以上两种评分尽管不能完全概括下尿路症状对 BPH 患者生活质量的影响,但是它们提供了医生与患者之间交流的平台,能够使医生很好地了解患者的疾病状态。

2. 体格检查

(1)外生殖器检查:除外尿道外口狭窄或畸形所致的排尿障碍。

(2)直肠指诊:下尿路症状患者行直肠指诊非常重要,需在膀胱排空后进行。直肠指诊可以了解前列腺的大小、形态、质地、有无结节及压痛、中央沟是否变浅或消失以及肛门括约肌张力情况。直肠指诊对前列腺体积的判断不够精确,目前经腹超声或经直肠超声检查可以更精确描述前列腺的形态和体积。

（3）局部神经系统检查：主要是指会阴部的感觉和运动神经的检查，如肛门收缩和提肛运动。

3. 实验室化验及辅助检查

（1）尿常规：尿常规可以确定下尿路症状患者是否有血尿、蛋白尿、脓尿及尿糖等。

（2）血清 PSA：前列腺增生和临床局灶性前列腺癌的血清 PSA 水平有重叠，PSA 水平在非前列腺癌患者中也有作用，可以推测前列腺的体积以及预测患者对 5α- 还原酶抑制剂药物治疗的反应性。因此，血清 PSA 水平可以作为前列腺癌临床筛查的参考，同时可以作为预测 BPH 患者病情进展的指标。

（3）超声检查：超声检查可以了解前列腺形态、大小、有无异常回声、突入膀胱的程度，以及残余尿量。经直肠超声还可以精确测定前列腺体积（计算公式为 0.52× 前后径 × 左右径 × 上下径）。另外，经腹部超声检查可以了解泌尿系统（肾、输尿管）有无积水、扩张、结石或占位性病变。

（4）尿流率检查：尿流率有两项主要指标（参数）：最大尿流率（Qmax）和平均尿流率（average flow rate，Qave），其中最大尿流率更为重要。但是最大尿流率减低不能区分梗阻和逼尿肌收缩力减低，必要时行尿动力学等检查。最大尿流率存在个体差异和容量依赖性。因此，尿量在 150~200ml 时进行检查较为准确，必要时可重复检查。

（5）尿动力学检查：尿动力学检查是区分膀胱出口梗阻和膀胱逼尿肌无力的有效方法，有以下情况：如多次尿流率检查尿量在 150ml 以下；残余尿量 >300ml；盆腔外科手术后；BPH 侵袭性治疗效果欠佳者，可以选择尿动力学检查。结合其他相关检查，除外神经系统病变或糖尿病所致神经源性膀胱的可能。

（6）尿道膀胱镜：怀疑 BPH 患者合并尿道狭窄、膀胱内占位性病变时建议行此项检查。通过尿道膀胱镜检查可了解以下情况：①前列腺增大所致的尿道或膀胱颈梗阻特点；②膀胱颈后唇抬高所致的梗阻；③膀胱小梁及憩室的形成；④膀胱结石；⑤残余尿量测定；⑥膀胱肿瘤；⑦尿道狭窄的部位和程度。

【鉴别诊断】

1. 神经源性膀胱　临床症状上和 BPH 很难鉴别。有的膀胱刺激症状明显，表现尿频、尿急、夜尿次数增多，甚至急迫性尿失禁；有的排尿梗阻症状明显，表现尿潴留、上尿路积水。不过，神经源性膀胱患者多有明显的神经损害病史、体征，往往伴有下肢感觉和（或）运动障碍、肛门括约肌松弛和反射消失。确诊依赖于神经系统检查和尿流动力学评估。

2. 前列腺癌　发病年龄偏大，前列腺癌常发生于前列腺外周带，直肠指诊可扪及结节，前列腺不规则质地硬，血清 PSA 明显升高，前列腺癌以下尿路症状就诊时，多数是晚期（常见肺、骨转移），必要时可行前列腺穿刺活检确诊。

【辨证论治】

1. 湿热下注证

证候：小便频数黄赤，尿黄而热或涩痛，或小便不通，少腹急满胀痛，口苦口黏，或渴不欲饮，舌质红，苔黄腻，脉滑数或弦数。

治法：清热利湿，消癥通闭。

方药：八正散加减。

中成药：癃清片、热淋清颗粒、翁沥通胶囊。

2. 气滞血瘀证

证候:小便不畅,尿线变细或点滴而下,或尿道涩痛,闭塞不通,或少腹急满胀痛,偶有血尿,舌质紫黯,或有瘀点瘀斑,苔白或薄黄,脉弦或涩。

治法:行气活血,通窍利尿。

方药:沉香散加减。

中成药:前列欣胶囊、泽桂癃爽胶囊。

3. 脾肾气虚证

证候:尿频,滴沥不畅,尿线细,甚或夜间遗尿或尿闭不通,神疲乏力,纳谷不香,面色无华,便溏脱肛,舌淡,苔白,脉细无力。

治法:补脾益气,温肾利尿。

方药:补中益气汤加减。

中成药:补中益气丸。

4. 肾阴亏虚证

证候:小便频数不爽,尿少热赤,或闭塞不通,腰膝酸软,五心烦热,大便秘结,舌红少津,苔少或黄,脉细数。

治法:滋补肾阴,通窍利尿。

方药:知柏地黄丸加减。

中成药:知柏地黄丸。

5. 肾阳不足证

证候:小便频数,夜间尤甚,尿线变细,余沥不尽,尿程缩短,或点滴不爽,甚则尿闭不通;精神萎靡,面色无华,畏寒肢冷;舌质淡润,苔薄白,脉沉细。

治法:温补肾阳,通窍利尿。

方药:济生肾气丸加减。

中成药:右归丸、济生肾气丸、癃闭舒胶囊。

【西医治疗】

1. 药物治疗 西药治疗良性前列腺增生的药物主要有α受体拮抗剂、5α-还原酶抑制剂以及植物制剂。α-受体拮抗剂包括坦洛新、多沙唑嗪、阿夫唑嗪和特拉唑嗪等,适用于有下尿路症状的BPH患者。5α-还原酶抑制剂包括非那雄胺、度他雄胺和依立雄胺,适用于治疗有前列腺体积增大伴下尿路症状的BPH患者。对于具有BPH临床进展高危性的患者,5α-还原酶抑制剂可用于防止BPH的临床进展,如发生尿潴留或接受手术治疗。临床上多联合使用α受体拮抗剂和5α-还原酶抑制剂治疗BPH。

2. 手术治疗

(1)手术适应证:重度BPH的下尿路症状已明显影响患者生活质量时可选择外科治疗,尤其是药物治疗效果不佳或拒绝接受药物治疗的患者,可以考虑手术治疗。

当BPH导致以下并发症时,建议采用手术治疗:①反复尿潴留(至少在一次拔管后不能排尿或两次尿潴留);②反复血尿,5α-还原酶抑制剂治疗无效;③反复泌尿系感染;④膀胱结石;⑤继发性上尿路积水(伴或不伴肾功能损害)。

BPH患者合并膀胱大憩室,腹股沟疝、严重的痔疮或脱肛,临床判断不解除下尿路梗阻难以达到治疗效果者,应当考虑手术治疗。

(2)手术方式:经尿道前列腺电切术(TURP)、经尿道前列腺切开术(TUIP)、开放性前列腺摘除术、经尿道前列腺电汽化术(TUVP)、经尿道前列腺等离子双极电切术(TUPKP)、经尿道钬激光前列腺剜除术、经尿道前列腺激光气化术等。目前 TURP 仍是 BPH 治疗的"金标准"。上述各种治疗手段均能够改善 BPH 患者 70% 以上的下尿路症状。

【辨治要点】

1. **基本病机** 肾虚血瘀是其基本病机,湿热、脾虚、气虚等病机为其诱发或加重因素。临床辨治以温阳补肾、化瘀散结为治疗原则,以辨证论治为核心,兼以清热利湿、健脾益气等。

2. **辨病论治是前提** 下尿路症状是良性前列腺增生的主要临床表现,但下尿路症状也可见于多种泌尿系疾病,如膀胱过度活动征、前列腺癌等,故临床辨治,首先需要辨病论治,明确诊断,尤其是需要警惕前列腺癌。前列腺直肠指诊、泌尿系超声、PSA 应作为常规必检项目。

3. **中医治疗** 肾虚血瘀是良性前列腺增生症的基本病机,故补肾活血法是其基本治则,在补肾活血的基础上辨证论治,同时可适当运用中医通利小便的相关理论,以提高疗效。

(1)开上窍以通下窍:临床无论有无上窍闭塞,均可配用开上窍的药物,有利于下窍的开启。可在辨证的基础上,加 1~2 味开肺的药物如杏仁、桔梗、贝母、紫菀等。

(2)升清以利浊降:癃闭为湿浊停留不降之证,清阳之气的上升有利于浊湿之气的下降。因此,临床常配伍升清之品如黄芪、升麻、柴胡、枳壳等,可促使湿浊下走阴窍。

(3)通后窍以利前窍:前后二窍同由肾所主,前窍与后窍之间在解剖上互为邻近,在生理上相互配合,因此在病理上亦相互影响。生大黄活血行瘀,通下导滞,引瘀血浊热从大便而走,配合通利之品导瘀血湿热从小便而去,达到通后窍以利前窍的目的。临床上观察到,急性尿闭患者,大便得通,小便即自利。

(4)直接开前窍法:本病分窍实而闭和窍虚而闭,无论何种,临床如配合直接开启前窍的药物,如琥珀、郁金、莪术、菖蒲、生黄芪、沉香、麝香、穿山甲等,可提高疗效。

(5)消散气血痰湿的凝聚是提高疗效的重要途径:气血痰湿的凝聚是外科疾病形成的基本病理改变,如果不消除这些病理改变,很难提高疗效。这些治则包括疏肝理气,活血散瘀,化湿利水,化痰软坚。理气药如柴胡、郁金、沉香、乌药、枳壳;祛瘀药如丹参、桃仁、生大黄、川牛膝、红花、琥珀粉、炒五灵脂、地鳖虫;利湿药如茯苓、泽泻、瞿麦、萹蓄、车前子、木通、冬葵子;化痰软坚药如夏枯草、昆布、海藻、生牡蛎、川贝母。

(6)助膀胱气化药物的应用:膀胱主司小便,若被湿热和(或)瘀血阻塞其窍,则气化受阻,亦可致小便闭而不通。无论是三焦气化失司所致的膀胱气化不利,还是湿热瘀血闭阻所致的膀胱气化受阻,均影响了膀胱的气化功能。因此,除针对原发病因治疗外,均应同时重视恢复膀胱的气化功能。这也是无论虚实,均需加用助膀胱气化药物的原因。助膀胱气化药物的药物有:桂枝、茯苓、肉桂、补骨脂、肉苁蓉、菟丝子、乌药等,可酌情选用。

4. **预防远期并发症** 使用 α 受体拮抗剂和 5α- 还原酶抑制剂联合方案,缓解尿路梗阻,缩小腺体,减缓临床进展,预防远期并发症。

5. **必要时手术** 要严格掌握手术适应证,建议手术前行尿动力学检查,评估膀胱功能。

【研究进展】

1. **良性前列腺增生中医证候特点** 张春和等根据 540 例样本分类结果及证型判定标准归纳出良性前列腺增生症的 8 个基本证候:A 肾阳虚证 256 例(47.5%)、B 瘀阻水道证 238 例(44.0%)、C 肾阴虚证 173 例(32.0%)、D 湿热下注证 140 例(26.0%),E 脾气虚弱证

127例(23.5%),F痰浊郁结证92例(17.0%)、G肝郁气滞证46例(8.5%)、H肺热气郁证32例(6.0%)。每一患者可具备一个或多个基本证候,540例调查对象共有十二类证候,其分布规律为:A,35例(6.5%);B,49例(9%);D,22例(4%);A+C,102例(19%);B+C,65例(12%);D+H,22例(4%);E+G,32例(6%);D+F,35例(6.5%);A+D,49例(9%);A+C+F,46例(8.5%);B+F+G,59例(11%);A+C+H,24例(4.5%);其中单一证型有3个共106例(19.6%),复合证型有9种证型组合共434例(80.4%)。结论:肾阳虚证、瘀阻水道证、肾阴虚证为良性生前列腺增生症的常见基本证型,且以复合证型、虚实夹杂证多见。

朱文雄等通过对781例BPH患者的研究发现,各证型的发生率差异有统计学意义($P=0.000$)。7种基本证候(肺热失宣、湿热下注、脾虚气弱、肾阴亏耗、肾阳虚衰、肝郁气滞、瘀阻水道)通过两证或三证交互并存的方式可以组成7种复合证候,即气虚血瘀、肾虚血瘀、肾虚湿热、气滞血瘀、湿热夹瘀、肾阴阳两虚、肾阴阳两虚血瘀,且临床上复合证候(529例)较单一证候(252例)更为常见。其中发生率最高的为气虚血瘀证(24.97%),最低的是肺热失宣证(1.15%)。从八纲辨证的角度来看,这14种多发证候又可分为6种实证(即瘀阻水道、湿热下注、肝郁气滞、肺热失宣、气滞血瘀、湿热夹瘀,共169例)、4种虚证(即肾阳虚衰、肾阴亏耗、脾虚气弱、肾阴阳两虚,共159例)和4种虚实夹杂证(即气虚血瘀、肾虚血瘀、肾虚湿热、肾阴阳两虚血瘀,共453例),虚实夹杂证较单纯的实证或虚证更为多见。

2. 提壶揭盖法治疗良性前列腺增生症理论 提壶揭盖法是治疗癃闭常用的一种方法,取其欲降先升之意。在中医学中,针对不同疾病的发病病机有不同的治法,而其中提壶揭盖法是在治疗水液代谢疾病中极具特色的治法之一。历代医家很多观点也体现了提壶揭盖法,如《证治汇补·下窍门·癃闭》篇中说:"有肺中伏热,不能生水……肺浊则气壅。故小便不通,由肺气不能宣布者居多,宜清金降气为主,并参他症治之"。《医述·杂症汇参·小便》中曰:"热在上焦气分,便闭而渴,乃肺中伏热不能生水,膀胱绝其化源,宜用淡渗之药,泻火清金,滋水之化源。"

肺气在水液代谢中的作用主要体现在两方面:一是气的固摄作用,二为肺气的宣发肃降作用。《素问·六节藏象论》说:"肺者,气之本。"气具有固摄作用,即对体内血、津液、精等液态物质的顾护、统摄和控制作用,进而防止这些物质无故流失,防止其过多排出。《素问·经脉别论》将水液代谢描述为:"饮入于胃,游溢精气,上输于脾。脾气散精,上归于肺,通调水道,下输膀胱。水精四布,五经并行。"说明水液代谢主要受肺、脾、三焦、肾、膀胱的调节。中医学认为肺处高位,为"华盖",为水之上源,主行水,具有宣发肃降、通调水道的功能。水液的升降出入,与肺的宣发肃降关系密切。上归于肺的水液,通过肺的宣发功能,将脾气转输至肺的水液和水谷精微向上、向外输布,布散全身,外达皮毛,濡养鼻窍、皮毛,并将部分浊气通过口鼻、玄府排出。肺的肃降功能表现为水液向下、向内输布,清中之清者,若雾露之溉,濡养体内脏腑;清中之浊者,通过三焦水道,源源不断地输送到膀胱。藏于膀胱的津液,在肾的气化作用下,清者复上升至肺,浊者化为尿液排出体外。故《素问·灵兰秘典论》曰:"膀胱者,州都之官,津液藏焉,气化则能出矣"。同时《黄帝内经》认为肺为华盖,宗气藏于其中,主宰一身之气,通调水道,下输膀胱。可见人体水液由脾及肺,下输肾与膀胱,经三焦布散全身,蒸腾气化后下注膀胱排出体外,体现出肺对肾与膀胱水液代谢功用的调控作用。

清代医家李用粹在《证治汇补·下窍门·癃闭》篇中说:癃闭"有肺中伏热,不能生水,而气化不施者……一身之气关于肺,肺清则气行,肺浊则气壅。故小便不通。"可见"癃闭"的病位在膀胱,与肺的宣发肃降功能有关。肺气郁闭型前列腺增生主要临床表现为小便不畅或点滴不通,伴有咽干口燥,烦渴引饮,胸中烦闷,或咳嗽时作。中医认为,脾肺肾虚衰是本病基本病因。肺处上焦,为水之上源;肾、膀胱处下焦,司开阖。上窍开,下窍自通,脾虚中气下陷则上窍肺不宣降,下窍开阖失职则小便不利。唐宗海在《血证论·淋浊》中说:"肺主制节,下调水道,肺则津液不流,气不得下而制节不达于州都,是以小便不利。"肺主气,具有宣发肃降的功能,若肺气化不利,宣降失司、浊流下注,肾与膀胱气化不利而发为淋证。肺失宣畅,则膀胱开阖失度,就会引起尿液的储存和排泄出现异常,如尿少、尿频、遗尿,更甚者癃闭不通。中医学认为肺属金,肾属水,金能生水,肺为肾之母,金水互生,则肺肾阴阳上下通调、互为滋生。而肺主通调水道功能的正常,有赖于肾阳的蒸腾气化;肾主水功能亦有赖于肺的宣发肃降通调水道之职,两者共同治理调节人体水液代谢。所以肺气的宣发肃降对水液代谢具有重要的意义。可见,肺气郁闭是导致"癃闭"出现排尿困难的常见病因之一。

所以,提壶揭盖法归结起来就是宣肺气的一种方法,适用于肺气郁闭导致的小便不通。小便的排泄虽然主要依靠肾阳的气化作用,但又赖肺通调水道,下输膀胱及脾气对水液的输布。如果肺的宣发肃降功能失调,宣降失司则不能通调水道,故必须从肺论治,重在开宣肺气,以恢复宣降之功。提壶揭盖法正是运用升降相因之法,通过开宣肺气,达到通调水道以利小便之目的。

3. 温阳化气法治疗良性前列腺增生症理论 中医学认为,肾阳温煦全身脏腑形体官窍,促进精、血、津、液的化生和运行输布,加速机体的新陈代谢,并激发精、血、津、液化生为气,是一个"有形化无形"的气化过程。在水液代谢过程中,各脏腑形体官窍代谢后产生的浊液,通过三焦水道下输于肾或膀胱,在肾阳的蒸化作用下,化为清浊,清者回收,重新参与水液代谢,浊者则化为尿液,在肾气和膀胱之气的推动下排出体外。另一方面,肾气的固摄作用调节水液的正常排泄,维护正常的水液代谢,防止其"非时而出"。膀胱的作用是在肾阳的辅助下气化,以清升浊降。故全身水液的代谢依赖于肾阳和膀胱的温煦气化作用。

肾主水液,若肾阳衰微,固摄失司,引起水液的调节障碍,以致气不摄水,可见尿频、尿急等膀胱刺激征表现。而同时肾阳虚不能蒸化水液,膀胱气化不利,可致尿少、尿闭。即"开"失职,则水液停留体内而致小便不利;"合"失职,则水液排泄无度而出现遗尿、尿失禁、多尿。前列腺增生症患者年老肾虚精少,肾阳的温煦功能不足以致气化失司,水液输布异常,故发为本病。

所以,肾阳不足及气化失司是前列腺增生症的主要病机之一,故温阳化气法是治疗前列腺增生症的重要法则。我们在治疗前列腺增生症中多运用温阳化气之药,如桂枝、淫羊藿、肉桂、升麻、柴胡之类。中医学认为,本类药物味辛而性温热,辛能散、能行,温能通,善走脏腑而温肾助阳,能补助一身之元阳。肾阳之虚得补,其他脏腑得以温煦,从而消除或改善全身阳虚诸症。

4. 补肾活血法治疗良性前列腺增生症理论 中医学认为五脏的功能是"藏而不泻,满而不能实",六腑的功能是"泻而不藏,实而不能满。"中医学将前列腺描述为"精室",属于"奇恒之腑"范畴,既能藏精存液,又能泄精泌液,亦藏亦泻,相辅相成。从中医解剖理论来看,前列腺应指古人所称的"精室",其分泌前列腺液,有如五脏的藏精功能,同时前列腺又有排泄作用,类似于六腑,故前列腺当归于奇恒之腑,奇恒之腑易虚、易瘀,以通为顺,极易瘀阻。《素问·灵兰秘典论》曰:"膀胱者,州都之官,津液藏焉,气化则能出矣。"中医学认为肾与膀胱相表里,膀胱在排尿中起到气化的作用,津液的代谢主要是通过肾气的推动以助膀胱开合来实现的。同时《景岳全书·杂证谟·肿胀》对膀胱的气化认为:"肾中之气也。"可见肾气充足,气化正常,固摄有权,则膀胱才能开合适度。肾阳温煦全身脏腑形体官窍,促进精血津液的化生和运行输布,加速机体的新陈代谢,并激发精血津液化生为气,也就是一个"有形化无形"的气化过程。在水液代谢过程中,各脏腑形体官窍代谢后产生的浊液,通过三焦水道下输于肾或膀胱,在肾阳的蒸化作用下,化为清浊,清者回收,重新参与水液代谢,浊者则化为尿液,在肾气和膀胱之气的推动下排出体外。所以说肾气充足才能促进血运的正常运转和输布。中医学认为"气为血之帅",包括气能生血、行血及摄血三方面。而气能行血在前列腺增生症中具有重要意义。气能行血,是指血液的运行离不开气的推动作用。血液的运行有赖于气的推动及脉道的通利,《血证论·阴阳水火气血论》说:"运血者,即是气。"因此,只有气足够充盛,气机调畅,则气能行血,血液的正常运行才得以保证。反之,气的亏少则无力推动血行,发生血瘀的病变。同时,血又能载气,血虚而致气道不畅而致气滞,《血证论·吐血》说:"血为气之守。"因为肾气为各脏腑气之根,只有肾气充盛,血行才能正常,"精室"为肾所主,与气血运行具有不可分割的密切关系,所以肾气和血运正常是相互作用的,共同维持着前列腺正常的分泌、排泄。

良性前列腺增生症好发于中老年人,该年龄段的患者肾气虚衰,气化失司,气虚则不能鼓动血液运行,而致血运不畅,则瘀滞发为癥瘕。故在临床触诊前列腺时,可发现侧叶或中叶增生,或中央沟变平或突出。这从中医学看来就是瘀血内结的征象,而此种瘀血的产生多源于肾气的衰退,正所谓气为血之帅,气虚则血瘀,阳虚也可致血凝。正如张介宾所言:"或以败精,或以槁血,阻塞水道而不通也。"由此肾虚与血瘀相互影响,构成前列腺腺体增生的基本病理机制。

因此,补肾活血法是前列腺增生症的基本治疗大法,而临床用药经验也肯定了该法的疗效。现代药理研究证明:活血化瘀药物不仅能明显改变血流变,降低血浆黏稠度,促进血液循环,而且还能改善局部的充血水肿并使腺体软化和缩小,达到治疗效果,维持其组织器官的正常生理功能。李海松教授在治疗前列腺增生症中本着"急则治其标,缓则治其本"的原则,采用中医药辨证论治、标本兼顾,在充分考虑前列腺增生肾虚血瘀的基本病机的基础上,治疗上以补肾活血为本,佐以清热、散结、宣肺等药物治疗兼夹症。

5. 李曰庆教授治疗良性前列腺增生症学术思想及经验

(1)注重病证结合:辨证是中医的精髓,对于从宏观上揭示疾病的本质有着重要的意义。中医的证候可以理解为病因作用于人体后产生的病理生理反应状态,见于不同疾病的某个阶段。辨证只是认识疾病发展过程中某个阶段的具体规律。实际上,相同证候出现在不同的疾病中是有很大差异的。辨病是对临床所表现出的症状、体征以及实验室检查结果进行全面综合分析和类病辨别,从而为疾病做出病名诊断。更进一步说,辨病是要认识疾病发展全过程的总规律,要尽可能认识这种病的病理组织变化、生理功能紊乱以及相应的生化、分子水平的改变基础。我们认为对于BPH必须应用西医学方法及手段深入认真地进行辨病,发现不同的病情及各种生理病理改变,然后按照中医理论辨证,病证结合,才能取得较好的临床疗效。患者就诊时,首先通过前列腺症状评分(I-PSS)和泌尿症状困扰评分(boring score,BS)对其进行初始评估。前列腺肛门指诊了解前列腺质地大小、是否有结节,中央沟是否变浅,肛门括约肌情况;B超检查前列腺体积大小、内腺、是否突入膀胱以及膀胱残余尿量的多少;尿流率检测了解最大尿流率和平均尿流率的情况以判断逼尿肌的功能状态;查血清 PSA 及其游离与总 PSA 的比值以排除前列腺癌;结合全身状况及其并发疾病,判断是否有神经肌肉病变等并发症。然后根据中医辨证施治的原则,确定证型,按照中医理法方药的原则进行组方治疗,或根据患者不同的病情加用西医学的治疗手段。尽可能做到个体化诊断、个体化治疗及个体化预防。

(2)肾虚瘀阻为基本病机:前列腺增生症属于中医"精癃"范畴,病位在膀胱、精室,与肾的关系最为密切,与脾、肝、肺亦有一定关系。精癃多因年老肾元亏虚,膀胱气化无力,加之瘀血、败精、湿热等瘀阻下焦形成。故"肾虚瘀阻"是精癃之基本病因病机。

1)"年老肾虚"为发病之本:临床资料表明,本病好发于 55 岁以上的高年男性,国内 60 岁以上发病率约占 55% 以上,且随年龄的增大,其发病率增加。高年者,肾精渐衰,这是正常的生理现象。诚如《素问·上古天真论》所言:"丈夫八岁,肾气实,发长齿更……七八肝气衰,筋不能动,天癸竭,精少,肾脏衰,形体皆极。八八,则齿发去。"本病大多发生在"七八"这一年龄组,因此本病病机的第一个特点是以肾精虚衰为发病之本,肾精包括了肾阴、肾气(阳)两个方面。有学者曾对天癸(肾气)与生殖、男性副性征及性腺(包括前列腺)、性功能的关系进行了系统的探讨,证实了年老-肾虚-天癸竭与男性生理及泌尿生殖系的许多病理直接相关。肾虚是前列腺腺体增生的基本条件,这与西医学认为年老是 BPH 发病的基本条件吻合,老年男性随着年龄的增长,雄激素分泌量逐渐下降,渐致性激素平衡失调,导致前列腺增生。年老体虚,或久病体虚,肾阳不足,命门火衰,"无阳则阴无以生",气化不及州都,致膀胱气化无权,而致小便不通或点滴不爽,排尿无力;或下元虚冷关门不利,而致尿频、夜尿尤甚,或见小便自溢而失禁等症状;或下焦积热,日久不愈,津液耗伤,导致肾阴不足,"无阴则阳无以化",也可出现排尿困难如小便频数不爽、淋沥不尽的症状。

2)"瘀血内结水阻"为发病之标:本病患者均有形可征,其增生的前列腺腺体变大,隆起,质地较正常为硬,中央沟变浅或消失,这就是瘀血内结的征象。由于后尿道经过前列腺,增生的腺体必然会导致其狭窄、弯曲、延长和梗阻,对于这样的临床病象,其病机概括为瘀阻水道。而此种瘀血的产生盖源于高年肾虚,亦即肾之气(阳)阴不足可以导致瘀血内停,正所谓气帅血行,气虚则血瘀,阳虚亦血凝。血属阴类,营阴虚耗不能载血以行或阴虚内热致血热瘀结,蓄于下焦,阻塞水道以致膀胱决渎失司,血瘀日久,可以凝结成块,此为发病之标。清代王清任《医林改错》中即特别强调积聚的形成无不与瘀血有关,其言:"无论何处,皆有气血……气无形不能结块,结块者必有形之血也。"血瘀的形成与前列腺腺体增生的病理改变密切相关,并且是其关键环节。部分学者也提出不能单独以肾虚论衰老,而倡"肾虚血瘀衰老观"。随着年龄的增大,血瘀证的发生亦明显增加,体质属瘀滞质的比例与年龄的递增呈极显著正相关,提示随着增龄瘀滞质或兼瘀质日增。血瘀既是脏腑功能失调所导致的一种病理产物,同时又是一种重要的致病因素。瘀血败精,阻塞尿路,尿路不畅,可导致排尿困难,点滴而下或尿细如线,甚则阻塞不通、小腹胀满疼痛的症状。BPH 虽与肾虚关系密切,但增生的腺体阻塞尿路则属实证,其形犹如癥瘕积聚,为气滞血瘀所致,此外前列腺组织供血系统先天存在静脉回流不畅,极易产生瘀血。由此肾虚与血瘀相互影响,构成前列腺腺体增生的病理机制。

总之,根据 BPH 的发病特点(随年龄增大发病率逐渐增高)、临床表现特征(以排尿困难、尿频、老年退行性症状为主)和病理特征(前列腺腺体病理性增生),结合中医理论,如《内经》的"肾虚衰老"学说,张介宾的"肾虚气化不利"学说,唐宗海的"血瘀水道不利"学说,王清任的"血瘀致癥"学说等,认为 BPH 的基本病机为"肾虚瘀阻"。此外,张春和通过对 152

例 BPH 患者中医证型与尿动力学相关性的研究,得出 BPH 患者膀胱收缩功能减弱时以肾阳虚弱型和瘀阻水道为主。

(3)重视治疗原则及用药经验:本病主要表现为排尿困难,小便不通,故治疗应根据"腑以通为用"的原则,着重于通,但通之法又有虚实的不同。实证宜清湿热,散瘀结,利气机而通水道;虚证治宜补脾肾,助气化,而达到气化得行,则小便自通的目的。针对本病本虚标实的病机特点,以扶元补虚治其本,以通瘀消积治其标。治虚应以补肾为主,使肾之阴阳平衡,开合有度,治实应注意活血化瘀、软坚散结之法的运用,使腺体得以缩小,梗阻程度减轻。同时,还要根据病因,审因论治,根据病变在肺、在脾、在肾的不同,进行辨证论治,不可滥用通利小便之品。急性尿闭多属实证,但它是癃闭进展过程中的一时性变化,即暂时以标实为主,故攻逐法应中病即止,不可过用而伤正,使本虚更重。癃病和慢性尿闭以虚为本,且多为虚中夹实,临证中应辨明虚实多少与轻重,灵活应用攻补兼施之法。若虚多实少,可先补元气,后攻补同施,或补与攻补交替使用;若实多虚少,可先攻邪实,后攻补同施。攻时不可太峻,补时忌涩忌腻。小便点滴不下,应"急则治其标",在内服药的同时,采用导尿或针灸、按摩等疗法急通小便,以免变生他症。

(4)"益气补肾,祛瘀通窍"为治疗精癃大法:前列腺增生症病因繁杂,常为多种致病因素综合而致,其病位在精室和膀胱,与肾的关系最为密切。膀胱主司小便,若膀胱气化功能正常,则开者小便畅快出于外,合者小便蓄积留于内。然而,膀胱的气化功能的正常发挥又有赖于三焦的气化功能。若三焦气化失司,则必然导致膀胱气化不利,开合失常,于是发生癃闭。上焦肺失清肃,不能输布津液和通调水道;中焦脾虚气陷,不能运化水湿和统摄水液;下焦肾虚气弱,不能温煦水液和固摄水精。均导致膀胱开合失常,水液既不能蓄,又癃而难出。另外,三焦水道之通畅尚有赖于肝之疏泄功能正常,若肝郁气滞,则水道难通,亦能形成癃闭。肺、肝所致者为气实而闭,脾、肾所致者为气虚而闭。引起上述四脏功能失调的常见原因有外感风寒、湿热,饮食不节,思虑过度,情志不遂,年老体弱,劳倦过度,久病失养等。三焦气化失司所形成的癃闭,以脾、肾所致之气虚而闭最为多见。膀胱为洁净之腑,其气化功能的正常发挥亦有赖于其自身的洁净、清畅。若被湿热和(或)瘀血阻塞其窍,则气化受阻,亦可致小便闭而不通。湿热源于过食辛辣酒醇、酿积而生,或感受湿热而来;瘀血源于感受外寒、寒凝络脉,或湿热蕴久生滞生瘀,或房劳竭力憋尿过久、血瘀膀胱所致。瘀血既为原发病因,又可成为继发病因。可因实致瘀,即肝郁气滞日久、血络不畅,膀胱湿热蕴久不散、脉络受阻所致;可因虚致瘀,即脾肾气虚运血乏力、血脉瘀滞。瘀血阻滞膀胱,致其气化受阻,引起癃闭发生或加重。瘀血作为继发原因,多见于久病患者。另外,受凉感冒、饮酒嗜辣、下焦染毒、房劳过度、久坐憋尿、过度紧张等均可诱发或加重本病。由此可知 BPH 的发病以老年肾虚为本,瘀阻水道为标,本虚标实是本病的病机特点。因此治疗应以益气补肾、祛瘀通窍为主,实践证明只要气行血畅及膀胱气化功能恢复,症状多可改善。由此组方前列通窍汤(由黄芪、水蛭、菟丝子、乌药、益智仁、肉桂、怀牛膝等组成)加减进行治疗,效果明显。方中以黄芪、水蛭为君药,老年气虚当补气,以黄芪为首选,该药性甘温,入肺、脾二经,为补气之要药,中医认为气血同源,气血可以相互影响,补气能生血,而血的运行有赖于气的推动,气行则血行,气滞则血瘀,用黄芪补气生血,起祛瘀散结之效,《本草逢原》谓尚能"补肾脏元气不足",三脏兼顾,颇切合本病病机,而且重用,力专效宏,直达下焦,鼓动真气运行,协同诸药治疗。药理研究证实黄芪能大幅度降低全血黏度,对血液流变性有明显改善作用,还具有抗衰老和保护免疫系统等作用。水蛭为通经消癥、破血祛瘀的要药,可软化增生之前列腺,还有较好的解痉作用,可解除前列腺肿大压迫尿道括约肌之痉挛。其破瘀之功强而不伤血,散结之力胜而不耗气,是男科消癥通淋之良药,因本病为慢性病,败精痰瘀凝结下焦,造成窍道阻塞,一般活血化瘀药很难奏效,必用虫类活血药,取其性行散,善于走窜而直达病所,《本经》谓:"水蛭……破血瘕积聚……利水道"。以菟丝子、肉桂为臣药,菟丝子味甘性温,既能补肾阳肾阴,又有固精缩尿之效;肉桂温肾助阳,振奋阳气,少量可助膀胱气化,在补气益血方适加肉桂,能鼓舞气血生长。《本草从新》指出:"肉桂……气浓纯阳,入肝肾血分,补命门相火之不足",《别录》:"通血脉,理疏不足,宣导百药"。药理研究证实肉桂有扩张血管、促进血循环、使血管阻力下降等作用。癃闭的病位在膀胱。膀胱主司小便,若膀胱气化功能正常,则开者小便畅快出于外,合者小便蓄积留于内。然而,膀胱的气化功能的正常发挥又有赖于三焦的气化功能。若三焦气化失司,则必然导致膀胱气化不利,开合失常,于是发生癃闭。膀胱为洁净之腑,其气化功能的正常发挥亦有赖于其自身的洁净、清畅。若被湿热和(或)瘀血阻塞其窍,则气化受阻,亦可致小便闭而不通。无论是三焦气化失司所致的膀胱气化不利,还是湿热瘀血闭阻所致的膀胱气化受阻,均影响了膀胱的气化功能。因此,除针对原发病因治疗外,均应同时重视恢复膀胱的气化功能。这也是无论虚实,均需加用助膀胱气化药物的原因。其实方中肉桂、菟丝子、乌药皆有助膀胱气化的作用。以乌药、益智仁为佐药,乌药辛温香窜,入肺胃脾肝肾膀胱经,辛开温通,上走于肺,中调脾胃,下达肝肾膀胱,有顺气开通之功,上走肺则宣肺气以通调,下达膀胱则温暖膀胱而司开合调气化,故而用于膀胱冷结,小便频数最宜;益智仁性温味辛,入脾肾经,有固精缩尿的功效,用于肾虚遗尿,小便频数,遗精白浊。以怀牛膝为使药,牛膝性味甘苦酸,入肝肾经,既具有活血祛瘀,又具有补肝肾、通淋涩的作用,还可导诸药下行,直达病所。《医学衷中参西录》认为:牛膝之所以善治肾虚腰痛腿疼,兼治淋疼、通利小便,皆为其力善下行之效。取其能助君臣药畅通经脉,活血化瘀,并能引诸药下行入精室,起到使药的作用。以上药物相辅相成,使得证治相合,诸药合用共奏益气补肾、祛瘀通窍、助膀胱气化之功效,从而达到良好的治疗效果。

(5)针对兼夹致病,强调化痰散结:前列腺增生症所致小便癃闭不畅难以排尽,经久不愈者,属痰浊为患者并非少见,年老之人,肾阳不足,脾失健运,导致体内津液失常聚而为痰;肾阴不足,相火妄动,煎熬津血,致使痰津瘀阻;或因肝气不舒,升降失常,三焦气机不利,聚津为痰。由此均可导致痰浊凝聚,阻碍气血运行,痰瘀互结,日久不散,自可凝结成块,滞塞尿路,溺不得出而使病证日渐加重。故李老师强调治疗本病要在补肾活血的基础上运用化痰散结之法,常用药物如夏枯草、海藻、昆布、生牡蛎、橘核、浙贝母等。

(6)重视诱发因素,注意饮食调养:平时告诉患者要注意饮食起居,肾虚虽然是本病的主要发病内因,但不能忽视诸多的外因、诱发因素。久坐、长途骑自行车、受凉、冷水浴、饮酒、过食油炸辛辣食品、疲劳、憋尿、便秘等,往往加重症状或诱发急性尿潴留。因此,应指导患者注意起居饮食宜忌、性生活的节制,并指导患者实施持之以恒的自我穴位按摩(如气海、关元、足三里、三阴交等穴)。实践证明,综合性的医疗保健措施,对本症康复有良好的辅助作用。

(7)详察疾病预后与转归:本病的症状或尿流率在一段时间内变化很大,有一部分患者可自行好转。但是,BPH出现膀胱出口梗阻和残余尿会使膀胱壁肌肉肥厚,膀胱出现小梁和憩室,极易导致泌尿系感染和结石形成,而输尿管的反流使肾盂积水,导致肾盂肾炎,最终造成肾功能损害,急性尿潴留的发生常需外科治疗。BPH的主要死亡原因是肾功能衰竭,泌尿系感染致严重的肾盂肾炎和败血症,以及外科手术的并发症,约10%~40%的患者在作出

BPH 诊断的 5 年之内需要进行前列腺手术,4%~50% 在 5 年之内有急性尿潴留的危险。

本病开始病情较轻,以后发病逐渐加重,发病过程可能是几年或十几年,甚至更长。初中期,经过有效的治疗,有些患者病情可以控制或向愈。但若患者就诊太晚、治疗期间忽视病势的监控或缺乏有效的治疗,则由于病期太久,三焦各脏器的功能失调严重,造成肾阳衰微,浊阴不化,上犯清阳,于是出现神疲乏力,纳呆食少,恶心呕吐,面唇色淡,进而出现时时欲寐、迟钝,甚至昏迷,终因肾阳衰微而危及生命。此即为溺毒或关格。由癃的阶段进展至溺毒,是呈隐匿性的。由于此进程比较缓慢,患者又因长期耐受而痛苦不大,故常常未能引起患者及医生的注意,待出现典型的溺毒表现时,为时已晚。因此对于癃闭患者,必须定期随诊,检测病势进展及病机转化。

6. 李海松教授治疗良性前列腺增生症对药分析

(1)熟地黄－山茱萸－菟丝子:熟地黄味甘而性微温,入肝肾经,善益精填髓、补血滋阴,其补阴平和而不伤阳;山茱萸味酸涩性微温,亦入肝肾,善滋肝肾之阴,涩精缩尿,其性温而不燥,补而不腻,既能补肾益精,又能温肾助阳。《药性论》曰其能 "补肾气,兴阳道,添精髓,疗耳鸣";菟丝子甘温入肾,不燥不腻,善能补益肾阴、肾阳,为平补阴阳之品,对肾气不足,下元虚损之小便不禁、尿有余沥尤佳。

临床上李海松教授常取三药合用(熟地黄 20g、山茱萸 15g、菟丝子 20g),即是借用右归丸之思路,以熟地黄、山茱萸为核心配菟丝子调补肾气,阴阳并补,从阴中求阳,正如《景岳全书·本草正》言:"熟地兼温剂始能回阳,何也? 以阳生于下,而无复不成乾也。然而阳性速……阴性缓,熟地非多,难以奏效。"若以夜尿频多,尿后余沥不尽为著,并伴有头昏目眩、耳鸣不聪者,可增用山茱萸至 20~30g,配以白果 10~12g、五味子 10~15g 以达固肾缩尿,补敛并具之效;若腰膝酸冷、目暗不明或便溏泄泻等脾肾两虚证明显者,可酌加菟丝子至 30g、益智仁 20~30g,以达到益肾温脾之效。

(2)乌药－桂枝:乌药味辛行散,性温祛寒,能通散三焦,善行气止痛、温肾散寒,其入肺而宣通,入脾而宽中,入肾与膀胱而温阳化气、缩尿止遗,《药品化义》云:"乌药,气雄性温,故快气宣通,疏散凝滞。"针对 BPH 患者早期以进行性排尿困难为主,后期又兼有膀胱过度活动所致尿频、遗尿最为适宜。桂枝辛温,入肺、膀胱二经,能助阳化气善治肾阳亏损、下元虚寒、肾气不足之证,肾气丸中佐以桂枝治疗女子转胞,小便不利即有此意。

临床上李海松教授常将二药合用(乌药 20~30g、桂枝 10g),取温阳化气之品,辛温而热,气味均厚,能散、能行,善走脏腑而补肾益气,可直补元阳而温煦他脏,从而使膀胱得以气化,水道得以通畅,小便自行;亦可使补肾益精之品通达全身,防过补而滋腻。若饮冷贪杯下焦受寒,出现短时急性尿潴留,可重用乌药至 50g、桂枝 15g,以达温肾益气、通阳利水、直开溺窍之效。

(3)莪术－川牛膝:莪术辛苦性温,具有散泄之力,能破血行气,对癥瘕积聚,气滞血瘀所致诸证作用强烈,尤其对瘀阻日久而成的癥瘕痞块作用较好,用于治疗前列腺增生症恰到好处,《本草经疏》云:"蓬莪术行气破血散结,是其功能之所长,若夫妇人小儿,气血两虚,脾胃素弱而无积滞者,用之反能损真气……与补益元气药同,乃无损耳。"说明莪术虽有破血行气之峻猛,但配合补气之品方可去性存用,化瘀消癥而不伤气。川牛膝酸苦性平,入肝肾经,既善活血通经,又能补益肝肾、利水通淋,其在消散腹内癥瘕的同时,兼有补益之效,可久服而不伤正;《医学衷中参西录·药物·牛膝解》又云其 "善引气血下注,直入下焦,是以用药欲其下行者,恒以之为引经之品"。

李海松教授常引张锡纯之言:"莪术、三棱之品若治瘀血积久者,原非数剂能愈,必以补药佐之,方能久服无弊",故临证时将二药合用(莪术 10g、川牛膝 15g),取相须之意,增强活血破血、化瘀消癥之力,旨在欲立先破,但又破中有立,借川牛膝补益肝肾,防莪术动血伤血;同时川牛膝有通利小便之效,用之可一举多得。

(4)水蛭–丹参–王不留行:水蛭咸苦而性平,咸入血分,专属肝经,善破血逐瘀,以疗癥瘕积聚之重证,《本草汇言》指其为"逐恶血、瘀血之药,能行蓄血、血癥、积聚等血滞诸证"。丹参味苦微寒,入心肝二经,能通行血脉,临床用治多种血瘀病证,《本草正义》谓:"丹参,专入血分,其功在于活血行血,内达脏腑而化瘀滞,外达关节而通脉络。"故可久服而利人血脉。王不留行味苦、性平,善通利血脉,性走而不守,又有利尿通淋之功,入下焦血分、水分,对治疗 BPH 瘀阻水道之证尤宜。

因 BPH 患者病程一般较长,症状、体征多显瘀象,非长期治疗而瘀不得化,故李海松教授将三药合用(水蛭 6~10g、丹参 20g、王不留行 30g),借水蛭善行通络,丹参善化瘀滞,引诸药深入,以消癥块,其效明显,又以王不留行长于除水道瘀阻,通利小便,临证时可与萆薢、车前子、路路通等利尿通淋之品配伍用之,以增其效,若同时存在小便频数无力、尿线变细等储尿期和排尿期的叠加症状,宜与乌药、益智仁合参,其效更著。

(5)桔梗–紫菀:桔梗苦辛而平,专入肺经为引经之良品,具有辛宣苦降之力,能开宣肺气,可用于肺气郁闭、肺失宣降所致小便不利,《本草求真·散剂·散寒》言其"开提肺气……为诸药舟楫,俾清气既得上升,则浊气自克下降"。紫菀苦辛而温,亦入肺经,能润肺下气,通利小肠,而专治小便不利,《本草通玄》谓:"小便不利及溺血者,服一两立效。"《备急千金要方消渴淋闭方》亦载单用本品研末冲服,治妇人卒不得小便。

李海松教授将二药合用(桔梗 6~10g、紫菀 15~20g),取其相须之意,增强宣肺之力,使肺气欲降先升,宣上窍而利下窍,水道得以通调,达到"提壶揭盖"之目的。若咳嗽声重,咳吐黄痰,舌红苔黄等肺热之象,亦可佐黄芩、桑白皮、麦冬、百合等清热宣肺之品。

(6)肉苁蓉–火麻仁–生白术:肉苁蓉甘咸而温,入肾、大肠二经,能益肾润肠通便,专治肾虚精亏所致肠燥便秘之证,《景岳全书》中所载济川煎即以本品为君药治疗虚损所致大便闭结不通。火麻仁味甘性平,质润多脂,善润肠通便,兼有滋养补虚作用,老人、妇人虚秘用之最宜。生白术苦甘性温,能健脾以助肠运,复肠腑下行之机,善治脾虚肠运失济所致便秘。

李海松教授认为 BPH 患者多年高体虚,如伴有便秘,必将加重对前列腺局部的压迫,因此健脾助运,保持大便通畅十分必要,临床上将三药合用(肉苁蓉 20g、火麻仁 30g、生白术 50g),既能润肠开闭,又不伤及正气,可达通后窍而利前窍的目的,如遇肠道湿热致大便秘结者可在此基础上酌加生大黄 5~10g 速通腑气,中病即止。

(7)金钱草–瞿麦–琥珀:金钱草咸甘微寒,入肾、膀胱经,能清热利湿通淋,善治湿热下注膀胱所致小便不利,量大方可奏效。瞿麦苦而微寒,入心、小肠经,能清热利水,活血调经,善治血热瘀阻下焦所致小便不利,正如《长沙药解》言其"主关格,诸癃结,小便不通",用之尤宜。琥珀甘平,入心、肝、膀胱经,能活血散瘀、利尿通淋,善治瘀血阻滞所致癥瘕积聚及癃闭,常合乌药、莪术、水蛭之品增强行气活血通络功效,《本草别说》云琥珀:"治荣而安心利水"。

BPH 病位在下焦,气血推动不利,易使湿聚而热生,瘀热互结常致小便滞涩疼痛,故李海松教授将三药合用(金钱草 30g、瞿麦 10~15g、琥珀 6g),取其清湿热、利小便的同时兼具活血化瘀之效,标本兼顾,直开溺窍。

7. 补肾活血法治疗良性前列腺增生症的临床研究

(1)李海松等将良性前列腺增生症逼尿肌收缩力受损的 45 例患者随机分为治疗组 30 例

和对照组 15 例治疗组予前列冲剂治疗(由黄芪、菟丝子、水蛭、牛膝、穿山甲、乌药、肉桂等中药组成。除水蛭、穿山甲用原粉外,余药水提浓缩制成浸膏,加入水蛭、穿山甲原粉,制成颗粒剂。每袋 9g,9g/ 次,3 次 / 日,开水温服),对照组予通尿灵治疗(50mg/ 粒,1 粒 / 次,早、晚各 1 次),疗程 8 周。观察国际前列腺症状评分(I-PSS)、排尿症状对生活质量的影响(QOL)、残余尿量、尿动力学等变化。结果:治疗 8 周后,I-PSS 评分两组均有明显降低($P<0.05$,$P<0.01$),且治疗组改善较对照组明显($P<0.01$);治疗组 QOL 与治疗前比较差异有显著性($P<0.01$);治疗组膀胱逼尿肌收缩力改善率为 73.3%,综合疗效总有效率达到 76.7%,显效率为 33.3%,均优于对照组($P<0.05$,$P<0.01$)。结论:前列冲剂对 BPH 膀胱逼尿肌收缩力受损有较好疗效。

张春和等以尿动力学检查逼尿肌收缩力分级为极弱(VW)和弱减(W-)、弱加(W+)的前列腺增生症患者为主要观察对象,随机分成治疗组和对照组各 30 例,治疗组服前列冲剂,对照组服通尿灵,8 周为 1 个疗程,观察 1 个疗程。结果:治疗组临床显效率为 33.3%,总有效率为 76.6%;对照组临床显效率为 16.7%,总有效率为 66.7%($P<0.05$)。治疗组 I-PSS 评分、膀胱剩余尿量平均减少均明显优于对照组($P<0.05$);治疗组在促进膀胱逼尿肌收缩力恢复方面较对照组有更好的效果,有 22 例(73.3%)的患者膀胱逼尿肌收缩力级别增高一级以上,而对照组则只有 9 例(30.0%)增高一级以上。结论:以益气补肾、祛瘀通窍为主的前列冲剂是治疗前列腺增生症所致逼尿肌收缩功能受损的一个安全、有效的制剂。

讨论:本方以黄芪为君,补气生血,祛瘀散结,直达下焦,鼓动真气运行。以菟丝子、水蛭为臣。菟丝子既能补肾阳肾阴,又有固精缩尿之效;水蛭为通经消癥、破血祛瘀的要药,可软化增生之前列腺,解除尿道括约肌痉挛,其破瘀之功强而不伤血,散结之力胜而不耗气,是男科消癥通淋之良药。以牛膝、穿山甲为佐。牛膝既能活血祛瘀,又具有补肝肾、通淋涩的作用,还可导诸药下行;穿山甲能通经络,直达病所,以行血散结,通过活血化瘀以改善微循环,抗炎消肿,抗增生,增加药物的渗透作用。以乌药、肉桂为使。乌药辛开温通,上走于肺,中调脾胃,下达肝肾膀胱,有顺气开通之功。上走肺则宣肺气以通调,下达膀胱则温暖膀胱而司开合,调气化,故而用于膀胱冷结、小便频数最宜。肉桂温肾助阳,振奋阳气,是为使药,少量可助膀胱气化。在补气益血方中加肉桂,能鼓舞气血生长。以上药物相辅相成,使得证治相合,诸药合用共奏益气补肾、祛瘀通窍之功效,从而达到了良好的治疗效果。

前列冲剂作用:①主要是通过改善临床症状而达到目的;②对于最大尿流率、膀胱残余尿量和膀胱出口梗阻也有较好改善作用;③减少膀胱残余尿量与改善膀胱逼尿肌收缩力,是其疗效优于通尿灵的关键之所在;④对于前列腺体积的改善收效甚微。在临床上研究发现,膀胱剩余尿量随逼尿肌收缩力减弱而增加,收缩力很弱和弱与收缩力正常和强的患者之间存在显著性差异,膀胱剩余尿量多的患者中医辨证多为肾阳虚弱及瘀阻水道,因此本方对前列腺增生症所致的逼尿肌收缩功能受损患者有良好的治疗效果。

(2)刘一凡等将 80 例良性前列腺增生症患者给予口服前列欣胶囊(5 粒,3 次 / 日)进行 8 周临床观察。以 I-PSS、生活质量指数(QOL)中医证候评分、最大尿流率(MRF)、中医症状改善情况为主要观察指标。结果:共完成 75 例,总有效率为 77.3%。治疗前后 I-PSS、中医证候评分、最大尿流率变化均有统计学差异($P<0.05$)。治疗过程中未出现明显不良反应。结论:前列欣胶囊治疗良性前列腺增生症(血瘀兼湿热型)安全、有效。

讨论:前列欣胶囊由桃仁、没药、丹参、赤芍、红花、泽兰、炒王不留、皂角刺、败酱草、蒲公英、川楝子、白芷、石韦、枸杞子组成,其中桃仁、没药、红花、丹参、赤芍、王不留行、泽兰、皂角刺、白芷、川楝子具有活血化瘀、行气止痛的作用,缓解会阴部及小腹部、腹股沟区疼痛不适症状的作用,药理学研究显示:活血化瘀药能改善循环,达到通瘀化结、消炎、促进组织修复和抑制组织增生等作用。败酱草、蒲公英、石韦具有清热利湿作用,可以改善尿频、尿急等下尿路症状,清热利湿的中药具有体内抗感染和防止细菌扩散,抗增生和抗渗出作用。枸杞子味甘、性平,一方面佐治上述活血、清利之药伤阴;另一方面针对前列腺增生肾元亏虚之本,滋补肝肾。全方共奏活血化瘀,清热利湿之功。

【预防与调护】

1. 避风寒,保持心情舒畅,切忌忧思恼怒。

2. 避免食辛辣刺激性和寒凉食物,不饮酒,多食含纤维性食物。

3. 不憋尿,保持大便通畅。

4. 避免压迫会阴部,如久坐、长时间骑自行车等,适度锻炼身体。

附表:国际前列腺症状(I-PSS)评分表

在最近一个月内,您是否有以下症状?	无	在五次中					症状评分
		少于一次	少于半数	大约半数	多于半数	几乎每次	
1. 是否经常有尿不尽感?	0	1	2	3	4	5	
2. 两次排尿间隔是否经常小于两小时?	0	1	2	3	4	5	
3. 是否曾经有间断性排尿?	0	1	2	3	4	5	
4. 是否有排尿不能等待现象?	0	1	2	3	4	5	
5. 是否有尿线变细现象?	0	1	2	3	4	5	
6. 是否需要用力及使劲才能开始排尿?	0	1	2	3	4	5	
7. 从入睡到早起一般需要起来排尿几次?	没有 0	1次 1	2次 2	3次 3	4次 4	5次 5	
症状总评分 =							

生活质量指数(QOL)评分表							
	高兴	满意	大致满意	还可以	不太满意	苦恼	很糟
8. 如果在您今后的生活中始终伴有现在的排尿症状,您认为如何?	0	1	2	3	4	5	6
生活质量评分(QOL)=							

第三节 前列腺癌

【概述】

前列腺癌是一种老年男性泌尿生殖系统常见的恶性肿瘤。前列腺癌发病率有明显的地理和种族差异,澳大利亚、新西兰、加勒比海及斯堪的纳维亚地区最高,亚洲及北非地区较低。世界范围内,前列腺癌发病率在男性所有恶性肿瘤中已位居第二。在美国前列腺癌的发病率已经超过肺癌,成为危害男性健康第一位的肿瘤。亚洲前列腺癌的发病率远远低于欧美国家,但近年来呈现上升趋势,2007 年,上海市疾病预防控制中心报道的男性前列腺癌发病率为 11.81/10 万人,居男性恶性肿瘤的第五位。前列腺癌患者主要是老年男性,新诊断患者中位年龄为 72 岁,高峰年龄为 75~79 岁。

中医学中无前列腺癌病名记载,但根据其临床表现归属于"癃闭""淋证""癥瘕""肾岩"等范畴。

【西医病因病理】

前列腺癌的病因尚未完全明确,但是其中一些已经被公认。最重要的因素之一是遗传。如果一个一级亲属(兄弟或父亲)患有前列腺癌,其本人患前列腺癌的危险性会增加 1 倍以上。2 个或 2 个以上一级亲属患前列腺癌,相对危险性会增至 5~11 倍。有前列腺癌阳性家族史的患者比那些无家族史患者的确诊年龄大约早 6~7 年。前列腺癌患病人群中一部分亚人群(大约 9%)为真正的遗传性前列腺癌,指的是 3 个或 3 个以上亲属患病或至少 2 个为早期发病(55 岁以前)。目前,许多有关基因多态性和前列腺癌遗传易感性的研究正在进行中,将为解释前列腺癌的发生提供遗传学证据。

外源性因素会影响从潜伏型前列腺癌到临床型前列腺癌的进程。这些因素的确认仍然在讨论中,但高动物脂肪饮食是一个重要的危险因素。其他可能的危险因素包括缺乏运动、木脂素类及异黄酮的低摄入、过多摄入腌肉制品等。阳光暴露与前列腺癌发病率呈负相关,阳光可增加维生素 D 的水平,可能因此成为前列腺癌的保护因子。在前列腺癌低发的亚洲地区,绿茶的饮用量相对较高,绿茶可能为前列腺癌的预防因子。

前列腺是一个雄激素依赖性器官,睾酮是正常前列腺生长的主要因素。已证明年轻的美国黑人血中睾酮的浓度高于同年龄的白人,这足以解释美国黑人患前列腺癌的高危险性。另外已经发现前列腺癌患者性活动高于对照组,青春期性活动开始较早、性交次数频繁者患前列腺癌的危险性增大,而失去性生活能力的年龄越大越危险。手淫与前列腺癌也有相关性。患有性传播疾病、性伙伴过多者,则患前列腺癌的危险性增加。

McNeal 将前列腺分为外周带、中央带、移行带和尿道周围腺体区。前列腺癌的好发部位是前列腺的外周部,只有小部分源于前列腺移行区,即尿道周围和前叶部分。可为双侧性或多灶性。小于 0.5ml 体积的肿瘤很少侵犯包膜。肿瘤硬如木石,但是差异很大,浸润广泛,间变性大的癌灶,可能较软。若硬结累及精囊,前列腺边缘消失,则癌的危险性大为增加。前列腺外周区的癌通常经神经周围侵入腺周组织,这是癌细胞沿着抵抗力低的途径蔓延的缘故。腺包膜穿透主要发生在后叶和后外侧区域。可累及精囊,最常见途径是经前列腺底部穿透前列腺包膜,经精囊周边组织侵入精囊,也可经射精管周边组织侵入精囊或直接经前列腺底部侵入输精管壁,少见的途径远处转移至精囊。

【中医病因病机】

1. 饮食不节　素嗜膏粱厚味、辛辣之品,或嗜酒吸烟,少食青绿蔬莱而致湿热内蕴,热久化毒,结于下焦,致病于尿道周围。

2. 肝气郁滞　长期郁闷不舒,或暴怒忧郁,气滞肝脉血瘀不行,结于尿道周围而发病。

3. 肾脾两虚　房劳过度,肾阴阳俱损,调节失调,运化濡养失常,瘀血败精聚于下焦,发病于尿道周围。

【诊断要点】

1. 临床表现　早期前列腺癌通常没有症状,但肿瘤侵犯或阻塞尿道、膀胱颈时,则会发生类似下尿路梗阻或刺激症状,严重者可能出现急性尿潴留、血尿、尿失禁。骨转移时会引起骨骼疼痛、病理性骨折、贫血、脊髓压迫导致下肢瘫痪等。

2. 实验室及辅助检查

(1)直肠指检(DRE):大多数前列腺癌起源于前列腺的外周带,DRE 对前列腺癌的早期诊断和分期都有重要价值。考虑到 DRE 可能影响 PSA 值,应在抽血检查 PSA 后进行 DRE。

(2)前列腺特异性抗原(PSA):PSA 作为单一检测指标,与 DRE、经直肠前列腺超声比较,具有更高的前列腺癌阳性诊断预测率,同时可以提高局限性前列腺癌的诊断率和增加前列腺癌根治性治疗的机会。建议 50 岁以上男性每年应接受例行 DRE 和 PSA 检查。对于有前列腺癌家族史的男性人群,应该从 45 岁开始进行每年一次的检查。

(3)经直肠超声检查(TRUS):在 TRUS 上典型的前列腺癌的征象是在外周带的低回声结节,而且通过超声可以初步判断肿瘤的体积大小。但 TRUS 对前列腺癌诊断特异性较低,发现一个前列腺低回声病灶要与正常前列腺、良性前列腺增生、急性或慢性前列腺炎、前列腺梗死等鉴别。而且很多前列腺肿瘤表现为等回声,在超声上不能发现。目前 TRUS 的最主要的作用是引导进行前列腺的系统性穿刺活检。

(4)计算机断层(CT)检查:CT 对早期前列腺癌诊断的敏感性低于磁共振(MRI),前列腺癌患者进行 CT 检查的目的主要是协助临床医师进行肿瘤的临床分期。对于肿瘤邻近组织和器官的侵犯及盆腔内转移性淋巴结肿大,CT 的诊断敏感性与 MRI 相似。

(5)磁共振(MRI)扫描:MRI 检查可以显示前列腺包膜的完整性、是否侵犯前列腺周围组织及器官,MRI 还可以显示盆腔淋巴结受侵犯的情况及骨转移的病灶。在临床分期上有较重要的作用。

(6)全身核素骨显像检查(ECT):前列腺癌的最常见远处转移部位是骨骼。ECT 可比常规 X 线片提前 3~6 个月发现骨转移灶,敏感性较高但特异性较差。一旦前列腺癌诊断成立,建议进行全身核素骨显像检查,有助于判断前列腺癌准确的临床分期。

(7)前列腺穿刺活检:前列腺系统性穿刺活检是诊断前列腺癌最可靠的检查。推荐经直肠 B 超等引导下的前列腺系统性穿刺,除特殊情况不建议随机穿刺。前列腺穿刺指征:直肠指检发现结节,任何 PSA 值;B 超发现前列腺低回声结节或 MRI 发现异常信号,任何 PSA 值;PSA>10ng/ml,任何 f/t PSA 和 PSAD 值;PSA 4~10ng/ml,f/t PSA 异常或 PSAD 值异常。

3. 前列腺癌分期　　前列腺癌分期可以指导选择疗法和评价预后。通过 DRE、CT、MRI、骨扫描以及淋巴结切除来明确分期,PSA 可以协助分期。推荐 2002 年 AJCC 的 TNM 分期系统。T 分期表示原发肿瘤的局部情况,N 分期表示淋巴结情况,M 分期主要针对远处转移。具体请见附表。

【鉴别诊断】

1. 前列腺增生　　前列腺增生和前列腺癌都可出现尿路梗阻症状,但前列腺增生系弥漫性增大,表面光滑,肛指检查无结节,PSA 正常或轻度升高,PSA 密度在前列腺增生往往小于 0.15,f-PSA/t-PSA 高于 25%,酸性磷酸酶和碱性磷酸酶正常,TRUS 前列腺包膜完整,光点均匀,界限清晰。

2. 前列腺结核　　与前列腺癌相似处为有前列腺硬结,但患者年龄轻,有肺结核病史,常有输精管、附睾、精囊串珠状改变或硬结,也可有尿路结核症状如血尿、血精以及膀胱刺激症状等,尿抗酸杆菌检测阳性,结核菌培养阳性,X 线拍片检查可见肾结核改变,并可见前列腺钙化阴影,前列腺活检为结核改变,PSA 升高不明显。

3. 非特异肉芽肿性前列腺炎　　因为直肠指检时前列腺有结节,容易和前列腺癌混淆。前者的结节增大较快,呈山峰样突起,软硬不一且有弹性,血清碱性磷酸酶、酸性磷酸酶正常,嗜酸性细胞明显增多,试验用抗生素和消炎药治疗5周后硬结缩小,前列腺穿刺活检在显微镜下发现多量的非干酪性肉芽肿,充满上皮样细胞,周围有淋巴细胞、浆细胞、嗜酸性细胞,腺管扩张、破裂,满布炎症细胞。而前列腺癌结节常呈弥漫性,高低不平,无弹性,病理活检可确诊。

【辨证论治】

1. 湿热瘀阻证

证候:病变初期,局部症状不明显,可有轻度尿频,排尿不畅,小便赤涩,舌红或黯,苔腻,脉滑或涩。

治法:清热利湿,化瘀散结。

方药:龙蛇羊泉汤加减。

中成药:翁沥通胶囊、前列欣胶囊。

2. 肝肾阴虚证

证候:病程进入中期,排尿困难,尿流细,排尿痛,进行性加重,时有血尿,可有腰骶部及下腹痛,头晕耳鸣,口干便燥,舌红少苔,脉细数。

治法:滋阴降火,解毒散结。

方药:大补阴丸合六味地黄丸加减。

中成药:知柏地黄丸、六味地黄丸。

3. 气血两虚证

证候:病情晚期,神疲气短,面色苍白,纳呆水肿,腹痛尿闭,血尿,腰骶疼痛,向下肢放射,舌淡,少苔,脉细弱无力。

治法:补益气血。

方药:十全大补汤加减。

中成药:补中益气丸。

【西医治疗】

1. 手术治疗

根治性前列腺切除术(简称"根治术")是治愈局限性前列腺癌最有效的方法之一,近年已尝试治疗进展性前列腺癌。主要术式有传统的开放性经会阴、经耻骨后前列腺根治性切除术及腹腔镜前列腺根治术和机器人辅助腹腔镜前列腺根治术。

适应证:

(1)危险因素等级:①低危(临床分期 T_1~T_{2a}、Gleason 评分 2~6、PSA<10ng/ml)和中危(临床分期 T_{2b}~T_{2c} 或 Gleason 评分 7 或 PSA10~20ng/ml)的局限性前列腺癌患者,推荐行根治术;不推荐行短疗程(3个月)新辅助内分泌治疗。②小体积的高危(临床分期 T_{3a} 或 Gleason 评分≥8 或 PSA>20ng/ml)局限性前列腺癌患者,可有选择地进行根治术;PSA>20ng/ml 或 Gleason 评分≥8 的患者术后可给予其他辅助治疗。③极高危的前列腺癌患者(临床分期 T_{3b}~T_4 或任何 T,N_1),严格筛选后可行根治术并需辅以综合治疗。

(2)预期寿命:预期寿命≥10年。

(3)健康状况:前列腺癌患者多为高龄男性,手术并发症的发生与身体状况密切相关。因此,只有身体状况良好,没有严重心肺疾病的患者适合根治术。

2. 放射治疗

(1)前列腺癌外放射治疗:是前列腺癌最重要的治疗方法之一,具有疗效好、适应证广、并发症少等优点,适用于各期前列腺癌患者。

(2) 前列腺癌近距离照射治疗：包括腔内照射、组织间照射等，是将放射源密封后直接放入人体的天然腔内或放入被治疗的组织内进行照射。永久粒子种植治疗常用 ^{125} 碘 (^{125}I) 和 ^{103} 钯 (^{103}Pd)，半衰期分别为 60 天和 17 天。短暂插植治疗常用 ^{192} 铱 (^{192}Ir)。

3. 内分泌治疗 内分泌治疗适用于雄性激素依赖性前列腺癌。雄激素去除主要通过以下策略：①抑制睾酮分泌：手术去势或药物去势（黄体生成素释放激素类似物，LHRH-A）；②阻断雄激素与受体结合：应用抗雄激素药物竞争性阻断雄激素与前列腺细胞上雄激素受体的结合。两者联合应用可达到最大限度雄激素阻断的目的。其他策略包括抑制肾上腺来源雄激素的合成，以及抑制睾酮转化为双氢睾酮等。

内分泌治疗的方法包括去势和抗雄（阻断雄激素与其受体的结合）治疗。内分泌治疗方案：①单纯去势（手术或药物去势）；②最大限度雄激素阻断；③间歇内分泌治疗；④根治性治疗前新辅助内分泌治疗；⑤辅助内分泌治疗等。

内分泌治疗适应证：①转移前列腺癌，包括 N_1 和 M_1 期（去势、最大限度雄激素阻断、间歇内分泌治疗）；②局限早期前列腺癌或局部进展前列腺癌，无法行根治性前列腺切除术或放射治疗（去势、最大限度雄激素阻断、间歇内分泌治疗）；③根治性前列腺切除术或根治性放疗前的新辅助内分泌治疗（去势、最大限度雄激素阻断）；④配合放射治疗的辅助内分泌治疗（去势、最大限度雄激素阻断）；⑤治愈性治疗后局部复发，但无法再行局部治疗（去势、最大限度雄激素阻断、间歇内分泌治疗）；⑥治愈性治疗后远处转移（去势、最大限度雄激素阻断、间歇内分泌治疗）。

【辨治要点】

1. 基本病机 痰瘀互结是基本病机，病程后期可伴肝肾亏虚。临床辨治，病程早期以化瘀祛痰散结为治疗原则；病程中后期，病机特点为虚实夹杂，则以扶正祛邪抑瘤为治疗原则。

2. 重视早期筛查 建议 50 岁以上男性每年应接受例行 DRE 和 PSA 检查。对于有前列腺癌家族史的男性人群，应该从 45 岁开始进行每年一次的检查。

3. 明确诊断 对于疑似前列腺癌患者，完善 PSA、前列腺超声（推荐经直肠超声检查）、前列腺磁共振等相关检查，必要时需要行前列腺活检以明确。前列腺活检是诊断前列腺癌的金标准，现采用多点穿刺，以提高检出率。前列腺磁共振检查有利于前列腺癌的临床分期。

4. 规范治疗方案 对于诊断明确的前列腺癌患者需要面临治疗方案的选择，主要依据前列腺癌的临床及病理分期、年龄、身体状态，同时还需要考虑到患者的预期寿命。建议根据前列腺癌诊断治疗指南，严格掌握手术、化疗、放疗、内分泌治疗等治疗方案的适应证。目前多采用综合治疗，多种治疗方案参与到前列腺癌的治疗全程。

5. 中医药积极参与前列腺癌治疗全程 对于明确诊断的前列腺癌，以西医学疗法为主导，中医疗法为辅，参与治疗全程。目前中医药抗肿瘤的效果尚缺乏强有力的循证医学证据，但是可以明确的是，中医药对于减轻肿瘤相关并发症、降低放化疗不良反应、提高患者生活质量方面具有确切疗效。因此，应该重视中医药在前列腺癌治疗全程中的地位和积极作用。中医药主要用于前列腺癌术后下尿路症状明显，放化疗以及内分泌治疗所致不良反应，前列腺癌晚期患者等。以辨证论治为核心，以扶正祛邪抑瘤为原则，以改善症状为目的，以提高生活质量为目标。

【研究进展】

前列腺癌中医证候特点研究

司富春等运用 SPSS18.0 统计软件频数分布分析和系统聚类分析法对 1979 年 1 月 ~2013 年 6 月中国期刊全文数据库（CNKI）收录的中医诊治前列腺癌文献中的症状、证型、方剂和药物进行分析和归类，总结出前列腺癌证型、主要症状，分析证候要素和脏腑病位，得出前列腺癌证候特点、治法及方药。结果:共得证型 31 个,其中湿热下注、肾气亏虚、气血两虚、血瘀、气阴亏虚、瘀痰互结、脾肾阳虚、肝肾阴虚证为主要证型:共得 4 类症状聚类证型,分别是气血两虚、气虚血瘀、肝肾阴虚、痰瘀毒结型,聚类证型与频数分布分析证型基本一致。剖析证候特点,以实性稍多,占 51.09%,主要为热毒、水湿、血瘀、痰凝,虚性病机占 48.91%,主要为气虚、阴虚、血虚;脏腑病位主要在肾、膀胱、脾。共用方剂 133 首,成方归为 8 大类,以补益剂、祛湿剂、理血剂为主,自拟方多按补气养血,化瘀散结,清热通淋等治法进行组方。共涉及中药 282 味,按功能归为 20 大类,以补虚、清热、活血化瘀、利水渗湿类药物最为常用,占 75.4%,补虚药为第一位,使用频次最多的是黄芪;药物主要归经为肝、肾、脾;通过聚类分析,得出 4 个聚类方,分别适用于肾虚湿热下注兼瘀毒内结、气阴亏虚兼瘀血阻滞、肾阴亏虚兼瘀热互结证、精亏血虚伴热毒内结等证型的前列腺癌病患。

贾英杰等对 1979—2013 年中国期刊全文数据库(CNKI)发表的前列腺癌中医证候相关文献进行全面检索,并规律地进行统计分析,结果显示:中医认为前列腺癌虚实夹杂证多见,其次是虚证和实证,病位主要在肾涉及脾、肝、肺,病理因素涉及瘀、湿、痰、毒。基本证型为肾虚夹湿/痰/瘀/毒/热证、肾虚证、湿热证、血瘀证。文献分析发现,发现绝大多数患者以肾虚为基本证候,和(或)夹瘀/湿/痰/毒/热,对所有的中医证候进行复合证候的拆单研究,结论认为肾虚、血瘀证、湿证是前列腺癌的主要单一证候。综而述之,虚证中应以"肾虚"为首,而实证中则以"瘀证、湿证"为主,而湿证之中多为湿热证,故肾虚、血瘀、湿热为前列腺癌的主证。

【预防与调护】

1. 建议 50 岁以上男性,定期查前列腺直肠指诊、泌尿系超声、PSA。
2. 保持情绪稳定,积极配合治疗。
3. 禁烟酒,少食肥甘辛辣之品。
4. 早期发现,明确诊断,规范治疗。

附表:前列腺癌 TNM 分期(AJCC,2002 年)

原发肿瘤 T				
临床		病理 *		
T_x	原发肿瘤无法评估	pT_{2*}	局限于前列腺	
T_0	无原发肿瘤证据	pT_{2a}	肿瘤限于单叶的 1/2	
T_1	不能被扪及和影像发现的临床隐匿性肿瘤	pT_{2b}	肿瘤超过单叶的 1/2 但局限于该单叶	
T_{1a}	偶发肿瘤,体积 < 所切除组织体积的 5%	pT_{2c}	肿瘤侵犯两叶	
T_{1b}	偶发肿瘤,体积 > 所切除组织体积的 5%	pT_3	突破前列腺	
T_{1c}	穿刺活检发现的肿瘤(如由于 PSA 升高)	pT_{3a}	突破前列腺	
T_2	局限于前列腺内的肿瘤	pT_{3b}	侵犯精囊	
T_{2a}	肿瘤局限于单叶的 1/2 (≤1/2)	pT_4	侵犯膀胱和直肠	
T_{2b}	肿瘤超过单叶的 1/2 但局限于该单叶(1/2–1)			
T_{2c}	肿瘤侵犯两叶			
T_3	肿瘤突破前列腺包膜 **			
T_{3a}	肿瘤侵犯包膜外(单侧或双侧)			
T_{3b}	肿瘤侵犯精囊			
T_4	肿瘤固定或侵犯除精囊外的其他邻近组织结构,如膀胱颈,尿道外括约肌,直肠,肛提肌和(或)盆壁			
区域淋巴 N***				

临床				病理	
N_x	区域淋巴结不能评价			pN_x	无区域淋巴结取材标本
N_0	无区域淋巴结转移			pN_0	无区域淋巴结转移
N_1	区域淋巴结转移			pN_1	区域淋巴结转移
远处转移 M****					
M_x	远处转移无法评估				
M_0	无远处转移				
M_1	远处转移				
M_{1a}	有区域淋巴结以外的淋巴结转移				
M_{1c}	骨转移				
M_{1c}	其他器官组织转移				
注	* 穿刺活检发现的单叶或双叶肿瘤,但临床不能扪及或影像不能发现的定为 T_{1c} ** 侵犯前列腺尖部或包膜但未突破包膜的定为 T_3,而非 T_2 *** 不超过 0.2cm 的转移定为 pN_{1mi} **** 当转移超过一处,为最晚的分期				
分期编组					
I 期	T_{1a}	N_0	M_0	G_1	
II 期	T_{1a}	N_0	M_0	$G_{2,3-4}$	
	T_{1b}	N_0	M_0	任何 G	
	T_{1c}	N_0	M_0	任何 G	
	T_1	N_0	M_0	任何 G	
	T_2	N_0	M_0	任何 G	
III 期	T_3	N_0	M_0	任何 G	
IV 期	T_4	N_0	M_0	任何 G	
	任何 T	N_1	M_0	任何 G	
	任何 T	任何 N	M_1	任何 G	
病理分级					
G_x	病理分级不能评价				
G_1	分化良好(轻度异形)(Gleason 2~4)				
	分化中等(中度异形)(Gleason 5~6)				
	分化差或未分化(重度异形)(Gleason 7~10)				

第四节 | 精囊炎

【概述】

精囊炎是指发生于精囊的炎性病变,常与前列腺炎同时发病。临床上分为急性精囊炎和慢性精囊炎两类,以非特异性的慢性精囊炎最为常见。本病以精液中含有血液为特征,中医称之为"血精症"。

【西医病因病理】

急性精囊炎的致病菌以大肠杆菌、克雷伯菌、变形杆菌、铜绿假单胞菌等为主。最常见的是经尿道逆行感染,主要与尿路感染及经尿道器械操作有关。其次为血行感染,如皮肤感染、疖、痈及牙齿、扁桃体或呼吸、消化道感染,病原菌经血液播散导致精囊感染。此外,盆腔邻近器官的炎症可通过淋巴系统导致精囊炎。一些可引起前列腺和精囊充血以及给病原微生物提供良好的生长环境的因素可诱发急性精囊炎,如酗酒、过度的性生活、受寒、会阴部的损伤、骑马或自行车。

慢性精囊炎多由急性精囊炎治疗不彻底所致。酗酒、过度的性生活、频繁手淫、受寒、会阴部损伤、骑马或自行车等可引起前列腺精囊慢性充血、水肿,易继发感染而引起慢性精囊炎。

【中医病因病机】

精囊炎的基本病理变化为精室血络受损,血溢脉外,随精而出。其病机为热入精室,损伤血络;或瘀血内停,阻滞血络,血不循经;或脾肾气虚,血失统摄,血溢脉外;或肾阴不足,相火亢盛,破血妄行,均可导致血精。

【诊断要点】

1.急性精囊炎 主要表现为尿路症状和骨盆局部症状,如尿道烧灼感、尿痛、尿急、尿频、排尿困难、终末血尿,局部有会阴部不适、坠胀痛或剧痛及直肠剧痛,疼痛可向下腹部、腰骶部、外生殖器及腹股沟放射。也可出现性欲减退、射精痛及血精等。严重时有发热、寒战、乏力等全身感染症状。直肠指诊可发现肿大的精囊并有明显触痛,如精囊脓肿形成时,则触之更加饱满并有波动感。

2.慢性精囊炎 主要症状有血精和尿路症状。其他症状有性功能障碍及不育,一部分患者可出现神经系统症状,如头痛、头晕、乏力等。直肠指诊易触及单侧或双侧增大的精囊不规则、变硬、压痛,周围有粘连时精囊界限不清。直肠指诊时采集精囊的分泌物进行检查或做按摩后尿液检查,镜检可见有较多白细胞、红细胞和脓细胞。精液生化分析精浆中果糖减少可提示慢性精囊炎。

3.辅助检查

(1)经直肠超声:经直肠超声避开了肠内气体和耻骨所造成的干扰,较高的分辨率可以完整地获得精囊腺的清晰轮廓及内部结构,可以清晰显示精囊腺超声图像特征。超声表现:精囊界限不清,内部回声不均匀,扩张腺管增厚、管壁毛糙,内部可见往复流动的点状囊液回声。急性精囊炎组彩色多普勒显示精囊内部及周围血流信号明显增多,血流速度增高;慢性精囊炎组精囊内部及周围血流信号略增多,血流速度略增快或变化不明显。

(2)磁共振:MRI 对盆腔组织结构、邻近组织解剖关系、软组织分辨率均较超声和 CT 优越,尤其能清楚精囊腺管管状结构,精囊内出血时,T_1WI 序列呈异常高信号等特征表现,两侧精囊体积增大,腺管增粗、扭曲,T_1WI 呈混杂信号及出血的高信号,腺管间距增宽。故 MRI 诊断血精性精囊炎具有较大的优势。

(3)精囊镜:经尿道输尿管镜精囊镜检能直视下检查精囊腔内情况,有助于明确患者顽固性血精的病因,如炎症、结石、狭窄等,同时还可以针对病因进行治疗。经尿道输尿管镜精囊镜检主要用于顽固性血精患者。因此精囊镜不但是精囊炎、血精的诊断工具,同时还是治疗的手段。

【鉴别诊断】

1. **精囊结核** 多数为慢性病程,逐渐发展。早期症状多不明显,一般表现为与前列腺炎相似的非特异性症状,伴会阴部不适和轻微的直肠疼痛。病变继续发展,可出现血精、射精痛、尿路刺激征、精液量减少及全身结核毒血症状,如低热、乏力、盗汗等。更严重时,阴囊或会阴部结核性窦道形成,常有脓液流出。

2. **精囊肿瘤** 精囊肿瘤虽然少见,但要警惕,其诊断比较困难,通常这些肿瘤直到其病程的晚期也不引起临床症状。可能发生的一般症状包括尿潴留、尿痛、血尿或血精。体检时常在前列腺上方可触及肿块,无触痛。诊断时需要经直肠超声、CT 或 MRI,甚至行穿刺活检方可明确。

【辨证论治】

1. **湿热蕴结证**

证候:精液红色或黯红色或棕褐色,阴囊坠痛,阴囊胀痛或兼见湿疹,腰酸困重,纳呆口苦,小便黄浊,尿频尿急,大便溏薄,舌质红、苔黄腻,脉滑数。

治法:清热利湿、凉血止血。

方药:龙胆泻肝汤加减。

中成药:癃清片、热淋清颗粒、萆薢分清丸等。

2. **阴虚火旺证**

证候:精液鲜红色,可有性欲亢盛,射精疼痛,潮热盗汗,体倦神疲,头晕耳鸣,五心烦热,腰酸膝软,舌质红、少苔,脉细数。

治法:滋阴降火,凉血止血。

方药:知柏地黄丸加减。

中成药:知柏地黄丸等。

3. **脾肾两虚证**

证候:精液淡红色,可有性欲低下、阳痿、遗精,失眠健忘,腰酸腿软,疲乏无力,纳食不佳,腹胀便溏,舌淡,苔薄,脉沉细。

治法:补肾健脾,益气摄血。

方药:补中益气汤加减。

中成药:补中益气丸、苁蓉益肾颗粒等。

4. **瘀血阻滞证**

证候:精液呈黯红色或褐色,小腹、会阴部坠胀,偶有刺痛,神疲怕冷,舌质黯红,苔薄白,脉沉涩。

治法:活血行气,散瘀止血。

方药:桃红四物汤加减。

中成药:前列欣胶囊、前列通瘀胶囊、桂枝茯苓丸等。

【辨治要点】

1. **基本病机** 基本病机是精室血络受损,瘀血内停。病位在精室。故其治疗应以化瘀止血为基本治则,在此基础上辨证论治,兼以清热利湿、健脾补肾、滋阴清热等。

2. **明确诊断** 精囊炎的临床表现以血精、骨盆区疼痛不适、尿路症状为主,血精病因复杂,多种疾病都以血精为临床表现,虽然精囊炎是最常见的病因,但是仍然应该尽可能地明确原因,避免误诊,延误病情,尤其是警惕肿瘤、结核等疾病。骨盆区疼痛不适、尿路症状表现与前列腺炎、附睾炎等疾病临床表现相似,要注意鉴别。

3.中西结合　急性精囊炎为明确的致病菌感染精囊所致者,应该规范地抗感染治疗。而慢性精囊炎多数为非特异性感染所致,抗生素抗感染治疗效果不理想,应该以中医药治疗为主,以化瘀止血为治疗原则,重视辨证论治,临床效果比较满意。

4.介入诊断治疗　对于顽固性血精性精囊炎患者,药物治疗效果不理想,或者病情反复不愈者,建议使用经尿道输尿管镜精囊镜检。既可以直观的查找病因,明确诊断,避免误诊,同时还可以针对病因进行治疗。

【预防与调护】

1.禁忌房事　血精消失后仍应休息 1~2 周,恢复后性生活也不宜过频过激烈。

2.禁忌饮酒和辛辣刺激性食物　以免加重充血程度,不要长距离骑车。

3.每周 1 次精囊腺前列腺按摩　有助于排出炎性分泌物。

4.热水坐浴　每日 1 次,每次 15~20 分钟,水温 41~42℃ (30 日为 1 个疗程,休息 10 日后再进行下 1 个疗程)。

5.必要时止血药如维生素 K、卡巴克络等对症治疗。

第五节 | 血精

【概述】

血精是指精液中夹有血液而成红色。血精出现时,轻者仅呈淡红色,重者可见鲜红血丝或屑性的陈旧性血块。中医血精的记载最早见于隋代巢元方的《诸病源候论》。血精是一种症状,其病因复杂,有很多疾病可引起血精。

【西医病因病理】

血精的病因很多,男性生殖系、下泌尿系及全身性疾病都可能发生血精。炎症及感染是最多见的病因,青年血精患者大多数的病因是炎症与感染,以精囊炎及前列腺炎最多见。多数为非特异性细菌感染,淋球菌、结核分枝杆菌、病毒、衣原体及支原体感染都可以引起血精。生殖系管道梗阻或囊肿形成后导致管道或囊肿壁扩张膨胀出现黏膜血管破裂引起血精。前列腺及精囊的恶性肿瘤是最常见的引发血精的恶性肿瘤,有些良性肿瘤及增殖性病变如后尿道腺瘤、增殖性尿道炎、后尿道黏膜异位前列腺组织等都可发生血精。前列腺及精囊的动静脉畸形和血管瘤、后尿道及膀胱颈部的黏膜静脉曲张均可引起血精。高血压、恶性淋巴瘤、血友病及严重肝病等全身性疾病也可以并发血精。某些药物如阿司匹林、华法林及抗血栓药物的应用,也可能诱发血精。还有一部分除外上述病因或原因不明的血精称为特发性血精。

【中医病因病机】

中医将血精症称为"精血""赤浊"。巢元方《诸病源候论·虚劳病诸候》:"肾藏精,精者血之所成也,虚劳则生七情六极,气血俱损,肾家偏虚,不能藏精,故精血俱出也。"张介宾《景岳全书·杂证谟·血证》:"精道之血,必自精宫血海而出于命门……多因房劳,以致阴虚火动,营血妄行而然。"可见血精的发病与肾相关。《证治汇补》《医宗必读》《证治要诀》等书中将血精归于精浊中的赤浊中,认为血精除与肾虚有关外,还与早婚及房劳过度有关。现代中医在继承的基础上通过临床实践总结认为血精是因湿热下注或阴虚火旺、热扰精室、灼伤血络而致。

【诊断要点】

首先要确定血精的量、色,出现的间隙和频率,了解血精是偶发还是持续存在,同时还应了解是否有伴随症状如血尿、下尿路症状、体重减轻、局部或骨骼疼痛等。血精患者要做全身各系统全面体检,要仔细检查外生殖器、尿道及会阴部,做直肠检查,检查前列腺及精囊。血精患者要做血尿常规、前列腺液检查及精液分析、肝肾功能及血液生化检查。必要时做性病筛查,40岁以上患者要做血清 PSA 测定。注意排除性伴侣出血的可能。血精的诊断和鉴别诊断必须通过多种检查,包括全身检查、泌尿系和生殖系检查,如静脉尿路造影(IVU)、直肠超声波(TRUS)、CT、MRI、精道造影等。

【鉴别诊断】

1. **黑色素精**   黑色素精极为罕见,是发生于前列腺、精囊及尿生殖道的恶性黑色素瘤,其特点是精液呈暗褐色或精液中有黑色小点,用色谱法检查,精液中检出黑色素而确诊。

2. **尿血、血淋**   均为尿中带血的病证,属于泌尿系疾病,然而血尿一般无疼痛感,多是由泌尿系结核或肿痛引起;血淋则伴有尿频,尿痛等症状,多因急性尿路感染,泌尿系结石等引起。

3. **尿浊**   主要表现为尿道口常有白浊似精液样物,多有前列腺炎引起。

此外前列腺、精囊腺囊肿,前列腺、精囊腺结石等病都可以引发血精。

【辨证论治】

本病基本病机为络损血溢,故以止血为要。因其病机有热、瘀、虚之不同,又当与辨证论治相结合。

1. **湿热下注**

证候:精液红色或黯红色或棕褐色,阴囊坠痛,阴囊胀痛或兼见湿疹,腰酸困重,纳呆口苦,小便黄浊,尿频尿急,大便溏薄,舌质红、苔黄腻,脉滑数。

治法:清热利湿、凉血止血。

方药:八正散加减。

2. **阴虚火旺**

证候:精液鲜红色,可有性欲亢盛,射精疼痛,潮热盗汗,体倦神疲,头晕耳鸣,五心烦热,腰酸膝软,舌质红、少苔,脉细数。

治法:滋阴降火,凉血止血。

方药:二至丸合知柏地黄丸加减。

3. **脾肾两虚**

证候:精液淡红色,可有性欲低下、阳痿、遗精,失眠健忘,腰酸腿软,疲乏无力,纳食不佳,腹胀便溏,舌淡,苔薄,脉沉细。

治法:补肾健脾,益气摄血。

方药:归脾汤加减。

4. **瘀血阻滞**

证候:精液呈黯红色或褐色,小腹、会阴部坠胀,偶有刺痛,神疲怕冷,舌质黯红,苔薄白,脉沉涩。

治法:活血行气,散瘀止血。

方药:少腹逐瘀汤加减。

【辨治要点】

青年男性的血精患者,大多数是良性病变,并表现为自限性症状。经检查未发现明显病变者,可行一般的治疗及随访复查。对有明显病因者,要根据病因、病灶部位及病变性质而采取相应的治疗方法。中青年出现血精常见于泌尿生殖系统炎症、前列腺及精囊良性病等疾病;中老年出现血精常见肿瘤、良性前列腺和精囊病变、炎症、高血压等;罕见原因有尿路结石,创伤等。故以止血为要,年轻、体壮、初发者多为实证;年老、体弱、久病者多为虚证。本病基本病机为络损血溢,临床辨治需要辨病与辨证相结合。

【预防与调护】

1. 禁忌房事　血精消失后仍应休息 1~2 周,恢复后性生活也不宜过频过激烈。

2. 禁忌饮酒和辛辣刺激性食物　以免加重充血程度,不要长距离骑车。

3. 每周 1 次精囊腺前列腺按摩　有助于排出炎性分泌物。

4. 热水坐浴　每日 1 次,每次 15~20 分钟,水温 41~42℃ (30 日为 1 个疗程,休息 10 日后再进行下 1 个疗程)

5. 必要时加止血药如维生素 K、卡巴克络等对症治疗。

（李海松　王彬　莫旭威　韩亮）

参考文献

1. 李曰庆 . 实用中西医结合泌尿男科学 [M]. 北京:人民卫生出版社,1995.
2. 李曰庆,何清湖 . 中医外科学 [M]. 北京:中国中医药出版社,2012.
3. 张元芳,孙颖浩,王忠 . 实用泌尿外科和男科学 [M]. 北京:科学出版社,2013.
4. 李宏军,黄宇烽 . 实用男科学 [M]. 2 版 . 北京:科学出版社,2015.
5. 郭军,张春影 . 实用前列腺疾病中西医诊治 [M]. 北京:人民卫生出版社,2005.
6. 那彦群,郭振华 . 实用泌尿外科学 [M]. 北京:人民卫生出版社,2009.
7. 王琦 . 王琦男科学 [M]. 2 版 . 郑州:河南科学技术出版社,2007.
8. 那彦群,叶章群,孙光 . 中国泌尿外科疾病诊断治疗指南(2011 版)[M]. 北京:人民卫生出版社,2011.
9. 李海松,王彬,赵冰 . 慢性前列腺炎中医诊治专家共识 [J]. 北京中医药,2015,34(5):412-415.
10. 中国中西医结合学会男科专业委员会 . 慢性前列腺炎中西医结合诊疗指南(试行版)[J]. 中国中西医结合杂志,2007,27(11):1052-1056.
11. 姜辉,洪锴,白泉,等 . 慢性前列腺炎诊断和治疗的再评价 [J]. 中国性科学,2008,17(3):13-15.
12. 陈国宏,宋竖旗,李海松,等 . 中医辨证治疗慢性前列腺炎的多中心随机对照临床研究 [J]. 中医杂志,2010,51(5):419-422.
13. 李海松,党进,王彬,等 . 慢性前列腺炎络病初探 [J]. 中医杂志,2011,52(22):1911-1912.
14. 李海松,莫旭威,王彬,等 . 前列腺痛的治疗策略 [J]. 环球中医药,2014,7(10):741-744.
15. 李海松,韩亮,王彬 . 慢性前列腺炎的中医药研究进展与思考 [J]. 环球中医药,2012,5(7):481-484.

16. 韩亮,王彬,李海松.慢性前列腺炎从瘀论治再探 [J].环球中医药,2012,5(7):488-491.

17. 莫旭威,王彬,李海松,等.中医治疗慢性前列腺炎的思路与方法 [J].世界中医药,2013,(10):1244-1247.

18. 莫旭威,王彬,李海松,等.慢性前列腺炎身心同治探讨 [J].环球中医药,2013,6(9):684-687.

19. 王彬,李海松,党进,等.慢性前列腺炎中药外治探讨 [J].环球中医药,2012,5(7):499-501.

20. 李海松.中医男科疾病研究述评 [J],中医杂志,2005,46(11):809-811.

21. 王骥生,赵冰,李海松,等.李海松论治前列腺疼痛经验探析 [J].中国性科学,2015,24(3):74-75.

22. 周洪,王旭昀,李海松.李海松从瘀论治慢性前列腺炎经验 [J].中医杂志,2009,50(8):687-688.

23. 莫旭威,王彬,李海松,等.慢性前列腺炎外治法治疗进展 [J].环球中医药,2015,8(7):878-883.

24. 王本鹏,李宏军,马凰富,等.慢性前列腺炎中西医诊治策略的对比 [J].中国男科学杂志,2016,30(5):64-66.

25. 李海松,王彬.脐疗治疗慢性前列腺炎综述 [J].世界中西医结合杂志,2009,4(1):71-72.

26. 刘洋,李海松,王彬,等.会阴穴外治慢性前列腺炎的述评 [J].中国性科学,2014,23(12):47-49.

27. 李海松,韩富强,李曰庆.918 例慢性前列腺炎中医证型分布研究 [J].北京中医药,2008,27(6):416-418.

28. 李兰群,王传航,刘春英,等.慢性前列腺炎中医证型分布频率研究 [J].中华中医药杂志,2005,20(4):245-246.

29. 李兰群,李海松,郭军,等.慢性前列腺炎基本证型相关因素多元逐步 Logistic 回归分析 [J].中国中西医结合杂志,2011,31(1):41-44.

30. 李海松,韩富强,李曰庆,等.慢性前列腺炎中医证型与前列腺质地的相关性 [J].中医杂志,2008,49(7):641-643.

31. 李兰群,胡立胜,王传航,等.慢性前列腺炎中医证型与常用生物学指标的相关性研究 [J].北京中医药大学学报,2008,31(4):280-283.

32. 李海松,韩富强.918 例慢性前列腺炎患者 EPS 检查与中医辨证的关系 [J].实用中西医结合临床,2007,7(6):32-33.

33. 孙松.慢性前列腺炎中医证候及相关因素研究 [D].北京:北京中医药大学,2010.

34. 郭应禄,李宏军.前列腺炎的预防 [J].中华男科学杂志,2002,8(3):157-161.

35. 贾金铭,薛慈民,张蜀武,等.前列安栓治疗慢性前列腺的疗效和安全性 [J].中华男科学杂志,2001,7(6):417-419.

36. 李海松,李曰庆,刘福鼎,等.脐疗联合栓剂治疗Ⅲ型前列腺炎气滞血瘀证 48 例临床观察 [J].北京中医药大学学报(中医临床版),2010,17(4):5-7.

37. 李海松,王彬,韩亮,等.脐疗联合栓剂治疗Ⅲ型前列腺炎(气滞血瘀型)80 例临床研究 [J].北京中医药大学学报(中医临床版),2013,20(2):19-23.

38. 杨杰.脐疗联合前列安栓治疗慢性非细菌性前列腺炎临床研究 [D].北京:北京中医药大学,2011.

39. 孙松,周洪,李海松,等.丁桂散敷脐治疗气滞血瘀型Ⅲ型前列腺炎58例疗效观察[J].中国性科学,2014,23(12):50–52.

40. 赵冰,王彬,莫旭威,等.丁桂散贴敷神阙穴、会阴穴治疗慢性非细菌性前列腺炎随机对照临床研究[J].中国性科学,2014,23(9):59–62.

41. 李海松,王彬,韩亮,等.经会阴超声治疗慢性前列腺炎临床研究[J].中华男科学杂志,2013,19(1):49–53.

42. 李海松,莫旭威,王彬,等.会阴超声联合外用中药治疗慢性前列腺炎的临床研究[J].中国性科学,2015,24(1):89–93.

43. 李海松,卫元璋,王旭昀,等.前列欣胶囊对Ⅲ型前列腺炎(气滞血瘀证)伴勃起功能障碍的影响[J].世界中西医结合杂志,2010,5(6):502–504,507.

44. 李海松,王彬,卫元璋,等.前列欣胶囊对慢性非细菌性前列腺炎(气滞血瘀证)疼痛的影响[J].中国男科学杂志,2010,24(12):47–48.

45. 莫旭威,王彬,李海松,等.癃清片对慢性前列腺炎(湿热瘀阻证)伴勃起功能障碍的疗效观察[J].世界中医药,2014,9(9):1168–1171.

46. 王彬,莫旭威,李海松,等.通前络汤治疗60例慢性前列腺炎随机对照临床研究[J].中国性科学,2014,23(1):58–61.

47. 林成仁,王敏,刘建勋.前列安栓在大鼠体内的药代动力学研究[J].中华男科学,2000,6(2):107–110.

48. 郑杭生,冯年平,陈佳,等援乳香没药的提取工艺及其提取物的镇痛作用[J].中成药,2006,24(11):956–959.

49. 赵冰,李海松,王彬,等.提壶揭盖法治疗前列腺增生症的理论探讨[J].中国性科学,2014,23(4):79–80.

50. 赵冰,李海松,王彬,等.补肾活血法在治疗前列腺增生症中的理论探讨[J].中国性科学,2014,23(3):52–54.

51. 张春和,李海松.李曰庆教授治疗前列腺增生症经验[J].中国临床医生,2003,31(10):56–57.

52. 张春和,李焱风,秦国政,等.540例良性前列腺增生症患者中医证候分布规律研究[J].中医杂志,2012,53(1):45–47.

53. 朱文雄,曾逸笛,袁轶峰,等.良性前列腺增生中医证候分布特点及 Logistic 回归分析[J].中国中医药信息杂志,2016,23(5):28–32.

54. 马健雄,马凤富,王继升,等.李海松教授治疗良性前列腺增生症药对浅析[J].环球中医药,2016,9(9):1091–1093.

55. 刘一凡,李海松,韩亮,等.前列欣胶囊治疗气滞血瘀兼湿热型良性前列腺增生症疗效分析[J].北京中医药,2012,31(12):892–894.

56. 张春和.前列冲剂治疗前列腺增生症膀胱逼尿肌收缩功能受损的临床研究[D].北京:北京中医药大学,2002.

57. 李海松,张春和,李曰庆,等.前列冲剂治疗 BPH 逼尿肌收缩力受损临床研究[J].北京中医药大学学报(中医临床版),2008,15(2):4–6.

58. 赵冰,李海松,王彬,等.温阳化气法治疗前列腺增生症浅探[J].中医杂志,2013,54(21):

1885–1886.

59. 张春和,李曰庆.中医药治疗良性前列腺增生的实验研究进展[J].中华男科学杂志,2004,10(12):949–951.

60. 苏淼毅,程惠华.中医药治疗前列腺癌的新进展[J].环球中医药,2012,5(2):152–156.

61. 牛天力,张青川.中医药治疗前列腺癌的研究进展[J].环球中医药,2015,8(2):253–256.

62. 司富春,杜超飞.前列腺癌的中医证候和方药规律分析[J].中华中医药杂志,2015,30(2):581–585.

63. 贾英杰,陈军,李小江,等.前列腺癌中医证候研究的文献分析[J].辽宁中医杂志,2014,41(9):1850–1852.

64. 宋竖旗,卢建新,张亚强,等.中医药治疗前列腺癌的新进展与思考[J].中国中西医结合外科杂志,2015,(6):629–632.

65. 王黎,姚启盛,王晓康,等.输尿管镜精囊镜检在顽固性血精诊疗中的应用[J].中国现代手术学杂志,2013,17(2):154–156.

66. 俞仲伟,唐来坤,汪祖林,等.精囊镜技术在血精诊治中的应用[J].中国男科学杂志,2013,(8):43–45.

67. 陆敏华,贺情情,张浩,等.经直肠超声在精囊炎病程判定及治疗策略选择中的应用[J].中华腔镜泌尿外科杂志(电子版),2013,7(6):38–40.

68. 沈新平,赵清洲,夏晰辉,等.MRI对血精性精囊炎的诊断价值[J].中国医师杂志,2005,7(3):299–301.

69. 张伟国,王晓平.血精症的诊断治疗进展[J].广西中医药大学学报,2012,15(4):56–57.

70. Miller Hc. stress prostatitis [J]. Urology, 1988, 32: 507.

71. Osbom DE, George NI, Rao PN, et al. Prostasynia-physiological characteristics and rational management with muscle relaxants [J]. Br J Urol, 1981, 53: 621.

72. Shafik A. Anal submucosal injection: a new route for drug administration. VI. Chronic Prostatitis a new modality of treatment with report of eleven cases. Urology, 1991, 37(1): 61–64.

第十三章 睾丸、附睾、精索疾病

第一节 隐睾

【概述】

睾丸在胎儿期由腹膜后下降入阴囊,若在下降过程中停留在任何不正常部位,如腰部、腹部、腹股沟内环、腹股沟管或外环附近则统称为隐睾症。隐睾在未成熟儿中占9.2%~30%,在成熟儿中占3.4%~5.8%。1岁以后的幼儿中隐睾占1.82%。隐睾单侧多于双侧,左右发生率相似,双侧发生率在10%~25%之间。未降睾丸约70%居于腹股沟区域,约25%位于腹腔内或腹膜后,5%位于其他部位。隐睾本身症状并不明显,但其并发症却十分严重,如不及时治疗,预后多不良。

中医称单侧隐睾为"独肾",双侧隐睾则没有类似的名称,有的文献把此病归于"天阉""天宦"的范畴。

【西医病因病理】

1. 病因 一是从解剖因素来考虑,认为有以下几种原因:①睾丸系膜太短,睾丸无法充分下降;②系膜与腹膜发生粘连;③睾丸血管的发育异常或存在褶皱,从上方牵拉而限制睾丸下降;④睾丸和附睾的直径大于腹股沟管的直径,以至于无法通过;⑤睾丸引带缺如、太短或固定;⑥腹股沟管的发育不良,不能让睾丸通过;⑦提睾肌活动过于剧烈妨碍睾丸下降。二是从内分泌因素来考虑,认为是睾丸本身发育不良,一方面造成对促性腺激素刺激的不敏感,另一方面睾丸本身的睾酮生产也发生障碍或紊乱,从而形成隐睾。

2. 病理 隐睾体积明显缩小,高位腹腔型更为严重,小于正常睾丸的1/2。睾丸体轻质软,下附睾衔接松弛、分离。在光镜与电镜对照下发现隐睾的病儿在2~4岁时有曲细精管周围纤维化,间质比例增加及曲细精管退化形成的沙样瘤。从2~3岁开始隐睾的曲细精管中精原细胞数量减少,退行性变突出。若双侧隐睾或对侧睾丸曲细精管异常,则丧失生育能力,性功能与第二性征一般不受影响。

【中医病因病机】

先天禀赋不足,肾气虚弱,天癸不充,致使肾子发育停滞或延迟,不能降入阴囊,形成隐睾。

【诊断要点】

患儿一般无明显临床症状,可伴有不同程度发育迟缓,身材矮小,智力低下,动作迟钝,发脱齿摇,耳鸣耳聋,健忘恍惚等症。查体一侧或双侧阴囊发育不良,站立时阴囊内空虚无睾丸,在腹股沟处或可见局部隆起,触及较小的活动睾丸,有时可推入阴囊。腹膜后的睾丸必须经影像学检查发现。实验室检查可出现血浆睾酮和尿17-酮类固醇正常或降低,超声、CT等项检查可确定睾丸的位置。

【鉴别诊断】

本病主要应与睾丸回缩、无睾症、腹股沟淋巴结相鉴别。

1. **睾丸回缩**　由于提睾肌反射或寒冷刺激,睾丸可回缩至腹股沟,阴囊内触扪不到睾丸,但待腹部温暖,或局部热熨,睾丸可复出。隐睾则不受温度变化的影响。

2. **无睾症**　阴囊内未能触及睾丸,精液检查未发现精子,第二性征差,如语调高,胡须、阴毛稀少,喉结不明显。腹部超声及手术探查均无睾丸。

3. **腹股沟淋巴结**　常与位于腹股沟部的隐睾相似。但淋巴结为豆形,质地较硬,大小不一,且数目较多,不活动。

【辨证论治】

肾精亏虚证

证候:单侧或双侧阴囊较小,阴囊内触之无睾丸,常在腹股沟处触及隐睾,或伴有不同程度的发育迟缓,智力动作迟钝,发脱齿摇,耳鸣耳聋,健忘恍惚等肾精不足的症状。

治法:补肾益精。

方药:六味地黄丸合五子衍宗丸加减。

中成药:六味地黄丸合五子衍宗丸。

【西医治疗】

有效保留生育能力的理想的年龄是在出生后 12~24 个月。出生后睾丸自行下降可发生于 6 个月内,之后可能性减少,1 岁后已无可能自行下降。6~12 月是行睾丸下降固定术的最佳时间。手术方式有开放手术睾丸下降固定术和腹腔镜手术。

【辨治要点】

隐睾的治目的是使睾丸下降到正常位置,以获得生精功能,预防各种并发症。可分为保守治疗和手术治疗两类。由于本病与先天禀赋不足有关,辨证主要应依据阴囊内无睾丸,抓住先天不足的病因病机,在婴儿期即开始治疗,给予补益肾精之剂,促进睾丸及整个系统与内分泌系统的生长发育,以利睾丸下降至阴囊中。隐睾为先天性疾患应予以及早治疗,以免引起恶变。凡经治疗无效者,一律应采取手术治疗,在患儿 2 岁以前手术为宜。

【研究进展】

一般先行保守治疗,西医多为激素疗法。

若保守治疗无效即行睾丸固定手术,近年来多数学者认为出生后第二年是治疗的最好时机,一般不要超过 3 岁。关于手术方法,目前临床广泛应用的主要有精索固定术、肉膜囊固定法、自体睾丸移植、睾丸切除术及精索血管高位离断术。精索固定术具有效果可靠、简便易行、一期完成,无术后牵拉痛、不限制体位,可早期离床活动等优点。

肉膜囊固定法具有精索固定术同样的优点,但手术时必须注意两点:一是精索血管必须在尽量高的部位切断;二是不要在远端精索内做分离,以免损伤侧支循环。该方法比较简单,疗效可靠,有利于在基层医院推广应用。

【预防与调护】

1. 本病预防应从胚胎开始,孕妇应加强营养,适当活动,保持心情舒畅,身心健康,注意用药宜忌,避免接触有害物质,以免影响胎儿发育。

2. 注意饮食安全,避免雌性激素饮食。

3. 家长要时常查看婴幼的外生殖器发育情况,发现异常及时找专科医师就诊。

4. 无效时应手术治疗,不可延误时机。

| 第二节 | 睾丸炎

【概述】

　　睾丸炎是由各种致病因素引起的睾丸炎性病变,可分为急性非特异性睾丸炎及特异性睾丸炎。常表现为睾丸肿大、压痛,及感觉患侧阴囊疼痛明显。在中医学中属"子痈"这一疾病范畴,为男性外生殖器部位常见的感染性疾病。本病首见于《外科证治全书·前阴证治》曰:"肾子作痛,下坠不能升上,外现红色者,子痈也。或左或右,或俗名偏坠,迟则溃烂莫治"。

【西医病因病理】

　　急性非特异性睾丸炎多发生在急性化脓性尿道炎、膀胱炎、前列腺炎、前列腺增生切除后及长期留置导尿管的患者。亦可身体其他部位的炎症,细菌血行感染睾丸所致。病原菌经血液,淋巴液循环致附睾、睾丸发生感染,或经输精管道逆行扩散侵犯至附睾引起附睾睾丸炎,或由临近器官的感染蔓延至附睾所致。常见的致病菌为大肠杆菌、变形杆菌、葡萄球菌、肠球菌及铜绿假单胞菌等。急性特异性睾丸炎可有由流行性腮腺炎病毒引起的腮腺炎性睾丸炎和螺旋体引起的梅毒性睾丸炎。非特异性睾丸炎,肉眼观察有不同程度的睾丸增大、充血、肿胀。切开睾丸时有小脓肿,组织学观察有多数局灶性坏死,结缔组织水肿及分叶核粒细胞浸润,曲细精管有炎症、出血、坏死,严重者可形成睾丸脓肿及睾丸梗死。特异性睾丸,睾丸高度肿大呈蓝紫色,周围组织充血水肿,一般不形成脓肿。愈合时,睾丸变小,曲精小管严重萎缩,但保留间质细胞。

【中医病因病机】

　　肝脉循会阴、络阴器。睾丸属肾,子痈一病与肝肾有关。其原因有三:一为不洁性交等,邪毒循精道传入睾丸,邪毒与正气相搏,气血逆乱,生热肉腐;或治疗邪毒不彻底,饮酒劳累等迫邪循精道进入睾丸。二为湿热下注,气血壅滞,经络阻隔而成;如湿热壅结不化,热胜则腐肉为脓,而形成脓肿。三为跌伤,睾丸络伤血瘀。

　　其发病主要与外受湿寒,化生湿热,饮食不节,情志郁结,湿热内生,房事不洁,邪毒稽留等因素有关。

【诊断要点】

　　睾丸炎表现为突然发作的睾丸一侧或两侧肿大、疼痛。疼痛程度不一,轻者仅有不适,重者痛如刀割,行动或站立时加重;常疼痛放射至同侧小腹。伴有恶寒发热,或寒热往来,食欲缺乏,恶心呕吐、口苦、口渴欲饮,尿短赤、便秘等全身症状。局部查体可见:阴囊红肿灼热,皮肤紧绷光亮,疼痛可沿输精管放射至下腹及腰背部。触摸睾丸肿大,质地硬,痛而拒按,化脓性睾丸炎溃脓后疼痛程度减轻。实验室检查血常规白细胞总数升高幅度较大,其中中性粒细胞升高明显;彩色 B 超可见患侧睾丸增大、血流加快。

【鉴别诊断】

　　1. **睾丸肿瘤**　睾丸肿瘤一般无明显疼痛,仅在肿瘤增大时,有沉重感和胀痛,如腹膜后淋巴结转移压迫邻近组织时,可引起腹部和腰部疼痛。

　　2. **睾丸损伤**　睾丸损伤多由直接暴力所致,损伤程度轻者为挫伤,疼痛较轻,重者为裂伤、脱位、扭转或出血,并可发生外伤性睾丸炎,表现为睾丸肿大、疼痛剧烈,可放射至下腹部或腰部,甚至引起休克。

3. 睾丸扭转 亦即精索扭转,在剧烈活动后,睾丸突然发生剧痛,并放射至腹股沟和下腹部,伴有恶心呕吐,甚至休克。扭转后易引起睾丸缺血或坏死。

4. 附睾炎 急性附睾炎发病时患侧附睾肿大疼痛,触痛明显。引起附睾睾丸炎时,疼痛范围扩大。慢性附睾炎仅局部有轻度疼痛,但疼痛时间持久,而且往往是双侧的。

5. 精索静脉曲张 改病主要表现为患侧阴囊坠胀感,并可放射至下腹部、腹股沟或腰部,常在站立过久或行走劳累时发生,于平卧后随曲张静脉消退而疼痛缓解,但症状轻重与曲张程度并非完全一致。

【辨证论治】

1. 内治法

(1)湿热蕴结证

证候:一侧或双侧肾子肿胀疼痛,质硬,拒按,痛牵少腹,延及腰背,舌质红,苔薄黄或黄腻,脉滑数。

治法:清热利湿,解毒消痈。

方药:龙胆泻肝汤加减。

中成药:龙胆泻肝丸、连翘败毒丸等。

(2)火毒壅盛证

证候:肾子肿硬剧烈,或有跳痛、阴囊显红、灼热,脓成按之中软有波动感,舌红,苔黄腻,脉洪数。

治法:清热解毒,活血透脓。

方药:仙方活命饮加减。

中成药:牛黄解毒丸,六神丸。

(3)气滞血瘀证

慢性睾丸炎,疼痛较轻,迁延日久,常有治疗不规范病史;睾丸稍大,触痛轻微,无全身症状。

治法:活血消肿为主,兼清热解毒。

方药:桃红四物汤加减。

中成药:前列通瘀胶囊、新癀片。

(4)瘀血内阻证

证候:睾丸疼痛肿大,阴囊青紫,有外伤史。

治法:活血化瘀止痛。

方药:血府逐瘀汤加减。

中成药:龙血竭胶囊。

2. 外治法

急性期用玉露膏、金黄膏外敷。

阴囊水肿明显者,用50%芒硝溶液湿敷。并宜卧床休息,用布带或阴囊托将阴囊托起。

脓肿形成时,穿刺证实后切开引流,按化脓性疾病常规换药。

慢性期,用冲和膏外敷,或用葱归溻肿汤坐浴。

【辨治要点】

1. 急性期抗生素加中药新癀片,常在2~3天能止痛。但需彻底治疗2周。睾丸炎造成的睾丸萎缩,常无法恢复。睾丸炎易造成免疫性不育。

2. 慢性睾丸炎,由急性睾丸炎迁延而致。可用抗生素加服前列通瘀胶囊,疗程在一个月左右(抗生素只需用一周)。用抗菌药物控制感染,应用足量广谱抗菌药物,最好联合用药,以弥补药物抗菌谱的不足。常用的有青霉素类、大环内酯类、喹诺酮类药物。应掌握足量的原则,不能因无疼痛而停药,可根据患者具体情况酌情选用,一般疗程为 2 周。脓肿形成后,触诊有波动感,穿刺有脓汁时,可切开排脓清除坏死组织,通畅引流,待脓汁排除干净后,切口往往愈合较快。

3. 腮腺炎性睾丸炎是由于流行性腮腺炎病毒感染所致,故应抗病毒,对症治疗为主,辅以抗菌药物防止并发感染。在内饮中药制剂情况下,卧床休息,抬高阴囊,同时用 1% 利多卡因低位精索封闭,可明显缓解症状,改善睾丸血运,保护睾丸生精功能。

4. 外伤性睾丸炎,若血肿严重,应切开引流,找出破损血管结节。B 超提示或触及睾丸有裂伤,应切开冲洗后缝合。目的是减少睾丸萎缩,恢复生精功能。

【预防与调护】

1. 卧床休息,抬高阴囊,防止活动时引起疼痛及改善睾丸血运。

2. 早期冷敷,后期热敷,可减轻疼痛不适和肿胀。

3. 注意避免与流行性腮腺炎患者接触。

| 第三节 | 鞘膜积液

【概述】

鞘膜积液即鞘膜囊内积聚液体超过正常而形成囊肿,或因鞘膜闭合反常,积液于鞘膜囊中所致的一种阴囊部疾病。临床表现为阴囊内囊性肿块,呈慢性逐渐增大,积液增多时,局部有阴囊下坠胀痛感。鞘膜积液是男性泌尿生殖系统较为常见的疾病,先天性因素以及睾丸或附睾的炎症、肿痛、局部外伤或丝虫病等均可引起鞘膜积液。鞘膜积液在中医文献中属于"水疝"、"偏坠"等范畴。《外科正宗·下部痈毒门·囊痈论》载:"又一种水疝,皮色光亮,无热无红,肿痛有时,内有聚水,宜用针从便处引去水气则安。"《儒门事亲》:"水疝,其状肾囊肿痛,阴汗时出,或囊肿而状如水晶,或囊痒而燥出黄水,或少腹中按之作水声。"本病分为原发性和继发性两种,原发性以婴幼儿占多数,成年人以继发性占多数;常见于单侧,可见于各年龄段,好发于中青年人,经治疗后一般预后良好。

另外,精索部鞘突在腹股沟内环和睾丸之上均闭合,但精索部鞘突本身并未成为一个纤维索,而在闭合处之间保留一囊,如在此囊内积液,即成为精索鞘膜积液。治疗可参照睾丸鞘膜积液。

【西医病因病理】

睾丸鞘膜积液的病因分为原发性(特发性)和继发性(症状性)鞘膜积液两种。原发性睾丸鞘膜积液原因不完全清楚,可能与先天性因素有关,即先天性鞘膜组织发育异常所致。由于鞘膜的淋巴系统发育较迟,在鞘膜的淋巴组织未发育完善前,腹膜鞘状突过早闭合,鞘膜囊分泌物不能完全吸收,过多的液体积聚在鞘膜囊内,形成了睾丸先天性鞘膜积液,鞘膜病理表现为慢性炎症性反应。继发性睾丸鞘膜积液是在原发疾病的基础上,鞘膜失去正常的分泌代谢能力,造成积液。因原发疾病之不同,而有各种各样的病理改变,其中炎症占有很大的比例,如急性睾丸炎、附睾炎等,炎症造成渗出增加;急性感染性鞘膜积液较为浑浊,含有大量的脓细胞、红细胞、淋巴细胞和纤维素,严重时可呈脓性;血吸虫病引起者,则在鞘膜囊壁和积液内可有虫卵沉着;外伤引起者,鞘膜囊内有血性液体和大量的红细胞;其他还有心衰、腹水等循环障碍漏出液增加而造成。

【中医病因病机】

1. 素体阴寒,寒邪客于肝肾二经,水湿代谢失调,凝滞郁结;痰湿不化,流注于肝经,蕴结于睾鞘;或素有湿热,下注肝经,停聚于内,聚于睾鞘。

2. 素体脾虚,湿邪内盛,或感寒湿,脾失健运,水湿内停下注阴器而成。

3. 外伤或阴部手术,气血受损,血溢于阴囊,瘀血停滞,血不归正化,变水湿聚于阴囊或睾鞘。

4. 染虫 感染虫疾,虫积阻滞到肝络,水不归正化,清浊相混,留聚睾鞘。

【诊断要点】

一侧或双侧阴囊内肿块,呈慢性无痛性逐渐增大。摸之肿物有囊性波动感,质较光滑。透光试验阳性。若积液呈脓性、血性或乳糜性,则透光试验为阴性,若鞘膜壁因炎症而增厚,也可使光线透过减弱。超声检查肿物呈液性暗区,可穿刺出黄色清亮液体,亦可为乳糜性或血性,

【鉴别诊断】

本病主要与睾丸肿瘤、精液囊肿、腹股沟斜疝相鉴别。

1. **睾丸肿瘤** 形状可似鞘膜积液,睾丸增大质地坚实,无囊性感。透光试验阴性。

2. **精液囊肿** 精液囊肿常位于睾丸的后上方,与附睾头贴近,穿刺时液体呈乳白色,内含精子。

3. **腹股沟斜疝** 疝上端进入腹股沟环,可回纳腹腔内,有咳嗽冲击感,无波动,可触及睾丸,可听到肠鸣音。透光试验阴性。

【辨证论治】

1. **寒滞肝脉证**

证候:起病缓慢,积液多为单侧或为双侧,阴囊逐渐增大下坠,少腹坠胀冷痛,小便清长,舌淡苔白,脉沉弦。

治法:暖肝理气、祛寒利湿。

方药:天台乌药散加减。

中成药:茴香橘核丸。

2. **脾肾阳虚证**

证候:阴囊肿大,经久不消,坠胀而冷,腰膝酸软,小便清长,大便稀溏,畏寒肢冷,舌淡胖,苔薄白,脉沉迟。

治法:温补脾肾,温阳利水。

方药:济生肾气丸加减。

中成药:金匮肾气丸。

3. **湿热下注证**

证候:起病突然,阴囊全部肿大,甚至连及阴茎,状如水晶,或见阴囊皮肤潮湿而热,小便黄赤,舌红,苔黄腻,脉弦或滑而数。

治法:清热解毒、利水消肿。

方药:龙胆泻肝汤加减。

中成药:龙胆泻肝丸。

4. 瘀血阻络证

证候：阴囊逐渐肿大，刺痛，痛引少腹，静夜尤甚，舌质黯红，脉弦。

治法：活血散瘀，通络利水。

方药：少腹逐瘀汤加减。

中成药：少腹逐瘀胶囊。

【西医治疗】

主要为手术治疗，手术方式有睾丸鞘膜翻转术、睾丸鞘膜折叠术、鞘膜切除术等。

【辨治要点】

1. 鞘膜积液的治疗目的是消除积液并防止复发，主要手段是手术治疗。症状明显、积液较多者为手术适应证。常用的术式多为鞘膜翻转术，鞘膜切开缘必须仔细止血，然后将鞘膜向外翻转缝合，以防术后血肿。鞘膜开窗术有外伤小的优点，但因切除鞘膜较少，注意预防窗口再度愈合而导致复发。交通性鞘膜积液应于内环处行高位切断，剥离切除精索部鞘膜，行鞘膜翻转术，并缝扎交通部分。术后应当注意引流，加压包扎，防止感染和血肿形成。血吸虫感染者必须配合相应西药治疗。

2. 婴儿型鞘膜积液多能自行吸收，可不做治疗。

3. 成人的鞘膜积液如量少又无明显症状，或由于急性炎症、外伤等引起的反应性鞘膜积液，可先予单纯穿刺抽液、阴囊托带等治疗。穿刺抽液加硬化剂注射适用于非交通性鞘膜积液，具有方法简便，效果较好的优点。必须注意的是，硬化剂要准确注入鞘膜腔内，如误注入腹腔内后果严重。

【预防与调护】

1. 平常注意饮食忌辛辣或油炸之品；保持阴部卫生，内裤相对宽松。

2. 夏天有蚊虫或有血吸虫的疫区要注意防范。

3. 婴幼儿啼哭时间不宜太长，要注意其外生殖器发育情况，发现问题及时去医院就诊。

4. 在治疗过程中应尽可能避免久坐久立和过度劳累；阴囊部不适者宜用透气的棉布托带兜起阴囊。

5. 如阴囊外敷药物时，敷药前先清洁阴囊皮肤，干燥后再敷药，所敷药物稍干即换，以防换药时黏着致阴囊损伤。

第四节　睾丸损伤

【概述】

睾丸损伤分为开放性损伤与闭合性损伤。多发生于青壮年，多见的致伤原因为直接暴力。阴囊软组织松弛，睾丸活动度较大，但阴囊内容物组织脆嫩，抗损伤能力较差。因此，阴囊及其内容物的损伤临床上并不少见。一般多发生于青壮年。往往同时出现睾丸、鞘膜、精索及阴囊壁的损伤。归属于中医之"血疝"诊治，也可以"跌打损伤"论治。

【西医病因病理】

1. **闭合性损伤**　该类损伤占睾丸损伤的大部分，可由跌打、踢伤、球击伤、劳动、意外、骑跨伤及交通事故等造成。外力将睾丸撞击至耻骨或两大腿之间可以造成睾丸的挫伤、破裂、碎裂和睾丸脱位四种病理类型损伤。

2.开放性损伤这类创伤多见于刀刺伤、火器伤,睾丸均有程度不等的直接创伤、白膜破裂、实质受损与出血。

3.医源性损伤 行睾丸穿刺、睾丸活检、阴囊内手术(如附睾切除、鞘膜翻转等手术)有机会直接导致睾丸损伤,这类损伤多数属于局部损伤,一般不会造成睾丸萎缩等严重后果。

【中医病因病机】

多系跌打损伤所致,睾丸或阴囊之血络破损,血液郁积而成;或因手术不慎,损伤睾丸脉络,日久瘀血凝滞,络脉痹阻,睾丸失于濡养,久则导致睾丸萎缩。

【诊断要点】

无论闭合性还是开放性损伤均有明确的直接暴力外伤史。会阴部剧痛伴恶心、呕吐:睾丸受外力撞击后会引起剧烈的疼痛并向大腿根部与下腹部放射,同时伴有恶心、呕吐。体检与辅助诊断可有阴囊肿大以及睾丸肿大、触痛明显等表现。体检时可见到阴囊皮肤有瘀斑,阴囊肿大,伤侧睾丸肿大,触痛明显、睾丸的界限可能扪不清,超声波检查对睾丸损伤程度的判断有极高的准确性。CT与MRI检查在判断睾丸损伤程度上均有各自的影像特征。

【鉴别诊断】

1.急性附睾睾丸炎 睾丸疼痛及阴囊肿胀等症状,检查睾丸及附睾肿大、质硬、触痛明显。但本病多见于成年,发病较缓,阴囊虽有肿胀,却无皮肤青紫瘀血等改变。

2.嵌顿性斜疝 腹股沟斜疝嵌顿时,可有阴囊部剧烈疼痛症状,且触痛明显。但本病一可扪及阴囊内椭圆形肿物,睾丸正常、无触痛,移动时疼痛症状无改变。

3.睾丸肿瘤 睾丸进行性肿大、质硬。但无外伤史,肿块有沉重感且无弹性,无明显触痛。

【辨证论治】

1.络伤血溢证(初期)

证候:阴囊肿胀疼痛、皮肤青紫瘀血,睾丸肿大坚硬,疼痛剧烈,或伴恶心、呕吐、发热等症状。舌质紫黯或有瘀斑,脉弦涩。

治法:止血化瘀、消肿止痛。

方药:十灰散合花蕊石散加减。

中成药:云南白药胶囊。

2.血脉瘀滞证(晚期)

证候:睾丸肿硬,疼痛不显,阴囊肿胀减轻,囊壁增厚,内有肿块形成,时有隐痛,会阴部不适。舌质紫黯或有瘀斑,脉涩。

治法:活血化瘀,通络散结。

方药:复元活血汤合桃红四物汤加减。

中成药:少腹逐瘀胶囊。

【辨治要点】

睾丸损伤治疗的原则是镇痛、治疗疼痛性休克、止血、预防感染及对睾丸损伤的局部处理。睾丸损伤的治疗过程中尽量保留睾丸。

1.睾丸挫伤 一般损伤情况比较轻微,仅仅是注意休息、局部冷敷,镇痛,止血药物应用及抗生素预防感染等处理即可,如果有阴囊内血肿或鞘膜积血者,则需要进一步处理。

2.创伤 清洁创面,清除坏死组织,修复缝合,尽量保留睾丸组织,以维持男性功能。有血肿者彻底清除,避免因血肿引起感染;在双侧睾丸受损伤时,在没有损伤睾丸动脉时不要切除睾丸,如睾丸已离断,可考虑应行睾丸原位移植或异位移植;阴囊损伤严重则行阴囊成形术以包裹睾丸。

3. 脱位及扭转　应尽早将睾丸复位固定,除睾丸固定外,精索也做适当固定以避免再次脱位或扭转。如果治疗时间延迟,睾丸已坏死就只能切除睾丸避免阴囊内感染。

【研究进展】

近年来多应用彩色多普勒超声波诊断仪,在观察睾丸大小、形态、包膜状况的同时亦显示睾丸内部及其周围的血流情况,由此可判断睾丸出血、白膜破裂及有无缺血的情况,对鉴别睾丸挫伤、破裂伤、睾丸扭转有显著的临床意义。通过彩色多普勒超声,可以对因睾丸外伤,组织损伤和血肿而导致血流信号改变进行早期诊断,并对其损伤程度进行分型、确定治疗方案有实际应用价值。睾丸破裂如果是开放性损伤,在清创时很容易发现有没有睾丸破裂,原则上一般应该尽可能保留睾丸,小的破裂仅仅用 1 号丝线缝合白膜即可,破裂较严重者,将脱出的睾丸组织清创后尽可能多地回纳到睾丸白膜内并缝合,更严重时,可以考虑做睾丸部分切除。并尽可能多地保留睾丸组织。如果一侧睾丸完全破碎,血供丧失,则应该切除该侧睾丸。双侧睾丸均破碎者,在全身情况允许的条件下、尽可能保留部分睾丸组织,虽然不能保持生育功能,但却可以维持内分泌功能。无论何种手术情况,均需要放置阴囊内的引流。如果损伤是闭合性的,则需要及时判断有没有睾丸破裂的情况,如果怀疑,应尽可能早地行手术探查。尤其是有阴囊内血肿或鞘膜积血者,千万不能仅仅穿刺引流,而应该及时手术探查,清除血肿,修补损伤,并做阴囊引流。这样可以大大减少睾丸感染的机会,并在很大程度上预防了继发性睾丸附睾炎的发生,从而大大保护了睾丸的正常功能。Merricks 提出,当怀疑睾丸损伤时应尽早探查睾丸,即使没有白膜破裂,只有挫伤及肿胀者,还可以施行睾丸白膜切开减压术,在局部白膜减压窗处,可切取部分睾丸鞘膜覆盖裂口,以防止日后睾丸功能的减退。睾丸脱位应该力争早期复位,对于位于腹股沟皮下、阴茎根部、会阴部的外脱位,可在局部水肿不明显的 3 日内手法复位。外脱位手法复位失败者和内脱位(腹股沟管、股管、腹腔内)者均应行手术探查。如发现睾丸破裂,则要行修复术最后将睾丸复位并加以固定。睾丸脱位的治疗原则应该尽快手术复位并固定,从损伤到手术的时间越短,越有利于睾丸功能的保留与恢复。

【预防与调护】

1. 在青少年时期注意睾丸的保护尤为重要,一旦发生睾丸损伤,务必及时、适当处理,并严密观察。

2. **随诊**　无论何种睾丸损伤,无论采用何种方式治疗,建议在患者痊愈后的 3~6 个月内予以密切的观察,注意伤侧睾丸形态、大小和质地的变化。运用彩色多普勒超声波检查睾丸内部实质与血流的情况,并予以相应的治疗。

3. **关注生育能力的改变**　若发生外伤性睾丸炎、外伤后睾丸鞘膜纤维化、外伤后睾丸缺血而致睾丸萎缩行,应该动员患者尽早切除萎缩的睾丸。因为研究表明,萎缩睾丸的血 - 睾屏障已被破坏,从而引发自身免疫反应,可累及未受损伤的正常睾丸,造成无精子症或免疫性不育。

第五节　睾丸扭转

【概述】

睾丸扭转也称精索扭转,是由于剧烈运动或暴力损伤阴囊时,螺旋状附着于精索上的提睾肌剧烈收缩,导致睾丸精索扭转的一种疾病。睾丸扭转是随着精索扭转而同时发生的,它是青少年阴囊急性肿痛的主要原因,也是急性阴囊症中最严重的疾病。其发病率不高,但近年发病率有上升趋势。本病多见于新生儿和青少年,最多发生在青春期(10~14岁)。早期诊断有一定困难,一旦延误可发生睾丸坏死,只有及时、正确地明确诊断,按急症处理,才能提高睾丸的存活率。

中医没有类似病名和病证的记载,中医文献中无此病名,辨属"疝"范畴。《医学从众录·疝气》:"疝气,睾丸肿大,牵引小腹而痛。"《医学摘粹·寒证类》说:"疝气者,睾丸肿大而痛也。"根据中医称睾丸为肾子,有中医学者拟撰名为"子扭"。

【西医病因病理】

1. 病因

(1)睾丸和精索的先天畸形是主要原因。鞘膜附着于精索末端的位置过高,使鞘膜容量增大,睾丸可以在鞘膜腔内自由旋转;睾丸附睾裸露部位缺乏,未能与周围组织粘连固定,远端精索完全包绕在鞘膜之内,睾丸悬挂其中失去固定而游离度增大;睾丸和附睾之间的系膜过长,睾丸引带缺如或过长,鞘膜腔过大也易引起睾丸扭转;隐睾、睾丸异位及多睾症也是睾丸扭转的危险因素。此外,家族性睾丸扭转可能是遗传和环境因素所致。

(2)后天诱发因素有多种,如睡眠中、性交或自慰,提睾肌随阴茎勃起而收缩,可使睾丸扭转;各种剧烈运动增加腹压时,如重体力劳动、咳嗽、各种竞技或阴囊受暴力袭击等都可诱发睾丸扭转。

2. 病理 睾丸的血供丰富,但对缺血的耐受力极差,其动脉血供来自精索内动脉(即睾丸动脉)、精索外动脉和输精管动脉。精索内动脉是最重要的供血动脉。来自腹主动脉,精索外动脉来自腹壁下动脉,输精管动脉来自髂内动脉,三根动脉在远侧端均有交通支,但这种分布使睾丸对精索内动脉血运减少极为敏感、一旦精索扭转,睾丸发生缺血并很快坏死、萎缩。

【中医病因病机】

引起睾丸扭转的病因多为先天禀赋不足,外肾发育不良,因劳倦内伤,情志不畅而诱发。足厥阴肝经经前阴及少腹,与疝病关系最为密切。睾丸发生扭转,瘀血蓄积肝经,气机阻滞聚而不通,故睾丸肿痛,且向下腹部和腹股沟部放射。当睾丸扭转手术或手法复位后,复感寒湿或湿热之邪,积于下焦,则出现寒凝气滞或肝经湿热之证。

【诊断要点】

临床表现是突发性,一侧阴囊剧烈、持续性疼痛,发生在儿童时常表现为疼痛逐渐加重,常伴恶心、呕吐。体格检查发现睾丸局部红肿、触痛。由于扭转时精索缩短加之提睾肌痉挛,是本病特异性的表现之一。阴囊肿大,皮肤红肿,睾丸被牵向上方或呈横位,触痛明显,精索呈麻绳状扭曲并缩短,造成精索触摸不清。托起阴囊或睾丸时疼痛加剧;睾丸附睾均肿大,界限不清。超声提示阴囊及其内容物均无异常。阴囊透光试验阴性。

【鉴别诊断】

1. 急性睾丸炎 单纯性原发睾丸炎比较少见,多为继发性感染。急性睾丸炎除睾丸红肿增大外,尚有排尿异常,尿常规检查有白细胞、脓细胞。阴囊检查可区分其解剖结构,精索正常,无增厚变形和缩短现象。超声检查血供丰富。

2. 慢性附睾炎 局部坠胀隐痛,可触及患侧附睾肿大、变硬,或患处仅触及附睾硬块,无挤压痛或轻度疼痛。附睾与睾丸界限清楚。

3. **输尿管结石**　突发性腰腹部绞痛,并可放射至腹股沟部、会阴部及阴囊。尿常规检查可见红细胞,腹平片可见结石阴影,泌尿系超声检查可助鉴别。

【辨证论治】

1. 中气虚陷证

证候:睾丸扭转反复发作,可自行复位,时好时坏,多于突然用力或猛烈震荡而诱发,局部疼痛,向下腹部及腹股沟部放射。患者身体瘦长,面色㿠白,少气懒言,饮食无味,便溏溲清,舌淡苔薄白,脉虚软无力。

治法:益脾补中,理气举陷。

方药:补中益气汤加减。

中成药:补中益气汤丸。

2. 寒凝气滞证

证候:睾丸扭转复位或手术后,睾丸疼痛,少腹冷痛,喜暖恶寒,舌淡苔白,脉沉迟。

治法:疏肝行气,散寒止痛。

方药;天台乌药散加减。

中成药:茴香橘核丸。

3. 肝经湿热

证候:睾丸扭转复位或手术后,睾丸肿痛,阴囊红肿,口苦咽干,小便短赤,舌红苔黄腻,脉弦数。

治法:泻肝胆实火,清下焦湿热。

方药:龙胆泻肝汤加减。

中成药:龙胆泻肝丸。

【西医治疗】

一旦睾丸扭转的诊断确立,就应该尽快采取措施解除睾丸的血流梗阻,恢复睾丸的血流供应,这对于提高睾丸结构和功能的挽救率具有至关重要的意义。解除睾丸血流梗阻的方法包括手法复位和手术探查、睾丸固定术两种类型。睾丸扭转治疗的黄金时间为发病后4~8小时以内。睾丸扭转超过12小时则50%失睾,超过24小时则90%失睾,因此,除非手法复位成功,否则宜尽早行手术治疗。

【辨治要点】

1. **明确诊断**　睾丸扭转是男科的一种急症,患者应及早就诊,医师应高度重视,根据其临床症状、体征,结合必要的辅助检查,及早做出正确诊断,多普勒超声检查和放射性核素阴囊睾丸扫描,测定睾丸血流量,确诊率达90%以上。

2. **积极快速处理**　及时采取相应治疗(手法复位或手术)是本病治疗成功的关键,如发病未超过6小时、阴囊内无渗液和阴囊皮肤无水肿者,可试用手法复位,否则,早期手术为宜,术后的患者可服用一些活血养血、益气通络的中药,对于改善睾丸、精索局部血液循环以及对患者整体康复大有益处。

【研究进展】

睾丸或精索扭转发病率较低,容易被遗忘而误诊,多见于新生儿和青少年。临证时要仔细检查阴囊内容物,正确做好阴囊抬举实验以确定或排除睾丸扭转,如怀疑有睾丸扭转或隐睾扭转,可行鞘膜腔穿刺液化验检查,有条件者应立刻行彩色多普勒等辅助检查以帮助诊断和鉴别,以提高诊断率,减少误诊率。在睾丸扭转诊断中,彩色多普勒超声检测诊断符合率较高,可提供有效的指导与参考,具有重要的临床应用价值;临床应及时结合彩色多普勒超声检测结果对患者病情予以明确诊断。

一旦确定睾丸扭转的诊断,围绕快速恢复受损睾丸的血流进行治疗。手法复位可以减少因手术操作给患者带来的痛苦,减轻患者的经济负担,复位效果满意,是一种积极,有效的早期治疗,手法复位最佳的时间是在症状出现的 6 个小时内。并且手法复位患侧睾丸后并允许对对侧进行预防性睾丸固定术。复位成功的标准:①患儿疼痛消失;②上提的睾丸自然下降;③扭转的精索团块消失;④超声检查睾丸附睾血供恢复。成功后,应该有很好的止痛作用。手法不能复位时,应尽早手术,缩短睾丸缺血时间是保留睾丸的关键,因此在诊断可疑时应立即手术探查,争取尽快复位,以免睾丸缺血坏死。

此外,如果不能做出明确的诊断,假设有漏诊的风险,可能需要做阴囊探查。如果睾丸失去活力,必须将其切除。使睾丸易扭转的解剖异常可能是双侧的,因此,一般推荐做对侧睾丸的预防性固定术。

【预防与调护】

1. 对睾丸未下降或下降不全的男性小孩应及早治疗。

2. 在运动或劳动时注意保护阴囊,避免外伤。

3. 对轻度睾丸扭转,并自行复位者,平时应注意避免屏气,突然用力或阴囊局部的猛烈震荡,防止再度发生睾丸扭转,加重病情。

第六节 | 睾丸肿瘤

【概述】

睾丸肿瘤是少见肿瘤,占男性肿瘤的 1%~1.5%,占泌尿系统肿瘤的 5%。其发病率在不同地区、不同种族之间具有明显的差异。我国发病率为 1/10 万左右,占男性全部恶性肿瘤的 1%~2%,占泌尿生殖系统恶性肿瘤的 3%~9%。双侧睾丸肿瘤占 1%~2%。绝大部分病例是生殖细胞肿瘤,占 90%~95%。生殖细胞肿瘤已经成为 15~35 岁男性最常见的实体肿瘤。

【西医病因病理】

睾丸肿瘤的发病原因目前尚不十分清楚,根据流行病学分析有多种危险因素。其中先天因素有隐睾或睾丸未降、家族遗传因素、克兰费尔特综合征、睾丸女性化综合征、多乳症以及雌激素分泌过量等。后天因素一般认为与损伤、感染、职业和环境因素、营养因素以及母亲在妊娠期应用外源性雌激素过多有关。基因学研究表明睾丸肿瘤与 12 号染色体短臂异位有关,P53 基因的改变也与睾丸肿瘤的发生具有相关性。

【中医病因病机】

1. **隐睾** 先天不足,天宦隐睾,机体调节失序,气化失常,津液气血运化受阻,结聚成病。

2. **睾丸损伤** 外伤跌打,血瘀阻滞,结于睾丸,或外感风邪,痰湿瘀阻使血运不足,营养不济,而睾丸萎缩,瘀久化热,蕴结于睾丸。

3. **肝肾阴虚** 青年肝肾阴虚相火妄动,肾精被灼耗,睾丸失营而发病;中老年房事不节致阴虚火旺,败精结于睾丸而发病。

【诊断要点】

1. **症状和体征** 睾丸肿瘤好发于 15~35 岁,一般表现为患侧阴囊内无痛性肿块,也有

30%~40%患者出现阴囊钝痛或者下腹坠胀不适。10%左右患者出现远处转移的相关表现,如颈部肿块、咳嗽或呼吸困难等呼吸系统症状,食欲减退、恶心、呕吐和消化道出血等胃肠功能异常,腰背痛和骨痛,外周神经系统异常以及单侧或双侧的下肢水肿等。7%的睾丸肿瘤患者还会出现男性女乳症,尤其是非精原细胞瘤。少数患者以男性不育就诊或因外伤后随访而意外发现。

有些睾丸肿瘤患者为偶然发现,但是又有10%患者由于表现为睾丸附睾炎症状而延误诊断,因此,对于可疑病例应进行B超检查。体格检查方面除检查双侧阴囊了解肿块特点以及对侧睾丸外,还要进行全身情况检查,以便发现可能存在的远处转移。

2. **影像学检查**

(1)超声:超声检查是睾丸肿瘤首选检查,不仅可以确定肿块位于睾丸内还是睾丸外,明确睾丸肿块特点,还可以了解对侧睾丸情况,敏感性几乎为100%。对于睾丸内不能触及肿块,而腹膜后或脏器上有肿块以及AFP/HCG比值升高的年轻患者更应进行超声检查。B超除了解睾丸情况外还可探测腹膜后有无转移肿块、肾蒂有无淋巴结转移或者腹腔脏器有无肿块等。对于高危患者利用超声检查监测对侧睾丸也是非常有必要的。

(2)X线:胸部X线检查是最基本的放射学检查,也是睾丸肿瘤的常规检查之一,可以发现1cm以上的肺部转移灶,因此,对睾丸肿瘤肺部转移的诊断有很大价值。

(3)CT:腹部和盆腔CT目前被认为是腹膜后淋巴结转移的最佳检查方法,可以检测到小于2cm的淋巴结。

(4)磁共振(MRI):正常睾丸组织的MRI影像在T_1和T_2加权上为均质信号,肿瘤组织在T_2加权上表现为低信号,其对睾丸肿瘤诊断的敏感性为100%,特异性为95%~100%,但其较高的检查费用限制了它在临床中的应用。

3. **血清肿瘤标志物检查** 血清肿瘤标志物对诊断、分期和预后有重要作用。主要包括:甲胎蛋白(α-fetoprotein,AFP)、人绒毛膜促性腺激素(human chorionic gonadotropin,HCG)和乳酸脱氢酶(lactic acid dehydrogenase,LDH),其中LDH主要用于转移性睾丸肿瘤患者的检查。

总体来讲,非精原细胞瘤出现一种或两种肿瘤标志物升高者可达90%,AFP升高者占50%~70%,HCG升高者占40%~60%。精原细胞瘤出现血清肿瘤标志物升高者为30%左右。因此,血清肿瘤标志物在睾丸肿瘤诊断中具有重要价值,但是肿瘤标志物不升高的患者也不能完全除外存在睾丸肿瘤的可能。

4. **腹股沟探查** 任何患者如果怀疑睾丸肿瘤均应进行经腹股沟途径探查,将睾丸及其周围筋膜完整拉出,确诊者在内环口处分离精索切除睾丸。如果诊断不能明确,可切取可疑部位睾丸组织冰冻活检。对于转移患者也可以在新辅助化疗病情稳定后进行上述根治性睾丸切除术。

虽然经阴囊睾丸穿刺活检在远处转移和生存率方面和根治性睾丸切除术相比没有显著性差异,但是局部复发率明显升高,因此,经阴囊的睾丸穿刺活检一直不被大家所认可。

【鉴别诊断】

1. **慢性附睾炎** 一股无特殊症状,但肿块位于附睾头或尾部,常与慢性前列腺炎并存,B超可帮助诊断。

2. **附睾结核** 以附睾尾部包块为多见,硬结与阴囊常有粘连,输精管呈僵硬、串珠样改变。尿检可以发现是否伴有肾结核。有结核病史者有利于诊断。

3. 睾丸炎 急性期肿大,疼痛触痛,B超可见睾丸结构正常,而组织水肿。有流行性腮腺炎史,或其他感染史。

【辨证论治】

1. **瘀热蕴结证**

证候:早期患者可有外伤史或感染史,睾丸肿大,沉重,坚硬如石,小便黄,大便干,舌红绛,苔薄白,脉涩滞。

治法:化瘀软坚,清热解毒。

方药:五味消毒饮合桃红四物汤。

中成药:前列欣胶囊、前列通瘀胶囊、癃清片。

2. **阴虚火旺证**

证候:中期患者或术后、放化疗后,午后低热,面色潮红,局部疼痛,头晕耳鸣,尿黄,腰酸足软,舌红少苔,脉细数。

治法:滋阴降火、解毒、扶正抑瘤。

方药:知柏地黄丸加减。

中成药:知柏地黄丸。

3. **气血两虚证**

证候:病情晚期,放化疗后,出现转移症状,形体消瘦,面色苍白,心悸少寐,神疲懒言,纳谷不振,脉虚无力,舌淡,苔薄白。

治法:益气养血,扶正抗癌。

方药:人参养荣丸加减。

中成药:十全大补丸、八珍颗粒。

【西医治疗】

1. **手术** 外科手术是治疗睾丸肿瘤的基本方法。最常用的手术术式为根治性睾丸切除。术后应当对切除瘤块常规行病理检查以明确组织类型。根据不同的组织学类型,以选择相应的治疗措施,辅以放疗、化疗等。对于已发生淋巴结转移的患者,应行淋巴结清扫术。

2. **化疗** 睾丸肿瘤的化疗效果比较理想,是少数可以达到临床治愈的肿瘤之一。相对来说,精原细胞瘤的化疗效果好于非精原细胞瘤。化疗常应用于手术前后的辅助治疗。目前多主张联合化疗。

3. **放疗** 睾丸精原细胞瘤是对放射线极其敏感的肿瘤,约25Gy的低剂量就足以杀灭镜下病灶。肉眼可见的淋巴结,即使是巨大的,通过照射30~45Gy也能完全消失。各期患者的治疗原则和放疗照射范围有所不同。通常照射腹主动脉旁淋巴结、双侧髂总淋巴结和同侧髂外淋巴结。腹股沟淋巴结和阴囊仅仅在例外的情况下照射,如睾丸包膜和阴囊受侵,或曾在该区域进行过有可能改变正常淋巴引流的手术。预防性照射剂量为20~25Gy,根治性照射剂量为30~35Gy,每次1.8Gy,每周5次。

【辨治要点】

早期发现,尽早明确诊断,如果怀疑睾丸肿瘤均应进行经腹股沟途径探查,根据睾丸肿瘤病理分类及临床病理分期,选择手术、化疗、放疗等综合治疗手段。

【预防与调护】

1. 禁食烟酒。

2. 避免局部挤压、外伤和预防睾丸炎。

3. 异位睾丸应及时复位,已萎缩者及时切除。

4. 保持良好心理状态,配合治疗。

5. 加强营养,增强体质。

第七节 附睾炎

【概述】

附睾炎有急、慢性两种。急性附睾炎是男性生殖系统非特异性感染中常见疾病,常与睾丸炎同时存在,可称为附睾睾丸炎。该病在各种年龄男子均可发生,但尤其好发于 20~40 岁的青壮年,约占附睾炎的 70%。临床以患侧附睾肿胀疼痛为特征,发病常常是单侧。慢性附睾炎临床上较为多见。可由急性附睾炎迁延而成,但多数患者并无急性发作史。一般无明显症状,临床表现也颇不一致,可有局部不适,坠胀感,阴囊隐痛,反复发作,经久不愈;疼痛可放射至下腹部及同侧大腿内侧。部分有急性附睾炎不规范治疗史。体检可触及附睾肿大,变硬,或仅能触及附睾上有一较硬的硬块,无压痛或轻度压痛,附睾与睾丸的界限清楚。精索和输精管增粗。

中医学称附睾炎为"子痈",早在清代《外科全生集》中便有明确、单独的记载。肝脉循会阴、络阴器,睾丸属肾,子痈一病与肝肾关系密切。《外科证治全书·前阴证治》曰:"肾子作痛,下坠不能升上,外现红色者,子痈也。或左或右,或俗名偏坠,迟则溃烂莫治"。

【西医病因病理】

尿路逆行感染是最常见的感染途径,可由引起其他泌尿生殖系统炎症的致病菌经输精管逆行进入附睾而致感染。常见的致病微生物为细菌、支原体、衣原体、霉菌、原虫或寄生虫等。

1. 附睾炎常见的致病菌主要有大肠杆菌、变形杆菌、葡萄球菌及铜绿假单胞菌等。此外,与性病有关的淋病奈瑟菌或衣原体也是常见的致病微生物。致病菌通过尿道进入尿路,导致尿道炎、膀胱炎及前列腺炎,由此经过淋巴系统或通过输精管管腔侵入附睾及睾丸,引起附睾睾丸炎。

2. 在扁桃体炎、腮腺炎、牙齿或全身感染时细菌或病毒可进入血液循环导致的附睾炎,多在机体免疫能力下降时发生。但这种途径所致的附睾炎,常与睾丸炎并存;且多由睾丸炎波及附睾。

3. 阴囊损伤后可有阴囊、附睾及睾丸血肿,随后可发生急性附睾炎,但不多见(损伤睾丸多见)。有时尿道内器械操作或长期留置导尿管,亦可引起附睾炎。

4. 病理 附睾炎早期是一种蜂窝组织炎,一般由输精管开始,蔓延至附睾尾,再至附睾头。急性期表现为附睾肿胀、高低不平及小脓肿;镜下可见组织水肿及炎性细胞浸润。在后期,感染可完全消失而无损害,但附睾管周围的纤维化可阻塞管腔,慢性附睾炎一般是急性附睾炎不可逆的终末期。附睾因纤维增生变硬,一般称为附睾炎后炎性结节。组织学上可见广泛的瘢痕与附睾管闭塞、淋巴细胞和浆细胞浸润。如为双侧附睾炎可发生男性不育症。本病的常见感染途径有精路逆行感染、淋巴蔓延和血行感染。

【中医病因病机】

中医学没有单独的附睾炎病名,对急性附睾炎的认识主要归之于"子痈"范畴。认为主要原因是由于湿热毒下注,肝经络脉阻滞,热使气血逆乱壅阻于附睾而成。因湿热蕴结于局部,导致局部气血瘀滞,则热胜肉腐为脓,形成痈疡。如脓肿穿破阴囊,则毒随脓泄而愈;如气血凝结不散,日久则成为慢性肿块,也可因外阴、睾丸等部位跌打损伤,而局部脉络损伤后,湿热最易乘虚下注,发生痈肿,形成"子痈"。

【诊断要点】

急性附睾炎是以睾丸疼痛和附睾肿胀为特征,症状常常出现在单侧。

1. 典型症状 发病多较急,初起为阴囊局限性疼痛,沿输精管放射至腹股沟处或腰部,继之疼痛加重,附睾异常敏感,附睾迅速肿大,伴全身不适,发热,有时有尿道分泌物。可有膀胱、尿道炎、前列腺炎等症状。

2. 体检 患侧腹股沟区或下腹部有压痛,阴囊肿大,有的患侧皮肤红肿。患侧附睾肿大、发硬,触痛明显。早期与睾丸界限清楚,后期界限不清。精索水肿、增粗。如形成脓肿,则有波动感。脓肿也可自行破溃,形成瘘管。急性附睾炎附睾的肿大,以附睾尾部最为明显(尿道、前列腺、精囊、输精管传染所致)。若见于头体部肿痛,多为血行感染所致。

3. 辅助检查

(1)血常规:白细胞升高,有核左移现象。

(2)尿常规:常有白细胞与脓球。

(3)尿培养或尿道分泌物培养:有细菌生长。

(4)彩色B超:肿大的附睾血流增多。

【鉴别诊断】

1. 慢性附睾炎 多有急性睾丸炎病史,附睾或精索增大较均匀而不呈串珠样改变。病久不与皮肤粘连,不破溃,结核菌素试验阴性,每因感冒或外伤而急性发作。

2. 睾丸癌 多见于中老年人,睾丸或附睾出现无痛性肿块,质地坚硬,增大较快,初起不痛、不胀,晚期可有疼痛,亦不化脓。

3. 睾丸扭转 常见于青春期前儿童,突然发病,可有剧烈活动的诱因,疼痛剧烈严重,精索呈麻绳状扭曲,Prehn征阳性,即托起阴囊时疼痛不减轻,反而有所加重,B型超声示:睾丸内血流减少或消失。

4. 附睾结核 附睾肿胀很少有压痛,有结核史,多为慢性病灶常与阴囊壁粘连或有脓肿,窦道形成,输精管增粗或形成串珠样结节,前列腺及精囊亦有结核病灶。

5. 睾丸肿瘤 肿瘤侧睾丸肿大,质地坚硬,沉重感明显,正常睾丸感觉消失,附睾常不易摸到,透光试验阴性,B型超声及CT可诊断,胸部X线摄片可见肺内有转移,血HCG或AFP增高。

【辨证论治】

1. 急性期 在急性期,在正确应用抗生素的同时,辨证应用中药,缩短疗程,增加炎症的吸收。内服外用结合,可取得较好的临床疗效。

(1)急性期未溃前

证候:发病多较急,初起为阴囊局限性疼痛,沿输精管放射至腹股沟处或腰部,继之疼痛加重,附睾异常敏感,附睾迅速肿大,伴全身不适,发热,有时有尿道分泌物。患侧腹股沟区或下腹部有压痛,阴囊肿大,有的患侧皮肤红肿。患侧附睾肿大、发硬,触痛明显。舌红,苔黄,脉滑数。

治法:清热解毒,行气活血,利湿消肿。

方药:五味消毒饮加减。疼痛剧烈者,加延胡索、金铃子。

中成药:未化脓敷金黄膏或玉露膏;阴囊水肿用50%朴硝溶液湿敷。

(2)急性期溃后

证候:阴囊红肿疼痛,可见皮肤破溃、脓性等分泌物,伴全身不适,发热,患侧腹股沟区或下腹部有压痛,患侧附睾肿大、发硬,触痛明显。舌红,苔黄腻,脉滑数。

治法:滋阴除湿,化脓生肌。

方药:用仙方活命饮,六味地黄汤加减。本病毒热重者,疼痛剧烈加新癀片;化脓期加服透脓散;外伤引起加桃仁、红花、苏木。

2.慢性期　慢性附睾炎由于病因病理复杂,单独使用抗生素的治疗效果常常不满意。大多数患者不愿手术切除或不宜手术治疗。形成慢性纤维化后,单纯应用抗菌药物效果不一定理想,中医药治疗疗效满意。

(1)湿热瘀滞证

证候:附睾肿大,自觉隐痛或胀痛,或有阴囊下坠感,舌质瘀黯,苔黄腻,脉滑数。

治法:清热利湿,行气化瘀,软坚散结止痛。

方药:枸橘汤或龙胆泻肝汤加减。疼痛剧烈者,加延胡索、金铃子。

中成药:龙胆泻肝丸。

(2)气滞痰凝证

证候:附睾结节,子系粗肿,轻微触痛,或牵引少腹不适,多无全身症状。舌淡或有瘀斑,苔薄白或腻,脉弦滑。

治法:疏肝理气,化痰散结。

方药:橘核丸加减。

中成药:茴香橘核丸。

【辨治要点】

1.急性附睾炎　由于其发病较急,病情变化较快,所以,及时、正确的治疗很重要。在急性期,一般首选抗生素与中药新癀片治疗;治疗时首先选择的抗生素以大环内酯类、喹诺酮类为主,同时进行细菌培养加药敏。抗生素的治疗不必等待化验结果,待结果出来以后再改用敏感抗生素治疗。治疗强调足程、足量。本病急性期采用中西医结合治疗疗效明确。如化脓,应及时切开引流。在抗生素治疗的同时,可以配合中医治疗,如主要采用清热解毒、清热排脓的方药,切开引流后可考虑结合排脓、生肌收口的方法,在恢复期,可以结合清热或行气活血的治法处理。中西医结合,能缩短疗程。

2.慢性附睾炎　患者多无急性期,发病较为隐匿,病程较长,采用中医药治疗有明显的优势。中医治疗主要以清热解毒、行气活血、散结消肿为主,配合抗生素治疗能收到较好的疗效。慢性附睾炎应彻底治愈,否则引发对侧附睾炎则不能生育。附睾炎治愈后,患侧输精功能多丧失。所以要保护健侧。中西医结合,多在1~2月能治愈慢性附睾炎。附睾炎(急性、慢性)治愈后遗留的硬结,只要不疼,无压痛,是炎症后纤维组织增生。用前列通瘀胶囊治疗2~3个月,多能在半年内缩小。

【研究进展】

1.诊断不同类型的附睾炎在采用超声检查时虽然回声不均匀,但附睾与阴囊壁界限回声均较清,即是慢性炎症病变时,有时和阴囊壁有粘连的现象,但仔细观察,仍有一定界限。大部分附睾炎患者伴有睾丸鞘膜积液,精索静脉曲张。刘正忠等对 246 例患者观察后发现,其中 156 例伴发精索扩张、炎症,134 例合并睾丸鞘膜积液。急性附睾炎会导致附睾内组织充血,血管扩张,因此彩色血流丰富,呈"蜂窝、火山海状"。并可测到动脉频谱,呈低速高阻,阻力指数一般为 0.7~0.8。如果炎症得到控制,病情逐渐好转,彩色血流也会逐渐减少。虽然附睾炎的声像图变化复杂,但只要熟练掌握各种声像图的演变过程,并从血流动力学角度来鉴别就可为临床诊断提供准确的参考依据。因此,超声诊断是临床诊断附睾炎简便有效的方法。

2. 治疗中西医结合治疗本病一般均可恢复而不发生并发症,《外科全生集》中治疗附睾炎为枸橘汤、橘核丸 2 方,前方为清热解毒利湿消肿为主,主治急性附睾炎;后方以疏肝散结活血消肿为主,主治慢性附睾炎,沈宁平等根据临床经验将上述方剂加减:急性期全身高热,阴囊亦红肿焮热,加龙胆草、山栀、黄芩;湿重者,阴囊水肿明显,加车前子,木通;睾丸疼痛剧烈者,加橘核、金铃子、延胡索;慢性期硬结难消,加三棱、莪术、炮山甲、鬼箭羽;阴囊内积水者,加赤苓、泽泻(结合急性期予以抗生素治疗,加强了抑菌、消炎、控制感染的作用),180 例中,无 1 例手术,179 例近期治愈,疗程 1~2 个月,远期观察 3~4 个月,2年内无复发病例。

【预防与调护】

1. 急性期应绝对禁止体力活动和性生活。长期留置导尿管而引起附睾炎者,应拔除导尿管,以利炎症吸收。患者治愈后,注意慢性附睾炎的诱因,如戒烟酒、咖啡、辛辣刺激食物。

2. 早期用冰敷,晚期局部热敷或热水坐浴。

3. 急性附睾炎患者需要卧床休息,患侧阴囊托高。

4. 适度运动,增强体质,不压迫会阴部,性生活有规律等。

第八节 精液囊肿

【概述】

精液囊肿是西医学病名,中医无类似该病表现的病名,但根据其临床表现,中医古籍中的"寒疝"可能包括了该病的内容。该病是指在睾丸或附睾部位发生的含有精子的液性囊肿,囊肿较小时无自觉症状,囊肿较大时可出现阴囊部疼痛及下坠感。其病与肝肾相关,多由精道瘀阻、痰湿内聚而成,治以通精除湿、化痰软坚为主。

【西医病因病理】

西医学对本病的发病原因目前还不十分清楚,认为可能系过度的性欲刺激、睾丸附睾的慢性感染或输精管道部分梗阻引起。睾丸每天产生几百万精子,储藏于精囊;精囊亦要分泌腺液,前列腺每日产生 0.2~2ml 的腺液,这些共同组成精液通过射精总管排出体外。这种精液定期排泄,去故纳新,使精子充满活力,保持新鲜。如排出受阻,阻于附睾则导致该病的发生。

【中医病因病机】

肝肾经脉与肾子关系密切。若肾阳不足,肝郁气滞,以致痰湿内阻,聚于肾子,或恣情纵欲,强忍不泄,致精道瘀阻,精液失通等,使精与痰湿互结,聚于肾子而成本病。由于青壮之时,七情易于变动.性欲旺盛,故该病多好发于青壮年。另外中医学认为,生殖系统系肝经所过,为肝所主。前列腺液是精液的重要组成部分。"精液囊肿"中前列腺液与精子、精液,是已生成的"有形"之精。无形之精肾精,是人体生长发育的基础。"有形之精"的功能是排出体外,精卵结合,发育新的生命。"精"已形成,就要排出,然而积聚日久而不排出,则形成"瘀浊之精"而害体。病理则属肝经精瘀湿浊相结。

【诊断要点】

本病大多数发生于青壮年。囊肿较小时,一般无自觉症状,随着囊肿的增大,可出现阴囊部疼痛及下坠感并逐步加重,在睾丸或附睾部位可扪及边缘光滑、质软并带有波动感的圆形肿块,可有触压痛。肿块透光试验阳性。做囊肿穿制时,穿刺液内可找到不活动的精子。精液检查可见到死精和畸形精子,可诊断。

【鉴别诊断】

1. **附睾结核** 睾丸或附睾缓慢发展的肿块,久则破溃,流淌稀薄如痰之脓液,较难愈合,有其他部位的结核病史。精液囊肿虽久病也不破溃。前者初期肿块无规则,质硬无波动感;后者初期肿块规则呈圆形,质软而有波动感。

2. **慢性附睾炎** 由急性附睾炎发展而成,或始发即成慢性经过,附睾肿胀疼痛而无肿块,触之一般无波动感,慢性过程中有时会急性发作而表现为疼痛加剧,阴囊皮肤红肿。精液囊肿时,整个阴囊不会肿胀,只是在其上面可触及有波动感的圆形肿块。

3. **附睾囊肿** 阴囊内附睾位置可见边界清晰,壁薄的圆形液性暗区,精液囊肿则显示回声增强,精子肉芽肿为实质性,表现为回声下降。

4. **鞘膜积液** 可见有与睾丸有明显分界的液性暗区,睾丸偏向一侧,如积液为陈旧性血液,其间有点状回声漂浮。

【辨证论治】

痰湿瘀阻证

证候:患者附睾头部可触及液性囊肿,患者可无自觉症状,或伴阴囊部疼痛及下坠感,阴囊潮湿,尿黄浑浊,舌淡胖,苔白腻,脉滑。

治法:化湿消痰,通精软坚。

方药:苍附导痰汤加减。

中成药:四妙丸、清热散结胶囊。

【辨治要点】

1. 本病主要是痰湿与精液互结,瘀阻于精室所致。故治以化湿消痰,通精软坚为主,可选用化痰祛痰通络汤或加味二陈汤加减。常用药物有柴胡、当归、丹参、牛膝、荔枝核、橘核、路路通、泽泻、海藻、夏枯草等。兼肝郁症状者,加逍遥散;偏肾虚者,合六味地黄丸;疼痛明显加元胡、五灵脂;坠胀甚加黄芪、党参、升麻。

2. 如果囊肿较大或症状明显而服药无效时,可做手术切除囊肿。老年患者或无需生育者,可做小剂量 X 线局部照射,促使囊肿萎缩。

【研究进展】

张利等整理分析新疆维吾尔自治区人民医院超声科 2005—2012 年应用彩色多普勒超声诊断睾丸网扩张,并经手术或细针穿刺确诊合并睾丸网扩张附睾头部精液囊肿 41 例为病例组,不合并睾丸网扩张附睾头部精液囊肿病例 88 例作为对照组,比较两组族别、年龄、精液囊肿体积、患侧睾丸向心动脉阻力指数(RI),结果认为附睾头部精液囊肿体积大小对于睾丸网扩张的形成有重要影响。闵立贵等为探讨精索静脉曲张与附睾精液囊肿之间的关系及两种治疗方法对附睾精液囊肿的疗效,对 163 例患者均行超选择性精索内静脉高位结扎术,同时 6 例行精液囊肿切除术,64 例行囊肿穿刺抽液后注入硬化剂,结果发现接受精液囊肿切除术治疗患者中 1 例复发,接受精液囊肿穿刺术的 64 例均复发,因此认为精索静脉曲张与附睾精液囊肿的产生有一定关系,无症状的 10mm 以下精液囊肿无需治疗,囊肿穿刺抽液后注入硬化剂易复发,10mm 以上的囊肿可考虑手术切除。

【预防与调护】

1. 保持情绪稳定,性生活有规律。
2. 积极治疗睾丸和附睾的炎症性疾病以保持输精管道的通畅。
3. 囊肿大而症状明显者,宜用阴囊托抬高阴囊以减轻症状。

│第九节│精索静脉曲张

【概述】

精索静脉曲张是指精索蔓状静脉丛的伸长、扩张、迂曲。患者患病年龄多在 20~30 岁的人。主要表现为在阴囊部位可见阴囊皮肤浅表的扩张并扭曲的呈蓝色的蔓状血管丛,用手触诊可感觉到曲张的静脉呈蚯蚓团般,或条索状;当卧位时曲张的血管稍减轻,站立后或增加腹压时血管再度充盈。精索静脉曲张的发病率各家报道不一,有的统计资料显示,精索静脉曲张占男性人群的 10%~15%。近年发现双侧精索静脉曲张占全部静脉曲张的 50%~60%。

【西医病因病理】

精索静脉蔓状丛来自睾丸、附睾的许多小静脉汇聚而成,总共有 10~20 条,最后归成精索内静脉、精索外静脉和输精管静脉三条主干静脉,其中精索外静脉离开蔓状血管丛后,行走到腹股沟外环处,将血液输入腹壁下深及浅静脉、阴部外深及浅静脉、旋股内侧浅静脉等静脉回流;输精管静脉与输精管伴行,走向髂内静脉系统。与精索静脉曲张发病最有关系的是精索内静脉,在腹股沟内环处汇聚成 1~2 支后,进入后腹膜又变成一主干,左侧流向左肾静脉,右侧直接流进下腔静脉。临床上所见的精索静脉曲张多数发生在左侧,单纯右侧发病罕见,原因如下:

1. 左侧精索内静脉在流向左肾静脉时,是以 90° 直角的方式与左肾静脉连接,血液容易发生阻碍。相反,右侧精索内静脉直接呈斜行角度流入下腔静脉,血流比较通畅。

2. 精索静脉内有多个静脉瓣膜,但左精索静脉与左肾静脉连接处缺乏瓣膜,容易发生静脉曲张。

3. 左肾静脉要跨越脊柱流入下腔静脉,所以较长,中途可遇到某些迷走血管的压迫,即使不存在迷走血管,肠系膜上动脉和腹主动脉的搏动,等于是一股冲击力,可以撞击左肾静脉并阻碍血液回流。

4. 阴囊内尽管存有中隔,但左右睾丸之间的蔓状静脉丛互相交通,因此,一旦左侧精索内静脉曲张,静脉压力上升,在达到一定程度后也要涉及右侧精索内静脉,因而发生双侧精索静脉曲张。

　　精索静脉曲张多见于 20~30 岁青年男子，发病率各家报道并不一致，大约为 15%，青年男子所以好发，主要是在这段年龄内性冲动活跃，导致性器官过度的神经反射而充血，精索静脉也淤血。有些 30 岁以上的男子突然出现精索静脉曲张，很可能是腹膜后肿瘤、肾积水或迷走血管压迫精索静脉所致。

【中医病因病机】

　　精索位于阴囊内，外阴为肝经所过，血管扩张，血行滞缓，中医辨证属于瘀血，即肝经血瘀。病因病机为大怒、久站、劳累，血偏下行，积于肝经血络，血滞迟缓而肝经血瘀，则精索静脉曲张。

【诊断要点】

　　患者站立位，患侧阴囊松弛下垂，严重时阴囊和大腿内侧浅静脉扩张，可见浅蓝色蔓状血管丛，触诊可感觉到曲张静脉如蚯蚓团，站立时血管充盈，平卧后曲张征象消失或缩小则可诊断。不典型的精索静脉曲张要采用一种 Valsalva 方法检查，被检查者取站立位，检查者用手按压被检查腹部以加大腹压，并请患者屏气用力做加大腹压的配合，再观察与触摸阴囊内精索静脉，便能发现较轻的精索静脉曲张。临床根据其病情的严重程度分为Ⅲ级：Ⅰ级：精索静脉曲张不能摸到，但 Valsalva 试验时可出现；Ⅱ级：精索静脉曲张可摸到，但不能看见；Ⅲ级：精索静脉曲张大而可见，容易摸到。

【鉴别诊断】

　　1. **继发性精索静脉曲张**　多继发于腹膜后肿瘤，肾积水等病，平卧后阴囊内软体虫样曲张的静脉团不能迅速减轻或消失，应行尿路造影予以诊断。

　　2. **阴囊血肿**　阴囊血肿之肿胀伴有灰色紫黯或有瘀斑，压痛明显而无本病之精索静脉曲张，多有外伤史或手术史，穿刺可有血液。

　　3. **鞘膜积液**　阴囊肿胀，有囊性肿块，表面无光滑，柔软有波动感，无压痛，与阴囊皮肤不粘连，睾丸、附睾不易摸到，透光试验阳性，穿刺可抽出液体。

【辨证论治】

　　1. 湿热瘀阻证

　　证候：阴囊局部青筋暴露，或可触及精索增粗，阴囊局部微有红肿，时发坠胀不适，牵引疼痛，伴小便黄少，大便不爽，舌红苔黄腻，脉弦滑。

　　治法：清热燥湿，行气活血。

　　方剂：龙胆泻肝汤合桃红四物汤加减。

　　中成药：龙胆泻肝丸、四妙丸。

　　2. 气虚血瘀证

　　证候：阴囊局部青筋暴露或可触及精索增粗，局部坠胀不适，牵引少腹，劳则加重，卧则减缓，伴神疲，食少，乏力，舌淡苔白，脉虚无力。

　　治法：补气活血。

　　方剂：补阳还五汤加减。

　　中成药：前列通瘀胶囊。

　　3. 肝气郁滞证

　　证候：阴囊青筋暴露或精索增粗，局部坠胀，时伴牵引疼痛，每遇郁怒则加重，时伴胸胁胀满不舒，急躁易怒，舌红苔白，脉弦。

　　治法：行气疏肝，活血通络。

方剂:柴胡疏肝散加减。

中成药:舒肝颗粒,加味逍遥胶囊。

4. 肾虚血瘀证

证候:阴囊局部微肿,甚至青筋暴露,坠胀疼痛,伴神疲、乏力、肢冷,时伴早泄、勃起无力,舌淡苔白,脉虚无力。

治法:补肾活血。

方剂:补肾活血方。

中成药:六味地黄丸配合前列通瘀胶囊,肾气丸合血府逐瘀胶囊。

【西医治疗】

对于轻度无症状者可不予以处理,症状轻微且无并发不育症者可采用托起阴囊、局部冷敷以及减少性刺激等非手术方法处理。对症状明显或引起睾丸萎缩、精液质量下降及造成不育者则应积极手术治疗。手术方式主要包括传统开放手术、腹腔镜手术以及显微镜下精索静脉高位结扎术等。

【辨治要点】

1. 中医治疗的关键 要认识到本病的实质是局部血运异常,静脉血液回流不畅、受阻;中医在辨证上首先要认识到是气血瘀滞的证候,以行气活血的治疗方法为主。其次,再兼顾患者的其他证候,如湿热、肾虚、气虚等,结合清热、除湿、补肾、益气等方法治疗,对缓解患者阴囊局部症状如胀痛、坠胀等以及促进阴囊和睾丸等部位的血液循环、改善精液质量等方面有一定积极作用。

2. 手术治疗 一般原则:

(1)无症状或症状轻者,可穿弹力裤或戴阴囊托。

(2)症状重,伴有精子异常的男性不育者,不管症状轻重均为手术指征。

(3)青少年患者无论有无睾丸萎缩都应早期手术,以免以后影响生育能力。

【研究进展】

1. 精索静脉曲张性不育的机制 精索静脉曲张常常可以导致弱精症、少精症等精子异常,出现男性不育。精索静脉曲张与男性不育症之间的机制尚未阐明,可能与以下因素有关:①精索静脉内血液滞留,使睾丸局部温度升高,生精小管变性影响精子的发生;②血液滞留影响睾丸血液循环,睾丸组织内 CO_2 蓄积影响精子的发生;③左侧精索静脉反流来的肾静脉血液,将肾上腺和肾脏分泌的代谢产物如类固醇、儿茶酚胺、5– 羟色胺可引起血管收缩,造成精子过早脱落;④左侧精索静脉曲张可影响右侧睾丸功能,因双侧睾丸间静脉血管有丰富的交通支,左侧精索静脉血液中的毒素可影响右侧睾丸的精子发生。

2. 精索静脉曲张术后精液质量变化 欧洲泌尿学会男性不育症诊疗指南中指出:当男性不育症患者中出现精索静脉曲张、少精子症、不育病程 >2 年以及其他不明原因的不育时,应考虑进行精索静脉曲张修复术。但是精索静脉曲张手术能否提高精液参数以及自然受孕率仍有争议。Breznik 对 96 例精索静脉曲张不育患者进行为期 4 年追踪研究,手术治疗组与非治疗组的配偶妊娠率分别为 34.2% 与 53.7%,认为手术并未能够改善精索静脉曲张患者生育能力。吴明章引述 Schieferstein 对 84 例手术者手术前与手术后比较,手术只能改善精子密度,部分病例的肉毒碱也能改善,但对精子的活动率、活动力和精子畸形无明显改善。也有报道在手术后精子数量及精子活动力非但没有改善,反而有所降低。

【预防与调护】

1.减少劳累、注意休息,少做增加腹压的活动。

2.避免久行久站等,是预防与减轻精索静脉曲张的有效方法。

(李曰庆　李　军　王旭昀　莫旭威)

参考文献

1. 李曰庆,何清湖.中医外科学[M].北京:中国中医药出版社,2012.

2. 李曰庆.实用中西医结合泌尿男科学[M].北京:人民卫生出版社,1995.

3. 戴春福.中西医临床男科学[M].北京:中国医药科技出版社,2005.

4. 贾金铭.中国中西医结合男科学[M].北京:中国医药科技出版社,2005.

5. 黄宇烽,李宏军.实用男科学[M].第2版.北京:科学出版社,2015.

6. 王琦.王琦男科学[M].2版.郑州:河南科学技术出版社,2007.

7. 马腾骧.现代泌尿外科学[M].天津:天津科学技术出版社,2001.

8. 那彦群,叶章群,孙光.中国泌尿外科疾病诊断治疗指南(2011版)[M].北京:人民卫生出版社,2011.

9. 吴明章,曾超文,张君慧.男性生殖病理学[M].上海:上海科学普及出版社,1997.120-131.

10. 张骕,王诚,付生军,等.激素辅助治疗对隐睾儿童睾丸生精功能影响的系统评价和Meta分析[J].中国循证儿科杂志,2015,10(6):438-442.

11. 刘华明,杨海,郑斌.开放手术与腹腔镜下治疗小儿隐睾的疗效对比观察[J].国际医药卫生导报,2015,21(1):65-68.

12. 王继忠,詹江华.腹阴囊鞘膜积液的临床研究进展[J].医学综述,2014,20(15):2745-2747.

13. 林晓斌,郑练,陈伟玉.腹腔镜下治疗各型小儿鞘膜积液的新方法[J].中国医药指南,2013,11(10):35-36.

14. 朱晓萍,曾淑华,邓振磊.彩色多普勒超声在诊断睾丸损伤分型中的应用[J].当代医学,2015,21(25):94-95.

15. 祝莹,许莎莎,来晓春.睾丸损伤的计算机断层扫描成像表现及临床价值分析[J].中国性科学,2015,24(1):13-16.

16. 黎若涛.彩色多普勒超声在睾丸扭转诊断中的应用价值[J].中国实用医药,2015,10(32):69-70.

17. 郑传东,苟欣,胡兴平,等.睾丸扭转61例诊断与治疗的临床研究[J].中国性科学,2014,23(6):8-9.

18. 杨杰刚.青少年急性睾丸扭转与急性睾丸炎鉴别诊断及治疗[J].中国社区医师,2015,31(31):16-17.

19. 张葛萍.超声在诊断附睾炎中的应用[J].现代医用影像学,2010,19(3):139,155.

20. 刘正忠,辛双凤.浅析中西医附睾炎的诊断与治疗[J].中国医药指南,2011,9(30):51-52.

21. 刘廷江,孙福振,尹香云,等.中西医结合治疗急性附睾炎125例临床观察[J].河北中医,2010,32(11):1697-1698.

22. 沈宁平 . 中西医结合治疗附睾炎 180 例疗效观察 [J]. 临床合理用药,2013,6(5B):145.

23. 张利,张建军,甘子明 . 超声诊断睾丸网扩张与附睾头部精液囊肿体积的相关研究 [J]. 中华男科学杂志,2013,19(2):137-140.

24. 闵立贵,贾宏亮,南玉奎 . 精索静脉曲张合并附睾精液囊肿 163 报告 [J]. 现代泌尿外科杂志,2010,15(2):149-150.

25. 秦国政 . 精索静脉曲张性不育论治对策 [J]. 北京中医药大学学报,2016,39(4):341-342.

26. 王庆相,杨欣,丁彩飞 . 急性附睾睾丸炎中西医结合治疗探讨 [J]. 中国中西医结合外科杂志,2006,12(1):43-44.

27. Breznik R,Vlaisavljevic V,Borko E.Treatment of varicocele and male fertility [J].Arch Androl,1993,30(3):157-160.

第十四章 阴茎、阴囊疾病

第一节 包皮过长与包茎

【概述】

包皮覆盖全部龟头与尿道外口,如果包皮可以上翻露出龟头,称为包皮过长;如果包皮外口狭窄,包皮不能上翻,无法显露龟头,称为包茎。几乎所有男婴出生时外生殖器呈包茎状态,随着年龄的增长,包皮发生一系列的变化,绝大多数的生理性包茎在性成熟前松解而使包皮外翻。我国一项 0~18 岁男性儿童青少年的调查分析中发现,包茎的发病率可由出生时的 99.7% 降至青少年时期的 6.81%。

【西医病因病理】

包皮过长是一种先天性发育异常。包茎可有两种情况,一是先天性,从出生后即有阴茎头包皮粘连形成包茎;一是后天龟头包皮的炎症性粘连,或为包皮炎,或为阴茎包皮外伤、血肿机化粘连,或为烧伤瘢痕等因素致包皮不能上翻,阴茎头不能显露。

【中医病因病机】

本病由先天不足或后天外邪、外伤侵害而致阴茎包皮发育异常。肾司二阴,先天肾精不足,生长乏源则阴茎包皮发育异常;外邪侵害或外伤致阴茎包皮损伤,阻碍阴茎正常发育和包皮上翻。轻则包皮过长不能上翻,重则形成包茎,影响排尿和性生活。久病可上累及肾、膀胱、尿道。

【诊断要点】

包皮过长者,阴茎在疲软状态下,龟头被包皮完全包裹,勃起时仍不能露出阴茎头,但可以手动上翻包皮,露出龟头;若包皮口狭窄,包皮无法上翻显露龟头,或者勃起后无法上翻包皮,可诊断为包茎。

【鉴别诊断】

隐匿性阴茎 阴茎外观短小,包皮口与阴茎根距离短,包皮如鸟嘴般包住阴茎,包皮背侧短、腹侧长,内板多、外板少。阴茎体本身发育正常,用手向阴茎根部推挤包皮可见正常阴茎体,松开后阴茎体迅速回缩。

【辨证论治】

包皮过长为先天发育异常,主要以手术治疗为主,中医辨证论治多见于包皮过长或包茎合并包皮龟头炎者。

湿热下注证

证候:由于包茎或包皮过长,局部不能经常冲洗,角化上皮脱落和腺体分泌,细菌容易生长繁殖,引起炎症反应,局部红肿、糜烂、疼痛,有黄色脓性分泌物,严重时全身发热、寒战、腹股沟淋巴结肿大,舌质红,苔黄腻,脉数。

　　治法:清热解毒利湿。

　　方药:五神汤合导赤散加减。

　　中成药:癃清片、四妙丸、热淋清颗粒。

【西医治疗】

　　包皮环切术是治疗包皮过长和包茎的主要方法,但其手术方法众多。成年人和青少年包皮环切的手术方法主要有三种:袖套法、镊子引导法(不适用于包茎患者)、背部切开法(最为广泛使用的方法);婴儿和儿童的手术方法主要有四种:背部切开法、塑料钟罩法、摩氏钳夹法、戈氏钳夹法。此外,人们还发明了许多专用于男性包皮环切的装置,如 Tara 钳、巧钳、韩国一次性包皮环切环、商建忠发明的一次性包皮环切吻合器,又称商环等。

　　WHO 总结的包皮环切术能够提供的获益:①更易于保持阴茎卫生;②降低儿童发生泌尿系感染的风险;③有效预防龟头及包皮炎症的发生;④预防包皮出现瘢痕组织的潜在风险,降低包皮过长,包茎及嵌顿包茎的发生;⑤降低性传播疾病的感染风险,特别是溃疡性疾病,如软下疳和梅毒;⑥降低 HIV 感染风险;⑦降低阴茎癌发生的风险;⑧降低女性性伴侣发生宫颈癌的风险。

【辨治要点】

　　包皮环切术为首选疗法。发生包皮龟头炎、包皮嵌顿等并发症时,对症处理,待病情稳定后行包皮环切术。

【研究进展】

　　1. 包皮过长、包茎与性传播疾病　　包皮过长或包茎致包皮内潮湿温暖,容易引起细菌和病毒的滋生,引起炎症感染及黏膜破损,性交时不可避免地发生交叉感染,特别是梅毒、人乳头瘤病毒(HPV)和单纯疱疹病毒(HSV)更会引起生殖道及以外器官组织的癌变可能。

　　Weiss 等的一项 Meta 分析证实,包皮环切具有降低性传播疾病风险,成人包皮环切对预防梅毒和软下疳作用明显,明显降低梅毒的发病率。Pintye 等最近报告了在肯尼亚一项随机对照研究结果,发现包皮环切后可明显降低男性和女性梅毒的发病率。在已经感染 HIV 病毒的男性,包皮环切能够降低男性梅毒发病率 63% 和女性梅毒发生率 75%。对未感染 HIV 的男性,包皮环切降低男性梅毒发病率 35% 和女性梅毒的发生率 48%。

　　包皮环切男性与未行包皮环切相比,其女性性伴侣细菌性阴道病发病率降低 40%,阴道毛滴虫感染率降低 48%。男性包皮环切后可降低人乳头瘤病毒(HPV)感染 32%~35%,HPV 感染是引起生殖道子宫颈癌和阴茎癌、口腔癌和肛门癌等最常见病因。单纯疱疹病毒 2 型(HSV-2)感染率降低 28%~34%,HSV-2 是引起生殖器湿疣的病因,包皮环切后降低生殖器湿疣的发生,进而减少生殖器湿疣感染患者获得性 HIV 感染的风险。

　　在非洲的 5 项大规模随机对照试验证明男性包皮环切可使男性通过异性性交时获得性 HIV 感染风险降低 55%~76%。男性包皮环切干预可以显著降低男性和女性 HIV 感染风险。男性包皮环切的健康益处应该成为指导新生儿、儿童、青少年和成人包皮环切项目的公共卫生政策,被认为是预防 HIV 感染和促进生殖健康的"外科疫苗"。

　　2. 包皮过长、包茎与生殖道肿瘤　　由于包皮过长和包茎与泌尿生殖道炎症和感染、HIV 感染和其他性传播疾病的密切关系,这些感染因素是引起肿瘤发生的危险因素。

　　在男性包皮环切率小于 20% 的国家,宫颈癌的发病率比包皮环切率超过 80% 的国家要高大约 70%。男性包皮过长,性交时包皮垢进入女性生殖道,尤其是包皮过长或包茎

HPV 感染风险增高,可能诱发宫颈癌,对女性生殖健康极为不利。

阴茎癌的确切病因至今仍不清楚,但公认是与包茎和包皮过长有关,产生包皮垢以及合并有细菌和病毒所致急性或慢性炎症刺激是阴茎癌的重要原因。Dillner 等报道 45% 阴茎癌患者有包皮龟头细菌炎病史,而对照组仅有 8%。Moses 等研究显示新生儿包皮环切术至少降低阴茎癌的发病风险 10 倍之多。而青少年时期未行包皮环切术患阴茎癌的风险可增加 1.5 倍。Spence 等进行的 1 项大样本人群病例对照研究分析了包皮环切和前列腺癌的关系,以及是否年龄和种族影响和修饰前列腺癌危险因素,他们发现:① 35 岁后进行包皮环切术的男性患前列腺癌的风险比未行包皮环切术的男性低 45%,明显表现出包皮环切对前列腺癌有预防作用;②黑色人种中包皮环切术对前列腺癌具有明显的防护作用,患前列腺癌的风险下降了 60%;③各年龄组分析中,1 岁内行包皮环切术者显现出预防前列腺癌的发生,患前列腺的风险减小 14%;④首次性生活之前行包皮环切术可降低前列腺癌的患病风险。患前列腺癌的可能性比那些没有接受包皮环切的男性低 11%;⑤包皮环切术组比未包皮环切术组在前列腺癌发展中具有较低风险趋势,比较结果无统计学差异。

第二节 包皮龟头炎

【概述】

包皮龟头炎(balanoposthitis)是指包皮内板与阴茎头的炎症。正常包皮腔内分泌的一种类脂物质,在包皮过长或包茎时,此类物质可积聚成包皮垢刺激包皮和阴茎头引起包皮龟头炎。本病亦可由细菌、真菌感染或药物过敏引起。又称"包皮炎""包皮阴茎头炎"。在中医文献中,凡生殖器所生之疮疡统称为"疳疮""耻疮"或"妒精疮",本病包括于其中,古称"袖口疮",最早见于《医宗金鉴·外科心法要诀·疳疮》:"此病统名疳疮,又名妒精疮……其名异而形殊……茎上生疮,外皮肿胀包裹者,名袖口疮。"主要临床特点为阴茎头瘙痒、烧灼感或疼痛,局部充血水肿,重者表面糜烂,渗液或出血,甚至浅表溃疡,引起尿道炎。

【西医病因病理】

本病发生原因可分为两类:

1. 单纯性或非感染因素 生理性包茎、包皮过长、性成熟以后包皮垢刺激或少数机械性损伤因素而发生龟头炎症改变。

2. 感染性或可传染性疾病 由病原微生物为主导因素所引起的包皮龟头炎,其中以细菌性与真菌性感染为最常见。

【中医病因病机】

1. 毒火郁结 由于心肝火热,下移阴部,发于龟头,而为疮疡,可见龟头、包皮弥漫红肿。火热下移,聚于膀胱,蒸液而出,可见尿频、尿急、尿痛。

2. 湿热下注 久居于湿热环境或饮食自伤致湿热邪气裹结,下注前阴,致龟头包皮溃疡。

3. 肝肾阴亏 肝经绕阴器,肾开窍于二阴。心肝火郁日久伤阴或素体肝肾阴亏,龟头失养,可致龟头、包皮局部慢性炎症。

【诊断要点】

1. 本病一般无典型全身症状，局部症状为阴茎头瘙痒、烧灼感或疼痛，局部充血水肿，重者表面糜烂，渗液或出血，甚至浅表溃疡，若多次反复发作可致包皮与阴茎头粘连，包皮口或尿道口狭窄。

2. 据起病急慢、症状轻重可分为急性发作期和慢性期。

3. 分泌物镜检和培养可辅助诊断。

【鉴别诊断】

1. **外伤性龟头炎** 因长途行走衣裤摩擦、性交等引起，表现为局限性水肿性红斑，表皮剥脱或伴裂纹，龟头系带可有糜烂。

2. **接触性龟头炎** 常因接触肥皂、外用药及避孕套等引起，包皮、龟头有不同程度红肿，甚至起斑疹水疱，破溃后形成糜烂面。局部瘙痒。

3. **感染性龟头炎** 常与包皮内各种寄生菌有关。当全身抵抗力降低时，原来非致病性的细菌可变为致病性，包皮过长、包皮垢、粪便污染等可为其诱因。表现为红肿、糜烂、渗液、包皮水肿不能上翻、有脓性分泌物，自觉疼痛，邻近淋巴结可以肿大。分泌物涂片可查到致病菌。

4. **念珠菌性龟头炎** 常有糖尿病或老年性消耗性疾病，或有长期应用抗生素、皮质类固醇史。患者配偶可有念珠菌性阴道炎。包皮、冠状沟水疱、脓疱，龟头可见边界清楚的红斑，边缘脱屑，呈片状糜烂，表面附着白色奶酪状分泌物。自觉局部瘙痒，于病变部位取材直接镜检和培养可找到念珠菌。

5. **阿米巴性龟头炎** 本病少见，多为在原有包皮龟头炎的部位继发感染，表现为浸润、糜烂、溃疡，组织坏死明显。分泌物直接涂片可找到阿米巴原虫。

6. **滴虫性龟头炎** 龟头部丘疹、红斑、水疱、糜烂。分泌物涂片可查到滴虫。

7. **浆细胞性龟头炎** 中年患者多见，局限性浸润性斑块，单个或多个，经久不退，不形成溃疡，组织病理检查示表皮突消失变平，真皮内弥漫、致密浆细胞浸润。

【辨证论治】

1. **内治法**

(1)毒火郁结证

证候：龟头及其包皮红肿、疼痛，有红斑、丘疹、水疱、脓疱或溃烂，伴小便黄赤或疼痛，排尿不畅，兼有心烦、急躁、甚或口舌生疮，头痛，目赤，舌红苔黄，脉弦数。

治法：清热泻火，凉血解毒。

方药：黄连解毒汤合导赤散加减。

中成药：银花泌炎灵片、热淋清颗粒。

(2)湿热下注证

证候：龟头部潮红，起水疱或糜烂，伴有痒痛，镜检分泌物可见滴虫、念珠菌，伴有阴囊部潮湿，口苦，口黏，小便黄，大便黏滞不爽，舌红、苔黄腻，脉弦滑数。

治法：清热利湿，燥湿止痒。

方药：龙胆泻肝汤加减。

中成药：癣清片、四妙丸。

(3)肝肾阴亏证

证候：龟头包皮或有斑块，或有肥厚，或有脱屑，或有萎缩，或有硬化，多无痒痛。伴有腰膝酸软,遗精、早泄。舌淡红,苔花剥,脉细。

治法:滋补肝肾。

方药:六味地黄丸加减。

中成药:知柏地黄丸。

2. 外治方法

(1)潮红糜烂、红肿疼痛者,常用马齿苋 30 克、黄柏 30 克、地榆 30 克、苦参 30 克水煎待凉清洗。亦可用 3% 硼酸水、乳酸依沙吖啶溶液、1:5000 高锰酸钾液清洗。

(2)念珠菌感染者,可外用克霉唑乳膏、咪康唑乳膏、制霉菌素乳膏或者含抗真菌药的复方乳膏制剂。

(3)干燥脱屑者,可外用黄连膏、玉红膏、复方醋酸地塞米松软膏等。

(4)感染明显者,可外用莫匹罗星软膏、红霉素软膏等。

【辨治要点】

1. 明确病因　包皮龟头炎病因有非感染性和感染性之分,感染性病因又分为细菌感染、真菌感染等。临床辨治,首先需要完善病原菌学检查,行普通细菌涂片镜检或细菌培养,明确感染致病菌种类,再针对性治疗。

2. 性伴侣筛查　性交是导致包皮龟头炎的常见途径。因此,临床治疗男性的同时,要告知患者性伴侣筛查阴道炎的重要性,避免交叉感染,尤其是念珠菌性包皮龟头炎患者。

3. 内外治结合　该病要内外治结合,尤其是外治法优势明显。对于明确感染性包皮龟头炎者,在明确致病菌类型后针对性选用外用药膏,同时可以使用中药洗剂外洗。

4. 保持包皮上翻　很多患者伴有包皮过长,要告知其保持包皮上翻的重要性,包皮上翻暴露龟头,可以避免龟头处于潮湿的环境,使龟头保持干燥,利于杀菌。对于包皮过长且反复出现包皮龟头炎的患者,建议行包皮环切术。

【预防与调护】

1.注意清洁,保持局部卫生。

2.急性炎症时禁用皮质醇类固醇软膏,只有感染控制后或出现浆细胞性龟头炎时方可使用激素类软膏。

3.溃疡已形成者,宜每天换药一次。

|第三节|阴茎硬结症

【概述】

阴茎硬结症是一种以阴茎白膜形成纤维样、非顺应性硬结为特征的男科常见疾病,又称阴茎纤维性海绵体炎、结节性阴茎海绵体炎、海绵体纤维化等。它是由法国医生 Peyronie 于 1743 年首先予以详细报道的男性生殖器官疾病,所以又可称为 Peyronie 病。本病多发于 30~50 岁的中年人。临床主要表现为阴茎海绵有结节状或条索状硬结。起病缓慢,常为偶然发现,或在性交时感到阴茎疼痛才引起注意。在阴茎海绵体和背侧发现有单个或多个椭圆形斑块或条索状硬结,呈纵行排列,质如软骨,时久则变硬,硬结不与皮肤粘连,不累及尿道。X 线检查偶见阴茎有钙化或骨化阴影。海绵体造影可显示病变情况。平时偶有会阴不适、下坠感,排尿时轻微刺痛,或有排尿不畅。病情严重时引起性功能障碍,见有阴茎勃起不坚或勃起疼痛,阴茎弯曲(以背弯、侧弯为多,腹弯少见),甚者导致阳痿、早泄。

阴茎硬结症可分为三种类型:Ⅰ型:无症状性硬结或不影响性交的阴茎弯曲;Ⅱ型:硬结使阴茎弯曲加剧导致性交痛和(或)无法完成性交;Ⅲ型:伴有 ED。

【西医病因病理】

本症的发病原因尚不明确。一般认为与维生素 E 缺乏、轻度外伤、硬化性炎症、退行性病变有关,也有人认为与感染及免疫紊乱的关系更为密切。阴茎海绵体白膜分外纵、内环两层,外纵层在腹侧中部变薄,5 点至 7 点之间无外纵层,海绵体纵隔纤维呈扇形排列并与内层纤维紧密交织在一起,承担勃起时大部分腹 – 背轴向应力。折叠外伤可能导致内外两层纤维部分剥离,血液内渗或纵向纤维撕裂,导致局部炎症反应,最终形成硬结。另外,白膜的乏血管特性导致包括转化生长因子 β(TGF-β)在内的多种生长因子清除缓慢而聚集,因此更易在损伤局部发生纤维化病变而导致阴茎硬结症。

高危因素包括外伤、尿道内器械操作、尿道感染、糖尿病、痛风、应用 α 受体拮抗药和先天性染色体异常等。也可能与自身免疫因素有关,患者阴茎白膜对机械性压迫及微血管损伤呈现异常活跃的创伤愈合反应,因此,部分患者可能存在创伤愈合过程中易于形成 Peyronie 硬结的遗传背景。

病理改变:阴茎硬结症早期病理改变为白膜与海绵体之间的血管周围有炎性浸润,包括 T 淋巴细胞、巨噬细胞及其他浆细胞等,最终启动细胞因子系统,导致纤维化发生。硬结由致密胶原结缔组织组成,含有过量的Ⅲ型胶原蛋白。

【中医病因病机】

中医认为,本症的发生发展一般与肝、脾、肾三脏的关系最为密切。脾主运化,参与水液代谢。脾虚失运则水液代谢紊乱,水湿潴留于脏腑经络,久则化为痰浊而积滞凝聚。若凝聚在肝脉和宗筋,就会形成本症。肾阳不足,肝肾寒湿同样也是酿成本症的病理机转。气血以畅达为顺,若气血虚损,或屡受损伤,致气滞血瘀,阻于宗筋,也会导致本病的发生。属中医"阴茎结核""玉茎结疽"的范畴。

1.情志内伤 长期郁闷恼怒或忧愁思虑等,使气机郁滞,则肝气失于条达。而津液的正常循行及输布有赖于气的统帅,气机郁滞,则津液易于凝聚成痰。气滞痰凝.结于阴茎而成。

2.寒湿侵袭 肝肾不足,居处湿冷、冒雨涉水或经常坐卧湿地,寒湿之邪浸渍肌肤,且湿邪困遏,影响脾胃的运化功能;脾不能运又使湿从内生,津液停聚则痰凝生。

3.脾虚失运 脾主运化,脾虚失运则水湿之邪易于内生。若长期饮食不节,如嗜酒过度、饥饱失宜、过食肥甘生冷等,导致脾胃运化传导失职;或劳倦内伤、久病缠绵.思虑过度等皆可导致脾胃虚弱,失于健运,湿浊凝聚成痰,痰阻气机,痰气搏结而发为本病。

4.瘀血阻络 外伤瘀血,或气郁日久,痰血阻滞;或因久病,气血运行不畅,脉络不通,瘀血与痰、气搏结而为病。

【诊断要点】

一般具备以下 3 点诊断即可成立:①阴茎背侧触及硬结及条索状斑块,质似软骨,不与皮肤粘连;②阴茎勃起疼痛;③勃起弯曲。

【鉴别诊断】

1.阴茎癌 多发生于中老年人。初起在冠状沟出现硬结,自觉灼热而痒,而后迅速增

362

大,破溃后状若菜花,其味恶臭。

2. **包皮结石** 多发生于包皮过长或包茎者。是包皮垢与尿盐沉积而形成的结石,附着在冠状沟处。将包皮上翻,用生理盐水浸泡后可以轻轻拭去。

3. **阴茎硬化性淋巴管炎** 发病年龄在 30~40 岁,系淋巴管纤维组织增生所致。主要症状为阴茎背部及冠状沟有弯曲的条索状物,与皮肤不粘连,仅有轻度疼痛,无其他不适,多数可以自愈。

4. **阴茎结核** 是发生在阴茎头、系带、海绵体的结核性病变。开始为结核性小结节,表面呈红色小隆起,不痛或轻微疼痛,周围肿胀变硬,表面结痂,脱落后形成溃疡。溃疡边界清楚,基底有干酪样坏死或肉芽组织。局部分泌物结核菌培养、康氏反应及活体组织检查可以确诊。

5. **先天性阴茎弯曲** 多见于儿童或青少年,无阴茎硬结,多无勃起疼痛。

【辨证论治】

1. 痰浊凝聚证

证候:阴茎硬结,按之如软骨,浑身乏力,腰膝酸软,或有性欲减退,甚则阳痿,或大便溏薄,口中发黏,舌苔薄腻,脉濡细。

治法:健脾化痰通络。

方药:二陈汤加减。

2. 瘀血阻络证

证候:多有轻微外伤史,阴茎硬结伴有刺痛,勃起时疼痛明显,严重时阴茎背侧静脉怒张或色显青紫,小腹坠胀,舌有瘀点,脉沉弦或弦。

治法:化瘀通络。

方药:桃红四物汤加减。

【西医治疗】

1. **药物治疗** 适用于新发阴茎硬结症,硬结区疼痛,不稳定硬结及有手术禁忌证的患者。常用药物有左卡尼汀、维生素 E、秋水仙碱、己酮可可碱、对氨基苯甲酸钾等。

2. **硬结区域注射治疗** 是一种可供选择的非手术疗法,可在病变局部达到更高的药物浓度,减少全身用药的不良反应。常用药物有溶组织梭状芽胞杆菌胶原蛋白酶、干扰素、维拉帕米、甾体类药物等。

3. **低能量体外冲击波治疗** 低能量体外冲击波能级虽远低于体外碎石能级,但可直接破坏硬结,松解并通过巨噬细胞移除硬结,并可改善局部血液供应。

4. **手术治疗** 适应证包括稳定期患者、阴茎畸形和 ED 严重妨碍性交的患者、广泛钙化者、保守治疗无效并希望快速获得可靠治疗效果者,旨在矫正畸形,恢复性交能力。手术治疗仍然是矫正稳定期患者阴茎畸形的金标准。手术方法包括阴茎白膜缩短术、硬结切开切除 + 补片移植术和阴茎支撑体植入术,应根据勃起硬度和弯曲程度,选择适当的术式。

【辨治要点】

1. **基本病机** 痰瘀互结是其基本病机。临床辨治应以活血化瘀、祛痰散结作为基本治疗原则。

2. **明确分型** 根据患者阴茎硬结表现、阴茎弯曲程度、阴茎疼痛程度以及性生活情况进行评估,明确分型,然后分型治疗。Ⅰ型可密切观察,Ⅱ型以非手术治疗为主,症状严重者可考虑手术治疗,Ⅲ型以手术治疗为主。

3. 综合治疗 该病非手术治疗药物和方法较多,但是有些药物和方法作用机制仍不明确,治疗效果仍有争议,且每种药物和方法都有其局限性。因此,临床治疗要重视综合治疗,可以采用多种药物联合治疗,或者药物、区域注射、低能量体外冲击波等多种治疗方法联合治疗。

【预防与调护】

1. 减少不良性刺激,性交时不可用力过猛,以防阴茎海绵体损伤。

2. 忌酒、辛辣刺激性食物。

3. 患病后正确对待病情,耐心治疗,以免背负思想包袱,诱发性功能障碍。

第四节 阴囊湿疹

【概述】

阴囊湿疹是一种局限于阴囊有时会延至肛周,甚至阴茎部的湿疹。阴囊湿疹在中医古籍中又称"胞漏疮""肾囊风""绣球风"等。明代《外科启玄·胞漏疮》云:"乃肝经湿热所致,外胞囊上起窠子作痒,甚则滴水湿其中衣,久治不痊者"。其后《外科正宗·肾囊风》记载:"肾囊风,乃肝经风湿而成,其患作痒,喜浴热汤,甚则疙瘩顽麻,破流脂水"。清代《医宗金鉴·外科心法要诀·肾囊风》记载:"此证一名绣球风,系肾囊作痒,由肝经湿热,风邪外袭皮里而成。初起干燥痒极,喜浴热汤,甚起疙瘩,形如赤粟,麻痒,搔破浸淫脂水,皮热痛如火燎者,此属里热"。急性期表现皮肤肿胀潮红,轻度糜烂、渗出、结痂;日久皮肤浸润变厚,色素加深,上覆鳞屑,瘙痒剧烈,夜间更甚,常影响睡眠和工作。

【西医病因病理】

西医学认为阴囊湿疹发病原因复杂,是多种内外诱因共同导致的迟发型超敏反应(变态反应)。体内的诱因包括:自身过敏体质,长期的精神紧张,慢性感染灶,内分泌及代谢的改变遗传因素;体外因素有生活环境的潮湿及各种刺激如鱼虾等食物、动物皮毛、化学物质、吸入物、冷热刺激、搔抓、衣物的不当。

【中医病因病机】

中医认为阴囊位属下焦,乃肾之外胞,且肝经"循股阴入毛中,过阴器,抵小腹",故本病归于肝经。本病与先天禀赋不足,肝经湿热关系最为密切。此外脾湿不运,下渗阴囊,久病可出现肝肾阴虚,血虚风燥证候,表现阴囊粗糙肥厚。

1. 先天禀赋不足 先天禀赋不能耐受,皮肤腠理不固,易受风湿外邪侵袭而致病。

2. 肝经湿热 久居于湿地或久卧于湿热之处,外来湿热淫邪内侵,湿邪随肝经下注于阴囊,蕴于皮肤,发为湿疹。

3. 脾虚湿盛 饮食不节,过食肥甘厚腻辛辣及荤腥动风之品,或过食生冷损伤脾胃,脾湿不运,郁而化热,蕴于血分,充于阴囊腠理,外发于皮肤形成湿疹。

4. 血虚风燥 湿热久羁,耗伤阴血,血虚化燥而生风,致肌肤失养,干燥肥厚粗糙。

【诊断要点】

阴囊湿疹有急慢性之分,临床以慢性湿疹较为多见,常局限于阴囊皮肤,有时延及肛门周围,少数可延至阴茎。

1. 急性阴囊湿疹

(1)阴囊部出现很多密集的粟粒大小的丘疹,丘疱疹或小水疱,基底潮红。

(2)由于搔抓,丘疹,丘疱疹或水疱顶部搔破后呈明显的点状渗出及小糜烂面,浆液不断渗出。病变中心较为严重,而逐渐向周围蔓延,外围又有散在丘疹、丘疱疹,故皮损边界不清楚。

(3)饮酒、搔抓、肥皂洗、烫水刺激都可以使皮损加重。

(4)瘙痒者剧烈,严重者影响睡眠。

2. 慢性阴囊湿疹

(1)阴囊皮肤皱纹深阔,浸润肥厚,大多干燥,有薄痂和鳞屑,色素增加或伴有部分色素脱失。

(2)病程迁延,日久不愈,自觉瘙痒剧烈,故经常搔抓。

(3)由于不适当的治疗和经常搔抓,可使湿疹急性化,出现糜烂、渗出。

【鉴别诊断】

1. **阴囊神经性皮炎**　多伴发颈后、肘后、骶尾部神经性皮炎。初起仅阴囊部瘙痒而无皮疹,由于反复搔抓而逐渐出现成片扁平丘疹,重则遍及整个阴囊,但见搔抓,不见流水,日久变厚,肤如席纹。

2. **核黄素缺乏性阴囊炎**　一般病程短,无明显浸润肥厚,常伴舌炎、口角炎,内服核黄素一周左右见效。

3. **乳房外湿疹样癌**　又称乳房外帕哲病。也好发于男性生殖器、阴囊部。呈湿疹样外观,但为境界清楚的红色斑片,表面多样渗出结痂及角化脱屑,逐渐向周围扩大,经数月或数年后,往往稍有浸润,甚至发生溃疡。必要时取活检进行组织学检查。

【辨证论治】

1. 湿热浸淫证

证候:阴囊见水窠、红粟,皮肤灼热,搔破流水,浸淫渐大,糜烂蜕皮,甚至黄水流滴,湿透衣裤,舌红苔黄腻,脉弦滑。

治法:清热利湿。

方药:龙胆泻肝汤加减。

中成药:癃清片、四妙丸。

2. 脾虚湿盛证

证候:阴囊浮肿,瘙痒渗液,不热不痛,纳食不香,大便溏泄,舌体胖大有齿痕,苔白腻,脉濡。

治法:健脾渗湿。

方药:除湿胃苓汤加减。

中成药:参苓白术丸。

3. 血虚风燥证

证候:阴囊皮肤粗糙肥厚,搔破出血皲裂痒痛,舌红苔花剥或舌淡苔净,脉细或软。

治法:滋阴养血,润燥息风。

方药:当归饮子加减。

中成药:四物消风散。

【辨治要点】

本病主要是根据皮损状况和全身症状确定用药,若皮肤肿胀潮红,轻度糜烂、渗出、结痂,可诊断是急性湿疹;若日久皮肤浸润变厚,色素加深,上覆鳞屑,瘙痒剧烈,夜间更甚则是慢性湿疹。再根据具体治法进行治疗,最好可以配合外用软膏或洗剂治疗。患者平时生活习惯的调护也是至关重要的,避免刺激和过敏事物的接触,一方面可以利于治疗,防止加重或慢性湿疹急性发作;另一方面还可以减少复发几率。

【研究进展】

本病作为体表疾病,近几年外用药的研究较多。针对湿疹的迟发型超敏反应病机,西医治疗多以含激素的药物为主。由于长期反复使用激素很容易导致激素依赖性皮炎,所以临床上的研究多是以寻找一种安全有效方便的替代品来减少对激素的依赖,许多抗炎类的药物被证实有一定疗效,如氟芬那酸丁酯软膏、吡美莫司乳膏等。而纯中药的外用药发展也是较快,许多种类的外用药涌出,效果也是与西药进行了对比,有着近似甚至更好的疗效,并且因为其副作用较小而越来越受重视,此类药物的主要中药成分是黄柏、苦参、蛇床子、地肤子等清热燥湿、杀虫止痒的药物,符合中医对湿疹的认识,如除湿止痒膏、参柏颗粒等。中药提取物也有一定研究前景,如积雪苷霜,主要是探究主要有效成分,发展新药物增强疗效。另外,其他简单外用疗法也得到一定研究,如绿茶末简单的外敷以治疗止痒止痛促进皮肤生长,可以用于病情较轻及慢性患者;阴囊防湿带可以改善阴囊部的潮湿环境,对于慢性反复发作的患者有一定的帮助。

【预防与调护】

1. 去除病因及促发因素是预防本病的关键。

2. 避免各种不良刺激,如冷水热水刺激、肥皂水洗涤、搔抓、过紧内裤,以防感染及病情加重。

3. 饮食不吃辛辣,发物之品,如海鲜、牛羊肉。减少油腻食物,可多吃新鲜蔬果。

4. 适度运动,增强体质,避免过度劳累,保持心情愉快。

第五节 阴囊感染

【概述】

感染一词属于西医,中医并没有这个病名。感染是致病菌侵入机体引起的急、慢性炎症性疾病。作为阴囊部的感染,常见症状有发热恶寒,口干喜饮,阴囊的灼热、红肿、疼痛不适,若不及时治疗,常常形成脓肿。严重的感染如阴囊蜂窝组织炎,对应中医的囊痈,其表现为阴囊红肿疼痛,皮紧光亮,寒热交作,形如瓢状。而"囊痈"最早见于《外科理例·囊痈》中:"囊痈湿热下注也,有作脓者,此蚀气顺下……"在《外科大成·痈疽》中也有对其治疗的描述:"阴囊红肿热痛",由肝肾阴虚,湿热下注所致。治以补阴为主,清热渗湿之药佐之。"

【西医病因病理】

机体防御能力较弱时不能将入侵的病原微生物杀灭,而引起炎症反应。病变性质主要有变质、渗出。在炎症发生时,各种致炎因子(内毒素、外毒素、病原微生物等)及组织崩解产物,可激活白细胞内产生内源性致热源,作用于体温调节中枢引起体温升高,致炎因子还可以刺激骨髓释放白细胞加速,使白细胞增多。局部可因为充血和渗出物积聚,使得产热增加,神经末梢受到压迫牵拉而出现红肿热痛。

【中医病因病机】

中医认为本证主要是因肝肾湿热下注,蕴结于阴囊,经络阻隔,气血瘀滞而引起;或因阴囊处痒痛搔抓,外伤感受毒邪,正气受损,毒邪入侵,扰乱气血运行;或由于居处及工作之地潮湿,及久着汗湿衣裤,以致湿热蕴结,血凝毒滞而生。

【诊断要点】

1. **临床表现** 初期阴囊部单侧或双侧出现红肿、灼热,压痛明显,腹股沟淋巴结肿大。阴囊可进而肿胀,甚至肿大如瓢,肿胀疼痛,但一般不牵涉睾丸。可伴有发热畏寒、口干喜饮,小便赤热,大便干结等全身症状。若治疗不及时可出现身热不退、肿痛不减,可致成脓,其中心可有软化、波动或溃破。

2. **实验室及辅助检查** 血常规检查白细胞总数及中性粒细胞比例增高;在病原学检查时可以检查出致病菌。当阴囊肿大时有必要进行超声检查,对鉴别阴囊脓肿、睾丸炎等疾病有一定帮助。

【鉴别诊断】

1. **阴囊湿疹** 阴囊有红色丘疹基底潮红,可有小糜烂面,浸淫糜烂、瘙痒。慢性湿疹可见阴囊皮肤皱纹深阔,浸润肥厚,有薄痂和鳞屑,色素改变。但如果不继发感染,一般不会出现肿胀,化脓。

2. **子痈** 相当于西医的急慢性附睾炎或睾丸炎,表现是睾丸或附睾肿硬疼痛,早期阴囊肿胀不明显;而阴囊感染初期即出现阴囊红肿热痛,炎症一般不会波及睾丸。

3. **腹股沟斜疝** 阴囊肿大按之软而不坚、不热,阴囊肿大随体位变化,立位出现,卧位消失,血常规一般无炎症表现。

【辨证论治】

1. 湿热下注证

证候:阴囊一侧或双侧红肿热痛红肿焮热,坠胀疼痛,拒按,伴发热,口渴喜冷饮,小便赤热,舌红苔黄腻或黄燥,脉弦数或紧数。

治法:清热利湿,解毒消肿。

方药:龙胆泻肝汤或泄热汤加减。

中成药:龙胆泻肝丸、四妙丸。

2. 毒盛酿脓证

证候:阴囊灼热,肿大光亮,疼痛加剧,时有跳痛,或按之有波动感,身热恶寒,口干喜饮冷水,小便短赤,舌红苔黄,脉弦数或滑数。

治法:清热解毒,消肿透脓。

方药:清瘟败毒饮加减。

中成药:牛黄解毒丸。

3. 阴虚热毒证

证候:阴囊化脓溃破,脓液稀薄,肿痛不减,身热不退,精神不振,舌红少苔,脉细数。

治法:补血滋阴,清热除湿。

方药:滋阴除湿汤加减。

中成药:知柏地黄丸。

【辨治要点】

本病诊断不难,主要是阴囊部的红肿热痛,结合血常规和病原学检查即可诊断,可以利用超声鉴别相似疾病,同时应注意基础病和并发症。治疗应该中西医结合治疗,以清热利湿为主,早期宜配合抗生素。如果是特殊致病菌引起的感染,要做病原学的检查,还可以增加药敏实验,以能够进行针对性的治疗,取得最好的疗效。在临床上若患者有阴囊损伤,或患者免疫力低下又不能表达病情的情况需要注意本病的发生,治疗要及时,以防发生囊痈。最后要注意后期的调护。

【研究进展】

随着生活卫生条件的改善,人们健康意识的提高,抗生素的广泛使用,本病发病率逐渐降低,但也有少部分继发于阴囊部外伤或其他疾病的感染,常以个例情况出现。诊断方面超声造影、彩色多普勒在阴囊疾病的应用有一定发展。汤药除常用方剂龙胆泻肝汤外,有对小柴胡汤进行加减治疗囊痈取得一定疗效的,主要是利用小柴胡汤清肝利胆、升清降浊、疏导三焦气机、通调经腑的作用,再配合金银花、连翘解表去毒,泽泻、木通、石韦清利湿热。外用药物有京万红软膏治疗阴囊湿疹并合并感染的研究。

【预防与护理】

1. 及时处理阴囊部的外伤,积极治疗基础病。

2. 注意保护阴囊部的清洁及干燥,宜穿宽大舒适的内裤,并及时更换清洗。

3. 疏导心理,正确认识疾病,消除患者顾虑。

4. 忌饮酒,忌食鱼腥和辛辣炙煿的食物。

5. 禁房事,不宜游泳。

(宫僖浩　代恒恒　王继升)

参考文献

1. 李曰庆.实用中西医结合泌尿男科学 [M].北京:人民卫生出版社.1995.

2. 李曰庆,何清湖.中医外科学 [M].北京:中国中医药出版社,2012.

3. 王琦.王琦男科学 [M].2版.郑州:河南科学技术出版社,2007.

4. 徐福松.徐福松实用中医男科学 [M].北京:中国中医药出版社,2015.

5. 张元芳,孙颖浩,王忠.实用泌尿外科和男科学 [M].北京:科学出版社,2013.

6. 那彦群,叶章群,孙光.中国泌尿外科疾病诊断治疗指南(2011版)[M].北京:人民卫生出版社,2011.

7. 曹开镛,庞保珍.中医男科病证诊断与疗效评价标准 [M].北京:人民卫生出版社,2013.

8. 瞿幸.中医皮肤性病学 [M].北京:中国中医药出版社,2009.

9. 霍仲超,刘刚.包皮环切术的研究进展 [J].中国临床新医学,2016,9(7)07:655-658.

10. 贾昆龙,徐建春,陆林,等.男性包皮环切是艾滋病预防和生殖健康的一种"外科疫苗"[J].中华男科学杂志,2009,15(5):395-402.

11. 赵福军,李石华,吕年青,等.男性包皮环切对降低生殖道感染和预防生殖道肿瘤的意义 [J].中华男科学杂志,2014,(11):969-977.

12. 李子然,李学松.关于包皮环切术的争议 [J].中华临床医师杂志(电子版),2012,6(18):5584-5588.

13. 包振宇,邹先彪.解读欧洲包皮龟头炎指南 [J].实用皮肤病学杂志,2015,8(6):435-437.

14. 周国军,汪五清,高志祥,等.积雪苷霜联合丁酸氢化可的松软膏治疗阴囊湿疹的疗效和安全性评价 [J].世界临床药物,2012,33(3):160-162.

15. 刘景业,魏跃钢.中医药治疗阴囊湿疹[J].长春中医药大学学报,2013,29(5):849-850.

16. 李新梅,罗少波,张金颖,等.参柏颗粒外洗治疗阴囊湿疹近、远期疗效的随机对照研究[J].中国医药导刊,2015,17(4):361-363.

17. 王锰,孙洁.氟芬那酸丁酯联合中药熏蒸治疗慢性阴囊湿疹疗效观察[J].浙江临床医学,2015,17(5):800-801.

18. 王艳云,李占国,陈燕辉,等.5%氟芬那酸丁酯软膏治疗阴囊湿疹疗效及安全性评价[J].临床皮肤科杂志,2013,42(6):377-379.

19. 陈昭,王剑虹,梁伟,等.1%吡美莫司乳膏治疗阴囊湿疹疗效观察[J].中国皮肤性病学杂志,2010,24(11):1076-1077.

20. 潘淑红,杜文泉,殷忠平,等.小柴胡汤加减治疗囊痈11例[J].中国实用乡村医生杂志,2006,13(8):46.

21. 盛彦峰,李敬宽,刘芳,等.京万红软膏治愈阴囊湿疹并感染四例[J].中国基层医药,2014,21(2):49.

22. 王双龙,董磊.超声造影在阴囊急症诊断中的应用与研究进展[J].中华医学超声杂志(电子版),2012,09(9):764-766.

23. 金梅,杨胜.彩色多普勒超声在小儿阴囊急症的应用[J].临床超声医学杂志,2006,8(9):540-541.

24. Weiss HA, Thomas SL, Munabi SK, et al. Male circumcision and risk of syphilis, chancroid and genital hrpes: a systematic review and meta-analysis. Sex Transm Infect, 2006, 82(2): 101-109.

25. Pintye J, Baeten J, Manhart L, et al. Male circumcision and the incidence of syphilis acquisition among male and female partners of HIV-1 serodiscordant heterosexual African couples: A prospective study. 20th International AIDS Conference, AIDS 2014. July 22, 2014, Melbourne, Australia, MOPDC0103 -Poster Discussion Session.

26. Dillner J, von Krogh G, Horenblas S, et al. Etiology of squamous cell carcinoma of the penis. Scand J Urol Nephrol, 2000, 205(Suppl): 189-193.

第十五章　性传播疾病

| 第一节 | 淋病

【概述】

淋病(gonorrhea)是一种经典的性传播疾病,由淋病奈瑟菌(淋球菌)感染所致,主要表现为泌尿生殖系统黏膜的化脓性炎症。男性最常见的表现是尿道炎,而女性则为宫颈炎。局部并发症在男性主要有附睾炎和前列腺炎,在女性主要有子宫内膜炎和盆腔炎。咽部、直肠和眼结膜亦可为原发性感染部位。淋球菌经血行播散可导致播散性淋球菌感染(DGI),但临床上罕见。淋病是主要的性传播疾病之一。在我国,目前其发病率排在性传播疾病之首。

本病可归属于中医"淋证""淋浊"及"毒淋"范畴。"淋证"名词首见于《素问·六元正纪大论》,如"小便黄赤,甚则淋",但此处淋是指泌尿系感染,并不指淋病。中医文献中肯定记载淋病的是明代孙一奎《赤水玄珠》,他首次提出了"淋浊"的概念,记录了淋病的疼痛、尿浊等主要症状。近代中医多将淋病称为"毒淋"或"花柳毒淋"。淋病主要特征为急性化脓性尿道炎或宫颈炎,临床上淋病可以出现严重的合并症,如不孕不育及淋菌性心内膜炎、关节炎等,危害极大。近年来淋病患者耐青霉素菌株逐渐增多,给治疗带来困难,而中西医结合治疗正可以提高疗效,减少耐药菌株的发生。

【西医病因病理】

本病为淋病奈瑟菌感染所致。淋病奈瑟菌主要通过两种途径感染人体:一为直接感染,即通过不洁性交直接感染;二为间接感染,即通过被淋病奈瑟菌污染的衣物、浴巾、便盆等与尿道口接触而感染。原发性淋病奈瑟菌的感染主要在两性柱状上皮的尿道旁腺滋生,也可以发生在结合膜及直肠黏膜。男性淋病奈瑟菌主要在尿道隐窝内繁殖,并可由上皮细胞间隙达到黏膜下,被感染的部位有大量的白细胞浸润,由于白细胞的吞噬作用及淋病奈瑟菌细胞的死亡,释放出大量的内毒素,使组织坏死,并产生大量的脓性分泌物从尿道流出,也可以积聚在腺体内阻塞腺管,使感染加重。一般主要发生尿道炎。男性发病90%为急性尿道炎,由于尿道外括约肌的屏障作用,尿道炎多局限于前尿道或者引起尿道球腺炎。但也可以向后尿道扩散,不过很少引起上尿道的感染。当全身情况差或者其他原因,淋病奈瑟菌可以经过血行扩散产生菌血症、心内膜炎、心包炎、关节炎、脑膜炎等。淋病治疗不彻底可以变成慢性淋病性尿道炎,致使尿道黏膜水肿,肉芽组织形成,由于纤维组织形成可发生尿道狭窄。

另外,由于肛交、口交或者舔淫还可以导致咽炎和直肠感染。

【中医病因病机】

根据临床体会,并参考传统中医对淋证的病因分析,将淋病的病因病机归纳如下:

1. **湿热蕴毒**　酒色之徒内蕴湿热,外染淫毒,以致湿热毒邪阻滞宗筋,影响膀胱气化,发为淋病。

2. **湿热瘀阻**　湿热之邪不能及时清利,瘀阻于内,与气血相搏,则湿阻血瘀,气化不利。

3. **肾气虚弱**　由于淫欲不节,房劳过度,或者久治不愈,耗伤肾气,正气不足,无力驱邪,则邪盛正虚,病程迁延。

【诊断要点】

1. **流行病学史**　有不安全性行为,多性伴或性伴感染史,有与淋病患者密切接触史,儿童有受性虐待史,新生儿的母亲有淋病史。

2. **临床表现**

(1)无并发症淋病:男性无并发症淋病:淋菌性尿道炎为男性最常见的表现,约10%感染者无症状。患者常有尿痛、尿急、尿频、尿道口溢脓等。尿道口潮红、水肿,严重者可出现包皮龟头炎,表现为龟头、包皮内板红肿,有渗出物或糜烂,包皮水肿,可并发包皮嵌顿;腹股沟淋巴结红肿疼痛。偶见尿道瘘管和窦道。少数患者可出现后尿道炎,尿频明显,会阴部坠胀,夜间有痛性阴茎勃起。

女性无并发症淋病:约50%女性感染者无明显症状。常因病情隐匿而难以确定潜伏期。①宫颈炎:子宫颈充血、红肿,子宫颈口有黏液脓性分泌物,可有外阴刺痒和烧灼感;②尿道炎:尿痛、尿急、尿频或血尿,尿道口充血,有触痛及少量脓性分泌物,或挤压尿道后有脓性分泌物;③前庭大腺炎:红、肿、热、痛。可形成脓肿,局部疼痛明显,可伴全身症状和发热;④肛周炎:肛周潮红、轻度水肿,表面有脓性渗出物,伴瘙痒。

儿童淋病:①男性儿童多发生尿道炎和包皮龟头炎,有尿痛和尿道分泌物;②幼女表现为外阴阴道炎,有尿痛、尿频、尿急,阴道脓性分泌物。

(2)有并发症淋病:男性有并发症淋病:常并发附睾炎、精囊炎、前列腺炎、系带旁腺(Tyson腺)或尿道旁腺炎和脓肿、尿道球腺(Cowper腺)炎和脓肿、尿道周围蜂窝织炎和脓肿、尿道狭窄等。

女性有并发症淋病:主要包括子宫内膜炎、输卵管炎、输卵管卵巢囊肿、盆腔腹膜炎、盆腔脓肿,以及肝周炎等。淋菌性盆腔炎可导致不孕症、异位妊娠、慢性盆腔痛等不良后果。表现为下腹隐痛、压痛、腰痛和全身不适。出现盆腔腹膜炎时尚有腹膜刺激征。

(3)其他部位淋病:

1)眼结膜炎:常为急性化脓性结膜炎,眼结膜充血、水肿,有较多脓性分泌物;重者可发生角膜溃疡或穿孔。

2)咽炎:少数患者有咽干、咽部不适、灼热或疼痛感。检查可见咽部黏膜充血、咽后壁有黏液或脓性分泌物。

3)直肠炎:通常无明显症状,轻者可有肛门瘙痒、烧灼感,肛门口有黏液性或黏液脓性分泌物,或少量直肠出血。重者有明显的直肠炎症状,包括直肠疼痛里急后重、脓血便。

(4)播散性淋病:临床罕见。通过血行全身播散,出现败血症、关节炎等,有较明显的全身症状。

3. **实验室检查**

(1)显微镜检查:取男性尿道分泌物涂片做革兰染色,镜检多形核细胞内见革兰阴性双球菌为阳性。适用于男性无合并症淋病的诊断,不推荐用于咽部、直肠和女性宫颈感染的诊断。

（2）淋球菌培养：为淋病的确诊试验。适用于男、女性及所有临床标本的淋球菌检查。

（3）核酸检测：用 PCR 等技术检测各类临床标本中淋球菌核酸阳性。核酸检测应在通过相关机构认定的实验室开展。

【鉴别诊断】

1. 非淋菌性尿道炎　非淋菌性尿道炎患者有不洁性交史，潜伏期 1~3 周，尿道刺痒、尿痛及烧灼痛，病情较淋病轻，尿道口潮红肿胀，分泌物为浆液性及浆液脓性，较淋病分泌物稀薄而少。病原体为沙眼衣原体或解脲支原体，少数为滴虫、真菌、病毒等，淋球菌检查为阴性。

2. 念珠菌性尿道炎　念珠菌性尿道炎病史较长，多有反复感染史，龟头、尿道口、包皮潮红、瘙痒，无尿道刺激症状和全身症状，尿道分泌物量大黏稠，呈白色块状或凝乳状，实验室检查可见念珠菌丝。

3. 滴虫性尿道炎　滴虫性尿道炎分泌物为黄色稀薄泡沫状，严重时分泌物呈血性。实验室检查分泌物中可见滴虫。

【辨证论治】

1. 湿热蕴毒证

证候：发病急，尿道肿胀，疼痛，尿道口红肿，有黄色脓液从尿道口外溢出，可伴发热，局部淋巴结肿大，饮食不香，舌红，苔黄腻，脉弦滑数。

治法：清热除湿，解毒通淋。

方药：八正散合五味消毒饮加减。

2. 湿热瘀阻证

证候：脓尿晨起明显，排尿疼痛、困难，或尿道狭窄，或伴前列腺炎久治不愈，心烦口渴，渴不欲饮，失眠多梦，舌黯红有瘀斑，脉细涩。

治法：清热除湿，活血化瘀。

方药：八正散合桃红四物汤加减。

3. 肾气虚弱证

证候：病程长，晨起排尿困难，或有白色分泌物，伴有腰酸腿软，会阴部或少腹部冷痛憋胀，头晕耳鸣，疲乏无力，不孕不育，手足不温，失眠多梦，阳痿，舌淡苔白，脉沉细。

治法：温补肾阳，分清别浊。

方药：金匮肾气丸加减。

【辨治要点】

1. 尽早确诊，及时治疗　首先，患病后应尽早确立诊断，在确诊前不应随意治疗。其次，确诊后应毫不迟疑地立即治疗，切莫坐失良机。

2. 明确临床类型　判断是否为单纯型，或有合并症型，或播散型。临床分型对正确地指导治疗极其重要。

3. 明确有无耐药　明确是否耐青霉素，耐四环素等，这也有助于正确地指导治疗。

4. 明确是否合并衣原体或支原体感染　若合并衣原体或支原体感染时，应拟订联合化疗方案进行治疗。

5. 正确、足量、规则、全面治疗　应选择对淋球菌最敏感的药物进行治疗，尽可能做药敏试验，过敏试验或 β-内酰胺酶测定。药量要充足，疗程要正规，用药方法要正确。应选择各种有效的方法全面治疗。

6. 严格考核疗效并追踪观察　应当严格掌握治愈标准，坚持疗效考核。只有达到治愈标准后,才能判断为痊愈,以防复发。治愈者应坚持定期复查,观察足够长的一段时期。

7. 同时检查、治疗其性伴侣　患者夫妻或性伴侣双方应同时接受检查和治疗。

8. 急性淋病应及时、足量、规范地使用抗生素;中医中药仅起配合协同作用,可减少淋球菌对抗生素的耐药和副作用。对某些慢性淋病或淋病后综合征,中医中药则可发挥主导治疗作用。

【研究进展】

淋病奈瑟菌外膜蛋白主要有外膜蛋白Ⅰ(PⅠ,称孔蛋白)、外膜蛋白Ⅱ(PⅡ,又称不透明蛋白)和外膜蛋白Ⅲ(PⅢ,又称还原修饰蛋白)。孔蛋白单体主要由 β-蛋白折叠和无规则卷曲组成的三聚体结构,分为 PorA 和 PorB 两种亚型。流行病学研究显示,PorB 是主要亚型。有研究称成功构建了重组原核表达质粒 pET30a-PorB,PorB 在大肠杆菌中获得表达。以纯化的 rPorB 为检测抗原,间接 ELISA 可以用于淋病疫苗免疫效果的评价。表明重组蛋白 rPorB 可以用于检测淋病奈瑟菌疫苗诱导的抗体应答,为淋病奈瑟菌感染诊断和疫苗的研制奠定了基础。

治疗方面,根据淋病奈瑟菌耐药性研究数据,在临床上应当避免使用四环素、青霉素等作为抗菌的首选药物,应适当选取头孢曲松、大观霉素作为临床治疗淋病奈瑟球菌感染的首选药物。有研究表明,头孢哌酮舒巴坦和大观霉素联用能够很好地治疗单纯性淋病。在治疗单纯性淋病的药物剂量方面,中等剂量能够起到更好的治疗作用。

【预防及调护】

1. 提倡洁身自好,杜绝不洁性交,患病后要及时治疗,以免传染妻子、女儿及他人。

2. 患病后要注意隔离,未治愈前避免性生活。

3. 新生儿出生时,经过有淋病母亲的阴道,淋菌侵入眼睛会引起眼睛发炎。为预防发生新生儿眼病,对每一个新生儿都要用 1% 硝酸银 1 滴进行点眼预防。

4. 治疗期间禁酒、咖啡、浓茶等刺激性饮食。

第二节 | 非淋菌性尿道炎

【概述】

非淋球菌性尿道炎主要是由沙眼衣原体和解脲支原体所引起的尿道、生殖道炎症。其特点是,尿道出现脓性或浆液性分泌物,并且伴有尿痛;尿道分泌物中含有大量脓细胞,但镜检及培养均查不到淋球菌。本病好发于青年,25 岁以下约占 60%。男女均可发生。

非淋菌性尿道炎属于中医的"淋证""溺浊""白浊"等范畴,女性则属于"带下""阴痒"等范畴。

【西医病因病理】

非淋菌性尿道炎是一种多病因的综合征,病原体多为衣原体、支原体、滴虫、疱疹病毒、念珠菌等。30%~50% 的非淋菌性尿道炎与沙眼衣原体有关,20%~30% 为解脲支原体感染,10% 由阴道毛滴虫、白念珠菌、单纯疱疹病毒、生殖支原体、腺病毒和杆菌等微生物引起。衣原体和支原体对外环境抵抗力较弱,加热 56℃,5~10 分钟可将其杀死,常用消毒剂如甲醛、甲酚皂、苯酚等也极易将其杀死。

【中医病因病机】

本病由于房事不洁,直接或间接感受特殊的秽浊之邪,酿成湿热,湿热毒邪搏结,侵犯下焦,流注膀胱,熏灼尿道,而使膀胱气化失司,水道不利,尿道阻塞。或强力入房,劳倦太过,正气耗伤,下元亏虚,淫浊之气乘虚侵染,致膀胱气化失常,不能摄纳脂膏而致淋浊。

总之,本病的病因以湿热为主,病位在肾与膀胱,初起多邪实之证,久病则由实转虚,亦可呈现虚实夹杂的证候。

【诊断要点】

1. 近 1~3 周内有不洁性交史,或配偶有感染史。

2. 临床表现　非淋菌性尿道炎潜伏期为 10~20 天。在临床上有尿道炎的表现,但在尿道分泌物中查不到淋球菌,另有 30%~40% 的男性非淋球菌尿道炎患者无任何症状。典型的症状是尿道瘙痒、烧灼感或刺痛伴有不同程度的尿频、尿急、尿痛及尿不尽感。尿道口多见红肿、尿道口少量分泌物,长时间不排尿的情况下更明显,可见晨起"封口"现象。

3. 实验室检查

(1)分泌物镜检:白细胞在 ×1000 镜下平均每个视野 >5 个。

(2)直接免疫荧光法:将特异的衣原体单克隆抗体用荧光素标记后检测标本中的衣原体抗原,如标本中有衣原体,则和抗体结合,在荧光镜下可见苹果绿色的荧光,一张涂片中衣原体数在 10 个以上时为阳性,特异性 >97%,敏感性为 70%~92%。

(3)酶联免疫法:用光谱测相仪检测泌尿生殖道中的衣原体抗原,发现颜色改变为阳性,24 小时获得结果,敏感性为 60%~90%,特异性为 92%~97%。

(4)沙眼衣原体培养:沙眼衣原体为专性细胞内寄生物,只有在活细胞中才能生长繁殖,常用于衣原体培养的细胞是 McCoy 细胞和 Hela229 细胞,特异性为 99%~100%,敏感性为 68.4%~100%,是目前诊断沙眼衣原体的金标准。沙眼衣原体是在柱状上皮细胞内寄生的微生物,合适的培养标本是应用拭子从距尿道内口 2~4mm 以内的尿道内取出,而不是取尿道口的分泌物或尿液做培养。

(5)解脲支原体培养:利用解脲支原体能分解精氨酸产氨,发酵葡萄糖产酸的原理,分别使含精氨酸的肉汤培养基变为碱性,指示剂颜色由黄变红,葡萄糖肉汤培养基由粉红色变为黄色,该方法已广泛应用于临床。

(6)聚合酶链反应(PCR)和连接酶联反应(LCR):敏感性和特异性均优于其他方法,但要注意防止污染造成的假阳性。

【鉴别诊断】

1. 淋菌性尿道炎　淋病潜伏期较为短暂,平均 3~5 天,尿痛在程度上比 NGU 剧烈,多数患者尿痛和尿道分泌物同时存在,尿道分泌物多为脓性,量多,多数患者稍微挤压尿道就有脓液流出,有些患者的脓液甚至会自动流出,实验室检查分泌物涂片急性期可见到白细胞内外革兰阴性双球菌为阳性,厌氧培养可见淋球菌。

2. 非特异性尿道炎　由感染性细菌葡萄球菌、大肠杆菌、表皮葡萄球菌等所致,为非性接触感染,培养物支原体、衣原体、淋球菌。

【辨证论治】

1. 湿热阻滞证

证候:尿道外口微红肿,有少许分泌物,或晨起尿道口被少许分泌物黏着,小便频数、短赤、灼热刺痛感、急迫不爽,伴口苦黏腻,呕恶纳呆,舌质红、苔黄腻,脉滑数。

治法:清热利湿,化浊通淋。

方药:萆薢分清饮加减。

中成药:萆薢分清丸、热淋清颗粒等。

2. 肝郁气滞证

证候:尿道刺痒不适,小便涩痛,淋沥不畅,少腹坠胀,或疼痛拒按,常牵引睾丸、会阴,白带量多,或胸胁隐痛不适,情志抑郁,或多烦善怒,口苦,舌质红、苔薄或薄黄,脉弦。

治法:疏肝解郁,理气通淋。

方药:橘核丸加减。

中成药:茴香橘核丸等。

3. 肝肾阴虚证

证候:尿时疼痛不甚,尿液赤涩亦轻,但淋沥不尽,余沥不尽,尿管内口干涩感,或刺痒不适日久不愈,反复发作,腰膝酸软,遇劳则加剧,失眠多梦,口干心烦,尿黄便结,舌质红、少苔,脉细数。

治法:补益肝肾,利湿通淋。

方药:知柏地黄丸加减。

中成药:知柏地黄丸、六味地黄丸等。

4. 脾肾亏虚证

证候:病久缠绵,小便淋沥不尽,时作时止,遇劳即发,尿道口常有清稀分泌物,或自觉尿管流液不适,腰膝酸软,便溏纳呆,面色少华,精神困惫,畏寒肢冷,舌质淡、苔白,脉细弱。

治法:补肾健脾,通淋化浊。

方药:无比山药丸加减。

中成药:金水宝胶囊等。

【辨治要点】

1. 由于抗生素的广泛应用,耐药菌株增多,使本病发病增多,且治疗较难,容易复发。

2. 非淋菌性尿道炎的治疗难度较淋病为大,尤其是伴发非淋菌性前列腺炎、附睾炎的患者。即使对单纯性尿道炎者有可靠疗效的四环素、罗红霉素、克拉霉素、阿奇霉素等特效抗生素也难有满意疗效。中医中药治疗非淋菌性尿道炎,乃至非淋菌性前列腺炎、附睾炎具有辨证论治,复方使用,内外并投,不易产生耐药,疗效提高,不良反应小,简便安全等优势。

3. 中医药治疗非淋菌性尿道炎研究起步较晚,但具有复方使用不易产生耐药菌株的优点,可与西药协同应用,提高疗效。

【预防与调护】

1. 加强精神文明建设,禁止嫖娼卖淫。

2. 提倡淋浴,公共浴室要严格消毒。

3. 争取早发现、早治疗,避免后遗症。

4. 长期随访,以防复发。

|第三节|尖锐湿疣

【概述】

尖锐湿疣统又称生殖器疣、性病疣。尖锐湿疣是由人乳头瘤病毒(HPV)感染引起的以疣状病变为主的性传播疾病。多发于男女生殖器及肛门周围,绝大多数通过性接触途径传染,该病传染性强,容易复发,需长时间反复治疗,严重影响患者的日常生活。是近年来公认的性病之一,目前其发病率仅次于淋病。

尖锐湿疣在中医古籍中没有一个与之完全相对应的确切病名。中医文献中"疣"早有记载,而对发于肛门及生殖器部位者鲜于记载。生于两阴、皮肤黏膜交界处的疣由于湿润、柔软,形如菜花,污秽而色灰,故民间有"菜花疮"之称。现代中医皮肤外科专著中多称尖锐湿庆为"臊瘊""瘙瘊""臊疣""尿瘊"等。

【西医病因病理】

本病由人乳头瘤病毒感染致病。本类病毒属于乳头多瘤空泡病毒科,是其中的一大组。HPV 属于 DNA 病毒,病毒颗粒直径 $50\sim55\mu m$,人类为其唯一的宿主,主要感染上皮细胞,在温暖潮湿的环境中特别容易生存增殖,故男女两性外生殖器是易感染的部位。通过分子生物学技术研究,证实 HPV 有很多种抗原型,各型在电镜下形态无法区别,但免疫学上有一定的特异性,过去认为至少有 28 个型,目前已经报道有 40~70 个类型。不同类型的 HPV 在临床上分别与某种类型的疣相关,并且表现为组织病理学的特征。HPV-1 与深在性过度角化性掌指疣有关;HPV-2 与寻常疣有关;HPV-3 与扁平疣及疣状表皮发育不良有关;HPV-4 与寻常疣有关。引起尖锐湿疣的主要是 HPV-6,其次是 HPV-11、HPV-16,HPV-18 也可引起本病。

本病主要通过性接触传播,而且由生殖器部位自体接种可以传播到非生殖器部位。但是,身体其他部位的疣自体接种到生殖器的现象则罕见。患有本病的孕妇分娩时可以传染给新生儿而使其发生喉头疣。通过污染物的接触传染虽有可能,但论据尚不充分。在男性同性恋者中,疣常见于肛门周围,其发生率高于阴茎 5~7 倍。

【中医病因病机】

1. 湿热下注 由于素喜肥甘厚味,湿热内生,下注皮肤黏膜,使前后二阴局部潮湿,蕴久成毒,发为尖锐湿疣。

2. 外染毒邪 多由于不洁性交,感染湿浊毒邪,发为尖锐湿疣。

【诊断要点】

1. 流行病学 有多性伴,不安全性行为,或性伴感染史;或与尖锐湿疣患者有密切的间接接触史,或新生儿母亲为 HPV 感染者。

2. 临床表现 ①潜伏期:3 周至 8 个月,平均 3 个月;②症状与体征:男性好发于包皮、龟头、冠状沟、系带、阴茎、尿道口、肛周和阴囊等,女性为大小阴唇、尿道口、阴道口、会阴、肛周、阴道壁、宫颈等,被动肛交者可发生于肛周、肛管和直肠,口交者可出现在口腔。

皮损初期表现为局部细小丘疹,针头至绿豆大小,逐渐增大或增多,向周围扩散、蔓延,渐发展为乳头状、鸡冠状、菜花状或团块状赘生物。损害可单发或多发。色泽可从粉红至深红(非角化性皮损)、灰白(严重角化性皮损)乃至棕黑(色素沉着性皮损)。

少数患者因免疫功能低下或妊娠而发生大体积疣,可累及整个外阴、肛周以及臀沟,称巨大型尖锐湿疣。患者一般无自觉症状,少数患者可自觉痒感、异物感、压迫感或灼痛感,可因皮损脆性增加、摩擦而发生破溃、浸渍、糜烂、出血或继发感染。女性患者可有阴道分泌物增多。

亚临床感染和潜伏感染:亚临床感染的皮肤黏膜表面外观正常,如涂布 5% 醋酸溶液(醋酸白试验),可出现境界清楚的发白区域。潜伏感染是指组织或细胞中含有 HPV 而皮肤黏膜外观正常,病变增生角化不明显,醋酸白试验阴性。

实验室检查　主要有组织病理检查和核酸检测。

(1)病理学检查:乳头瘤或疣状增生、角化过度、片状角化不全、表皮棘层肥厚、基底细胞增生、真皮浅层血管扩张,并有淋巴细胞为主的炎症细胞浸润。在表皮浅层(颗粒层和棘层上部)可见呈灶状、片状及散在分布的空泡化细胞;有时可在角质形成细胞内见到大小不等浓染的颗粒样物质,即病毒包涵体。

(2)核酸扩增试验:扩增HPV特异性基因(L1、E6、E7区基因)。目前有多种核酸检测方法,包括荧光实时PCR、核酸探针杂交试验等。应在通过相关机构认定的实验室开展。

【鉴别诊断】

1.扁平湿疣　为扁平、光滑的扁平状隆起。暗视野显微镜检查可于皮损处找到梅毒螺旋体。梅毒血清反应阳性。

2.阴茎珍珠样丘疹　多为沿冠状沟排列的、粟粒大小、皮色或粉红色丘疹。组织病理学检查无空泡细胞。

3.假性湿疣　主要发生于女性小阴唇内侧和阴道前庭,常呈对称分布,损害为1~2mm淡红色或白色丘疹,表面光滑,呈绒毛状或鱼子状外观,醋酸白试验阴性。

4.生殖器鲍温样丘疹　多为棕红色小丘疹,直径2~6mm。组织病理学检查为鲍温病样改变。

5.生殖器鳞状细胞癌　多见于40岁以上者或老人,皮损向下浸润明显,易发生溃疡。组织病理学检查无空泡细胞。

6.系带旁腺增生　发生于男性的阴茎系带两侧,为对称单个芝麻大或针尖大丘疹,粉红色,无自觉症状,长时间不增大。

【辨证论治】

本病较小者一般不需辨证施治,只有当皮损较大,外治不效时,结合辨证施治可提高疗效。

1.湿热下注证

证候:皮损潮湿红润,或有包皮过长,或有白带过多,或有肛周其他皮肤病。常伴口苦、口黏,口渴不喜饮水,大便黏滞不畅,小便黄,舌红苔黄腻,脉弦数。

治法:清热利湿,解毒消疣。

方药:萆薢渗湿汤加减。

2.外染毒邪证

证候:疣体增大迅速,或合并梅毒、淋病等性病,有明确的不洁性交史。自觉症状轻或无,舌脉亦可正常。

治法:清热解毒。

方药:五味消毒饮加减。

【辨治要点】

1.本病为"正虚毒恋"之象,正虚表现为肝肾阴虚或肺脾失健,毒恋表现为湿毒、瘀血、气滞等征象。治疗当以扶正化毒为原则。

2.如能内外兼治,辨证和辨病论治相结合,近期和远期疗效颇为满意。

3.目前治疗存在的最大难题是易复发。现有治疗尖锐湿疣的方法,如CO_2激光、微波、冷冻、电灼和其他化学药物点涂复发率在30%~75%之间。中医认为,本病复发总的病机为正虚邪恋,因此,中医治疗复发性尖锐湿疣的原则以益气养血为主,清热解毒,活血化瘀为辅,部分中药具有清除体内残存病毒,提高人体免疫力,诱导细胞产生干扰素等作用,从而抑制已感染的病毒的复制,控制亚临床感染以减少复发。

【研究进展】

HPV 对人体的皮肤和黏膜均有高度的亲嗜性,是一种小分子双链 DNA 病毒。根据其基因序列的多态性,目前已发现有 200 余种 HPV 基因亚型,其中侵犯泌尿系统的有 40 型以上。老年尖锐湿疣患者以低危型 HPV6、11 为主,高危感染率高并以混合感染形式存在,老年尖锐湿疣患者嗜酒、皮损部位、感染 HPV 型别及多重感染是尖锐湿疣复发的危险因素。HPV-DNA 分型检测以 6、11 型最多,而且高危人群诊断阳性率有明显性别差异,需加强对高危人群 HPV-DNA 检测,以便尽早确诊和治疗。

有文献报道 5% 咪喹莫特乳膏治疗尖锐湿疣是安全有效的。另外,采用干扰素联合电离子脉冲治疗方法亦有显著疗效。此外,还有报道称高频电离子联合艾拉光动力治疗男性复发性尖锐湿疣亦可取得满意的效果。

【预防及调护】

1. 洁身自爱,避免不正当性关系。

2. 包皮过长者宜手术切除。

3. 患病后局部要保持干燥清洁,不可自行捏抓,以防迅速增多或增大。

第四节 生殖器疱疹

【概述】

生殖器疱疹(genital herpes)是单纯疱疹病毒(herpes simplex virus,HSV)感染外阴、肛门生殖器皮肤黏膜引起的性传播疾病。导致生殖器疱疹的单纯疱疹病毒有 HSV-1 型和 HSV-2 型。多数生殖器疱疹由 HSV-2 引起。HSV 进入人体后,可终生潜伏,潜伏的病毒在一定条件下可再度活跃而复发,因此,生殖器疱疹常呈慢性反复发作的过程。HSV 除可引起生殖器疱疹外,还可在分娩时经产道传给新生儿,引起新生儿 HSV 感染。

本病属于中医"热疮"范畴。热疮一病最早见于《刘涓子鬼遗方》。但中医对热疮与性传播的关系未见论述。

【西医病因病理】

生殖器疱疹的病原体是单纯疱疹病毒(HSV),属于疱疹病毒的一种。由于抗原的性质不同,可分为 HSV-1 和 HSV-2 两型,前者 99% 发生在口、咽、鼻、眼和皮肤等部位,即单纯疱疹;后者常见于生殖器疱疹中。根据统计,生殖器疱疹的病原 90% 为 HSV-2,10% 为 HSV-1,患者无症状,带毒者可以通过性接触传染他人。一般在 HSV 原发感染引起的疱疹消退以后,病毒进入神经末梢之中,并经周围神经上升到后根神经节,以一种潜伏状态长期存在于神经节中,不引起临床症状。

HSV-2 主要潜伏于骶尾神经节中,以后如果遇到发热、受凉、神经创伤、机械性刺激、食物,药物等激发因素,可使处于潜伏状态的病毒激活,经周围神经到达皮肤黏膜表面,而出现复发性疱疹。

【中医病因病机】

1. 湿热下注 素日多食肥甘厚味、辛辣之品,或嗜烟酒,损伤脾胃,脾失健运,水湿内蕴,郁而化热,以致湿热蕴积于下焦,注于阴部,发为生殖器疱疹。

2. 外感淫毒　淫欲过度，不洁性交，外染毒邪，蕴结于局部皮肤黏膜，则发为生殖器疱疹。

3. 肾气不足　肾开窍于前后二阴。或由于房劳过度，或由于湿热、淫毒久稽，耗伤肾阴；日久阴损及阳，也可造成肾阳不足。

【诊断要点】

1. **流行病学史**　有不安全性行为，多性伴或性伴感染史。

2. **临床表现**

(1)初发生殖器疱疹：是指第 1 次出现临床表现的生殖器疱疹。初发可为原发性或非原发性感染。①原发性生殖器疱疹：既往无 HSV 感染，临床表现最严重。潜伏期 1 周(2~12天)。男性好发于龟头、冠状沟、阴茎体等，女性好发于大小阴唇、阴道口、会阴、肛周等。肛交行为者常见肛门、直肠受累。最初的表现为红斑、丘疹或丘疱疹，很快发展为集簇或散在的小水疱，2~4 天后破溃形成糜烂和溃疡。局部可出现瘙痒、疼痛或烧灼感。病程持续约15~20 天。常伴发热、头痛、肌痛、全身不适或乏力等症状。可有尿道炎、膀胱炎或宫颈炎等表现。腹股沟淋巴结可肿大，有压痛。②非原发性生殖器疱疹：既往有过 HSV 感染(主要为口唇或颜面疱疹)，再次感染另一型别的 HSV 而出现生殖器疱疹的初次发作。与上述的原发性生殖器疱疹相比，自觉症状较轻，皮损较局限，病程较短，全身症状较少见，腹股沟淋巴结多不肿大。

(2)复发性生殖器疱疹：首次复发多出现在原发感染后 1~4 个月。个体复发频率的差异较大，平均每年 3~4 次，有达 10 数次者。多在发疹前数小时至 5 天有前驱症状，表现为局部瘙痒、烧灼感、刺痛、隐痛、麻木感和会阴坠胀感等。皮损数目较少，为集簇的小水疱，很快破溃形成糜烂或浅表溃疡，分布不对称，局部轻微疼痛、瘙痒、烧灼感。病程常为 6~10 天，皮损多在 4~5 天内愈合。全身症状少见，多无腹股沟淋巴结肿大。

(3)亚临床感染：无临床症状和体征的 HSV 感染。但存在无症状排毒，可有传染性。

(4)不典型或未识别的生殖器疱疹：不典型损害可为非特异性红斑、裂隙、硬结(或疖肿)、毛囊炎、皮肤擦破、包皮红肿渗液等。

(5)特殊类型的生殖器疱疹：①疱疹性宫颈炎：表现为黏液脓性宫颈炎。出现宫颈充血及脆性增加、水疱、糜烂，甚至坏死。②疱疹性直肠炎：多见于有肛交行为者，表现为肛周水疱或溃疡，肛门部疼痛、里急后重、便秘和直肠黏液血性分泌物，常伴发热、全身不适、肌痛等。③新生儿疱疹：为妊娠期生殖器疱疹的不良后果。可分为局限型、中枢神经系统型和播散型。常在生后 3~30 天出现症状，侵犯皮肤黏膜、内脏和中枢神经系统。表现为吃奶时吸吮无力、昏睡、发热、抽搐、惊厥或发生皮损，可出现结膜炎、角膜炎，可伴有黄疸、发绀、呼吸困难、循环衰竭以致死亡。④并发症：少见。中枢神经系统并发症包括无菌性脑膜炎、自主神经功能障碍、横断性脊髓炎和骶神经根病。播散性 HSV 感染包括播散性皮肤感染、疱疹性脑膜炎、肝炎、肺炎等。

3. **实验室检查**　①培养法：细胞培养 HSV 阳性；②抗原检测：酶联免疫吸附试验或免疫荧光试验检测 HSV 抗原阳性；③核酸检测：PCR 等检测 HSV 核酸阳性。核酸检测应在通过相关机构认证的实验室开展；④抗体检测：HSV-2 型特异性血清抗体检测阳性。此外，特异性血清学诊断试验可检测不同 HSV 型别的血清抗体，可用于复发性生殖器疱疹患者无皮损期的辅助诊断，也可用于对患者性伴的 HSV 感染状况的判断及不典型生殖器疱疹的辅助诊断。在血清中检出不同型别的 IgM 抗体，表明有该型 HSV 的首次感染，且只出现在近期感染时。而 IgG 抗体持续存在的时间更长，其阳性则更能提示 HSV 感染，尤其对无明显皮损患者的辅助诊断。但不同试剂的敏感性和特异性相差较大,该试验检测结果目前不能作为确诊病例的依据。

【鉴别诊断】

1.**硬下疳**　硬下疳是一期梅毒。呈单发性硬结或溃疡,基底硬,多无自觉疼痛及触痛。后期梅毒血清学试验多阳性,可经确诊试验证实。

2.**白塞综合征**　白塞综合征又名口－眼－生殖器综合征,表现为外生殖器和口腔溃疡、眼虹膜睫状体炎,为自身免疫性疾病,与性接触无关。

3.**外阴带状疱疹**　带状疱疹是由水痘带状疱疹病毒引起,局部疼痛明显,疱疹多沿着神经走向分布。

4.**外阴部固定红斑性药疹**　尤其是服用磺胺类药物后,局部出现红斑、糜烂、溃疡,通过抗过敏治疗有明显疗效。

5.**软下疳**　由杜克雷嗜血杆菌所致的以外生殖器为初发的炎性丘疹,周围围绕以小红斑,很快形成脓疱,脓疱很快在 2~3 天内破裂,形成疼痛明显的溃疡,周边参差不齐。表面有似油性分泌物。

【辨证论治】

1.**湿热下注证**

证候:生殖器部位水疱,成簇,周边有红晕,或有糜烂,有轻痒。可伴小便黄赤,口苦口渴,舌红苔黄腻,脉弦滑。

治法:清热除湿。

方药:龙胆泻肝汤加减。

2.**毒热蕴结证**

证候:阴部疱疹大而红,局部肿胀,疼痛明显。腹股沟淋巴结肿大,或有低热,排尿困难,舌红绛,脉滑数。

治法:清热解毒。

方药:消毒神圣汤加减。

3.**肾气不足证**

证候:见于复发性阴部疱疹。疱疹干涸较小,无自觉症状,但经常复发。或伴有腰膝酸软,浑身乏力。偏于阴虚者可有五心烦热,失眠多梦,遗精早泄,舌红少苔,脉象细数。偏于肾阳不足者,手足不温,少腹拘急,舌淡苔薄,脉象沉细。

治法:补肾为主,佐以解毒除湿。

方药:六味地黄丸或金匮肾气丸加减。

【辨治要点】

1.**明确诊断**　结合病史、临床表现以及反复发作的特点,明确诊断难度不大。

2.**规范抗病毒治疗**　核苷类(如阿昔洛韦、伐昔洛韦、更昔洛韦)是目前最有效的抗单纯疱疹病毒药物,要严格遵守治疗原则,足疗程,规范治疗方案。

3.**复发问题**　生殖器疱疹多具有反复发作的特点,这是临床治疗的最大难点。一方面要告知患者平时注意事项,如戒酒、辛辣食物,避免熬夜、疲劳等。另外一方面,可以配合中医药治疗,中医药配合核苷类药物联合治疗,可以有效地延缓、减少复发。

【预防及调护】

1.避免与发作期生殖器疱疹患者性接触,避孕套不能完全防止病毒的传播。

2. 早期妊娠妇女患生殖器疱疹最好中止妊娠,晚期妊娠感染 HSV 者宜做剖宫产。

3. 患病后需注意预防感冒、着凉、劳累,以减少复发。

4. 保护局部卫生清洁。

5. 治疗期间禁房事。

第五节 股癣

【概述】

　　股癣是发生于股内侧、会阴,甚则延及肛门的一种真菌感染性皮肤病。中医称本病为"阴癣",早在宋代《苏沈良方》中就已有"治阴癣"的记载。本病以男性居多,潮湿及炎热往往使病情加重。患处赤湿浸淫,日久蔓延,瘙痒剧烈,不易根除。近百年来中西医研究表明,某些中药具有良好的抗真菌效果,同时对阴部皮肤刺激性小,很适合用于治疗股癣。今后重点是将这一类具有抗真菌疗效的中药进一步提纯,广泛用于临床医疗。本病在温热潮湿的季节容易发生,男性肥胖多汗者尤易发病。特殊工种如汽车司机、长期坐位者也易发病。

【西医病因病理】

　　西医学认为本病是由于股部感染真菌,常为絮状表皮癣菌、石膏样毛癣菌、红色毛癣菌等引起。有时,白念珠菌也好侵犯腹股沟部位而呈红斑脱屑性斑片,其边缘可有丘疱疹。

【中医病因病机】

　　中医认为本病为湿热化虫侵袭肌肤所致。亦可因夏日炎热,股内多汗潮湿,洗澡不勤,内裤污染,湿热生虫,或相互传染而成。

【诊断要点】

　　1. 常发生于阴囊对侧的大腿皮肤,可以一侧,也可以两侧发病。严重者可扩展,波及股内侧、会阴或肛门周围,有时尚可波及阴囊,阴茎根部、阴阜部。

　　2. 初起于股上部内侧出现小片红斑,其上有脱屑,并逐渐扩展而向四周蔓延,边界清楚,其上有皮疹、水疱、结痂。中央部位可自愈而平坦,有色素沉着或脱屑,历久则于局部皮肤发生浸润增厚呈苔藓化,常伴有痒感。

　　3. 实验室真菌学检查为阳性。

【鉴别诊断】

　　1. **红癣**　也好发于股内侧及腋下,损害为境界清楚、边缘不规则的斑片,炎症较股癣轻。无丘疹、水疱,皮损在 Wood 光下显珊瑚红荧光。

　　2. **脂溢性皮炎**　某些脂溢性皮炎也可发于股内侧,呈现淡红斑,有细薄鳞屑,但多合并有头部、面部等处脂溢性皮炎,皮损边界不明显。

　　3. **擦烂型银屑病**　常见于青年女性,伴有阴部广泛潮红、糜烂。组织学有诊断意义。

【辨证施治】

　　本病以外治为主疗法,一般不需内治,但对于极其顽固或皮损广泛者,可内服、外治并用以提高疗效。

　　1. **外治方法**　中药常用熏洗及外扑药粉的方法,已经证实如大蒜、雄黄、丁香、黄精、土槿皮、桂皮、黄连、木香、青木香、肉桂、枯矾、紫草均有较好的抗真菌作用,均可水煮熏洗患处；或研末外扑患处。若皮损糜烂，有渗出者，治宜清热解毒，燥湿收敛。常用苦参、黄柏、百部、地肤子、土槿皮、白矾等煎汤，待凉后湿敷外洗，每日2次。由于阴股部的皮肤较娇嫩，应注意勿使用过于刺激的癣药水。

2. 单方验方

(1)土槿皮：用酒浸泡为20%土槿皮酊外搽患处，具有除湿杀虫之效。治疗股癣14例，除1例治愈期为20日外，其余均于4~14日达临床痊愈。

(2)枯矾、黄柏、五倍子、乌贼骨共研细末，外撒用。具有燥湿、杀虫之功效。

(3)大蒜茎：取大蒜茎约50克，煮水熏洗患处。具有解毒杀虫之功效。

3. 内治疗法

湿邪虫毒证

证候：阴囊对侧的大腿皮肤赤湿浸淫，日久蔓延，瘙痒剧烈，严重者可扩展，波及股内侧、会阴或肛门周围，有时尚可波及阴囊，阴茎根部、阴阜部。初起于股上部内侧出现小片红斑，其上有脱屑，并逐渐扩展而向四周蔓延，边界清楚，其上有皮疹、水疱、结痂。舌淡红苔黄，脉濡缓。

治法：清热除湿杀虫。

方药：苦参汤加地肤子、白鲜皮、紫荆皮等。

中成药：四妙丸、癣清片、苦参软膏(外用)。

【辨治要点】

本病夏秋季节多见，糖尿病、慢性消耗性疾病、长期应用皮质类固醇或免疫抑制剂者，为易感人群且皮损多发，反复不愈，临床上应积极治疗原发病。本病病机为湿热浸渍，蕴于皮肤，久而生虫。病变部位可见明显环形皮损，边界清楚，并伴有明显瘙痒。治疗上应以外治为主，着重清热燥湿，杀虫止痒，并坚持连续用药。此外，保持皮肤的清洁与干燥也十分重要。

【研究进展】

中药外用治疗股癣的临床研究进展：目前临床治疗股癣的外用中药多具清热解毒、燥湿杀虫止痒功效，现代药理学研究也证实此类药物有一定的抗炎、抗滴虫、减少炎性渗出以及抑制或杀灭病菌等作用。综观近年来的临床试验结果，证明中药外用治疗股癣具有见效快、止痒好、治愈后不容易复发等特点，不仅疗效可靠，而且简便易行、无毒副作用，可以作为治疗股癣的理想方案。

吴碧娣用自制复方土槿皮酊(土槿皮、花椒、蝉衣、全蝎、木通、百部、槟榔、芒硝、樟脑等，用浓度为50%的乙醇浸泡2个月以上)涂抹患处治疗股癣183例，7天为1个疗程，治疗2个疗程后，169例(92.35%)患者基本痊愈，其中有121(66.12%)例患者涂药1~2天即可止痒。

康泰通等用复方马钱膏(马钱子、铜绿、三仙丹、硫黄、五倍子、儿茶水粉、炉甘石、冰片、蛇床子等)治疗162例股癣患者。总有效率为95.67%，痊愈率为90.12%；疗程最短7天，最长42天，平均13.5天。

潘琪龙等应用癣快好(丁香、大黄、百部、冰片等)药液外搽治疗股癣108例。7天为1个疗程，2个疗程后，总有效率达97.2%；且在治疗后1年内不复发率高达90.9%，1年以上也达67.6%。

【预防与调护】

1.内裤应勤洗勤换，并保持外阴部的清洁，养成每晚清洗的好习惯。

2. 避免接触患有癣病的猫狗,消除传染源。

3. 如患者并发有鹅掌风、脚湿气、灰指甲及圆癣等疾病,须积极治疗,以防沾染本病或反复发作。

第六节 疥疮

【概述】

疥疮是由疥虫(疥螨)寄生在人体皮肤所引起的一种接触传染性皮肤病。中医文献中又称"虫疥""癞疥""干疤疥";若继发感染,成为"脓窝疥"。本病好发于皮肤薄嫩皱褶部位,夜间剧痒,在皮损处有灰白色、浅黑色或普通皮色的隧道,可找到疥虫。本病传染性很强,常在家庭、集体单位流行。

《诸病源候论·小儿杂病诸候》曰:"疥疮,多生手足指间,染渐生至于身体,痒有浓汁……其疮里有细虫,甚难见。小儿多因乳养之人病疥,而染着小儿也。"

【西医病因病理】

西医学认为本病由人疥螨引起。疥螨寄生在表皮内,由卵到成虫需约 15 天左右,疥螨离开人体后可存活 2~3 天,可通过气味和体温等寻找新的宿主。动物疥螨亦可感染人,但因人皮肤不是其合适的栖息地,人感染后症状较轻,且有自限性。

【中医病因病机】

或因生活起居不慎,与疥疮患者密切接触后,疥虫侵入,夹风湿热邪郁阻肌肤而发;或因使用患者用过而未经消毒的衣服、被席、用具等而传染;或有疥虫寄生的动物所致。

【诊断要点】

本病冬春季多见,易在集体生活的人群中和家庭内流行。皮损好发于皮肤柔嫩和皱褶之处,如手指侧、指缝、腕肘关节屈侧、腋窝前缘、女性乳房下、少腹、外阴、腹股沟、大腿内侧等处。除婴幼儿外,一般不累及头面部、头皮和掌跖。皮疹主要为有小丘疹、水疱、隧道及少腹或阴囊处的结节,夜间剧烈瘙痒,皮损处查处疥虫或虫卵即可确诊。

【鉴别诊断】

1. **寻常痒疹** 好发于四肢伸侧;丘疹较大;多数自幼童开始发病;常并发腹股沟淋巴结肿大。

2. **皮肤瘙痒症** 好发于四肢,重者可延及全身;皮损主要为抓痕、血痂和脱屑,无疥疮特有的丘疹、水疱和隧道。

3. **虱病** 主要表现为躯干或会阴部位皮肤瘙痒及血痂,指缝无皮疹;在衣缝处或毛发部位常可找到虱子或虫卵。

【辨证论治】

本病以外治疗法为主,一般不需要内治。

1. **外治疗法**

(1)硫黄是治疗疥疮的特效药,古今皆为常用药。小儿用 5%~10% 硫黄软膏;成人用 10%~15% 硫黄软膏。使用方法:①先用花椒、地肤子煎汤洗澡,或用温水、肥皂洗澡,更衣,消毒衣服及床上用品。②颈部以下全身涂药,每日早、晚各一次,连用 3 天,在此期间不洗澡不更衣,此为 1 个疗程。③再重复 1 个疗程,第 7 天洗澡更衣,停药观察。如无新皮损出现,即为治愈。④此外,亦可用诸疮一扫光、雄黄软膏,用药方法同上。

(2)若皮损泛发、搔破染毒者需内外合治。

2. 内治方法

湿热虫淫证

证候:皮损广泛,有丘疱疹、小水疱,搔抓后湿烂,甚至起脓疱、流黄水,或淋巴结肿痛,舌质红,苔黄腻,脉数滑。

治法:清热除湿,解毒杀虫。

方药:黄连解毒汤加苦参、地肤子、白鲜皮、百部;继发感染者,合五味消毒饮。

中成药:四妙丸、苦参软膏(外用)。

【辨治要点】

本病以杀虫止痒为主要治法。必须隔离治疗,以外治为主。若皮损严重,瘙痒剧烈者,内服清热除湿,解毒杀虫方药,配合外用药能更快缓解症状。因为疥虫卵大约需要1周左右才能发育为成虫,故停药后观察应以1周左右为妥。

【研究进展】

首次感染疥疮后往往于4~6周内出现症状,这段时间是疥疮感染始动免疫反应的时间。Mellanby将疥螨接种在正常志愿者的的皮肤上,大部分受试者在感染首月内仅有疥螨存在和隧道形成,但并未产生症状,瘙痒性丘疹往往于初次接种后一个月或更长时间出现。

往往对抗疥疮治疗并查螨阴性后,瘙痒症状和湿疹样变仍会持续数月才能褪尽,不应该误认为是不典型疥疮的感染或治疗失败,其原因为机体对疥螨引起的超敏反应持续存在。许多异位体质患者对尘螨过敏,而尘螨与疥螨有交叉反应抗原,这部分人群首次感染疥疮后,症状发展较快,甚至可能会出现丘疹、风团、结节或结痂性丘疹,而对疥疮已经治疗但仍继续接触尘螨的患者可能仍会持续瘙痒。

【预防与调护】

1. 加强卫生宣传及监督管理,对公共浴室、旅馆、车船上的衣被应定期严格消毒。

2. 注意个人卫生,勤洗澡,勤换衣服,被褥常晒洗。

3. 接触疥疮患者后用肥皂水洗手,患者所用衣服、被褥、毛巾等均需煮沸消毒,或在阳光下充分曝晒,以便杀灭疥虫及虫卵。

4. 彻底消灭传染源,注意消毒隔离,家庭和集体宿舍应分居,并积极治疗,以杜绝传染源。

5. 发病期间忌食辛燥鱼腥发物。

第七节 | 阴虱病

【概述】

阴虱病是由寄生在人体阴毛和肛门周围体毛上的阴虱叮咬附近皮肤,而引起瘙痒的一种皮肤接触性传染性寄生虫病。阴虱病是虱病的一种,多见于青年,常因性接触而传染,亦可通过内裤、床垫等物品间接传播。本病俗称"虱痒病""虱疮"。

明代陈实功《外科正宗·杂疮毒门·阴虱》中说:"阴虱,又名八脚虫也。"清代林珮琴《类证治裁·诸虫论治》又说:"阴毛生虱。"清代顾世澄《疡医大全·蛇虎伤部》进一步强调:"此虫最易传染,得此者,勿近女子,近之则妇人即生此虫,不可不慎。"描述了此病的传染性和预防方式。清代吴谦《医宗金鉴·外科卷·阴虱疮》又记载了阴虱病的具体表现:"瘙痒难忍,抓破色红,中含紫点"。

【西医病因病理】

阴虱病的病原体是一种体外寄生虫——阴虱。阴虱寄生于人体阴毛部,依靠吸吮血液而生存。阴虱叮咬皮肤吸血时即将含有抗凝素与溶血素的唾液腺分泌物注入皮内,加之口器等机械性刺激,形成皮肤反应,引起瘙痒和继发感染。

【中医病因病机】

中医认为本病多因洗浴不勤,换衣不常,湿热积生而至生虫,或交媾不洁,互相沾染以致得虫。阴虱寄生于阴毛,吸食人体血液,虫毒浸淫,致肌肤失养。

【诊断要点】

多有性接触史或其他感染史,阴毛区瘙痒,皮损主要为抓痕、血痂、继发性脓疱疮、毛囊炎或灰青色或淡青色斑等可做出诊断。在耻骨部皮肤或阴毛区查见阴虱或虱卵即可确诊。

【鉴别诊断】

疥疮 疥疮可以发病在任何年龄,为接触传染,多发于皮肤薄嫩及皱褶处,尤以指缝为主。主要表现为特有的隧道及丘疱疹和水疱,奇痒无比为特征,阴囊和下腹部可见结节。镜检可以查到疥螨及虫卵。

【辨证论治】

本病多由体外寄生虫感染所致,因此治疗多采用外治法。剃除阴毛,内衣、内裤及洗浴用具应煮沸消毒,可取百部、硫黄、苦参、白鲜皮、地肤子水煎温洗,也应用 γ-666 霜、10% 硫黄软膏、0.3% 除虫菊酯等。

【辨治要点】

早期诊断,及时治疗;治疗方案须个体化;规范治疗并随访;追查传染源,进行检查和治疗;性伴侣应同时进行检查和治疗。

【研究进展】

阴虱病原体研究进展:阴虱(pediculus pubis)属吸虱亚目,阴虱科,是一种体外寄生昆虫,体扁无翅,比头、体虱小而宽,长 1mm 左右。头部有眼和锐利的口器。阴虱生活史共 5 期:有卵期、3 个若虫期和成虫期。成虫存活时间大约为 1 个月,阴虱离开宿主后存活时间在 24 小时之内。阴虱怕光,对光有逃逸和躲藏现象,活动能力极低,24 小时内能移动 10mm。但是它的活动能力与环境湿度、温度有很大关系,如宿主发热或局部湿度增大时,阴虱的活动能力也随着增大。阴虱对宿主的血液有选择性。本病病因明确,随着全民医疗卫生条件的增加,以及针对病原体的特效治疗使得本病发病率越来越低,已经较为少见。

【预防与调护】

1. 注意个人卫生,经常沐浴,勤换衣物。

2. 患者应独居,衣物及床上用品单独烫洗,以消除传染源。

3. 本病多由性接触直接传染,应当同时检查接触者。

4. 家庭、集体住宿中的患者要同时治疗。

| 第八节 | 梅毒

【概述】

梅毒是梅毒螺旋体引起的一种慢性、系统性的性传播疾病。可以侵犯皮肤、黏膜及其他多种组织器官,可有多种多样的临床表现,也可很多年无症状而呈潜伏状态。主要通过性接触,也可通过胎盘传给下一代,出现死胎、早产或先天性梅毒儿,危害性极大。梅毒根据临床表现可分为一期梅毒、二期梅毒、三期梅毒。缺乏临床表现但血清学试验阳性称为潜伏感染,其中感染两年以内的潜伏梅毒称为早期潜伏梅毒,其他情况的潜伏梅毒称为晚期潜伏梅毒。

梅毒属于中医学"疳疮、霉疮、杨梅疮、下疳、花柳病"等范畴。《本草纲目·草部》谓:"杨梅疮,古方不载,亦无病者;近时起于岭南,传及四方。"我国第一部论述梅毒最完善的专著为明代陈司成所著的《霉疮秘录》,较详细记载了当时称为"杨梅疮"的症状、成因以及医治方法,为梅毒学的发展做出了杰出的贡献。

【西医病因病理】

梅毒的发病机制尚未完全阐明,梅毒的发病与梅毒螺旋体在体内大量繁殖及其引起宿主免疫反应密切相关。梅毒螺旋体侵入人体后,有 2~4 周的潜伏期,在此期间,梅毒螺旋体在入侵部位大量繁殖,通过免疫反应引起侵入部位出现破溃,即硬下疳。由于局部免疫力的增强,硬下疳经 3~8 周可自行消失。螺旋体在原发病灶大量繁殖后,可侵入附近的淋巴结,再经血液播散到全身其他组织和器官,出现梅毒疹和系统性损害。螺旋体在机体内繁殖,经 6~8 周,大量螺旋体进入血液循环,向全身播散。妊娠梅毒可经胎盘导致宫内传播。研究认为螺旋体感染首先起源于母体的蜕膜细胞,然后经绒毛间隙侵袭相邻的绒毛组织,最终使胎儿受到感染,其中绒毛间质内 Hofbauer 细胞(HC)起到重要作用。HC 被病毒感染后,由于受到趋化因子的作用可以穿透绒毛进入胎儿血液循环。

【中医病因病机】

中医学认为本病为淫秽疫毒与湿热、风邪杂合所致。根据感受途径的不同,将其发病的病因病机归纳如下:

1. 精化传染,即直接传染 不洁性交传染,阴器直接感受霉疮毒气。毒气趁肝肾之虚直接入里为患。早期毒发于外,伤及皮毛、二阴则发生霉疮;晚期毒结于内,则伤及骨髓、空窍和脏腑,发为霉疮结毒,证候复杂,缠绵难愈。

2. 气化传染,即间接传染 由于非性活动的皮肤黏膜直接接触,如同寝、同厕、接吻、共食等感染霉疮疫毒,毒从外入,内犯肺、脾二经而发病。本型患者症状一般病情较轻,毒气少入骨髓、空窍和内脏。

3. 胎中染毒 系父母患霉疮,遗毒于胎儿所致。胎儿在母体内感受霉疮邪气的病机有禀受和感受之分。禀受者即父母先患霉疮后结胎。感受者,乃先结胎元,父母后患本病,毒气传染胎中。

梅毒之成,总由肺脾气虚,肝肾亏虚及胎儿禀赋不足而染霉疮毒邪所致。邪毒内蕴,化火化热,内伤脏腑,外攻肌肤,发为霉疮之成本病。邪之初染,疫毒结于阴器及肛门等处,发为疳疮;流于经络,则生横痃;后期疫毒内侵,伤及骨髓、空窍及脏腑,变化多端,证候复杂。

【诊断要点】

梅毒临床上分为一期梅毒、二期梅毒、三期梅毒、隐形梅毒和胎传梅毒。梅毒是一种慢性全身性的疾病,临床症状多样,包括生殖器部的溃疡、全身的皮疹、骨关节的损害疼痛、眼部的病变、心血管及神经系统损害的症状等,给临床诊断带来一定的困扰。但根据其流行病学史、临床症状、体检及实验室检查等进行综合分析,不难做出诊断。

【鉴别诊断】

1. 硬下疳与软下疳　软下疳病原菌为 Ducreyi 链杆菌;潜伏期短,发病急;炎症明显,基底柔软,溃疡较深,表面有脓性分泌物,疼痛剧烈;常多发。

2. 梅毒玫瑰疹与风热疹(玫瑰糠疹)　后者皮损为椭圆形,红色或紫红色斑,其长轴与皮肤平行,附有糠状鳞屑,常可见较大母斑;自觉瘙痒;淋巴结无肿大;梅毒血清反应阴性。

3. 梅毒扁平疣与尖锐湿疣　后者疣状赘生物呈菜花状或乳头状隆起,基底较细,呈淡红色;梅毒血清反应阴性。

【辨证论治】

1. 肝经湿热证

证候:多见于一期梅毒。外生殖器疳疮质硬而润,或伴有横痃,杨梅疮多发于下肢、腹部、阴部;兼见口苦口干,小便黄赤,大便秘结;舌质红,苔黄腻,脉弦滑。

治法:清热利湿,解毒驱梅。

方药:龙胆泻肝汤加土茯苓。

2. 血热蕴毒证

证候:多见于二期梅毒。周身起杨梅疮,色如玫瑰,不痛不痒,或见丘疹、脓疱、鳞屑;兼见口干舌燥,口舌生疮,大便秘结;舌质红绛,苔薄黄或少苔,脉细滑或细数。

治法:凉血解毒,泻热散瘀。

方药:清营汤合桃红四物汤加减。

3. 毒结筋骨证

证候:见于杨梅结毒。患病日久,在四肢、头面、鼻咽部出现树胶肿,伴关节、骨骼作痛,行走不便,肌肉消瘦,疼痛夜甚;舌质黯,苔薄白或灰或黄,脉沉细涩。

治法:活血解毒,通络止痛。

方药:五虎汤加减。

4. 肝肾亏损证

证候:见于三期梅毒脊髓痨者。患病可达数十年之久,逐渐两足瘫痪或痿弱不行,肌肤麻木或如虫行作痒,筋骨窜痛;腰膝酸软,小便困难,舌质淡,苔薄白,脉沉细弱。

治法:滋补肝肾,填髓息风。

方药:地黄饮子加减。

5. 心肾亏虚证

证候:见于心血管梅毒患者。症见心慌气短,神疲乏力,下肢浮肿,唇甲青紫,腰膝酸软,动则气喘;舌质淡有齿痕,苔薄白而润,脉沉弱或结代。

治法:养心补肾,祛瘀通阳。

方药:苓桂术甘汤酌加黄芪、丹参、茯神、杜仲等。

【辨治要点】

1. 诊断要准确　梅毒是性传播疾病,其诊断关系到患者本身、配偶乃至家庭,因此一定要慎重。虽然梅毒临床症状复杂多变,但根据其流行病学史,临床症状及实验室检查,不难做出准确诊断。

2. 梅毒的初起以邪实为主,在治法上应以清热解毒,凉血驱梅为主。感染后期,病程较长,多侵犯重要脏器,导致正气不足,脏腑功能虚弱,在治疗上应以补益为主,在提高机体抗邪能力基础上,辅以驱梅。

3. 青霉素是所有类型梅毒的首选和最有效的治疗药物,梅毒螺旋体极少对青霉素耐药。只有在青霉素过敏的情况下,才考虑使用其他抗生素。各期梅毒的治疗需要选择合适的青霉素剂型,早期梅毒和晚期树胶肿梅毒选用苄星青霉素 G、普鲁卡因青霉素 G,神经梅毒及心血管梅毒选用水剂青霉素 G。同时要注意剂量足够,疗程要规则。

【预防与调护】

1. 加强梅毒危害及其防治常识的宣传教育。

2. 提倡洁身自好,杜绝不洁性交。

3. 对高危人群定期检查,做到早发现、早治疗。

4. 治疗梅毒时必须遵循早期、及时、规则而足量的原则。同时避食辛辣鱼虾等刺激性食物。

5. 做好孕妇胎前检查工作,对梅毒患者要避孕,或及早中止妊娠,如确需继续妊娠,所分娩的婴儿必须定期检查或治疗。

6. 坚持查出必治、治必彻底的原则,建立随访追踪制度。

7. 对所有性伴进行检查和治疗。

第九节 | 艾滋病

【概述】

艾滋病全称为获得性免疫缺陷综合征,是由人类免疫缺陷病毒(HIV)感染所致的以严重免疫缺陷为主要特征的传染病。艾滋病是 20 世纪 80 年代才发现的一种新的传染病,几乎遍及全世界,尤以非洲和东南亚等地区为高发流行区。目前,医学上尚缺乏有效的治疗方法和预防用疫苗,所以其是一种病死率极高的性传播性疾病。我国将其列为法定报告传染病和国境卫生监测传染病之一,按乙类传染病管理。艾滋病属中医学"疫疠""虚劳""癥瘕"等范畴。

【西医病因病理】

西医学认为艾滋病的病原体为 HIV,为反转录 C 型 RNA 病毒,患者的精液、血液、唾液、眼泪、乳汁、尿液、阴道分泌物中均可分离出 HIV,可通过精液、血液及分泌物经血流和破损的皮肤与黏膜传入全身,主要通过性交传染、血液传染和围产期母婴感染。HIV 嗜 $CD4^+$ 细胞,在细胞内进行繁殖,使后者不断地破裂、溶解、消失,遭到破坏。由于 $CD4^+$ 细胞减少,依赖 $CD4^+$ 细胞参加的细胞免疫反应处于无能状态,致使患者极易发生一系列的原虫、蠕虫、真菌、细菌和病毒等条件病原体的感染,最后发生少见的恶性肿瘤。同时,HIV 能侵犯神经系统,感染脑和脊髓,出现神经系统症状。HIV 病毒侵犯人体后,核酸可以与宿主染色体 DNA 整合,强占遗传机构而复制,故无论是免疫接种预防还是治疗都极其困难。

【中医病因病机】

本病的发生总由邪毒外袭和正气不足所致。其病机为邪盛与正虚共存,最终导致正气衰竭,五脏受损,阴阳离决。

1. **邪毒外袭**　邪毒为疫疠之气,疫疠之邪即为艾滋病毒,具有强烈的传染性,可侵犯肺卫或上蒙清窍而发病。

2. **正气不足**　主要为肾不藏精、肾亏体弱,所谓"邪之所凑,其气必虚",正虚多表现为气虚、肺肾阴虚、脾胃虚弱、脾肾亏虚。大凡由性接触者,多为嫖娼、肛交、滥交伐精纵欲者,其肾精处于匮乏状态,易于邪毒侵入;而凡吸毒者均用兴奋致幻之品,令人异常亢奋,性欲亢进(暂时),心神恍惚,不能自持,毒品为燥烈耗气伤精之品,久者致人形容消瘦、精力减退、性功能降低,呈肾精匮乏状态,易为邪毒所犯;至于输血等亦为气血不足,夹邪毒之血液染毒而为病。

【诊断要点】

1. **病史特点**

(1)同性恋或异性恋者有多个性伴侣史,或配偶或性伴侣HIV抗体阳性。

(2)有静脉注射毒品史。

(3)输入过未经HIV血清学检测的血液或血液制品者。

(4)有过梅毒、淋病、尖锐湿疣、疱疹等性病史。

2. **临床表现**

(1)急性期:新近感染的患者约90%可完全没有症状,为HIV病毒的携带者,是艾滋病的传染源。有的患者出现发热、乏力、咽痛、全身不适等上呼吸道感染症状。颈、腋及枕部有肿大淋巴结类似传染性单核细胞增多症。

(2)无症状HIV感染:在临床上,此期HIV感染者如正常人一样无任何临床症状和体征。实验室检查,仅HIV抗体阳性。这段时间可持续5~10年。

(3)艾滋病期:其临床表现为严重的细胞免疫缺陷而致的条件性感染和少见的恶性肿瘤,较常见的有卡氏肺囊虫肺炎和卡波西肉瘤。

3. **实验室检查**

(1)HIV抗体检测:这类是确定有无HIV感染的最简便方法,但高危人群检测结果若为阴性,应在2个月后复查。常用的方法有:①酶联免疫吸附法(ELISA);②间接免疫荧光法(IIF);③明胶颗粒凝集试验(PA);④免疫EP迹检测法(WB法);⑤放射免疫沉淀试验(RIP)。其中前三种用于筛选检测,后两种用于确诊诊断。

(2)HIV检测:常用的有:①细胞培养分离病毒;②检测HIV抗原;③检测反转录酶;④检测病毒核酶等。

(3)免疫学检查:CD4$^+$淋巴细胞减少,外周血淋巴细胞减少,低于1×10^9/L;CD4$^+$/CD8$^+$<1(正常为1.75~2.1);自然杀伤细胞(NK)活性下降,B淋巴细胞功能失调。

鉴别诊断:

1. **原发性免疫缺陷病**　胸腺病、骨髓病、淋巴性系统疾病。

2. **血液病**　可通过骨髓穿刺或淋巴结活检进行鉴别。

3. **肺部真菌感染**　根据病史和有关的艾滋病实验室检查进行鉴别。

4. **中枢神经系统病变**　艾滋病患者中枢神经系统病变较多,症状又不十分典型,诊断比较困难,必须依靠详细的询问病史和有关的艾滋病实验室检查来鉴别。

【辨证论治】

1.肺卫受邪证

证候:见于急性感染期。症见发热,微畏寒,微咳,身痛,乏力,咽痛,舌质淡红,苔薄白或薄黄,脉浮。

治法:宣肺祛风,清热解毒。

方药:银翘散加土茯苓、夏枯草。若寒邪为患者,选用荆防败毒散加减。

2.肺肾阴虚证

证候:多见于以呼吸系统症状为主的艾滋病早、中、期患者,尤以卡氏肺囊虫肺炎、肺孢子肺炎、肺结核多见。症见发热,咳嗽,无痰或少量黏痰,或痰中带血,气短胸痛,动则气喘;全身乏力,消瘦,口干咽痛,盗汗,周身可见淡红色皮疹,伴轻度瘙痒,舌红,少苔,脉沉细数。

治法:滋补肺肾,解毒化痰。

方药:百合固金汤和瓜蒌贝母汤加虎杖、夏枯草、土大黄等。

3.脾胃虚弱证

证候:多见于消化系统症状为主。症见腹泻久治不愈,腹泻呈稀水样便,少数夹有脓血和黏液,里急后重不明显,可有腹痛;兼见发热,消瘦,全身乏力,食欲不振,恶心呕吐,吞咽困难,或腹胀肠鸣,口腔内生鹅口疮,舌质淡有齿痕,苔白腻,脉濡细。

治法:扶正祛邪,培补脾胃。

方药:补中益气汤合参苓白术散加土茯苓、田基黄、猫爪草等。

4.脾肾亏虚证

证候:多见于晚期患者,预后较差。症见发热或低热,形体极度消瘦,神情倦怠,心悸气短,头晕目眩,腰膝酸痛,四肢厥逆,食欲不振,恶心,呃逆频作,腹泻剧烈,或五更泄泻,毛发枯槁,面色苍白,舌质淡或胖,苔白,脉细无力。

治法:温补脾肾,益气回阳。

方药:肾气丸合四神丸加猪苓、炙甘草等。

5.气虚血瘀证

证候:以卡波济肉瘤多见。症见周身乏力,气短懒言,面色苍白,饮食不香,四肢、躯干部出现多发性肿瘤,瘤色紫暗,易于出血,淋巴结肿大;舌质暗,脉沉细无力。

治法:补气化瘀,活血清热。

方药:补阳还五汤、犀角地黄汤和消瘰丸加减。

6.窍闭痰蒙症

证候:多见于出现中枢神经症状的晚期患者。症见发热,头痛,恶心呕吐,神志不清,或神昏谵语,项强惊厥,四肢抽搐,或伴有癫痫或痴呆;舌质黯或胖,或干枯,苔黄腻,脉细数或滑。

治法:清热化痰,开窍通闭。

方药:安宫牛黄丸、紫雪丹、至宝丹。若为寒甚者,用苏合香丸豁痰开窍。痰闭缓解后,则治其本,可用生脉散益气养阴。

【辨治要点】

1.艾滋病是传染性疾病,在诊治的过程中一定要注意自身防护。同时也要注意创造良好的环境,不歧视患者。

2.艾滋病的初起以邪毒外袭为主,故在治法上应以清热解毒为主。感染后期,病程较长,多伤及肺、脾、肾、脑等重要脏器,导致气血亏虚,血瘀痰蒙,因此在治疗上应以补益扶正为主,在提高机体抗邪能力基础上,辅以活血豁痰。

3.中西医结合治疗 艾滋病作为目前运用西医学的治疗手段尚无法根治一种疾病,虽然中医药防治艾滋病无论是无症状期的早期干预,还是机会性感染及 HAART 不良反应的治疗都取得了显著的临床疗效,但目前中医药对该病的介入仅仅是以临床观察为主,多为辅助性用药,因此在治疗时一定要中西医结合,应用高效抗反转录病毒治疗 HAART 治疗。HAART 治疗是全球公认并推广应用的有效治疗手段,能够最大限度地抑制病毒在细胞内的复制,从而降低艾滋病相关并发症和病死率。

【研究进展】

1. CD4$^+$ 细胞计数不再是决定治疗与否的标准。国家调整艾滋病治疗政策——"发现即治疗"有效降低死亡,减少新发。

2.要达到最佳的病毒抑制效果通常需要使用至少两种完全有效的药物再加上一种部分有效的药物。我国目前常用的免费抗病毒治疗方案包括一线治疗推荐方案、替代方案与二线治疗方案。一线治疗推荐方案:替诺福韦酯 + 拉米夫定 + 依非韦伦。替代方案:齐多夫定或阿巴卡韦 + 拉米夫定 + 奈韦拉平。二线治疗方案:替诺福韦酯或齐多夫定 + 拉米夫定 + 克力芝。

3.疫苗进展 开发一种安全、有效且广谱的艾滋病疫苗已迫在眉睫,全球的科学家正在为此而努力。HIV 通过攻击 CD4$^+$ T 细胞而破坏机体的免疫系统,且该病毒易发生突变,使相应疫苗的设计更加困难,诱导中和抗体产生的同时激发机体的细胞免疫将成为开发有效艾滋病疫苗的新思路。我国研制的 DNA– 天坛痘苗复合型艾滋病疫苗已进入 II 期临床试验阶段,是国际上第一个开展复制型载体艾滋病疫苗 II 期临床试验的国家。

【预防与调护】

1.加强对艾滋病防治知识的宣传普及。

2.加强性道德观念的教育,杜绝不洁性行为,避免与 HIV 感染者及高危人群发生性接触。

3.禁止静脉吸毒者共用注射器,严格加强普通人群注射消毒管理,提倡使用一次性用品。

4.严格选择供血者,HIV 检测作为供血者的常规检查项目,防止血源传染。

5.艾滋病患者或 HIV 阳性者应避孕,已出生婴儿不用母乳喂养。

6.强化医务人员操作规范,防止职业暴露的发生。

(孙 松 李 霄 王继升 宣志华)

参考文献

1. 李曰庆,何清湖 . 中医外科学 [M]. 北京:中国中医药出版社,2012.

2. 李曰庆 . 实用中西医结合泌尿男科学 [M]. 人民卫生出版社,1995.

3. 曹开镛,庞保珍 . 中医男科病证诊断与疗效评价标准 [M]. 北京:人民卫生出版社,2013.

4. 巢元方 . 诸病源候论 [M]. 人民卫生出版社,1982.

5. 李元文,刘春英 . 中医性学 [M]. 北京:北京科学技术出版社,2013.

6. 杨海平,顾恒.皮肤性病科临床释疑[M].上海:第二军医大学出版社,2004.

7. 郭军,常德贵.中西医结合男科治疗学[M].北京:人民军医出版社,2003.

8. 王千秋,张国成.性传播疾病临床诊疗指南[M].上海:上海科学技术出版社,2007.

9. 中国疾病预防控制中心性病控制中心,中华医学会皮肤性病学分会性病学组,中国医师协会皮肤科医师分会性病亚专业委员会.梅毒、淋病、生殖器疱疹、生殖道沙眼衣原体感染诊疗指南(2014)[J].中华皮肤科杂志,2014,47(5):365-372.

10. 中华医学会皮肤性病学分会性病学组,中国医师协会皮肤科分会性病亚专业委员会.尖锐湿疣诊疗指南(2014)[J].中华皮肤科杂志,2014,47(8):598-599.

11. 中国疾病预防控制中心性病控制中心,中华医学会皮肤性病学分会性病学组,中国医师协会皮肤科医师分会性病亚专业委员会.梅毒、淋病、生殖器疱疹、生殖道沙眼衣原体感染诊疗指南(2014)[J].中华皮肤科杂志,2014,47(5):365-372.

12. 柯吴坚,杨斌.2015美国疾病控制中心性传播疾病(梅毒)治疗指南[J].皮肤性病诊疗学杂志,2015,22(4):343.

13. 焦红梅,杨慧,赵丹,等.淋病奈瑟菌孔蛋白PorB的原核表达及其在疫苗血清学检测中的初步应用[J].实用临床医药杂志,2016,20(15):1-4.

14. 张欠欠,仵恒立,胡军婷,等.388例非淋菌性尿道炎患者Uu、CT感染情况分析[J].中国微生态学杂志,2016,28(9):1069-1071.

15. 王晓玲.非淋菌性尿道炎支原体检测及药物敏感试验[J].海峡医学,2016,28(2):203-204.

16. 余兵,肖文,赵恒光.老年尖锐湿疣患者人乳头瘤病毒基因型及复发危险因素[J].中国老年病学,2016,36(15):3778-3780.

17. 邹春雁.HPV-DNA分型检测在尖锐湿疣诊断中的应用[J].中国初级卫生保健,2016,30(8):92-93.

18. 周自广,宋云焕.5%咪喹莫特乳膏治疗尖锐湿疣的meta分析[J].医药论坛杂志,2016,37(6):59-61.

19. 马旭.干扰素联合电离子脉冲治疗尖锐湿疣疗效分析[J].中国实用医药,2016,11(1):143-144.

20. 龙勇.高频电离子联合艾拉光动力治疗男性复发性尖锐湿疣疗效观察[J].中国社区医师,2016,32(27):56,58.

21. 杨闰平,李安信,李晓鹏,等.浆细胞样树突状细胞对频繁复发的生殖器疱疹的免疫作用[J].传染病信息,2015,28(3):145-148.

22. 单偶奇,刘金鑫,郭勇.磷甲酸钠联合胸腺五肽在生殖器疱疹治疗中的应用价值分析[J].中国医药指南,2016,14(5):38-39.

23. 王达梅.盐酸伐昔洛韦治疗复发性生殖器疱疹疗效观察[J].临床医学文献杂志,2016,3(24):4735-4736.

24. 益雯艳,顼志兵,张莉芬,等.中药外用治疗股癣的临床研究进展[J].上海中医药杂志,2014,48(4):108-109.

25. 王全林,刘素玉,刘志新.不典型疥疮[J].皮肤病与性病,2006,28(1):20-21.

26. Cabrcra R,常宝珠.疥疮的免疫学[J].国外医学皮肤性病学分册,1994,20(2):89-92.

27. 马勇.我国阴虱病诊疗研究进展[J].中国乡村医药,2001,8(10):49-50.

28. 李建辉,白帆,汪春付,等.艾滋病抗病毒治疗进展[J].实用医院临床杂志,2016,13(2):17-22.

29. 许前磊,许向前,谢世平,等.中医药防治艾滋病科研的实践与思考[J].中华中医药杂志,2016,31(4):1368-1370.

30. 许继伟,宋旋,梁伟姿.艾滋病疫苗的研究进展[J].中国生物制品学杂志,2016,29(2):213-216.

第十六章　房中病

第一节　房事晕厥

【概述】

　　房事昏厥,是指在房事过程中或房事高潮时突然昏厥的疾病。多表现为手足发冷,不省人事,常伴浑身颤抖,手足抽搐,呼吸急促、冷汗淋沥等症状,多在身体虚弱而重复性交时发病。若既往体健,发生此病后可经治而愈;若既往有慢性病如心肌梗死、严重高血压等,一旦发生此病,多因救治不及时而死亡。本病发病机制是心肾衰竭,阴阳不相顺接而至阴阳离决。关于厥证,早在《内经》中就有描述。历代医家对厥证的认识不断深入,对房事导致厥证的病机有所了解,到了明代已经趋于全面。如《景岳全书·杂证谟·厥逆》指出:"色厥之证有二:一曰暴脱,一曰动血也。凡色厥之暴脱者,必以其人本虚,偶因奇遇而悉力勉为者有之,或因相慕日久而纵竭情欲者亦有之。故于事后,则气随精去而暴脱不返。"

【西医病因病理】

　　若本病仅是昏厥而可恢复者,主要是因性交时过度兴奋而引起短暂性大脑功能失调。若一厥不醒而死亡者,属于猝死,主要是因性生活时感情变化强烈或体力的消耗,从而加速原患疾病的突然恶化所致,如原患有心绞痛、心肌梗死、急性心衰、高血压等,若性生活时过于强烈或重复性交,可能引起昏厥或死亡。

【中医病因病机】

　　肾藏精,为先天之本,先天禀赋不足,久病肝肾两亏,体质虚弱,或为婚事操劳,或远行劳倦、思虑困惫,或醉以入房,劳伤心肾,阴阳不相顺接而病厥。

【诊断要点】

　　1. **临床表现**　在男女房事过程中或房事高潮时,面色突变灰白,大汗淋漓,呼吸急促,浑身颤抖,手足抽搐,四肢厥冷,甚则突然昏厥,不省人事为主要表现。

　　2. **实验室检查**　心电图检查、快速血糖检测及其他相关检查无明显异常。

【鉴别诊断】

　　1. **与眩晕鉴别**　眩晕的头晕目眩,四肢厥冷与本病相似,需要鉴别,但眩晕无突然昏厥,不省人事,而且其发作与房事无关。

　　2. **与痫证鉴别**　痫证突然昏倒,不省人事与本病相似,但痫证无四肢厥逆,仅见四肢抽搐,伴口中发出如羊叫声,部分患者口吐白沫,发病与房事无关。

　　3. **与中风鉴别**　中风的突然昏厥如本病,但中风兼见口眼㖞斜、四肢活动不利,醒后多伴有言语不利、半身不遂、口眼㖞斜等后遗症,色厥醒后如常人。中风发病与房事无关。

【辨证论治】

1. 精泄气脱证

证候:房事高潮过后,突然昏倒,面色苍白,四肢厥冷,冷汗淋漓,呼吸短促。脉细无力或浮大散乱。

治法:益气固脱。

方药:独参汤加减。厥逆较重,脉危欲绝者选参附汤回阳救逆。苏醒之后,阴液大伤,可用生脉散加紫河车益气生津。

中成药:参附注射液。

2. 血随气逆证

证候:房事高潮过后,突然昏倒,面色潮红,甚至流鼻血。舌红少苔,脉细数。

治法:益阴降火。

方药:知柏地黄丸加味。昏厥加安宫牛黄丸醒脑开窍。流鼻血加地骨皮、白茅根清肺降火。脉虚无力加肉桂引火归原。四肢抽搐加怀牛膝、赭石、龙骨、牡蛎平肝潜阳。

中成药:知柏地黄丸。

3. 气郁内闭证

证候:情绪抑郁,房事过程中突然昏倒,四肢强直,两拳紧握,口唇青紫。脉沉弦。

治法:疏肝理气。

方药:四逆散加味。昏厥加麝香开窍通气。喉中有痰加沉香、莱菔子化痰。

中成药:舒肝颗粒。

【辨治要点】

本病发病与房事有关,临证遇到厥证时要问清诱因。色厥有虚实之分。虚证以面色苍白、四肢厥逆、大汗淋漓、脉微欲绝为主证;实证以四肢厥逆、脉实有力为主要辨证依据。本病为急诊,应以“急则治其标,缓则治其本”的原则,迅速使患者苏醒,待病情稳定,生命体征恢复后再根据病情辨证论治。治疗方法采用回阳救逆、醒脑开窍。病情危重者应送至急诊就诊。

【预防与调护】

1. 体质弱或患有慢性疾病者,行房不要过于频繁和强烈。疲劳过度、醉酒、大病初愈等时,不宜行房。一晚不要反复多次同房。

2. 该病发生后,应及时就地救治,若不见好转则立刻呼救120。病后一月内禁行房事。

|第二节| 房事伤寒

【概述】

房事伤寒,又称房劳伤寒、夹阴伤寒、夹色伤寒,是指因房事伤肾,外受寒邪引起的恶寒发热,头痛,全身痛,疲乏无力等为特征的疾病。该病多见于素体虚弱、房事感寒者,也有寒从热化,或感受热邪者。该病见于《轩岐救正论·伤寒门》,指出:“犯色因而冲寒,冒风,啖冷,为房劳伤寒”。《伤寒全生集》称之为“夹阴中寒”和“夹阴伤寒”:“又有脉沉,足冷,面青,小腹绞痛无热者,此皆夹阴中寒也”,“若脉沉足冷,面赤微热,此皆夹阴伤寒也”。《重订通俗伤寒论》有专门的章节论述,如:“房劳伤精而后骤感风寒,或夏月行房后,恣意乘冷,触犯风露。

证身热面赤,或不热而面青,小腹绞痛,足冷蜷卧,或吐或利,心下胀满,甚或舌卷囊缩,阴极发躁,或昏沉不省,手足指甲皆青,冷过肘膝,舌苔淡白滑嫩,或苔黑滑,舌本胖嫩。脉六部沉细,甚或伏绝,或反浮大无伦,沉按豁豁然空。"

【西医病因病理】

西医学无相应的疾病,多认为与一般感冒相同。但从整个疾病过程来看,可能是性交导致机体免疫力暂时低下,对寒冷等刺激的敏感性增强所致,多为上呼吸道感染、前列腺炎等。

【中医病因病机】

1. **房事汗出当风** 房事时汗出腠理空虚,此时若感受风寒,邪气乘虚侵入机体发病。

2. **房事后洗冷水澡** 房事后汗出身热,腠理疏松,此时若贪凉,用冷水洗澡,或清洗前阴,则风寒之邪乘虚而入,直中少阴而病。

3. **感邪后行房事** 劳倦伤暑,或感受轻微风寒等,尚未发病,但不知将息而恣意行房,更伤元气,正虚无力鼓邪外出,原感之邪留恋不去而发病。

4. **房事后饮冷** 行房津液耗损,口干唇燥,房事后若贪凉饮冷,则寒邪乘虚直中少阴而发病。

5. **劳倦后行房受寒** 白日劳倦气虚,入夜继行房事,复伤正气,风寒之邪更易入侵而病。

总之,本病主要是由于房事伤精,正气一时亏耗,外邪乘虚而入,或使原感外邪滞留不去而发病。外邪侵入机体后,多中太阳经;但因肾气匮乏,邪多入里。因此,该病外邪多侵犯太少二经。

【诊断要点】

1. **临床表现** 本病多发生在气候炎热、寒冷之时。在房事后出现恶寒发热,头晕头痛,流涕,全身酸楚不适,少腹拘急不适,前阴冷湿不温,或龟头有内抽感。甚或身热面赤,烦躁不安,或昏沉不省。

2. **实验室检查** 化验检查白细胞计数及中性粒细胞比例无明显增高。

【鉴别诊断】

与一般伤寒相鉴别:两者都有感冒症状,但一般伤寒与房事无关。

【辨证论治】

1. **太少两感证**

证候:房事后出现头晕头痛,头重如裹,恶寒发热,周身酸楚不适,少腹拘急疼痛,外阴抽痛冰冷,或阴囊潮湿,困倦嗜卧。舌淡苔薄白,脉浮而弱。

治法:解表散寒,温阳益气。

方药:麻辛附子汤或桂枝加附子汤加减。病邪入里化燥,唇焦口燥,小便短赤者,加栀子、黄柏;咽痛咽干者,加玄参、麦冬;咳嗽者,加冬花、紫菀;阴茎抽痛不适者,加牛膝、木通;眼角干涩、多眵,骨蒸潮热者,加龙骨、牡蛎;头眩、干呕、口吐涎沫者,加吴茱萸、法半夏。

中成药:风寒感冒颗粒。

2. **阴盛格阳证**

证候:房事后恶寒发热,头身疼痛,四肢厥冷,自汗出,外阴冷湿,口燥面赤,烦躁不安,或流鼻血,或咳血。舌淡苔薄白,脉细无力。

治法:破阴回阳,宣通上下。

方药:白通加猪胆汁汤加桂枝。汗出较多者,加黄芪、龙骨、牡蛎;鼻衄、咳血者,加侧柏叶、仙鹤草。

3. 少阴虚热证

证候:房事后恶寒发热,汗出,口干咽燥,少腹灼热,小便短赤,舌红少津,苔薄黄,脉浮细数。

治法:滋阴清热,兼解表邪。

方药:知柏地黄汤加黄芪、防风。阴虚明显加白薇、地骨皮;炎热兼感暑湿,头重,身困者,加石斛、藿香、佩兰。

中成药:知柏地黄丸。

【辨治要点】

本病因房事而发,临证需问清病因。房劳伤寒内因少阴不足,外因表邪内侵,其临床表现多本虚标实。且有外感风寒和外感风热之分,临床上宜加详察。表里兼顾,温经散寒。有热象者,当坚阴除热,切忌滥用辛凉苦寒之剂。

【预防与调护】

1. 房事时当避风寒暑湿,房事后忌食生冷刺激,勿贪凉饮冷及贪凉洗冷。外感未愈或初愈、疲劳困乏之时勿行房事。

2. 本病因房事而发,治疗好转后宜少劳多息,4周内避免行房事,忌食酸涩生冷食物及烟酒。

| 第三节 | 房事泄泻

【概述】

房事泄泻,又称夹色泄,是指房事后不久出现腹部隐痛,大便溏泄,每日 2~3 次,或因房事而使原有泄泻症状加重。此类患者较为多见,但因泄后即止多不重视。

古代中医文献中无明确记载,近代文献也鲜有报道。

【西医病因病理】

西医对于本病没有明确认识,从疾病特征看,可能与房事后胃肠功能紊乱有关。

【中医病因病机】

泄泻的病因多钟多样,但房事泄泻患者多为素体脾肾阳虚。

1. **房事伤阳**　房事时阳气勃发,高潮后因阴精外泄而阳气随之外泄,肾阳亏衰,不能温煦脾土,运化失司,清浊不分而发为泄泻。

2. **房事后饮冷**　房事后阳气亏虚,脾失运化,复加饮冷贪凉,更伤脾阳,健运失常而作泄泻。

3. **房事后恣食油腻**　水谷入胃,需脾阳运化,房事后阳气亏虚,若恣食肥甘厚味,脾不及运,也可成泄。

4. **素患泄泻**　素患泄泻,脾肾阳气虚衰,若不节房事,更伤阳气,必使原有泄泻加重或缠绵难愈。

总之,本病之发生主要与脾肾相关,机制乃是肾阳亏虚,脾失健运,清浊不分,发为泄泻。

【诊断要点】

1. **临床表现**　本病多见于素体脾胃虚弱者。其表现是在同房之后的一段时间内出现腹痛腹泻,便后痛减,大便呈糊状甚或清水样,伴困倦乏力。或原有的泄泻因房事而加重,缠绵难愈。

2.**实验室检查** 大便及血常规检查无明显异常。

【鉴别诊断】

与其他腹泻相鉴别:其他泄泻与房事无关,均能找到其诱因或病因;此病多与房事有关,一定是因同房后而泄泻或原有泄泻因同房而加重。临证时只要详细询问病史,即可将两者区别开来。腹泻物化验检查因病不同,可协助鉴别。

【辨证论治】

本病属阳虚,水湿内停为患。治疗当以温肾健脾,健运中州,收涩止泻为大法。

1.**脾阳亏虚证**

证候:房劳后出现泄泻,每日2~3次,便如清水或稀糊,伴腹部隐痛,便后痛减,乏力,舌淡苔薄,脉弱无力。

治法:温阳健脾,涩肠止泻。

方药:附桂理中汤加木香、良姜。

中成药:附子理中丸。

2.**肾阳虚损证**

证候:房劳后出现泄泻,每日2~3次,便稀溏或如清水,伴腹部隐痛,得温则缓,四肢欠温,舌淡苔薄,脉沉无力。

治法:温补肾阳,健脾止泻。

方药:肾气丸加草豆蔻、扁豆。食少、腹胀加焦三仙;乏力加炙黄芪、党参;便如水样加车前子、薏苡仁。

【辨治要点】

仔细询问病史,结合临床表现可以确定病性。本病在临床上表现的证候均是虚寒象。

【预防与调护】

1.原患泄泻未愈或初愈者,避免同房。素体脾肾阳虚,或禀赋虚弱者,常用菟丝子、肉苁蓉、韭子等煮粥服用。房事后忌食生冷油腻。

2.病愈后4周内避免房事,饮食清淡,勿食生冷。

| 第四节 | 房事胁痛

【概述】

房事胁痛,是指因同房而引起的胸胁疼痛。以房事后胸胁间隐隐作痛,伸展不利,伴疲乏少力等为特点。多因房劳肝肾亏损,精血亏虚,经脉不畅发病。

房劳胁痛病名见于《中国医学大辞典》。《金匮翼·胁痛统论》称之为"肾虚胸胁痛",认为系房劳伤肾,精血亏虚所致。后世医家也多认为是肾虚血瘀引起,治疗多从补肾活血止痛入手。

【西医病因病理】

西医无此病名,对本病也无明确认识。根据临床表现可能是房事时体位不当,导致胸胁部肌肉轻微损伤引起。

【中医病因病机】

本病的发生与肝肾相关。肾经循行经过胸胁,两胁又为肝经分野。房事过度,一时肝肾亏损,肾精亏虚不能濡养经脉,肝虚疏泄不及则经脉不利,故因精虚血滞、经脉不畅而致胸胁疼痛。修养将息后,精气恢复,疼痛可缓解。

【诊断要点】

1. 临床表现　本病多见于素体较弱或素有胸胁疾患者。在房事过程中或同房后不久,胸胁部隐隐作痛,伸展不利。疼痛可在休息后自行缓解;若不节房事,在疼痛未愈之前复行房事,则疼痛往往加重而缠绵难愈。

2. 实验室检查　胸部 X 线检查及心电图检查无明显异常。

【鉴别诊断】

与其他性质的胸胁疼痛鉴别。本病的胸胁疼痛与房事有关,因同房而发病,症状在同房后出现或加重;其他性质的胸胁痛与房事无关。只要详细询问病史,不难鉴别。

【辨证论治】

本病病因乃本虚标实,肝肾亏损。治疗当补肾疏肝、活血止痛。

肝肾不足证

证候:房事过程中或房事后胸胁隐隐作痛,伸展不利,全身酸软无力,困怠欲睡。舌淡苔薄,脉来滞涩不利。

治法:补肾益肝,舒经和血。

方药:大补元煎、右归饮等加补骨脂、丹参、牛膝、当归、川芎等;或用六味逍遥散加减。疼痛甚者可加元胡、没药;胀闷不舒加枳壳、瓜蒌。熟地,山药,山茱萸,枸杞子,菟丝子,鹿角胶,杜仲,肉桂,当归,制附子。

【辨治要点】

本病病因为本虚标实,肝肾亏损。临床辨治则以滋补肝肾、疏肝行气为主。

【预防与调护】

1. 原患有胸胁疾病者,宜节制房事,尤患心脏疾患者更应慎之。同房时不宜过于激烈,并采用适宜体位。

2. 病后首要者当节房事,适当休息,保持心情舒畅。

第五节　房事头痛

【概述】

房事头痛是指在同房过程中或房事后发生头痛的一种病证。从枕后痛至全头,数小时,或 2~3 天后渐恢复至正常,下次性交再次复发为持点。临床发病少见,多因房事过度,损伤肝肾,髓海失养而致。

古籍中尚未见有此病的记载,但古代所称之内伤头痛属肾亏引起者,应包括此病在内。

【西医病因病理】

西医学认为此病主要与以下两点有关:一、性交时高度紧张、兴奋、反射性引起血管松弛变化、颅压变化和肌肉痉挛等有关;二、因性交时血液集中在会阴部而使头部供血相对减少而引起。

【中医病因病机】

《素问·五脏生成》说:"头痛巅疾,下虚上实,过则足少阴、巨阳,甚则入肾。"肝肾之脉上巅顶,肝肾阴亏,髓海不足,脑失所养或虚火上窜则头痛。劳神过度,素体虚弱者,性欲过度,耗损肝肾之阴,髓海一时失充,脑无所奉则头痛,或阴亏火旺,循经上巅,窜扰脑络而头痛。

【诊断要点】

1. **临床表现** 在同房时头痛,多在排精或达到性欲高潮时发生。疼痛性质:疼痛多自后枕部起而渐至全头,甚至一有性欲冲动即头痛,呈昏痛或重痛感、伴头晕头胀。房事完后,头痛绵绵、晕眩不已,一般在数小时内缓解,或2~3天后恢复正常。全身可伴腰膝酸软、情欲亢进、身疲乏力、困怠欲卧等症状。

2. **实验室及其他辅助检查** 血液检查、头部CT检查无明显异常。

【鉴别诊断】

与其他形式的头痛相鉴别 本病发生有一定的规律性,多在同房尤其是排精或达到性欲高潮时发生,数小时或数天后缓解,下次房事又复发作;其他头痛的发作多与同房无关。临证时根据头痛的规律及性生活情况不难做出明确诊断。

【辨证论治】

本病病在肝肾,下虚上实。治疗当补益肝肾,益精填髓。

1. **肝肾阴亏证**

证候:头痛绵绵,头晕脑胀,耳鸣,腰膝酸软,全身乏力。舌红,苔薄黄,脉细。

治法:滋阴填精

方药:杞菊地黄汤加白芷、川芎、黄精、阿胶等。腰痛明显者可加续断、杜仲;乏力倦怠明显者可加生黄芪、白术、党参。

中成药:杞菊地黄丸。

2. **阴亏火旺证**

证候:口苦咽干,情欲亢进,小便黄少,外阴灼热。舌红,苔黄,脉细数。

治法:滋阴清火。

方药:镇肝息风汤加黄精、枸杞或用知柏地黄汤加黄芩、枸杞等。口干咽痛明显者可加玄参、天花粉。小便涩痛者可加淡竹叶、木通、甘草。

中成药:知柏地黄丸。

【西医治疗】

1. 主要是非甾体抗炎镇痛药,包括对乙酰氨基酚,布洛芬、双氯芬酸钾等。商品名称包括芬必得酚咖片新头痛装、芬必得布洛芬缓释胶囊、散利痛,日夜百服咛,泰诺林等。主要应该注意芬必得胶囊和芬必得酚咖片的区别,芬必得胶囊主要成分为布洛芬,而芬必得酚咖片的主要成分是对乙酰氨基酚和咖啡因,为复合制剂,效果提高37%,并且对头痛的针对性强,起效快,更安全。

2. 脑肿瘤或垂体瘤以及其他器质性病变引起的房事头痛应采取相应的手术治疗。

3. 同房时应心情放松、避免过度紧张,部分患者可能伴有抑郁症应到心理科就诊。

【辨治要点】

本病病位在肝肾,属下虚上实。主因肝肾亏虚,肾精不足,髓海失养所致,故临床辨治以补益肝肾为主。

【预防与调护】

1. 劳逸结合,切忌过度消耗脑力或者体力。饮酒、饥饱、疲劳等时勿交合。有高血压、脑血管病者,宜节制房事,房事应徐缓进行,勿过度激烈。同房时应心情平静,勿过度兴奋。

2. 发生本病后宜戒房事 1 个月以上,并注意体力和脑力的休息,加强营养,同时要保持情绪舒畅,饮食应清淡。

| 第六节 | 房事咳嗽

【概述】

房事咳嗽,是指每因房事后咳嗽频作,干咳少痰,咳嗽则腰痛,甚者迁延数日。多因房劳伤肾,肾水不足,阴虚火旺,相火刑金,肺失肃降所致。在文献中,房劳咳嗽多包括在肾咳、肾经咳嗽中,然也有单独论述者,《医学入门·外集·咳嗽》曰:"房劳伤肾,咳而腰背痛、寒热者,二陈芎归汤。"《不居集·咳嗽》曰:"房劳咳嗽,咳而发作寒热,引腰背痛,或喘满,此因房劳,大菟丝子丸主之。"

【西医病因病理】

西医认为本病可能与性交后,内分泌功能一时紊乱,使得支气管平滑肌痉挛,减少了肺通气量有关,或因肺及气管正常润湿液分泌不足,致使气管干燥刺激引起咳嗽。

【中医病因病机】

肺属金,肾属水,两者为母子关系,病理上相互影响。

1. 房劳伤肾 房事过度,损伤肾阴,阴虚生火,相火刑金,肺失肃降,故而咳嗽。

2. 房劳受寒 房事时汗出当风,或同房后饮冷洗冷,致风寒内侵,肺经被遏,肺气不宣则咳嗽。

总之,本病与肺肾相关,病本在肾,病标在肺,肾虚是发病的关键。

【诊断要点】

1. 临床表现 本病多见于寒冷季节或原有慢性反复发作咳嗽史者。房事后咳嗽,咳则腰背引痛,或寒热微汗出,以干咳多,痰多带咸味。

2. 实验室检查 实验室检查血、痰等多无异常。

【鉴别诊断】

1. 与一般咳嗽相鉴别 此病因房事引起,其他咳嗽与房事无关,则有其他诱因,如风寒、风热、痰湿等。详细询问病史不难鉴别。

2. 与肺结核鉴别 有结核接触史。临床常见咳嗽,咳痰,或见痰中带血,伴潮热、盗汗、消瘦。胸部 X 片可提示病变;痰涂片可见结核杆菌;结核菌素试验呈阳性。

【辨证论治】

肺肾同治,以补肾润肺止咳为主要治疗原则。

1. 肾阳不足证

证候:房事后咳嗽不止,咳吐痰涎,形寒肢冷,腰膝酸软或冷痛。舌淡苔白有齿痕,脉沉无力。

治法:补肾温阳,化痰止嗽。

方药:肾气丸加法半夏、陈皮、桔梗、化橘红等加减。阳虚明显者,可加补骨脂,淫羊藿,鹿角片温肾壮阳;痰盛者可加苏子,前胡祛痰降逆。

2. 肾阴亏损证

证候:房事后咳嗽,痰少咽干,口干喜饮,五心烦热,形体消瘦,眼眶凹陷,舌红少苔,脉细数。

治法:滋阴润燥,益肾止咳。

方药:三才封髓丹加减。阴虚明显者,加麦冬,当归,龟甲胶滋阴补肾;痰盛者可用金水六君煎滋阴化痰。

【西医治疗】

依据【西医病因病理】参照支气管哮喘治疗。

1. 一般治疗,注意休息,加强营养,多补充水分。

2. 对症治疗

(1)支气管解痉药物:0.1% 肾上腺素 0.3~0.5ml,皮下注射;麻黄碱 25mg 每日 3 次,口服。发作较重时:氨茶碱 0.25g 加入 50% 葡萄糖 20~40ml 静脉缓慢注射;亦可用氨茶碱 4.5g 加入 5% 葡萄糖溶液 500ml 内静滴。

(2)祛痰、止咳药:氯化铵、溴己新、复方甘草合剂、喷托维林等。

【辨治要点】

仔细询问病因,掌握发病特点,结合体质、症状明确诊断。本病临床以虚证多见,或本虚标实,病位在肾与肺。

【预防与调护】

1. 预防　原有咳嗽者,宜节制房事;同房时避免风寒侵袭,勿食生冷或冷浴。

2. 调护　节制房事,病愈之前避免行房事,饮食清淡,忌食辛辣刺激和生冷瓜果。

|第七节|房事腹痛

【概述】

房事腹痛是指同房受寒后感腹部疼痛或少腹疼痛,甚者痛引阴股为特征的病证,临床较为多见。在古籍中尚未见有本病记载,但临床中此病并非少见。无确切相对应的西医疾病,与射精痛、前列腺炎等有关。中医认为是因性交后肾虚,复感寒邪或肝肾亏损,寒邪内侵所致。病位在肝肾,病性属虚属寒。

【西医病因病理】

西医一般认为与房事时自主神经功能紊乱,以致胃肠痉挛有关。

【中医病因病机】

1. 若先天禀赋不足或房事过度,肾精亏虚,加之外受风寒、饮食生冷、触冒冷湿等,使寒中肝肾,经脉挛急而产生疼痛。

2. 房事伤精,肝肾阴虚,阴不敛阳,相火无制,虚火内扰经脉,经络失和而痛。

3. 久病入络,夹虚夹瘀,气血运行不畅,不通则痛。

【诊断要点】

1. 临床表现　同房时或同房后发生腹中急痛或隐痛,或少腹疼痛、甚或痛引阴股,移时可缓解。出现少腹、会阴、腰骶疼痛不适,四肢厥冷,头身汗出,疼痛多剧烈难忍。少腹及腹股沟内侧肌肉拘急,压痛明显。休息或节制房事后疼痛有时会自行缓解。

2. **实验室检查**　血、大便及其他生化检查无异常。前列腺液检查白细胞超标(大于 10 个 /HP)或正常,卵磷脂小体减少或正常。或超声检查前列腺内有钙化灶提示有前列腺炎。

【鉴别诊断】

本病应与其他原因引起的腹部、少腹、阴股、下肢及脊柱疼痛相辨别。此病因房事而病,本虚标实;其他原因引起者与房事无关,有虚有实,很少自行缓解。

【辨证论治】

1. 肾阳亏虚证

证候:房事后腹痛,囊缩而冷,四肢厥逆,腰膝酸软,畏寒肢冷,精神萎靡,阳痿,早泄,精冷,舌淡苔白有齿痕,脉沉细。

治法:温阳散寒,缓急止痛。

方药:当归四逆汤或暖肝兼加减。

中成药:金匮肾气丸。

2. 肝肾阴亏

证候:头晕耳鸣,失眠多梦,健忘,五心烦热,颧红盗汗,遗精,络脉失养,疼痛绵绵,腰膝酸软,舌红,少苔,脉沉细。

治法:滋补肝肾。

方药:六味地黄汤加减。

中成药:六味地黄丸。

3. 阴虚火旺证

证候:夜热早凉,热退无汗,虚劳骨蒸潮热,困倦盗汗,小腹痛或者痛引股间,溲黄,五心烦热,舌红,苔薄黄,脉细数。

治法:滋肾泻火。

方药:三才封髓丹或二至地黄丸加知母、黄柏。

中成药:知柏地黄丸。

【西医治疗】

参照西医射精痛、前列腺炎治疗。

【辨治要点】

关键是根据临床病因,结合临床症状,综合诊断,大腹痛者,多数中焦虚寒,肾阳不固,小腹痛或者痛引股间者,病多在肝经,肝经虚寒,肾阳虚衰。本病病位在肝肾,本虚标实为特点。

【预防与调护】

1. 节欲保精,房事适度。同房时或同房后注意保暖,避风寒。

2. 病后一段时间内禁房事,勿食生冷,注意休息,加强营养,保持精神舒畅。病愈后也要节制房事。

第八节 房事腰痛

【概述】

房事腰痛是指同房时或同房后由于感受寒湿或房事劳伤、肾精亏虚出现腰部疼痛为主症的一种病证。最早关于此病的论述都包含在腰痛与肾之中,早在《内经》中就有了明确的记载,如《素问·脉要精微论》曰:"腰者肾之府,转摇不能,肾将惫矣。"无明确相对应西医疾病,与腰肌劳损或椎间盘功能紊乱有关。

【西医病因病理】

西医多认为此类疾病是功能性的,可能与腰肌劳损或椎间盘异常有关。

【中医病因病机】

1. 房事肾虚,寒湿乘虚侵犯,着于肾脏,则腰重冷痛。

2. 房劳过度,耗伤肾精,精气不足,肾气亏,则虚劳腰痛,每遇房事则加剧。

【诊断要点】

1. **临床表现**　本病因房事劳伤所致,肾亏为其主要病机。辨证属阴者,有阴虚症状;属阳者,有阳虚症状;复感寒湿者,见寒湿症状,但总宜从肾入手治疗。在诊断该病时,应详细询问性生活史,特别是频率,性生活环境等。房事中或房事后受凉或不受凉后出现腰痛,甚者延续数月不愈,受寒,劳累后加重。查无肾或其他内脏疾病,无腰椎疾患。病情发展缓慢。

2. **实验室检查**　血、尿、便常规未见明显异常。腰椎 CT 提示腰椎正常。双肾 B 超,CT未见异常。

【鉴别诊断】

应注意与外感腰痛和其他内伤腰痛相鉴别。外感腰痛先有外感致病因素后出现外感症状及伴有腰痛;其他内伤腰痛在病史及伴随症状上亦不尽相同,那些双肾,腰椎骨质有疾病的患者须辨证辨病结合。

【辨证论治】

1. **肾气亏虚复感寒湿证**

证候:房事后感腰重冷痛,转侧不利,得温得按则减轻,伴畏寒肢冷,小便清长或便溏,舌淡白,苔白滑,脉细濡。

治法:补肾祛湿。

方药:轻腰汤合三圣汤加减。

2. **肾精亏耗证**

证候:房事后腰部酸软,绵绵作痛,精神疲惫,双目无神,或见形寒肢冷,腰膝无力,早泄,遗精。舌淡苔白,脉细无力。

治法:补肾益精,益气培元。

方药:左归丸加味。

中成药:左归丸。

【西医治疗】

参照西医腰肌劳损或椎间盘功能紊乱治疗。

【辨治要点】

首先,需要明确诊断,尤其要与腰肌劳损相鉴别,腰肌劳损者在房事时可出现腰痛加重。其次,中医认为该病基本病机为肾虚,临床辨治以滋补肾精为基本治则。

【预防与调护】

1. 节制房事,保持精神内守。

2. 需静心调养,合理运动,并且注意腰部保暖,以利恢复。

|第九节|房事茎痛

【概述】

　　房事茎痛,是指多因情志不遂肝郁气滞,或感受风寒,茎络失和或房事过度,茎络损伤所致同房过程中或同房后发生阴茎疼痛为主的一种病证。房事茎痛之名在中医文献中虽无明确的论述,但有关阴茎疼痛早在《内经》中就有记载。如《灵枢·经筋》谓"阴器纽痛",后来晋葛洪《肘后备急方·治卒阴肿痛颓卵方》提出:"阴茎中卒痛不可忍","雄黄、矾石各二两,甘草一尺,水五升,取二升"予以治疗。无相对应西医疾病治疗可以参照的阴茎包皮炎、龟头炎、前列腺炎、前列腺结石、阴茎纤维性海绵体炎,阴茎的动脉病变等泌尿生殖系统及血管性病变疾病。

【西医病因病理】

　　西医对此类功能性的阴茎疼痛尚无明确认识。

【中医病因病机】

　　1.情志不遂,肝郁气滞　阴茎乃宗筋所会,"肝主筋",足厥阴肝脉"绕阴器"。若情志不遂,肝郁气滞,则足厥阴经输不利;若此时入房,宗筋用事,因肝脉郁滞而茎络受阻,不通则痛。

　　2.风寒侵袭,茎络失和　素禀体虚,若天气寒冷,入房前洗浴而水温过低,以致寒邪客于肝肾经脉,引起茎络失和,发生阴茎疼痛。

　　3.纵欲房劳,茎脉损伤　纵欲房劳,房事不节或频犯手淫,导致肾气亏虚,茎脉损伤而疼。

【诊断要点】

　　1.临床表现　同房过程中或同房后发生阴茎疼痛,其过程一般时间较短,甚者亦可数日不愈。排除因外伤、附性器官及其他病变引起的阴茎疼痛。未发病时阴茎等部位检查皆无异常。

　　2.实验室检查　泌尿系统 B 超未发现异常。血常规、生化未发现异常。

　　本病皆因房事引发,必须细审病因,如婚姻史、性生活情况等,了解发病诱因是感情不和、郁怒伤肝,还是房事感寒,或由房劳过度所致。本病由于病因病机不同,其入房茎痛的性质及虚实辨证也不同。肝郁气滞者,多为胀痛,为实证;寒滞肝脉者,多为冷痛,病位在肝与肌表,属虚寒证,多见于房事前感受风寒之人;房劳伤肾所致者,多为隐隐作痛,则属虚证。故临床应根据疼痛的性质,结合兼证,辨别虚实,予以施治。

【鉴别诊断】

　　根据病史及发病情况和临床检查,应与其他器质性病变所致阴茎疼痛相鉴别。

【辨证论治】

　　1.肝郁气滞证

　　证候:以入房阴茎胀痛为特点,并见情志抑郁,胁肋胀痛,善太息,或急躁易怒,舌淡苔白或舌有瘀点,脉弦。

　　治法:疏肝解郁,理气止痛。

　　方药:柴胡疏肝散加减。

中成药:舒肝颗粒。

2. 寒凝肝脉证

证候:以入房阴茎冷痛为特点,并见阴部发冷,小腹拘急,或伴阴茎内缩,甚则全身发冷、寒战,苔白而润,脉弦紧。

治法:温经散寒。

方药:柴胡桂枝汤加减。

中成药:茴香橘核丸。

3. 肾虚茎痛证

证候:以入房阴茎隐隐作痛为特点,并见头晕耳鸣,腰膝酸软,体倦无力,甚或早泄、遗精、苔薄白,脉沉细无力、尺弱。

治法:补益肝肾。

方药:左归丸加减。

中成药:左归丸,右归丸。

【西医治疗】

对于只因性交才诱发阴茎疼痛,而无器质性病变的这一临床表现,尚无专题论述,但是对于病因明确的茎痛如炎症、外伤、阴茎动脉病变、畸形等,则可采取相应的措施。

1. 对确有感染性疾病者,选用有效抗生素治疗。

2. 采用热水坐浴及按摩法或必要时使用肌松剂,可以减轻盆底肌群、提睾肌等痉挛所致的疼痛。

3. 有些疾病的病变影响性交或持续疼痛,如包茎等则需手术治疗。

对于疼痛较剧,一时难于缓解者,可在阴茎及其局部使用麻醉剂或镇痛剂。

【辨治要点】

结合临床表现特点,诊断该病并不难,但是要注意筛查阴茎局部组织病变或畸形,如阴茎硬结症、阴茎损伤等。中医认为该病病位在肝肾,寒、虚、郁是其发病特点。

【预防与调护】

1. 适当锻炼,避免风寒;保持心情舒畅,以免郁怒伤肝;节制房事。

2. 注意饮食,避免辛辣、肥甘、饮酒等。

|第十节|房事子痛

【概述】

房事子痛是指在同房过程中或房事后出现睾丸疼痛的一种病证。其他疾病,关于"子痛"的概念,早在《内经》中就有"疝痛"和"㿉疝"之认识,并认为是由于寒邪侵犯厥阴肝经而引起。后世医家认为子痛不外寒凝肝脉、湿热下注、肝气郁结、气滞血瘀等,无相对应西医疾病。

【西医病因病理】

西医对此病认识不清。

【中医病因病机】

肝经气血不足,无力推动,房劳感寒,致气滞血瘀,不通则痛。

【诊断要点】

1. 临床表现 房事中或房事后出现睾丸疼痛,可自愈,或数日而愈。体检无异常发现。排除因其他器质性疾病所引起。此病多发于水上作业或工作环境阴凉且房事过频之人。

2. 实验室检查 西医认识不清,无特殊相关检查,可通过 B 超,前列腺液常规检查来排除慢性前列腺炎、精索静脉曲张、睾丸鞘膜积液、附睾炎等引起的睾丸疼痛。

【鉴别诊断】

1. 根据房事发病的规律性及 B 超,前列腺液常规等临床检查结果无异常,不难与其他器质性疾病引起的子痛相鉴别。

2. 子痛与茎痛的部位不同,一在睾丸,一在阴茎,可资鉴别。

【辨证论治】

寒凝血脉证

证候:同房时或同房后出现睾丸疼痛,甚者剧痛,不可忍受,2 天至 3 天才可恢复。多可伴腰膝酸软,面色滞黯。舌黯红或舌有瘀点,脉沉涩或沉细而紧。

治法:温经散寒,行气活血。

方药:少腹逐瘀汤加减。

中成药:桂枝茯苓胶囊。

西医治疗

西医无相关认识,无有效对应相关治疗,一般可以忍受时,不需要口服药物,难以忍受时考虑口服止痛药治疗吗,甚者可以注射镇痛药治疗。

【辨治要点】

临床要注意与前列腺炎、精索静脉曲张等疾病进行鉴别,这些疾病在房事时可以出现子痛加重的表现,避免混淆。寒、瘀是其常见病理因素,故临床辨治,以散寒化瘀为治则。

【预防与调护】

1. 平时就要注意腹部,特别是下腹部保暖,同房时注意保暖及不要房事过度。

2. 注意节制房事。

|第十一节|房事尿血

【概述】

房事尿血是指每次性交后小便全血,或夹血而无其他不适的病证。该病临床较少见。有关血尿的认识,在中医学典籍中不乏论述。最早见于《内经》,《素问·气厥论》中指出:"胞移热于膀胱,则癃溺血。"包含于西医的尿血之中。

【西医病因病理】

西医认为此病为不明原因的尿血。

【中医病因病机】

1. 素体肾虚,房事过度,肾阴亏损,阴虚则火旺。

2. 肾阴不足,虚火上炎,心火亢盛,心火移热小肠、灼伤血脉,而致血由小便出。

【诊断要点】

1. **临床表现** 性交后小便全血,或夹血。移时则愈,多易复发,可伴性欲亢进,面赤、盗汗、午后烦热,舌红少苔,脉弦数。非性交时尿检无异常。排除全身疾病原因所致的尿血。

2. **实验室检查** 生化常规未见异常,泌尿系统 B 超未见异常。性交后尿常规可发现潜血、红细胞。血凝检测未见异常。

【鉴别诊断】

1. **泌尿系结石** 泌尿系统结石又称"石淋""砂淋",严重者亦可出现尿血,而腰腹部绞痛是其主要症状,可用 X 线腹部平片或 B 型超声波等辅助诊断。

2. **肾结核、膀胱结核** 肾结核及平膀胱结核患者绝大多数可出现血尿,肾结核为全程血尿,膀胱结核为终末血尿。此类患者经特别检查,一般都易诊断。此外,这些患者多伴全身症状如午后低热、盗汗、颧红、形体消瘦等。

【辨证论治】

阴虚火旺证

证候:性交后小便全血,或夹血块。可伴性欲亢进,午后烦热。舌红少苔,脉弦数。

治法:补肾泻火,凉血止血。

方药:知柏地黄丸加味。

中成药:知柏地黄丸,云南白药。

【西医治疗】

参照西医尿血治疗。

1. 卧床休息,尽量减少剧烈的活动。必要时可服用苯巴比妥、地西泮等镇静安眠药。

2. 大量饮水,减少尿中盐类结晶,加快药物和结石排泄。肾炎已发生浮肿者应少饮水。

3. 应用止血药物,如卡巴克络、酚磺乙胺、维生素 K,还可合用维生素 C。

4. 慎用导致血尿的药物,尤其是已经有肾脏病的人。

5. 血尿是由泌尿系感染引起,可口服和注射抗生素和尿路清洁剂,如诺氟沙星、呋喃嘧啶、氨苄西林、青霉素、甲硝唑等药。

6. 血尿病因复杂,有的病情很严重,应尽早去医院检查确诊,进行彻底治疗。

【辨治要点】

临床问诊要注意明确尿血与房事之间的相关性,同时重视对尿血的原因进行筛查。中医认为阴虚火旺为其基本病机,临床辨治以滋阴降火,凉血止血为基本治则。

【预防与调护】

1. 节制房事,发病期间,禁房事。

2. 频发者则应尽早查明原因。

(李海松 党 进)

参考文献

1. 李曰庆,何清湖 . 中医外科学 [M]. 北京:中国中医药出版社,2012.

2. 王琦 . 王琦男科学 [M]. 2 版 . 郑州:河南科学技术出版社,2007.

3. 潘志良 . 房事昏厥误诊 [J]. 临床误诊误治,2005,18(3):207.

第十七章 男科其他疾病

第一节 遗精

【概述】

遗精是指不因性交而精液自行泄出的病证。有梦而遗者为"梦遗",无梦而遗,甚至清醒时精液出者为"滑精"。有生理性与病理性的不同。未婚或无规律性生活青壮年,每月有遗精不超过 6 次以上,是一种正常的生理现象。若婚后有规律的性生活后仍发生遗精;或未婚男性频繁遗精,一周数次或一夜几次,并伴有头晕、乏力等精神不振属于病理性遗精。

【西医病因病理】

神经中枢失调:长期过度手淫或受色情书刊、影视等影响,导致大脑神经系统功能失调,皮层紊乱,射精中枢失控所致。

泌尿系炎症:常见于前列腺炎、包皮龟头炎、精囊炎等炎症刺激,发生遗精等。

【中医病因病机】

1. **心肾不交** 君相火旺劳心过度,心阴暗耗,心火偏亢,心火不能下交于肾,肾水不能上济于心,心肾不交,水亏火旺,扰动精室,发为遗精。《证治要诀·遗精》谓:"有用心过度,心不摄肾,以致失精者。"

2. **湿热下注** 湿热痰火下注饮食不节,醇酒厚味,损伤脾胃,酿湿生热,或蕴痰化火,湿热痰火流注于下;或湿热之邪侵袭下焦,湿热痰火扰动精室,发为遗精。《明医杂著·梦遗滑精》云:"梦遗滑精……饮酒厚味,痰火湿热之人多有之。"

3. **心脾两虚** 劳伤心脾,素禀心脾亏虚,或劳心太过,或体劳太过,以致心脾亏虚,气不摄精,发为遗精。《景岳全书·杂证谟·遗精》谓:"有因用心思索过度辄遗者,此中气有不足,心脾之虚陷也。"

4. **肾虚不固** 先天不足,禀赋素亏;或青年早婚,房事过度;或少年无知,频犯手淫,导致肾精亏虚。若致肾气虚或肾阳虚,则下元虚惫,精关不固,而致滑精。故《景岳全书·杂证谟·遗精》说:"有素禀不足,而精易滑者,此先天元气之单薄也。"

【诊断要点】

1. 已婚男子不因性生活而精液自出,或在睡眠中发生,或在清醒时发生遗精,每周超过 1 次以上;或未婚男子频繁发生精液遗泄,每周超过 2 次以上,伴有耳鸣,头昏,健忘,失眠,神倦乏力,腰酸膝软等症,并持续 1 个月以上者,即可诊断为遗精。

2. 直肠指诊、前列腺 B 超及精液常规等检查,有助于病因诊断。

【鉴别诊断】

1. **溢精** 成年未婚男子,或婚后夫妻分居者,1 个月遗精 1~2 次,次日并无不适感觉或其他症状为溢精,属于生理现象,并非病态。《景岳全书·杂证谟·遗精》说:"有壮年气盛,久节房欲而遗者,此满而溢者也。"又说:"至若盛满而溢者,则去者自去,生者自生,势出自然,固无足为意也。"

2. 早泄　遗精是没有性交时而精液自行流出,而早泄是在性交之始,甚者在交接之前,精液提前泄出可致不能进行正常的性生活。

3. 精浊　精浊是指尿道口时时流出米泔样或者糊状浊物,茎中作痒疼痛,痛甚如刀割样。而遗精是从尿道口流出精液,且无疼痛。

【辨证论治】

1. **心肾不交证**

证候:少寐多梦,多梦遗,伴有心中烦热,头晕目眩,精神萎靡,倦怠乏力,心悸不宁,善恐健忘,小便短赤,舌质红,脉细数。

治法:清心安神,滋阴清热。

方药:黄连清心饮合三才封髓丹。

中成药:乌灵胶囊。

2. **湿热下注证**

证候:遗精多发生在有梦或无梦时,小便赤热,或尿涩不爽,口苦或渴,心烦少寐,口舌生疮,大便溏臭,或见脘腹痞闷,苔黄腻,脉濡数。

治法:清热利湿。

方药:程氏萆薢分清饮加减。

中成药:萆薢分清丸、癃清片。

3. **心脾两虚证**

证候:遗精多发生在劳累后,临床常见于心神不宁,失眠健忘,面色萎黄,四肢困重,纳差便溏,舌淡,苔薄白,脉细弱。

治法:调补心脾,益气摄精。

方药:妙香散或归脾丸加减。

中成药:归脾丸。

4. **肾虚不固证**

证候:频繁遗精,甚至滑精,腰酸膝软,咽干,心烦,眩晕耳鸣,健忘失眠,五心烦热,消瘦汗多,发落齿摇,舌红少苔,脉细数。或遗精日久者,可见四肢寒凉,或出现阳痿早泄,精冷,夜尿多或尿少浮肿,尿色清,或余沥不尽,舌淡嫩有齿痕,苔白滑,脉沉细。

治法:补肾益精,固涩止遗。

方药:左归饮合金锁固精丸、水陆二仙丹。

中成药:金匮肾气丸、右归胶囊、复方玄驹胶囊。

【辨治要点】

1. 本病多虚实夹杂,诊治时要分清虚实。本病初起以实证为多,日久以虚证为多。实证多见于君相火旺、湿热等病理因素;虚证则以肾虚、心脾两虚为主。

2. 根据患者病史判断遗精为生理性或是病理性十分重要。而两者之间的判断主要是一周之内遗精的次数及是否带来精神、心理等身心不适等。临床辨证应结合患者病史、病程及健康情况,以及脉症的表现等,才能正确辨证。

【研究进展】

1. 西医　西医对遗精的病因病理研究较少,治疗目前主要运用选择性 5- 羟色胺再摄取抑制剂(SSRIs),常用药物有盐酸舍曲林、盐酸达泊西汀等,但因其副作用先于治疗效果先出现,往往不被患者接受。

2. 中医　中医药在治疗遗精方面疗效突出,传统对其治疗多认为有梦治心,无梦治肾。随着近年来对遗精的认识深入,对其的治疗方法也提出了从瘀论治、从肝论治、从心论治、从肺论治等的学术观点,并取得了一定的临床疗效。同时中医在外治法及针灸方面治疗本病也是优势突出。

【预防与调护】

1. 注意调摄心神,排除杂念　多参加文体活动,掌握卫生、生理知识。正如《景岳全书·杂证谟·遗精》所说:"遗精之始,无不病由乎心……及其既病而求治,则尤当以持心为先,然后随证调理,自无不愈。使不知求本之道,全恃药饵,而欲望成功者,盖亦几希矣!"。

2. 培养良好的生活习惯　节房事,戒手淫,注意生活起居,避免过度的脑力和体力。

3. 正面认识遗精　分清生理性和病理性遗精,避免过度紧张、焦虑,对于生理性,晚餐不宜过饱,养成侧卧习惯,被褥不宜过重,衬裤不宜过紧。对于病理性的及时就医,找出原因,针对病因治疗。

4. 注意阴部卫生　对于包皮过长患者经常清洗包皮、龟头等预防龟头垢形成,必要时行包皮环切术以减少炎症刺激引发性冲动发为本病。

第二节 男性更年期综合征

【概述】

男性更年期综合征是中老年男性生命过程中的特定时期所出现的一种临床征候群,主要特征是性欲和勃起功能减退,尤其是夜间勃起;情绪改变并伴有脑力和空间定向能力下降,容易疲乏、易怒和抑郁;体质量减少,伴有肌容量和肌力下降;体毛减少和皮肤改变;骨矿物质密度下降,骨容量减少和骨质疏松;内脏脂肪沉积。上述症状不一定全部出现,其中可能以某一种或某几种症状更为明显,可伴有或无血清睾酮水平减低。男性更年期一般发生于 50~65 岁年龄段。据国外研究报道,大约 40% 的中老年男性可能会出现不同程度的更年期症状和体征。

中医学虽无此病名,但在大量中医古籍中有此病症状、病机的描述,如《素问·阴阳应象大论》云:"年四十,而阴气自半也,起居衰矣。年五十,体重,耳目不聪明矣。年六十,阴痿,气大衰,九窍不利,下虚上实,涕泣俱出矣。"《千金翼方·养性·养老大例》:"人年五十以上,阳气日衰,损与日至,人力渐退,忘前失后,兴居怠惰,计授皆不称心。视听不稳,多退少进,日月不等,万事零落,心无聊赖,健忘瞋怒,情性变异,食欲无味,寝处不安。"这些记载和更年期的表现较为一致。对本病的治疗。中医学多将其归属于"虚劳""气心悸""不寐""郁证"等范畴。

【西医病因病理】

男性更年期综合征是多病因、多因素性疾病,是由于老龄化以及同时伴发的多种疾病等因素共同作用的结果,老龄化与疾病既有相互联系,又各自具有独特的作用。发病的必要条件是男性老龄化及伴随而来的雄激素水平下降。还可能与以下因素有关：①下丘脑-垂体-性腺轴功能紊乱；②过度肥胖、不良生活方式的影响等；③其他疾病的影响等；④遗传因素：雄激素受体（AR）基因外显子中短CAG重复长度。

病理改变：睾酮对全身各系统都有直接或间接的生理作用，睾酮缺乏将会导致骨骼、肌肉、脂肪、血液和心血管等组织器官及情绪和认知功能，性功能也会出现一系列病理生理学改变。骨骼：骨量减少、骨质疏松，骨折发生率明显增加。肌肉：进行性肌量减少，肌力下降；导致容易疲劳、日常活动的能力下降、容易跌倒和发生跌倒性损伤。脂肪：脂肪组织尤其是内脏脂肪增加，体重超重，进一步导致胰岛素和瘦素抵抗。情绪与认知：焦虑、惊恐不安、失眠、记忆力减退、思维反应和智力减退。性功能：阴茎海绵体平滑肌数量减少、纤维组织增生、脂肪沉积和一氧化氮（NO）的合成减少，导致性欲明显下降、勃起功能障碍。心血管：血浆总睾酮水平与心血管疾病的危险因素有关，血浆睾酮水平降低可引起甘油三酯和高密度脂蛋白胆固醇水平降低。红细胞：睾酮直接刺激骨髓干细胞和通过肾脏合成红细胞生成素使红细胞数量和血红蛋白水平增高，睾酮缺乏可导致贫血。

【中医病因病机】

1. **肾精亏虚**　年老体衰，或先天禀赋不足，或久病耗损，失精太过等致肾精亏损，则天癸早竭，髓失化源，骨失其养，脑海空虚，而见早衰、性功能减退等更年期综合征表现。

2. **肾阴亏虚**　久病耗伤；或因情志内伤，五志化火伤阴，或邪热久留及过服温燥壮阳之剂而致肾燥阴伤；或房劳过度，导致肾阴亏虚。阴虚则内热或火旺，诱发本病。

3. **肾阳虚损**　素体阳虚，或年高肾亏，或房劳过度，久病伤肾，而致肾阳虚损。阳虚则内寒，功能活动衰减，形成本病。

4. **心血亏虚**　年老体弱，气血衰少，或失血，血液生化不足，或情志内伤，心血暗耗，造成心血虚面神失养，心无所主；或心阴内虚，不涵心阳，阳不入阴，心神不守，故有神识恍惚、健忘。

5. **肝郁气滞**　七情内伤，使肝郁气滞，疏泄失常，气血不和，故有情绪波动等表现。

6. **脾气虚弱**　饮食劳倦，或久病伤脾，脾虚气弱，运化无权，升清降浊障碍，故有纳呆、眩晕等表现。

男性更年期正是"七八，肝气衰……八八，则齿发去"的人生阶段，肾气逐渐衰少，精血日趋不足，导致肾的阴阳失衡。由于肾阴肾阳的失衡进而导致各脏器功能紊乱，从而形成了男性更年期综合征的病机基础。

【诊断要点】

准确全面地诊断男性更年期综合征是获得满意治疗效果的基础和前提。男性更年期综合征的诊断方法主要包括：详细询问既往疾病史、心理和社会因素、生活方式；客观评估临床症状（ADAM量表、伊斯坦布尔心理系的自我评分量表和AMS量表），并进行全面的体格检查；诊断的重点放在实验室检查方面，进行血清雄激素测定和其他实验室检查；同时排除器质性疾病；补充雄激素的诊断性治疗有助于进一步确定诊断。

1. 男性更年期综合征患者多发生在50~65岁之间。

2. 患者以缓慢发病者较多，部分患者可急性发病。

3. 男性更年期综合征以"功能衰退"为特征，诊断要在充分排除其他器质性病变的基础上进行。

4. 男性更年期症状复杂，确诊为男性更年期综合征患者的症状可分为三方面：①精神神经系统症状。如情绪低落、忧郁焦虑,或多疑、沉闷欲哭,或精神紧张、喜怒无常、多疑善虑、捕风捉影、缺乏信任感,或意志消沉、易怒、失眠等。②自主神经功能紊乱。主要有心悸怔忡、眩晕、耳鸣、易汗;或周身乏力。皮肤有蚁行感;或胃肠道症状,如脘腹胀满、大便时秘时泄;或神经衰弱,如失眠、多梦、易惊醒、记忆力减退、健忘、反应迟钝等。③性功能方面的症状,如性欲减退、阳痿、早泄、遗精,以及性欲淡漠、体态改变,如全身肌肉开始松弛,皮下脂肪较前丰富,身体变胖。

总之,男性更年期综合征的诊断应包括以下三方面:①症状筛查评价;②血清睾酮测定;③试验性睾酮补充治疗的反应,三者结合做出综合诊断。单纯有症状和(或)血清睾酮降低,对睾酮补充治疗无反应不能诊断,且应停止睾酮补充治疗,应进一步检查可能引起症状的原因。

【鉴别诊断】

1. 躁狂症和忧郁症 躁狂症往往是先有乏力、烦躁、性情急躁,严重失眠,长时间的情绪高涨,伴有语言动作的增多和夸大的思想内容的表现。抑郁症多有感情淡漠、失眠、乏力、食欲减退、长时间的情绪低落等表现。初发年龄多在青壮年。

2. 心脏神经官能症 心脏神经官能症是神经官能症的一种类型,以心悸、胸痛、疲乏、神经过敏为突出表现。较多见于女性及青年人、中年人,可有心动过速、失眠、多梦等症状。

3. 甲状腺功能异常 甲状腺功能异常患者很多临床症状与男性更年期症状相类似,但女性较男性多见,且随年龄增加,其患病率见上升。典型患者,凭临床症状和体征即可明确诊断。对于不典型或病情比较复杂的患者,通过实验室检查可做出明确诊断。

【辨证论治】

1. 肾精亏虚证

证候:性功能减退,发脱齿摇,眩晕耳鸣,健忘恍惚,精神呆钝,足痿无力,动作迟缓,舌淡红,脉沉细无力。

治法:补益肾精。

方药:六味地黄丸合龟鹿二仙胶方。

中成药:补肾益脑丸

2. 阴虚内热证

证候:形体消瘦,潮热盗汗,五心烦热,咽干颧红,腰膝酸软,眩晕耳鸣,失眠多梦,早泄遗精,尿黄而热,舌红少苔,脉象细数。

治法:滋阴降火。

方药:知柏地黄汤加减。

中成药:知柏地黄丸、左归丸。

3. 肾阳虚损证

证候:精神倦怠,嗜卧,腰膝酸冷而痛,畏寒喜暖。性欲减退,阳痿或早泄,甚则阴冷囊缩,面色㿠白,或轻度浮肿;舌质淡苔白,脉沉弱。

治法:温补肾阳。

方药:右归丸加减。

中成药:右归丸(胶囊)、金匮肾气丸。

4. 肾阴阳俱虚证

证候:头晕耳鸣,失眠健忘,悲喜无常,烘热汗出,畏寒怕冷,浮肿便溏,腰膝酸软,性功能减退,舌质淡苔薄,脉细数。

治法:调补肾阴肾阳。

方药:二仙汤加减。

中成药:龟鹿二仙膏。

5. 心肾不交证

证候:心烦不宁,健忘多梦,心悸怔忡,腰膝酸软,甚者遗精,舌红苔薄黄,脉细。

治法:滋阴降火,交通心肾。

方药:黄连阿胶汤合枕中丹加减。

中成药:乌灵胶囊。

6. 肝肾阴虚证

证候:头晕目眩﹒耳鸣健忘,急躁易怒,或精神紧张;失眠失梦。五心烦热,咽干颧红,腰膝酸软,胫酸而痛,甚或遗精,舌红少苔,脉弦细数。

治法:滋补肝肾,育阴潜阳。

方药:一贯煎﹑大补阴丸合方。

中成药:六味地黄丸、左归丸。

7. 脾肾阳虚证

证候:形体肥胖,面色㿠白,形寒肢冷,或倦怠无力,表情迟钝,健忘失眠,或浮肿便溏,或纳差腹胀,或腰膝及少腹冷痛,舌体胖大,舌质淡,舌苔薄白或白腻,脉沉迟无力或细弱。

治法:温阳补肾,健脾除湿。

方药:济生肾气丸合四神丸加减。

中成药:金匮肾气丸、参苓白术丸。

【西医治疗】

主要为睾酮补充治疗。其主要目的是改善因雄激素缺乏引起的相关症状和体征,恢复和保持良好的生活。适应证:①男性更年期综合征明确诊断,为改善症状和体征长期治疗;②试验性睾酮补充短期诊断治疗。禁忌证:①已经确诊或怀疑为前列腺癌或乳腺癌的患者;②未控制的良性前列腺增生伴严重下尿路梗阻患者;③未控制的严重充血性心力衰竭或肝肾功能障碍者;④未控制的严重睡眠呼吸暂停综合征患者;⑤明显的红细胞增多症患者(红细胞比容 >50%)。

【辨治要点】

1. **基本病机**　肾精亏损,阴阳失调,脏腑气血虚损。病理变化是以虚为主,本虚标实。

2. **明辨寒热虚实**　男性更年期综合征之寒为阳虚所致,脾肾阳虚多见;本病之热为虚热,以肝肾阴虚为主。证候表现虽以虚为主,但在病机演变和转化过程中,又常虚实夹杂,如肝郁脾虚,肝血瘀滞等。男性更年期综合征的辨证论治,要注重年龄因素、体质因素,调整肾脏阴阳气血为主,兼以疏肝、理脾、养心、疏畅气血,以求气血流畅,经络气通,阴阳平衡。

3. 本病以肾气虚衰为主,治疗时要根据证候表现特点,肾阴虚者,治以滋补肾阴;肾阳虚者,温肾益阳;阴阳两虚者,治以调补阴阳;肝肾阴虚者,治以滋补肝肾,育阴潜阳;心肾不交者,滋阴降火,交通心肾;脾肾阳虚者,温阳补肾,健脾除湿。总之,调补阴阳,疏畅气血,是本病的基本治则。

4. **睾酮筛查**　对于临床症状表现疑似男性更年期综合征者,要重视睾酮筛查,完善泌尿系统超声、前列腺特异性抗原检测等。

5. 睾酮补充治疗 严格掌握睾酮补充治疗的适应证和禁忌证。

【预防与调护】

1. 起居有常,节制房事,以保养肾精。

2. 饮食有节,顾护脾胃,戒除烟酒。

3. 调摄精神,减少忧烦,和顺气血。

4. 加强锻炼,提高身体素质。

【研究进展】

1. 男性更年期综合征中医证候规律特点 张春和等为研究男性更年期综合征中医证候分布规律,首先对每位年龄在 45~65 岁且为昆明本地居民的患者进行男性更年期综合征自我评分,若体能和血管舒缩症状总分≥5 分,或精神心理症状总分≥4 分,或性方面问题≥8 分,则被认为患有男性更年期综合征,均无条件纳为调查对象,同时进行男性更年期综合征问卷调查。调查结束后,运用 SPSS11.0 软件包对所有有效调查表进行统计,分析调查对象的证候分布特征及规律。结果:共有 1252 份有效病例用于统计分析,男性更年期症状出现的频数依次为注意力不集中 1123 例;性欲减退 1022 例;情志不畅、郁闷烦躁易怒 985 例;性功能低下 862 例;猜疑心、嫉妒心增强 792 例;焦虑忧郁 673 例;多愁善感 231 例;自卑胆怯 119 例。中医证型均为复合证型,共 8 种:心肾不交证 + 肝气郁结证(352 例,28.12%);肾阴虚证 + 心肾不交证(232 例,18.53%);心阴虚证 + 心肾不交证(213 例,17.01%);心阳虚证 + 心肾不交证(102 例,8.15%);肾阳虚证 + 脾阳虚证(28 例,2.24%);肾阴虚证 + 肝阴虚证 + 肝气郁结证(130 例,10.38%);肾阴虚证 + 肾阳虚证 + 肝阴虚证(111 例,8.87%);肾阴虚证 + 肾阳虚证 + 肝气郁结证(84 例,6.71%)。单一证型在所有 1252 例调查对象中出现频率分别为肝气郁结证 567 例(45.29%);肾阴虚证例 556 例(44.4%);心阴虚证 547 例(43.70%);心阳虚 242 例(19.30%);肾阳虚证 223 例(17.81%);肝肾阴虚 213 例(17.01%);心肾不交证 102 例(8.15%);脾肾阳虚证 28 例(2.24%)。结论:肾阴虚、肝气郁结、心肾不交为男性更年期综合征的常见中医证型,且为复合证型。

2. 男性更年期综合征中医证型与性激素水平相关性 张春和等为探讨男性更年期综合征中医证型与性激素水平的相关性。对 562 例男性更年期综合征中医辨证主要为肾阴虚证、肾阳虚证、心阴虚证、心阳虚证、心肾不交证、肝阴虚证、肝气郁结证的患者,均在就诊次日上午 7~10 点抽取空腹血 6ml 进行血清性激素测定。结果:562 例调查对象总睾酮含量以肾阳虚证最低,与其他各证型比较差异有统计学意义($P<0.01$)。游离睾酮含量从低到高依次为肾阳虚证、肾阴虚证、心阳虚证、肝阴虚证、心阴虚证、心肾不交证、肝气郁结证,其中肾阳虚证、肾阴虚证、心阳虚证与其他各证型比较差异有统计学意义($P<0.01$ 或 $P<0.05$)。雌二醇含量以肾阴虚证最高,其次是肝阴虚证,以肾阳虚证及心阳虚证含量较低,两者比较差异有统计学意义($P<0.05$)。孕酮以肝气郁结证含量最高,与其他各证型比较差异有统计学意义($P<0.05$)。PRL、LH、FSH 值各组均数间比较无统计学意义($P>0.05$)。结论:男性更年期综合征中医各辨证分型与血清性激素水平的个别指标有一定的相关性,为中医证型的客观化及提高中医辨证治疗男性更年期综合征的临床水平提供确切的理论依据。

(赵 冰 韩 亮)

参考文献

1. 李曰庆. 实用中西医结合泌尿男科学 [M]. 北京:人民卫生出版社,1995.

2. 王琦. 王琦男科学 [M]. 2 版. 郑州:河南科学技术出版社,2007.

3. 那彦群,叶章群,孙光. 中国泌尿外科疾病诊断治疗指南(2011 版)[M]. 北京:人民卫生出版社,2011.

4. 陈建设,李培轮. 补肾泻心方治疗心肾不交型遗精的临床研究 [J]. 中国中医药现代远程教育, 2015,13(16):31-32.

5. 苏全新. 李曰庆辨治泌尿男科疾病经验初探 [J]. 北京中医药,2010,29(11):829-832.

6. 王璟琦,王东文,徐计秀. 盐酸舍曲林治疗病理性遗精的临床研究 [J]. 基层医学论坛,2008,12 (34):1067-1068.

7. 李君鹏,臧志军,张滨. 左洛复治疗遗精症的初步研究(附 66 例报道)[J]. 首都医药,2009,(10):53.

8. 姜德远,李湛民. 从心论治遗精 [J]. 辽宁中医药大学学报,2008,11 :82.

9. 骆斌,吴少刚. 王琦治疗遗精的思路与经验 [J]. 北京中医药大学学报,1998,21(4):42-43.

10. 李宏军. 男性更年期综合征的研究现状 [J]. 现代泌尿外科杂志,2008,13(3):157-159.

11. 李宏军. 男性更年期综合征的发病机制 [J]. 中国男科学杂志,2006,20(6):2-5.

12. 张春和,李焱风,秦国政,等. 1252 例男性更年期综合征中医证候分布规律研究 [J]. 中华中医药杂志,2012,27(2):338-342.

13. 张春和,李焱风,陈天波,等. 男性更年期综合征中医证型与性激素水平相关性研究 [J]. 云南中医学院学报,2012,35(1):41-45.

14. 周兴,何清湖,周青,等. 中医药治疗男性更年期综合征随机对照试验的系统评价 [J]. 中华中医药杂志,2013,28(9):2771-2775.